国家出版基金项目
NATIONAL PUBLICATION FOUNDATION

中国中药资源大典
——中药材系列

新编中国药材学

（第三卷）

总主编　黄璐琦

主　编　屠鹏飞

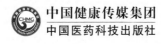

中国健康传媒集团
中国医药科技出版社

内 容 提 要

本书为《新编中国药材学》第三卷，收载了82种主产于我国华北地区的药材或在其他片区也出产的部分药材和民间习用的中草药。每种药材重点介绍了来源、本草考证、原植物（形态）、主产地、栽培要点、采收与加工、商品规格、药材鉴别、质量评价、化学成分、性味归经、功能主治、药理作用、用药警戒或禁忌、分子生药、附注等内容，每个品种均附有原植物和药材彩色图片以及药材显微组织、粉末图等。内容丰富，图文并茂，重点突出、特色鲜明。可供中药教学、科研、生产、检验等部门广大医药工作者参考。

图书在版编目（CIP）数据

新编中国药材学. 第三卷 / 屠鹏飞主编. —北京：中国医药科技出版社，2020.7
（中国中药资源大典. 中药材系列）
ISBN 978-7-5214-1928-3

Ⅰ.①新… Ⅱ.①屠… Ⅲ.①中药材—介绍—中国 Ⅳ.① R282

中国版本图书馆 CIP 数据核字（2020）第 137019 号

责任编辑 刘丽英
美术编辑 陈君杞
版式设计 锋尚设计

出版 中国健康传媒集团 | 中国医药科技出版社
地址 北京市海淀区文慧园北路甲 22 号
邮编 100082
电话 发行：010-62227427 邮购：010-62236938
网址 www.cmstp.com
规格 889×1194mm ¹/₁₆
印张 21¼
字数 748 千字
版次 2020 年 7 月第 1 版
印次 2020 年 7 月第 1 次印刷
印刷 北京盛通印刷股份有限公司
经销 全国各地新华书店
书号 ISBN 978-7-5214-1928-3
定价 220.00 元

获取新书信息、投稿、为图书纠错，请扫码联系我们。

新编中国药材学

编 委 会

总主编 黄璐琦

主　编（以姓氏笔画为序）

匡海学（黑龙江中医药大学）	陈万生（上海中医药大学）
李　萍（中国药科大学）	孟祥才（黑龙江中医药大学）
李军德（中国中医科学院）	姚　霞（中国医学科学院药用植物研究所）
杨　全（广东药科大学）	屠鹏飞（北京大学药学院）
吴和珍（湖北中医药大学）	彭　成（成都中医药大学）
吴啟南（南京中医药大学）	詹亚华（湖北中医药大学）
张文生（北京师范大学）	潘超美（广州中医药大学）
张志杰（中国中医科学院）	

编　委（以姓氏笔画为序）

马云桐（成都中医药大学）	杨炳友（黑龙江中医药大学）
王　炜（湖南中医药大学）	吴和珍（湖北中医药大学）
匡海学（黑龙江中医药大学）	吴啟南（南京中医药大学）
刘圣金（南京中医药大学）	余丽莹（广西壮族自治区药用植物园）
刘塔斯（湖南中医药大学）	张　恬（中国中医科学院）
江维克（贵州中医药大学）	张　媛（北京中医药大学）
孙连娜（上海中医药大学）	张小波（中国中医科学院）
李　萍（中国药科大学）	张文生（北京师范大学）
李伟东（南京中医药大学）	张永清（山东中医药大学）
李军德（中国中医科学院）	张志杰（中国中医科学院）
李旻辉（内蒙古自治区中医药研究所）	陈万生（上海中医药大学）
李晓瑾（新疆维吾尔自治区中药民族药研究所）	陈随清（河南中医药大学）
	郑希龙（广东药科大学）
杨　全（广东药科大学）	孟祥才（黑龙江中医药大学）
杨　华（中国药科大学）	段金廒（南京中医药大学）

姜大成（长春中医药大学）　　　　　　蒋以号（南昌大学资源环境与化工学院）

姚　霞（中国医学科学院药用植物研究所）　鲁增辉（重庆市中药研究院）

钱忠直（国家药典委员会）　　　　　　路金才（沈阳药科大学）

高晓燕（北京中医药大学）　　　　　　詹亚华（湖北中医药大学）

郭兰萍（中国中医科学院）　　　　　　蔡少青（北京大学药学院）

唐志书（陕西中医药大学）　　　　　　裴　瑾（成都中医药大学）

屠鹏飞（北京大学药学院）　　　　　　潘超美（广州中医药大学）

彭　成（成都中医药大学）

新编中国药材学

（第三卷）

编 委 会

主　编　屠鹏飞

副主编　高晓燕　张　媛

编　委　（以姓氏笔画为序）

王　弘（北京大学药学院）	张庆英（北京大学药学院）
王文全（中国医学科学院药用植物研究所）	张洪兵（天津药物研究院）
王秋玲（中国医学科学院药用植物研究所）	张铁军（天津药物研究院）
龙春林（中央民族大学）	张福生（山西大学中医药现代研究中心）
田俊生（山西大学中医药现代研究中心）	陈世忠（北京大学药学院）
史社坡（北京中医药大学）	陈有根（北京市药品检验所）
边宝林（中国中医科学院）	尚明英（北京大学药学院）
刘月涛（山西大学中医药现代研究中心）	周玉枝（山西大学中医药现代研究中心）
刘春生（北京中医药大学）	赵一懿（北京市药品检验所）
齐耀东（中国医学科学院药用植物研究所）	姜　勇（北京大学药学院）
许　浚（天津药物研究院）	姚　霞（中国医学科学院药用植物研究所）
李　军（北京中医药大学）	秦雪梅（山西大学中医药现代研究中心）
李　萍（中国药科大学）	贾红梅（中国医学科学院药用植物研究所）
李　霞（天津大学药物科学与技术学院）	柴兴云（北京中医药大学）
李卫东（北京中医药大学）	高　丽（山西大学中医药现代研究中心）
李会军（中国药科大学）	高文远（天津大学药物科学与技术学院）
杨瑶珺（北京中医药大学）	高晓燕（北京中医药大学）
吴剑峰（佛山科学技术学院）	郭兰萍（中国中医科学院）
余丽莹（广西壮族自治区药用植物园）	郭洪祝（北京市药品检验所）
邹忠梅（中国医学科学院药用植物研究所）	郭晓宇（北京大学药学院）
张　涛（中国医学科学院药用植物研究所）	黄林芳（中国医学科学院药用植物研究所）
张　媛（北京中医药大学）	黄璐琦（中国中医科学院）
张立伟（山西大学分子科学研究所）	龚苏晓（天津药物研究院）

崔晋龙（山西大学应用化学研究所）　　　　蔡少青（北京大学药学院）

梁　鸿（北京大学药学院）　　　　　　　　魏建和（中国医学科学院药用植物研究所）

屠鹏飞（北京大学药学院）

本卷审稿人

组　长　屠鹏飞

成　员　屠鹏飞（北京大学药学院）

　　　　田恒康（国家药品监督管理局药品审评中心）

　　　　张小茜（北京市药品检验所）

　　　　高晓燕（北京中医药大学）

中医药学是我国各族人民在几千年生产生活实践和与疾病作斗争中逐步形成并不断丰富发展的医学科学，为中华民族的繁衍昌盛作出了卓越贡献。中药材是中医药防病治病的物质基础，是中医药事业和中药产业可持续发展的重要保障。党中央、国务院高度重视中医药事业的发展和中药材资源的保护与可持续利用。在我国中医药事业进入新的历史发展时期，挖掘利用好中药材资源，在中医药事业发展的全局中具有重大现实和长远意义。

中药材来源于药用植物、药用动物和药用矿物，其中部分来源于野生资源，多数常用药材则已实现人工培育。中药材基原考证与质量研究、资源调查与可持续利用等，已成为当前药材学研究的重要课题，受到全国广大中医药科研、教学和中药材生产者等的广泛重视。

为及时总结交流和推广我国中药材研究的成果，中国工程院院士、中国中医科学院院长黄璐琦研究员在组织开展全国第四次中药资源普查工作的基础上，结合近年来我国中药材的相关研究工作，组织全国中药材教学、科研、生产等领域的500余位专家学者历时3年编撰了《新编中国药材学》。

该书内容包括总论和各论。总论主要介绍了中药材资源的调查与区划，中药材的生产与流通、品质评价、开发与利用等内容。各论主要收载具有重要药用价值和经济价值、临床比较常用的中药材共计882种，包括植物类药材、动物类药材和矿物类药材，其中大部分已收入《中国药典》或部颁标准及地方标准。各药材品种从名称、来源、本草考证、原植物（动物、矿物）、主产地、采收与加工、商品规格、药材鉴别（性状特征、显微鉴别、理化鉴别）、质量评价、化学成分、功能主治、药理作用等方面予以全面介绍，部分品种还记载有栽培（养殖）要点、用药警戒或禁忌、分子生药等内容。既体现了全国第四次中药资源普查的成果，又广泛吸纳了全国科研工作者大量的研究成果及作者的科研心得，并收载精美、直观、珍贵的原植物（动物、矿物）照片、药材（饮片）照片、组织和粉末显微照片以及薄层色谱图等。同时，值得提出的是，全书共8卷，除动物药、矿物药两部分合为一卷和总论与东北片区主产植物药材品种合为一卷外，其余按华北、西北、华东、华中、华南、西南片区主产植物药材（个别药材在其他片区也出产）原则遴选收载药材品种（东北片区同此原则），各自独立成卷，这既有利于体现全书所收载药材的道地性、区域性和地区习用性的特色，又为今后进一步开展药材品种资源的保护与可持续开发利用提供参考，其谋篇布局安排也具有一定的创新性。总之，全书充分反映了我国中药材的现代研究成果，内容丰富，体例新颖，图文并茂，科学实用，实为一部中药材研究和生产、销售的具有较高学术价值和实用价值的工具书。相信该书的出版，对于进一步开展中药材品质研究与评价、推进中药材学科发展以及推动中药材产业的健康和可持续发展，具有积极意义。

欣闻该书即将付梓，乐之为序。

中国工程院院士
中国医学科学院药用植物研究所名誉所长

2020年盛夏

中医药是我国独特的卫生资源、潜力巨大的经济资源、具有原创优势的科技资源、优秀的文化资源、重要的生态资源，从神农尝百草开始，在几千年的发展中积累了大量的临床经验，为中华民族的繁衍生息和健康做出了巨大贡献。中医药在我国抗击新冠肺炎疫情中也显示出其独特优势，并得到广泛认同。中药资源是中医药事业传承和发展的物质基础，具有重大的利用价值和开发价值，关乎民生和社会稳定，关乎生态环境保护和新兴战略产业发展，是全球竞争中国家优势的体现，具有国家战略意义。

我国是中药资源最丰富的国家之一，全国第三次中药资源普查统计我国有12,807种药用资源。但在长期发展中也存在一些问题：一是类同品、代用品和民间用药不断出现，药材品种复杂、混乱，真伪优劣难辨，必须认真研究；二是野生资源锐减，大量常用中药材野生资源枯竭，市场上以栽培（养殖）中药材居多；三是栽培（养殖）中药材存在盲目引种驯化、滥施农药化肥和重金属超标等问题，导致栽培（养殖）中药材质量难以保证。因此，正确认识和客观评价我国中药材现状，为中药材真伪鉴别和品质评价提供新思路、新方法和新技术，有助于促进中医药事业的协调发展。

基于以上，我们在开展全国第四次中药资源普查工作的基础上，结合现代科研成果，组织全国近50所高校、科研院所、药检机构及企业的500余位专家学者编撰了《新编中国药材学》。编者们以药材基原品种鉴别、质量评价等内容为重点，从药材别名、来源、本草考证、原植物（动物、矿物）、主产地、栽培（养殖）要点、采收与加工、商品规格、药材鉴别、质量评价、化学成分、功能主治、药理作用、用药警戒或禁忌、分子生药等有关药材学知识与新技术、新方法及其现代研究成果进行系统梳理和全面介绍。

全书内容包括总论和各论。总论主要包括中药材资源调查与区划，中药材生产与流通、品质评价、开发与利用等内容。各论收载植物、动物、矿物药材共计882种，其中大多为常用中药材，少数为具有区域特色或有开发应用前景的品种。为更好地体现药材道地特色和便于组织编撰，经过集体多次讨论后形成共识：先将植物药材按其主产区大致划分为东北、华北、西北、华东、华中、华南、西南共7个片区，分别收录编撰；总论和动物药材、矿物药材分别编撰。再根据最后收录品种及内容篇幅，又将本书总论内容与东北片区收录药材合编为1卷（先总论、后药材的顺序），动物药材、矿物药材合编为1卷，其余6个片区收录药材各自成卷，全书共8卷。

　　本书历时三年编撰，数易其稿。在编写过程中，专家们结合自身经验，查阅大量文献资料，对编写品种、体例及内容反复推敲，书中涉及的原植物彩色照片、药材照片和组织、粉末显微照片均为作者科研一手资料，既丰富了书的内容，使其图文并茂，又增强了可读性，以突显本书的先进性、科学性和实用性。书稿编写完成后，我们又另组织审稿专家对书稿文字内容和图片进行全面系统审定，并提出修改意见以供编者修改完善，力求做到本书内容科学严谨、特色鲜明。

　　本书有幸被列为国家出版基金支持项目，以保证编写出版能够顺利进行。在此，对国家有关方面领导、专家及国家出版基金规划管理办公室的同志表示衷心感谢。同时，对各承担单位予以的大力支持以及编者和审稿专家严谨的科学态度和认真的工作作风，从而使本书最终付梓，表示感谢。希望本书的出版，能对从事中药材生产、经营、科研、教学、资源保护与开发等工作者具有较高的参考价值，对提升中药材质量和合理开发应用中药材资源产生积极作用。

　　石以砥焉，化钝为利。无论是中药资源普查工作，还是《新编中国药材学》的编纂工作，从来都不是容易的事，我们只有通过一往无前的努力，继承发扬中医药特色，提高中药材质量，为中医药事业发展做出我们的贡献。

总主编

李瑞琦

2020年7月

编 写 说 明

《新编中国药材学》为一部系统介绍药材学有关理论知识及新技术、新方法和有关药材品种名称、来源、采收加工、商品规格、质量鉴定及其应用等现代研究成果的学术著作。全书充分体现了以药材鉴别、质量评价等内容为重点，集"科学性、先进性、实用性和可读性"为一体，重点突出、特色鲜明、图文并茂的特色和编写思想要求。

1. 全书共8卷，内容包括总论和各论，以及分卷索引与全书总索引等。总论主要包括中药材资源调查与区划，中药材生产与流通、品质评价、开发与利用等内容。各论收载植物、动物、矿物药材共882种，其中大多为常用中药材，少数为具有区域特色或有开发应用前景的品种。

2. 为更好地体现药材道地特色和便于组织编撰，经过集体多次讨论形成共识：先将植物药材按其主产区大致划分为东北、华北、西北、华东、华中、华南、西南共7个片区，分别收录编撰；总论、动物药材、矿物药材分别编撰。最后，根据收录品种及内容篇幅，又将本书总论内容与东北片区收录药材合编为1卷（先总论、后药材的顺序），动物药材、矿物药材合编为1卷，其余6个片区收录药材各自成卷，全书共8卷。除动物药材、矿物药材卷先按类别、再按药材名称笔画数顺序编排外，其余均按药材名称笔画数顺序编排。

3. 每种药材的内容均按以下顺序列项介绍：

（1）**药名** 介绍药材的常用中文名及其汉语拼音、药材拉丁名。

（2）**别名** 介绍药材主产区或地方标准收载的常见别名。

（3）**来源** 介绍药材来源的科属（种）、拉丁学名及其药用部分。

（4）**本草考证** 主要介绍本品始载于何主流本草以及与原植物形态描述有关的本草记载情况，并说明其与现今何品种基本一致；对于应用历史较短，经考证确无本草记载或仅有非本草文献记载的品种，则在该项注明"历代本草无记载"，"始载于何非本草文献"。

（5）**原植物（动物、矿物）** 描述其主要形态特征，以及主要分布区域。对于多来源品种，先较为详细介绍主流品种的主要形态特征，再对非主流品种逐一简述其与主流品种的区别特征。同时，配有多个品种或某一品种的原植物（动物、矿物）彩色照片或多部位组图。

（6）**主产地** 参考全国第四次中药资源普查的有关成果资料等，介绍本品的主产地及其道地产区。

（7）栽培（养殖）要点　对于目前有栽培（养殖）情况的品种，仅简单介绍其生物学特性和栽培（养殖）技术及病虫害防治要点。

（8）采收与加工　仅介绍其采收年限、采收期（季节、月份），以及产地药材加工。

（9）商品规格　参考全国第四次中药资源普查的有关成果资料，先介绍药材的商品规格。如不同商品规格再分商品等级，则再简要介绍其商品等级；如无商品等级，则说明其为统货。

（10）药材鉴别　介绍药材的主要性状特征及其组织、粉末主要显微鉴别特征，以及薄层色谱鉴别等内容。同时，分别配有药材照片及组织、粉末显微照片，以及部分配有薄层色谱图。

（11）质量评价　对于常见品种，先简要介绍其传统质量评价，再简要介绍所应用现代技术方法（或按照现行版《中国药典》收载的相关通用技术要求）测定其成分的含量指标。

（12）化学成分　按化学成分类别及化学成分主次顺序，有选择性地简要介绍与本品药理、功效有关的有效成分，以及指标性成分。

（13）性味归经　依据国家药品标准或地方药品标准等权威文献作简要介绍。

（14）功能主治　依据国家药品标准或地方药品标准等权威文献作简要介绍。

（15）药理作用　简要介绍其与功能主治或临床应用相关的药理作用，或新发现的药理作用（包括给药剂量、时间和结果等）。

（16）用药警戒或禁忌　对含有毒性成分的药材，明确介绍其安全性。

（17）分子生药　对已开展相关研究的药材，仅简要介绍其遗传标记或功能基因方面的内容。

（18）附注　主要介绍作者对本药材的品种资源、药材质量、鉴别技术方法、商品流通及使用情况等的认识和见地。

（19）主要参考文献　在各药材品种内容末尾，仅选择性列出供读者查阅以进一步了解相关内容的部分权威参考文献。对于参考较多的工具书，如《中国药典》《中国药材学》《中华本草》《中国植物志》《全国中草药汇编》等以及历代主要本草文献，不再一一列出，而在卷末集中列出本卷主要参考书目。

4. 上述药材内容列项中，视具体药材情况，其中"栽培（养殖）要点""商品规格""用药警戒或禁忌""分子生药""附注"等项目内容可阙如。

5. 对于来源相同，入药部位不同的不同药材（如杜仲、杜仲叶等），或《中国药典》已单列的药材品种（如马钱子粉等），或新鲜品、干燥品分用者（如生姜、干姜等），则只在最先收录的药材品种中予以全面介绍，而在后面收录药材品种的相同内容项下仅注明参见"某药材"，不再重复介绍。

6. 各卷末附有本卷收录的主要参考书目和所收录药材中文名（含别名）索引及拉丁学名索引（各词条后对应的为页码），以及全书收录药材中文名（含别名）总索引及拉丁学名总索引（各词条后对应的为卷次和品种序号）。

本卷为《新编中国药材学》第三卷，主要收载主产于我国华北片区的药材和出产其他片区的部分药材，共收录82种。本卷按照全书的编写思想和总要求，由屠鹏飞教授负责整个分卷的任务分配、落实，高晓燕教授、梁鸿教授、秦雪梅教授负责各品种的联络和协调，屠鹏飞教授、梁鸿教授负责寻找部分品种的原植物图片和审核薄层色谱图，张媛教授负责所有品种的显微鉴定，由全国12所高等院校、科研单位共133位专家学者共同编撰，并经屠鹏飞教授会同本卷审稿组张小茜主任药师、田恒康主任药师共同审阅、修改，编者们几经修改完善，最后由屠鹏飞教授、高晓燕教授负责统稿、编排等工作。各品种的编委列于品种之后。北京大学药学院解满江、陈小琴、谭畅承担了部分药材图片的拍摄，以及薄层色谱的制作和图片拍摄工作；北京中医药大学吴浩忠、曾祥妮、阿依达娜·沃坦承担了部分药材的显微鉴定和图片拍摄工作，在此一并致以衷心的感谢！

目 录

1. 三颗针

Sankezhen

BERBERIDIS RADIX

【别名】小檗、铜针刺、刺黄柏。

【来源】为小檗科植物拟豪猪刺*Berberis soulieana* Schneid.、小黄连刺*Berberis wilsonae* Hemsl.、细叶小檗*Berberis poiretii* Schneid.或匙叶小檗*Berberis vernae* Schneid.等同属数种植物的干燥根。

【本草考证】本品始载于《分类草药性》，其基原与现今所用三颗针基本一致。由于小檗属多种植物具有三分叉的针刺，因此民间常将多种小檗属植物统称为"三颗针"。

【原植物】

1.拟豪猪刺　常绿灌木，高1～2m，有时可达3m。老枝圆柱形，有时具棱槽，暗灰色，具稀疏疣点，幼枝灰黄色，圆柱形；茎刺粗壮，三分叉，腹面扁平，长1～2.5cm。叶革质，坚硬，长圆形、长圆状椭圆形或长圆状倒卵形，长3.5～10cm，宽1～2.5cm，先端急尖，具1硬刺尖，基部楔形，上面暗绿色，中脉凹陷，背面黄绿色，中脉明显隆起，不被白粉，两面侧脉和网脉不显，叶缘平展，每边具5～18刺齿；叶柄长仅1～2mm。花7～20朵簇生；花梗长5～11mm；花黄色；小苞片2，卵状三角形，长约2.2mm，宽约1.5mm，先端急尖，带红色；萼片3轮，外萼片卵形，长约3mm，宽约2.4mm，中萼片近圆形，长约5mm，宽约4mm，内萼片倒卵状长圆形，长约7mm，宽约5mm；花瓣倒卵形，长约5mm，宽3.8～4mm，先端缺裂，基部呈短爪，具2枚分离腺体；雄蕊长约3mm，药隔略延伸，先端圆形；胚珠2～3枚。浆果倒卵状长圆形，长7～8mm，直径约5mm，熟时红色，顶端具明显宿存花柱，被白粉。种子2～3枚。花期3～4月，果期6～9月。（图1-1）

生于海拔600～1800m的山沟河边、灌丛中、山坡、林中或林缘。分布于湖北、四川、陕西、甘肃。

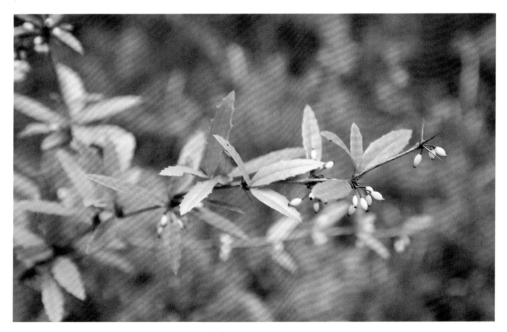

图1-1　拟豪猪刺（马云桐　摄）

2.小黄连刺　落叶或半常绿小灌木。主根粗壮，根皮棕褐色，断面鲜黄色。枝丛出，多分枝，幼枝红褐色，微有柔毛，有槽，刺3分叉，细瘦，长1～2cm。叶亦较小。倒披针形至窄倒卵形，长0.8～2cm，宽0.2～0.6cm，全缘。

春季开金黄色花，3至多朵成密生花簇。浆果圆球形，粉红色，有宿存短花柱。

生于山坡及灌木丛中。分布于云南、四川、西藏。

3.细叶小檗　落叶灌木，高1～2m。老枝灰黄色，幼枝紫褐色，生黑色疣点，具条棱；茎刺缺如或单一，有时三分叉，长4～9mm。叶纸质，倒披针形至狭倒披针形，偶披针状匙形，长1.5～4cm，宽5～10mm，先端渐尖或急尖，具小尖头，基部渐狭，上面深绿色，中脉凹陷，背面淡绿色或灰绿色，中脉隆起，侧脉和网脉明显，两面无毛，叶缘平展，全缘，偶中上部边缘具数枚细小刺齿；近无柄。穗状总状花序具8～15朵花，长3～6cm，包括总梗长1～2cm，常下垂；花梗长3～6mm，无毛；花黄色；苞片条形，长2～3mm；小苞片2，披针形，长1.8～2mm；萼片2轮，外萼片椭圆形或长圆状卵形，长约2mm，宽1.3～1.5mm，内萼片长圆状椭圆形，长约3mm，宽约2mm；花瓣倒卵形或椭圆形，长约3mm，宽约1.5mm，先端锐裂，基部微部缩，略呈爪，具2枚分离腺体；雄蕊长约2mm，药隔先端不延伸，平截；胚珠通常单生，有时2枚。浆果长圆形，红色，长约9mm，直径4～5mm，顶端无宿存花柱，不被白粉。花期5～6月，果期7～9月。

生于海拔600～2300m的山地灌丛、砾质地、草原化荒漠、山沟河岸或林下。分布于吉林、辽宁、内蒙古、青海、陕西、山西、河北。（图1-2）

4.匙叶小檗　落叶灌木，高0.5～1.5m。老枝暗灰色，

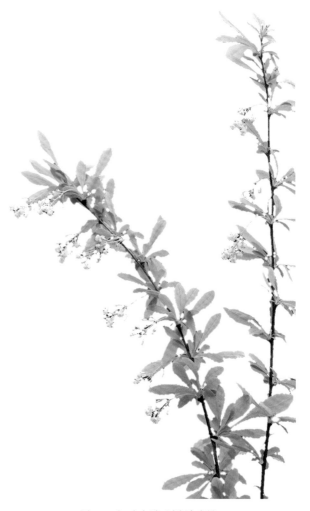

图1-2　细叶小檗（周繇　摄）

细弱，具条棱，无毛，散生黑色疣点，幼枝常带紫红色；茎刺粗壮，单生，淡黄色，长1～3cm。叶纸质，倒披针形或匙状倒披针形，长1～5cm，宽0.3～1cm，先端圆钝，基部渐狭，上面亮暗绿色，中脉扁平，侧脉微显，背面淡绿色，中脉和侧脉微隆起，两面网脉显著，无毛，不被白粉，也无乳突，叶缘平展，全缘，偶具1～3刺齿；叶柄长2～6mm，无毛。穗状总状花序具15～35朵花，长2～4cm，包括总梗长5～10mm，无毛；花梗长1.5～4mm，无毛；苞片披针形，短于花梗，长约1.3mm；花黄色；小苞片披针形，长约1mm，常红色；萼片2轮，外萼片卵形，长1.5～2.1mm，宽约1mm，先端急尖，内萼片倒卵形，长2.5～3mm，宽1.5～2mm；花瓣倒卵状椭圆形，长1.8～2mm，宽约1.2mm，先端近急尖，全缘，基部略缩略呈爪，具2枚分离腺体；雄蕊长约1.5mm，药隔先端不延伸，平截；胚珠1～2枚，近无柄。浆果长圆形，淡红色，长4～5mm，顶端不具宿存花柱，不被白粉。花期5～6月，果期8～9月。

生于海拔2200～3850m的河滩地或山坡灌丛中。分布于甘肃、青海、四川。

【主产地】拟獴猪刺和小黄连刺主产于陕西、甘肃、江西、湖北等地；细叶小檗主产于吉林、辽宁、内蒙古等地；匙叶小檗主产于甘肃、青海、四川等地。

【栽培要点】

1.生物学特性　对环境条件要求不严，山坡、田埂、庭院四周均可栽种。

2.栽培技术　种子繁殖或扦插繁殖。种子繁殖，多在春季清明前后，条播，覆土1.5～4.5cm，稍行镇压，随后浇水。当苗高30～45cm时即可移栽。扦插宜在春季3月间，将地上枝条砍下，长约30cm，然后按行距90cm、株距15cm插于土中，较易成活。

【采收与加工】春、秋二季采挖，除去泥沙和须根，晒干或切片晒干。

【药材鉴别】

（一）性状特征

呈类圆柱形，稍扭曲，有少数分枝，长10～15cm，直径1～3cm。根头粗大，向下渐细。外皮灰棕色，有细皱纹，易剥落。质坚硬，不易折断。切面不平坦，鲜黄色，切片近圆形或长圆形，稍显放射状纹理，髓部棕黄色。气微，味苦。（图1-3）

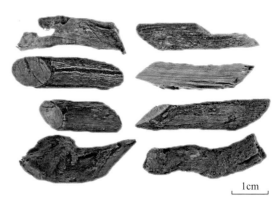

图1-3　三颗针药材图

（二）显微鉴别

粉末特征　粉末黄棕色。韧皮纤维单个散在或数个成束，直径12～30μm，淡黄色至黄色，长梭形，末端钝圆、渐尖或平截，边缘有时呈微波状弯曲，孔沟明显。石细胞黄棕色，不规则形或类长圆形，直径20～55μm，纹孔及孔沟明显。草酸钙方晶类方形或长方形，直径8～25μm，散在或存在于韧皮射线细胞中。木栓细胞表面观类长方形或多角形。可见淡黄色或棕色团块。（图1-4）

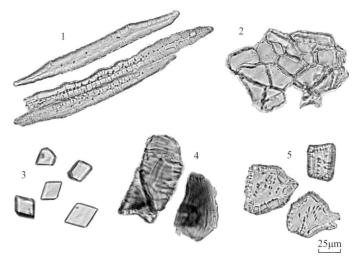

图1-4　三颗针粉末图

1. 韧皮纤维　2. 木栓细胞　3. 草酸钙方晶　4. 棕色团块　5. 石细胞

（三）理化鉴别

薄层色谱　取本品粉末1g，加甲醇20ml，超声处理20分钟，滤过，取滤液作为供试品溶液。另取盐酸小檗碱对照品，加甲醇制成每1ml含0.5mg的溶液，作为对照品溶液。照薄层色谱法试验，吸取上述两种溶液各1μl，分别点于同一硅胶G薄层板上，以正丁醇-醋酸-水（2∶0.5∶1）的上层溶液为展开剂，展开，取出，晾干，置紫外光灯（365nm）下检视。供试品色谱中，在与对照品色谱相应的位置上，显相同颜色的荧光斑点。

【质量评价】以色黄、苦味浓者为佳。采用高效液相色谱法测定，本品按干燥品计算，含盐酸小檗碱（$C_{20}H_{17}NO_4 \cdot HCl$）不得少于0.60%。

【化学成分】主要成分为生物碱类化合物。

1. 原小檗碱型（季铵型）　主要有小檗碱（berberine）、巴马汀（palmatine）、药根碱（jatrorrhizine）、小檗红碱（berberubine）、氧化小檗碱（oxyborberine）和古伦胺碱（columbamne）等。

2. 双苄基异喹啉型（叔胺型）　主要有粉防己碱（tetrandrine）、异粉防己碱（isotetrandrine）、黄皮树碱（obamegine）和尖刺碱（oxyacanthine）等。

3. 阿朴酚型　主要有木兰花碱（magnoflorine）等。

【性味归经】苦，寒；有毒。归肝、胃、大肠经。

【功能主治】清热燥湿，泻火解毒。用于湿热泻痢，黄疸，湿疹，咽痛目赤，聤耳流脓，痈肿疮毒。

【药理作用】

1. 抗病原微生物的作用　三颗针提取物具有较强的抑菌效果，对革兰阳性菌、革兰阴性菌、酵母菌、金黄色葡萄菌等均有一定的抑制作用。

2. 对心血管的作用　三颗针提取物对糖尿病小鼠有降血糖、降血脂的作用，此外三颗针提取物还有一定的降压作用[2]。

【用药警戒或禁忌】三颗针在加工过程中，所含小檗碱在加热条件下容易转化成小檗红碱，而小檗红碱毒性远大于小檗碱，需要注意。

【附注】除上述品种来源外，还有多种小檗属植物在不同地区作三颗针药用。同属植物中根色黄、味苦者，亦作三颗针入药：如直序小檗*Berbers dasytachya* Maxim.、刺黑珠*Berbers sargentiana* Schneid.、长叶小檗*Berbers virgetorum* Schneid.、大黄连刺*Berbers pruinosa* Franch.、毛叶小檗*Berbers brachypoda* Maxim.、刺红珠*Berbers dictyophylla* Franch.（贵州）及其变种*Berbers dictyophylla* Franch. var. *eprunosa* Schneid.（西藏）、鸡脚刺*Berbers chengii* Chen（湖南、广东、云南）、昆明鸡脚黄连*Berbers kunmmgensis* C.Y.Wu（云南）、黑果小檗*Berbers heteropoda* Schrenk.（新疆）、尖叶小檗*Berbers subacuminata* Schneid.（四川）、刺檗*Berbers thunbergii* DC.（东北、湖南、广东）、锥花小檗*Berbers aggregate* Schneid.（甘肃）、歪头小檗*Berbers diaphana* Maxim.（甘肃）、甘肃小檗*Berbers Kansuensis* Schneid.（甘肃）等。

主要参考文献

[1] 徐婵，吴潇潇，万定荣，等.三颗针抗菌活性成分研究[J].华中科技大学学报（医学版），2015，44(5)：556-562.

[2] 李香，汪巍，邓莹，等.三颗针不同炮制、提取方法对糖尿病小鼠血糖、血脂的影响研究[J].天然产物研究与开发，2019(31)：1307-1316.

（北京中医药大学　刘春生　杨瑶珺　陈秀芬）

2. 大蒜

Dasuan

ALLII SATIVI BULBUS

【别名】胡蒜、独蒜、葫、独头蒜。

【来源】为百合科植物大蒜*Allium sativum* L.的鳞茎。

【本草考证】本品原名葫，始载于《名医别录》，列为下品。《本草衍义补遗》记载"葫为大蒜，蒜为小蒜，以气类相似也。"《本草纲目》记载"按孙愐、唐韵云：张骞使西域，始得大蒜、胡荽，则小蒜乃中土旧有，而大蒜出胡地，故一名葫"。《图经本草》曰："旧不著所出州土，今处处有之，人家园圃所莳也。每头六七瓣，初种一瓣，当年便成独子葫，至明年则复其本矣。然其花中有实，亦葫瓣状而极小，亦可种之。"本草记载与现今大蒜基本一致。

【原植物】越年生草本，具强烈蒜臭气。鳞茎球状至扁球状，通常由多数肉质、瓣状的小鳞茎紧密地排列而成，外面被数层白色至带紫色的膜质外皮。叶基生；叶片实心，宽条形至条状披针形，扁平，先端长渐尖，比花葶短，宽可达2.5cm，基部鞘状。花葶实心，圆柱状，高达60cm，中部以下被叶鞘；总苞具长7～20cm的长喙；伞形花序密具珠芽，间有数花；小花梗纤细；小苞片大，卵形，膜质，具短尖；花常为淡红色；花被片披针形至卵状披针形，长3～4mm，内轮的较短；花丝比花被片短，基部合生并与花被片贴生，内轮的基部扩大，扩大部分每侧各具1齿，齿端成长丝状，长超过花被片，外轮的锥形；子房球状；花柱不伸出花被外。花期7月。（图2-1）

【主产地】原产亚洲西部或欧洲，我国南北普遍栽培。主产于河南、山西、山东、河北等。道地产区为山东济宁金乡县，新疆维吾尔自治区昌吉回族自治州吉木萨尔县[1]。

【栽培要点】

1. 生物学特性　适应性较强，耐寒，喜光。以肥沃、排水良好的砂质壤土栽培为宜。

2. 栽培技术　用鳞茎（蒜瓣）繁殖。采收前，选择成熟早的植株作种。采收后，从作种的蒜头中，选择粗短而直的蒜瓣作播种用。北方可行秋播或春播，南方行秋播。播前，可将蒜瓣的蒜皮剥去或把蒜瓣在水中浸泡1～2天，使蒜瓣吸水有利发芽。按行株距20cm×10cm把蒜瓣插入土中，微露尖端，不宜过深。然后覆细土2～3cm。每1hm^{2}播种量1500～2250kg。

3. 病虫害　病害：叶枯病、紫斑病、疫病、细菌性软腐病、病毒病、锈病等。虫害：葱地种蝇、蓟马、蚜虫、潜叶蝇、蛴螬、蝼蛄、地老虎等[2]。

【采收与加工】夏秋叶枯时采挖，除去须根和泥沙，通风晾晒至外皮干燥。

【商品规格】大蒜质量级别分为三级，分述如下：

1. 特级　本级大蒜应有最高质量，其必须具有品种和（或）商品类型的特征。

本级大蒜必须：完整、形状规则、较干净、无缺陷。若不影响产品的常规外观、质量、包装中质量的保持和展示，则允许有轻微表面斑点。蒜瓣紧实。

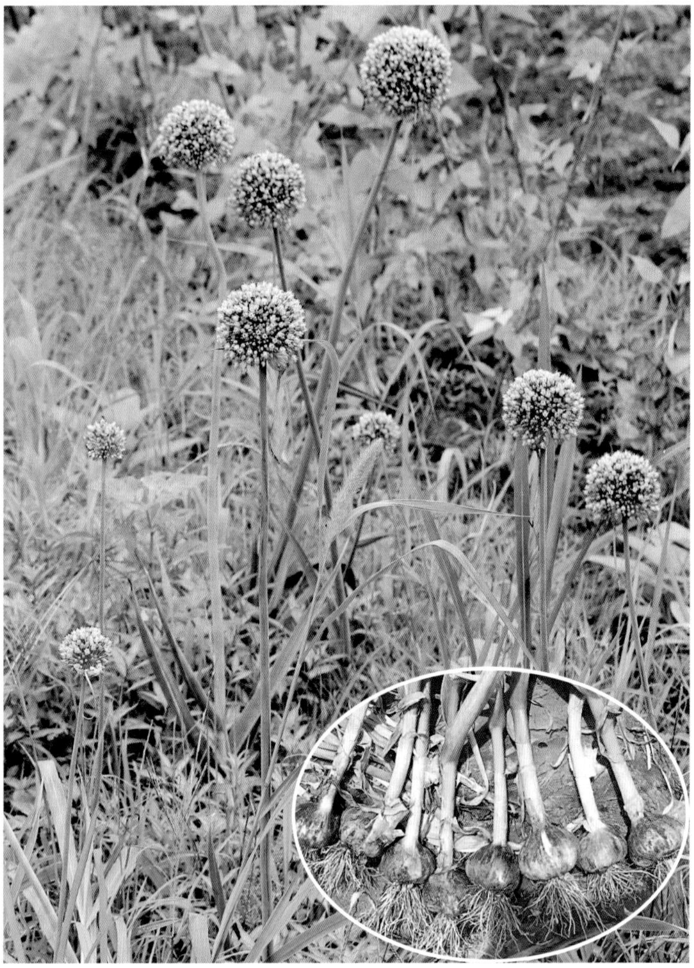

图2-1　大蒜（张水利　摄）

2. Ⅰ级　本级大蒜应有好质量、有其品种和（或）商品类型的特征。本级大蒜必须：完整、形状较规则。若不影响产品的常规外观、质量、包装中质量的保持和展示，则允许有轻微缺陷，如表皮轻微撕裂。蒜瓣紧实。

3. Ⅱ级　本级大蒜质量不完全满足较高级别的要求，但须符合上述条目的最低要求。只要保持有关质量、包装中质量维持与展示的基本特征，则允许有以下缺陷：①外皮撕裂，或部分失去；②愈合伤口；③轻微压伤；④形状不规则；⑤至多有三个蒜瓣的脱落。

特级大蒜直径最小为45mm，Ⅰ级和Ⅱ级大蒜直径最小为30mm。

【药材鉴别】

（一）性状特征

类球形，直径3～6cm。表面被白色、淡紫色或紫红色的膜质鳞皮。顶端略尖，中间有残留花葶，基部有多数须根痕。剥去外皮，可见独头或6～16个瓣状小鳞茎，着生于残留花茎基周围。鳞茎瓣略呈卵圆形，外皮膜质，先端略尖，一面弓状隆起，剥去皮膜，白色，肉质。气特异，味辛辣，具刺激性。（图2-2）

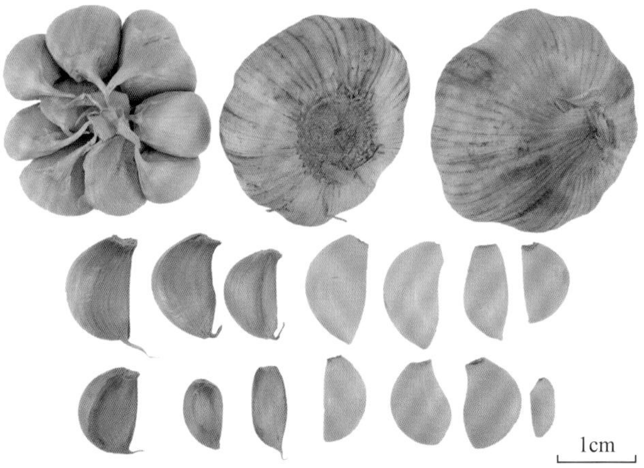

图2-2　大蒜药材图

（二）显微鉴别

鳞叶表面观：新鲜鳞叶表皮细胞多长方形，长40～110μm，宽23～49μm，有1枚细胞核，核内可见1～2枚核仁；气孔稀少，直径约至33μm，副卫细胞4～6，类多角形。叶肉组织多为类圆形的薄壁细胞，直径40～110μm；油细胞类圆形，淡黄色，直径50～66μm，多分布于维管束周围。

（三）理化鉴别

薄层色谱　取本品6g，捣碎，35℃保温1小时，加无水乙醇20ml，加热回流1小时，滤过，取滤液作为供试品溶液。另取大蒜素对照品，加无水乙醇制成每1ml含0.4mg的溶液，作为对照品溶液。照薄层色谱法试验，吸取上述两种溶液各5μl，分别点于同一硅胶G薄层板上，以正己烷为展开剂，展开，取出，晾干，以碘蒸气熏至斑点显色清晰。供试品色谱中，在与对照品色谱相应的位置上，显相同颜色的斑点。

【质量评价】大蒜优良品种较多，按蒜瓣大小可分为大蒜瓣和小蒜瓣两种；按种皮颜色不同又可分为紫皮蒜（也叫红皮蒜）和白皮蒜。大蒜以特级、Ⅰ级和Ⅱ级者为佳。采用高效液相色谱法测定，本品含大蒜素（$C_6H_{10}S_3$）不得少于0.15%。

【化学成分】主要成分为氨基酸、肽、蛋白质、酶、糖、苷、维生素、脂肪、无机盐及含硫化合物等多种成分[3]。

1.大蒜油　大蒜油中的活性成分为含硫化合物，主要有二烯丙基一硫化物、二烯丙基二硫化物（大蒜素）、甲基烯丙基三硫化物、甲基烯丙基二硫化物、二烯丙基三硫化物（大蒜新素）、阿霍烯（大蒜烯）等。其中大蒜素是一种广谱抗菌物质，具有活化细胞、促进能量产生、增加抗菌及抗病毒能力、加快新陈代谢、缓解疲劳等多种药理功能，是大蒜中主要生物活性成分[4]。

2.氨基酸类　半胱氨酸、组氨酸、赖氨酸、丙氨酸、精氨酸、天冬氨酸、亮氨酸、天冬酰胺、脯氨酸等。以半胱氨酸、组氨酸和赖氨酸含量较高。

3.维生素类　维生素C、维生素B_1、维生素B_2、维生素P和维生素A等。

4.碳水化合物类　还原糖（主要为葡萄糖和果糖）、蔗糖、多聚糖等。

【性味归经】辛，温。归脾、胃、肺经。

【功能主治】解毒消肿，杀虫，止痢。用于痈肿疮疡，疥癣，肺痨，顿咳，泄泻，痢疾。

【药理作用】

1.抗菌消炎防腐作用　大蒜的挥发油、汁、浸出液及大蒜素对多种球菌、杆菌（如百日咳等）、霉菌、真菌（如隐球菌脑膜炎等）、病毒等均有抑制和杀灭作用[5]。

2.抗肿瘤作用　大蒜中提取的大蒜素类化合物不仅可以抑制动物模型中皮肤癌、乳腺癌、食管癌、胃癌、结肠癌、肝癌、肺癌，还可以直接抑制体外培养的结肠癌、脑胶质瘤、肺癌、乳腺和前列腺癌细胞的增殖[6-7]。

3.对心血管系统的作用　大蒜提取物能降低胆固醇和血脂水平、抑制血小板聚合、降低血压、防止血栓的形成、清除氧自由基等，从而达到预防和治疗心血管疾病的效果[8-9]。其中大蒜素是发挥作用的主要生物活性成分。

4.抗氧化作用　大蒜中氨基酸和含硫化合物有一定的抗氧化活性。同时大蒜多糖具有清除超氧阴离子自由基和羟基自由基的能力[10]。

5.其他作用　大蒜挥发油成分对秃头有一定的治疗作用。大蒜中的半胱氨酸衍生物对药物中毒、妊娠中毒、金属中毒以及各种过敏性疾患有显著疗效。大蒜中的SOD及还原性硫化物，具有消除氧自由基、抗氧化等作用，能够保持青春、延年益寿。

【附注】开发利用我国大蒜资源，生产更多更好的高营养、高疗效、食用方便的大蒜、保健食品及各种剂型的大蒜药品有着非常广阔的前景，可充分发挥大蒜素的生物学功能。另外，对蒜渣的废物利用应做到物尽其用，减少浪费；消除蒜渣引起的空气污染；减少土地资源的浪费。蒜渣的量远远大于大蒜油的产量，分别应用到医药、食品、调味品、保健品、饲料、肥料等方面，不会产生二次污染。

主要参考文献

[1] 关明，郭勇，高帆，等. 新疆道地产区大蒜药材规范化种植技术标准规程[J]. 新疆师范大学学报，2011，30(1)：27-32.

[2] 高丽艳，魏飞鹏. 大蒜病虫害绿色防控技术及效益分析[J]. 现代农业科技，2016，(13)：155-156.

[3] 姚连初. 大蒜的开发利用研究概况[J]. 中国药业，2002，11(6)：78-79.

[4] 胡铭，李明强. 大蒜素药理作用及药用制剂研究进展[J]. 2017，33(18)：2799-2802.

[5] 马戈，朱必婷，王田. 大蒜素对副溶血弧菌抑菌作用的研究[J]. 公共卫生与预防医学，2017，28(1)：130-132.

[6] 王先坤，王雪，黄建. 大蒜素对大鼠实验性大肠癌的作用及其机制研究[J]. 天然产物研究与开发，2016，28：943-948.

[7] 蔡青，秦怀洲，陈昆仑. 大蒜素对脑胶质瘤细胞U87细胞侵袭能力的影响及其机制[J]. 西安交通大学学报，2015，36(2)：271-274.

[8] 田瑞敏，宋永砚. 大蒜提取物降血脂作用及其分子机制[J]. 中成药，2015，37(4)：850-853.

[9] 赵文萃，张琦，王艳萍，等. 大蒜素对异丙肾上腺素致大鼠心肌缺血损伤的保护作用[J]. 中成药，2015，37(6)：1347-1350.

[10] 李瑞瑞，赵东升，肖文俊，等. 大蒜抗氧化活性成分的测定及薄层生物自显影技术分析[J]. 西北药学杂志，2017，32(4)：421-426.

（中国中医科学院　周严严　边宝林　高文雅）

3. 山楂

Shanzha

CRATAEGI FRUCTUS

【别名】山楂扣、红果、棠棣、大山楂。

【来源】为蔷薇科植物山里红*Crataegus pinnatifida* Bge. var. *major* N. E. Br.或山楂*Crataegus pinnatifida* Bge.的干燥成熟果实。

【本草考证】本品以"赤爪草"始载于《新修本草》，云："小树生高五六尺，叶似香荽，子似虎掌爪，木如小林檎，赤色。"以山楂之名载入本草，始见于《本草纲目》，云："赤爪、棠棣、山楂，一物也。古方罕用，故唐本虽有赤爪，后人不知即此也……其类有二种，皆生山中。一种小者，山人呼为棠杭子、茅楂、猴楂，可入药用。树高数尺，叶有五尖，桠间有刺，三月开五出小白花。实有赤、黄二色，肥者如小林檎，小者如指头，九月乃熟，小儿采而卖之；一种大者，山人呼为羊杭子，树高丈余，花叶皆同，但实稍大而色黄绿，皮涩肉虚为异尔。"《救荒本草》在"山裏果"项下载："生新郑县山野中，枝茎似初生桑条，上多小刺。叶似菊花叶，稍圆；又似花桑叶，亦圆。开白花。结红果，大如樱桃，味甜。"本草记载与现今所用山楂基本一致。

【原植物】

1. 山里红　落叶小乔木，高约6m，分枝多，无刺或有少数短刺，无毛。单叶互生，有长柄，长2～6cm；托叶形，较大，边缘有齿；叶片广卵形或菱状卵形，长6～12cm，宽5～8cm，有5～9羽裂，仅下面1对裂片较深，先端短渐尖，基部宽楔形，常稍偏斜，边缘有不规则重锯齿，上面有光泽，下面脉上有短柔毛。初夏枝端或上部叶腋抽出伞房花序，有花10～12朵；花梗被短柔毛；花萼5齿裂；花冠白色或稍带红晕，花5，宽倒卵形；雄蕊20个，梨果球形，直径可达2.5cm，深亮红色，有黄白色小斑点，片脱落很迟，先端留一深洼，小核3～5。花期5～6月，果期9～10月。

为河北山区重要果树。野生山里红在东北三省、内蒙古等地均有分布。（图3-1）

2.山楂　与山里红极相似，只是叶片较小，长5～10cm，宽4～7.5cm，3～5羽状深裂，羽裂较山里红为深，裂片卵状披针形。果实较山里红为小，直径1～1.5cm，深红色。

生于海拔100～1500m山坡林边或灌木丛中。分布于黑龙江、吉林、辽宁、内蒙古、河北、河南、山东、山西、陕西、江苏。（图3-2）

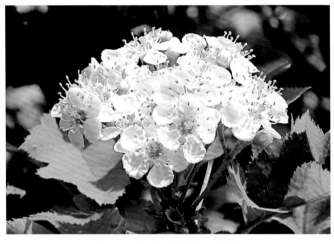
图3-1　山里红（屠鹏飞　摄）

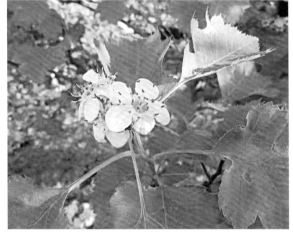
图3-2　山楂

【主产地】主产于辽宁、河北、河南、山东等地。

【栽培要点】

1.生物学特性　耐寒抗风，平地山坡都能栽培。对土壤条件要求以沙性为最好，黏重土则生长较差。

2.栽培技术　种子及根（即根部所发出的新枝条）繁殖。种子繁殖，北方于10月下旬将1份种子混以3倍湿沙，露天埋，翌春取出播种，条播，行距16～20cm。出苗后，要及时松土、除草、施肥、灌溉。苗高7cm左右，疏去密苗，保持株距6～10cm。第二年春进行嫁接，砧木用山里红，以直径10cm左右为宜。春接于当年秋季栽植。

3.病虫害　病害：白粉病、花腐病。虫害：桃小食心虫、红蜘蛛[1]。

【采收与加工】秋季果实成熟时采收（9～10月份），切片，干燥。

【药材鉴别】

（一）性状特征

本品为圆形片，皱缩不平，直径1～2.5cm，厚0.2～0.4cm。外皮红色，具皱纹，有灰白色小斑点。果肉深黄色至浅棕色。中部横切片具5粒浅黄色果核，但核多脱落而中空。有的片上可见短而细的果梗或花萼残迹。气微清香，味酸、微甜。（图3-3）

（二）显微鉴别

粉末特征　粉末暗红棕色至棕色。草酸钙方晶或簇晶存于果肉薄壁细胞中。石细胞单个散在或成群，无色或淡黄色，类多角形、长圆形或不规则形，直径19～125μm，孔沟及层纹明显，有的胞腔内含深棕色物。果皮表皮细胞表面观呈类圆形或类多角形，壁稍厚，胞腔内常含红棕色或黄棕色物。（图3-4）

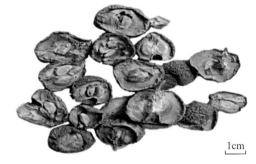
1cm
图3-3　山楂药材图

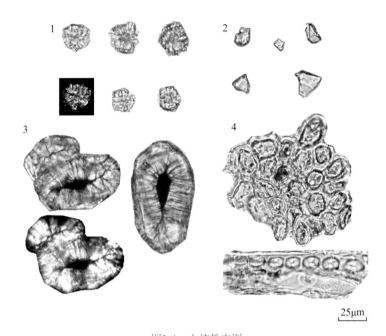

25μm

图3-4　山楂粉末图

1.草酸钙簇晶　2.草酸钙方晶　3.石细胞　4.果皮表皮细胞

（三）理化鉴别

薄层色谱　取本品粉末1g，加乙酸乙酯4ml，超声处理15分钟，滤过，取滤液作为供试品溶液。另取熊果酸对照品，加甲醇制成每1ml含1mg的溶液，作为对照品溶液。照薄层色谱法试验，吸取上述两种溶液各4μl，分别点于同一硅胶G薄层板上，以甲苯–乙酸乙酯–甲酸（20：4：0.5）为展开剂，展开，取出，晾干，喷以硫酸乙醇溶液（3→10），在80℃下加热至斑点显色清晰。供试品色谱中，在与对照品色谱相应的位置上，显相同的紫红色斑点；置紫外光灯（365nm）下检视，显相同的橙黄色荧光斑点。

【质量评价】以个匀、色棕红、肉厚者为佳。采用酸碱滴定法测定，本品按干燥品计算，含有机酸以枸橼酸（$C_6H_8O_7$）计，不得少于5.0%。

【化学成分】主要成分为黄酮、三萜、有机酸等化合物[2]。

1.黄酮类　黄酮及其苷类化合物是山楂属植物中的主要化学成分。这类黄酮主要是以洋芹素（apigenin）和木犀草素（luteolin）为苷元的一系列苷类，也有少数报道山楂中含4′-黄芩素（scutellarin）衍生物。以洋芹素为苷元的苷类有牡荆素（vitexin）、异牡荆素（isovitexin）及其衍生苷类，以及洋芹素的5种己酮呋喃糖苷类（ketohexosefuranoside），山楂苷A、B、C、D、I（pinnatifinoside A，B，C，D，I）。木犀草素的碳苷类则主要为红蓼素（orientin）和异红蓼素（isoorientin）及其衍生苷类。

2.三萜类　山楂属植物中三萜类化合物有乌苏烷型、环阿屯烷型、齐墩果烷型、羊毛脂烷型和羽扇豆烷型五种类型。乌苏烷型有熊果酸（ursolic acid）、科罗索酸（corosolic acid）、2,25-环氧-2α，3β，19α-三羟基乌苏酸（2,25-epoxy-2α，3β，19α-thrihydroxyurs-12-en-28-oic acid）；环阿屯烷型有环阿屯醇（cycloartenol）；齐墩果烷型有β-香树脂（β-amyrin）、乌发醇（uraol）、齐墩果酸（oleanolic acid）、山楂酸（crataegolic acid）；羊毛脂烷型有牛油树醇（butyrospermol）、24-亚甲基-24-二氢羊毛脂甾醇（24-methylene-24-dihydrolanosterol）；羽扇豆烷型有白醇（betulin）。

3.有机酸类　有机酸类主要包括酚酸类和其他有机酸类，酚酸类成分有安息香酸（p-hydroxy-benzoic acid）、没食子酸（gallic acid）、原儿茶酸（protocatechuic acid）、绿原酸（chlorogenic acid）、β-香豆酸（β-coumaric acid）、咖啡酸（caffeic acid）、阿魏酸（ferulic acid）、茴香酸（anisic acid）、香草酸（vanillic acid）、丁香酸（syringic acid）、龙胆酸（gentisic acid）等。

【性味归经】酸、甘，微温。归脾、胃、肝经。

【功能主治】消食健胃，行气散瘀，化浊降脂。用于肉食积滞，胃脘胀满，泻痢腹痛，瘀血经闭，产后瘀阻，心腹刺痛，胸痹心痛，疝气疼痛，高脂血症。

【药理作用】

1. 对消化系统的作用　山楂口服能增加胃中消化酶的分泌，并能增强酶的活性，促进消化；山楂醇提液对受刺激的大鼠胃平滑肌活动有双向调节作用，表明服用山楂对胃肠功能紊乱有明显调整作用，可健脾消食[3]。

2. 降血脂作用　山楂及山楂黄酮提取物能明显的降低实验性高脂血症的家兔和乳幼大鼠的血脂，并对实验性动脉粥样硬化有治疗作用[3]。

3. 强心、抗心绞痛作用　山楂具有增加心肌收缩力、增加心输出量、减慢心率的作用。山楂及其叶的提取物可浓度相关地增加心肌收缩力、不影响心脏自动节律、缩短房室传导时间，可浓度相关地延长有效不应期[3]。

4. 抗菌作用　由山楂榨取的原液对金黄色葡萄球菌、白色念珠菌、大肠埃希菌等均有一定的抑制作用。临床上用作植物消毒剂，用鲜品或熟品外敷治疗冻伤感染及溃疡，并取得较好的效果[3]。

5. 其他作用　可用于治疗乳糜尿、呃逆、声带息肉、下肢软组织损伤、骨鲠、银屑病、神经性皮炎、湿疹等[3]。

主要参考文献

[1] 卫群，王鸿岳.药用山楂栽培技术[J].现代农业科技，2014(21)：104-105.

[2] 刘荣华，邵峰，邓雅琼，等.山楂化学成分研究进展[J].中药材，2008，31(7)：1100-1103.

[3] 罗玉梅，王贺振.山楂的化学成分及药理研究进展[J].时珍国医国药，2004，15(1)：53.

（天津大学药物科学与技术学院　高文远　李霞　李昕阳）

4. 山楂叶

Shanzhaye

CRATAEGI FOLIUM

【别名】赤枣子叶。

【来源】为蔷薇科植物山里红*Crataegus pinnatifida* Bge. var. *major* N. E. Br.或山楂*Crataegus pinnatifida* Bge.的干燥叶。

【本草考证】【原植物】【主产地】【栽培要点】参见"山楂"。

【采收与加工】夏、秋二季（7～10月）采收，晾干。

【药材鉴别】

（一）性状特征

本品多已破碎，完整者展开后呈宽卵形，长6～12cm，宽5～8cm，绿色至棕黄色，先端渐尖，基部宽楔形，具2～6羽状裂片，边缘具尖锐重锯齿；叶柄长2～6cm，托叶卵圆形至卵状披针形。气微，味涩、微苦。（图4-1）

（二）显微鉴别

粉末特征　粉末绿色至棕黄色。草酸钙簇晶直径10～

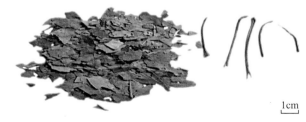

1cm

图4-1　山楂叶药材图

30μm，草酸钙方晶直径15～30μm，散在或分布于叶维管束或纤维束旁。导管为螺纹导管，直径20～40μm。纤维成束，直径约15μm，壁增厚。非腺毛为单细胞，长圆锥形，基部直径30～40μm。（图4-2）

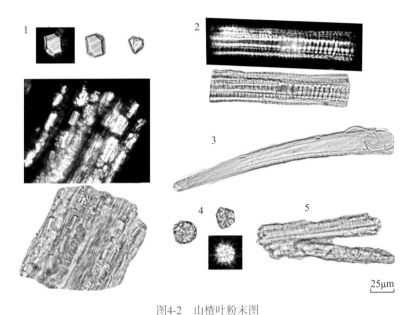

图4-2　山楂叶粉末图

1. 草酸钙方晶　2. 螺纹导管　3. 非腺毛　4. 草酸钙簇晶　5. 纤维

（三）理化鉴别

薄层色谱　取本品粉末2g，加稀乙醇50ml，加热回流1.5小时，放冷，滤过，滤液蒸至无醇味，加水10ml，用石油醚（30～60℃）洗涤2次，每次20ml，弃去石油醚液，水液加乙酸乙酯振摇提取2次，每次20ml，合并乙酸乙酯液，蒸干，残渣加乙醇2ml使溶解，作为供试品溶液。另取芦丁对照品、金丝桃苷对照品，加乙醇分别制成每1ml含0.1mg的溶液，作为对照品溶液，照薄层色谱法试验，吸取上述三种溶液各1～2μl，分别点于同一聚酰胺薄膜上，以乙醇–丙酮–水（7∶5∶6）为展开剂，展开，取出，晾干，喷以三氯化铝试液，热风吹干，置紫外光灯（365nm）下检视。供试品色谱中，在与对照品色谱相应的位置上，显相同颜色的荧光斑点。

【质量评价】以叶多、色绿、气清香者为佳。以芦丁为对照，采用分光光度法测定，本品按干燥品计算，含总黄酮以无水芦丁（$C_{27}H_{30}O_{16}$）计，不得少于7.0%；采用高效液相色谱法测定，本品按干燥品计算，含金丝桃苷（$C_{21}H_{20}O_{12}$）不得少于0.050%。

【化学成分】主要成分为黄酮、有机酸、氨基酸、含氮化合物以及微量化合物等[1-3]。其中黄酮类成分是其主要活性成分。

黄酮类　主要有牡荆素（vitexin）、牡荆素-2″-O-鼠李糖（vitexin-2″-O-rhamnose）、牡荆素-4″-O-葡萄糖（vitexin-4″-O-glucose）、牡荆素-4′-O-鼠李糖（vitexin-4′-rhamnose）、牡荆素-4′,7-双葡萄糖（vitexin-4′, 7-diglucose）、6″-O-乙酰牡荆素（6″-O-acetylvitexin）、2″-O-乙酰牡荆素（2″-O-acetylvitexin）、乙酰牡荆素-4-鼠李糖苷（acetylvite pinnatifide xin-4-rhamnoside）、异荭草素（isophorin）、pinnatifide A～F等。

【性味归经】酸，平。归肝经。

【功能主治】活血化瘀，理气通脉，化浊降脂。用于气滞血瘀，胸痹心痛，胸闷憋气，心悸健忘，眩晕耳鸣，高脂血症[1]。

【药理作用】

1. 对心脏的保护作用　山楂叶中原花青素是其主要药理成分之一，对缺血再灌注损伤心肌细胞有直接保护作用。可治疗缺血性心脏病。山楂叶中总黄酮能改善心肌缺血再灌注损伤，对损伤心肌有保护作用[4]。

2. 对脑缺血的保护作用　山楂叶中总黄酮可通过下调Caspase-3表达抑制神经元凋亡，改善脑缺血再灌注损伤大鼠的神经功能[5]。通过调控miR-133b靶向调控RBMX的表达改善缺氧复氧诱导的神经细胞损伤[6]。

3. 对肝损伤修复的作用　山楂叶黄酮成分能显著改善肾脏的病理变化，减少尿量，降低尿蛋白量，使血清中血尿素氮、肌酐、尿酸水平降低，改善肾脏组织中的总抗氧化能力、抗氧化酶活性，降低丙二醛（MDA）含量。还能够改善糖尿病合并肾病大鼠的血管内皮生长因子（VEGF）水平，从而起到对糖尿病肾病的保护作用[7]。

4. 降血脂作用　口服剂量山楂叶提取物可影响高血脂大鼠血清总胆固醇（TC）、三酰甘油（TG）、低密度脂蛋白（LDH）及高密度脂蛋白（HDL）[8]。

5. 其他作用　山楂叶提取物具有一定的抗炎及镇痛作用，山楂叶总黄酮具有明显降低血脂、减轻动物肝脏内各类脂质沉积的作用，还具有很好的抗氧化作用[9]。

主要参考文献

[1] 杨明宇，潘伟东，潘海峰.山楂叶化学成分及质量控制研究近况[J].承德医学院学报，2016，33(2)：155-157.

[2] 赵中杰，江佩芬，刘建国，等.山楂和山楂叶的氨基酸分析[J].天然产物研究与开发，1992(2)：60-62.

[3] 刘荣华，邵峰，邓雅琼，等.山楂化学成分研究进展[J].中药材，2008，31(7)：1100-1103.

[4] 李红，关凤英，刘亚东，等.山楂叶总黄酮对大鼠心肌缺血再灌注损伤的保护作用[J].吉林大学学报（医学版），2010，36(4)：634-639.

[5] 曲若宁，李丽静，吴晓光.山楂叶总黄酮对脑缺血再灌注损伤大鼠脑组织Caspase-3表达的影响[J].中国实验诊断学，2019，23(9)：1612-1616.

[6] 李丽静，王领弟，吴晓光.山楂叶总黄酮通过调控miR-133b改善缺氧复氧诱导的神经细胞损伤[J].中成药，2020，42(6)：1443-1449.

[7] 苏静，周少英，阚敏宸，等.山楂叶总黄酮对2型糖尿病大鼠肾脏组织保护作用的研究[J].中医药信息，2017，34(2)：22-27.

[8] 杨宇杰，林静，王春民，等.山楂叶总黄酮对大鼠高脂血症早期干预的实验研究[J].中草药，2008，39(12)：1848-1850.

[9] 马琳，李六水.山楂叶总黄酮的药理作用研究进展[J].天津药学，2017，29(5)：65-68.

（天津大学药物科学与技术学院　高文远　李霞　李昕阳）

5. 千日红

Qianrihong

GOMPHRENAE FLOS

【别名】千金红、百日红、百日白、千日白、千年红。

【来源】为苋科植物千日红*Gomphrena globosa* L.的干燥头状花序。

【本草考证】本品始载于《花镜》。《植物名实图考》引载谓："本高二三尺，茎淡紫色，……夏开深紫色花，千瓣细碎，圆整如球，生于枝梢，至冬叶显萎而花不蔫。"本草记载与现今所用千日红基本一致。

【原植物】一年生草本；茎粗壮，有分枝，枝略成四棱形，有灰色糙毛。叶片纸质，长椭圆形或矩圆状倒卵形，长3.5～13cm，宽1.5～5cm。边缘波状，两面有小斑点、白色长柔毛及缘毛。花多数，密生，成顶生球形或矩圆形头状花序，单一或2～3个，紫红色或白色；总苞为2个绿色对生叶状苞片，卵形或心形，两面有灰色长柔毛；苞片卵形，白色，顶端紫红色；小苞片三角状披针形，内面凹陷，背棱有细锯齿缘；花被片披针形，长5～6mm，不展开，外面密生白色绵毛；雄蕊花丝连合成管状，顶端5浅裂，花药生在裂片的内面，微伸出；花柱条形，柱头2，叉状分枝。胞果近球形，直径2～2.5mm。种子肾形，棕色，光亮。花果期6～9月。（图5-1）

原产美洲热带，我国南北各省均有栽培。

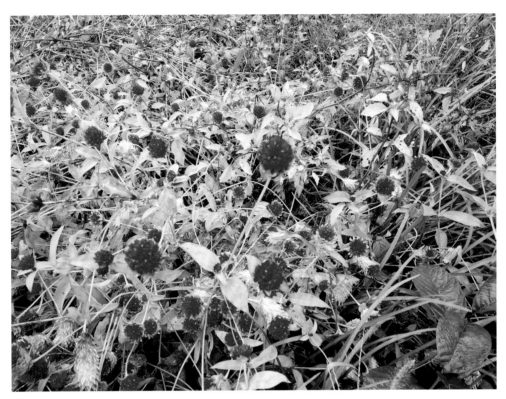

图5-1　千日红（马琳　摄）

【主产地】主产于江苏、福建、四川、广西等地。

【栽培要点】

1.生物学特性　喜温暖湿润气候，耐阳光，生性强健。对土壤要求不严，但选斜坡向阳和排水良好的地方栽培为好。

2.栽培技术　用种子繁殖：春季3～4月播种，开1.3m宽畦，按行窝距25cm点播，每1hm²用种子4.5kg。

【采收与加工】夏、秋采摘花序，鲜用或晒干。

【药材鉴别】

（一）性状特征

头状花序单生或2～3个并生，球形或近长圆形，直径2～2.5cm。鲜时紫红色、淡红色或白色，干后棕色或棕红色。总苞2枚，叶状。每花基部有干膜质卵形苞片1枚，三角状披针形；小苞片2枚，紫红色，背棱有明显细锯齿；花被片5，披针形，外面密被白色绵毛；干后花被片部分脱落；有时可见胞果，近圆形，含细小种子1粒，种皮棕黑色，有光泽。气微，味淡。（图5-2）

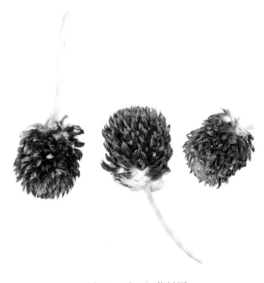

图5-2　千日红药材图

（二）显微鉴别

粉末特征　粉末紫红色或浅红色。花粉粒圆球形，直径22～27μm，外壁具明显的刺状突起及网状雕纹。草酸钙簇晶及方晶极多，前者直径27～108μm；花被非腺毛众多，长达1mm以上，由3～6细胞组成，扭曲状。干膜质苞片薄壁细胞不规则长方形，长54～245μm，直径8～38μm，细胞壁连珠状增厚，具斜纹孔。总苞片下表皮细胞垂周壁略弯曲，气孔不等式[1]。（图5-3）

【质量评价】以花序大、色紫红者为佳。

【化学成分】主要成分为千日红苷（gomphrenin）Ⅰ、Ⅱ、Ⅲ、Ⅴ、Ⅵ，异千日红苷（isogomphrenin）Ⅰ、Ⅱ，苋菜红苷（amnranthin），异苋菜红苷（isoamnranthin）[1]。

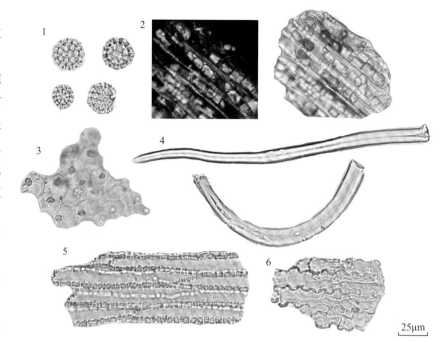

图5-3　千日红粉末图

1. 花粉粒　2. 草酸钙方晶　3. 草酸钙簇晶　4. 非腺毛　5. 干膜质苞片薄壁细胞
6. 总苞片下表皮细胞

【性味归经】甘、微咸，平。归肺、肝经。

【功能主治】止咳平喘，清肝明目，解毒。用于咳嗽，哮喘，百日咳，小儿夜啼，目赤肿痛，肝热头晕，头痛，痢疾，疮疖。

【药理作用】

祛痰和平喘作用　千日红水溶液和10%乙醇提取液对小鼠酚红和豚鼠组胺模型具有明显的祛痰和平喘作用[2]。

主要参考文献

[1] 李雪芹，辛秀，唐艺，等.千日红的研究进展[J].微量元素与健康研究，2017，34(2)：58-60.

[2] 刘星堦，张德成，褚志义.千日红祛痰有效成分——新黄酮甙的结构鉴定[J].中国药学杂志，1981(1)：55.

（天津药物研究院　张铁军　龚苏晓　许浚）

6. 马齿苋

Machixian

PORTULACAE HERBA

【别名】马苋、长寿草、五行菜、马齿草、猪母菜。

【来源】为马齿苋科植物马齿苋*Portulaca oleracea* L.的干燥地上部分。

【本草考证】本品始载于《蜀本草》。《图经本草》："旧不著所出州土，今处处有之。又名五行草，以其叶青、梗赤、花黄、根白、子黑也。"《本草纲目》载："其叶比并如马齿，而性滑利似苋，故名。所主诸病，皆只取其散血消肿之功也。处处园野生之。柔茎布地，细叶对生。六、七月开细花，结小尖实，实中细子如葶苈子状。人多采苗煮晒为蔬。"本草记载与现今马齿苋基本一致。

【原植物】一年生草本，通常匍匐，肉质，无毛；茎伏地铺散，多分枝，圆柱形，长10～15cm，淡绿色或带暗红色。叶互生，或近对生，叶片扁平，肥厚，倒卵形，似马齿状，长1～2.5cm，宽0.5～1.5cm。基部楔形，全缘，上面暗绿色，下面淡绿色或带暗红色，中脉微隆起；叶柄粗短。花3～5朵簇生枝端，直径3～4mm，无梗；苞片2～6，叶状，膜质，近轮生；萼片2，对生，绿色，盔形，左右压扁，长约4mm，基部合生；花瓣5，黄色，倒卵形，基部合生；子房半下位，1室，柱头4～6裂；蒴果圆锥形，盖裂；种子多数，细小，肾状卵形，直径不及1mm，黑色，有光泽，具小疣状突起。花期5～8月，果期6～9月。（图6-1）

野生或栽培，生于路旁、田间、园圃等向阳处，遍布全国。

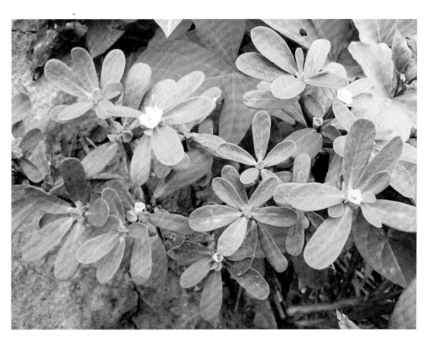

图6-1 马齿苋（屠鹏飞 摄）

【主产地】中国南北各地均产。

【栽培要点】

1.生物学特性 喜温暖湿润气候，不耐低温，既耐旱又耐涝，对气候、土壤等环境条件适应性较强，但土层深度的增加会抑制其萌发生长。喜向阳肥沃的土壤，以砂壤土最好。

2.栽培技术 种子繁殖，采用条播或撒播。为使播种密度均匀，可将种子与细沙拌匀后再播种。马齿苋的茎生根能力较强，可利用茎段扦插繁殖。

3.病虫害 病害：白锈病、白粉病、立枯病和猝倒病等。虫害：蜗牛、甜菜夜蛾、斜纹夜蛾和马齿苋野螟等[1-2]。

【采收与加工】每年4～9月份均可采集野外和田间种植的马齿苋，一般在开花前为限。除去残根和杂质，洗净，略蒸或烫后晒干。

【药材鉴别】

（一）性状特征

本品多皱缩卷曲，常结成团。茎圆柱形，长可达30cm，直径1～2mm，表面黄褐色，有明显纵沟纹。叶对生或互生，易破碎，完整叶片倒卵形，长10～25mm，宽5～15mm，绿褐色，先端钝平或微缺，全缘。花小，3～5朵生于枝端，花瓣5枚，黄色。蒴果圆锥形，长约5mm，内含多数细小种子。气微，味微酸。（图6-2）

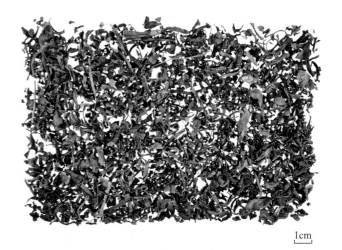

1cm

图6-2 马齿苋药材图

（二）显微鉴别

粉末特征　粉末灰绿色。种皮细胞棕红色或棕黄色，表面观呈多角星状，表面密布不整齐小突起。含晶细胞常位于维管束旁，内含细小草酸钙簇晶。叶表皮细胞垂周壁弯曲或较平直，气孔平轴式。草酸钙方晶宽8～69μm、长至125μm，有的方晶堆砌成簇晶状。花粉粒类球形，直径48～65μm，表面具细刺状纹饰，萌发孔短横线状。内果皮石细胞大多成群，呈长梭形或长方形，壁稍厚，可见孔沟与纹孔。草酸钙簇晶众多，大小不一，直径7～108μm，大型簇晶的晶块较大，棱角钝。（图6-3）

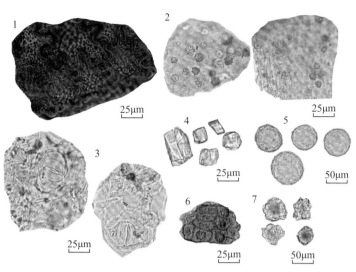

图6-3　马齿苋粉末图

1. 种皮细胞　2. 含晶细胞　3. 叶表皮细胞　4. 草酸钙方晶　5. 花粉粒
6. 内果皮石细胞　7. 草酸钙簇晶

（三）理化鉴别

薄层色谱　取本品粉末2g，加水20ml，加甲酸调节pH值至3～4，冷浸3小时，滤过，滤液蒸干，残渣加水5ml使溶解，作为供试品溶液。另取马齿苋对照药材2g，同法制成对照药材溶液。照薄层色谱法试验，吸取上述两种溶液各1～2μl，分别点于同一硅胶G薄层板上，以水饱和正丁醇–冰醋酸–水（4∶1∶1）为展开剂，展开，取出，晾干，喷以0.2%茚三酮乙醇溶液，在110℃加热至斑点显色清晰。供试品色谱中，在与对照药材色谱相应的位置上，显相同颜色的斑点。（图6-4）

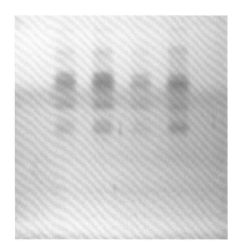

图6-4　马齿苋薄层色谱图

从左到右依次为三批不同产地马齿苋药材及
马齿苋对照药材

【质量评价】鲜品以色墨绿、切段整齐、干净无杂质者为佳。

【化学成分】主要含有机酸、生物碱、黄酮、萜、多糖等成分。

1. 有机酸类　亚麻酸（linolenic acid）、亚油酸（linoleic acid）及棕榈酸（palmitic acid）、硬脂酸（stearic acid）、3，4-二羟基苯甲酸（3,4-dihydroxybenzoic acid）、对羟基苯甲酸（p-hydroxybenzoic acid）、原儿茶酸（protocatechuic acid）、阿魏酸（ferulic acid）、丁二酸（succinic acid）、丁二酸单甲酯（monomethyl succinate）、没食子酸（gallic acid）、咖啡酸（caffeic acid）、香豆酸（coumaric acid）、水杨酸（salicylic acid）、香草酸（vanillic acid）、p-羟基安息香酸（p-hydroxybenzoic acid）、富马酸（fumaric acid）、柠檬酸（citric acid）、芥子酸（sinapic acid）、花生四烯酸（arachidonic acid）、肉豆蔻酸（myristic acid）、月桂酸（lauric acid）、二十四碳酸（tetracosanoic acid）等。

2. 黄酮类　芹菜素（apigenin）、山奈酚（kaempferol）、黄豆苷元（daidzein）、槲皮素（quercetin）、杨梅素（myricetin）、木犀草素（luteolin）、橙皮苷（hesperidin）、芹菜素-4′-O-α-L-鼠李糖苷（apigenin-4′-O-alpha-L-rhamnoside）、portulacanone A～D等。

3. 生物碱类　马齿苋酰胺A～E（amarane A-E）、马齿苋碱Ⅰ、Ⅱ（portulaine Ⅰ，Ⅱ）等。

4. 萜类及甾醇类　羽扇豆醇（lupineol）、4α-甲基-3β-羟基-木栓烷（4alpha-methyl-3beta-hydroxy-corylane）、木栓酮（coryletone）、β-谷甾醇（β-sitosterol）、胡萝卜苷（carotene）、表木栓醇（epicorytol）、马齿苋单萜A、B（portuloside A，B）等。

5. 多糖　马齿苋多糖（POP）[3-4]。

【性味归经】 酸，寒。归肝、大肠经。

【功能主治】 清热解毒，凉血止血，止痢。用于热毒血痢，痈肿疔疮，湿疹，丹毒，蛇虫咬伤，便血痔血，崩漏下血。

【药理作用】

1. 降血糖作用　马齿苋多糖能够明显提高正常、四氧嘧啶所致实验性糖尿病小白鼠的糖耐量，对肝脏等免疫器官具有保护作用[5]。

2. 降血脂和抗动脉粥样硬化作用　马齿苋醇提取物可以降低胰岛素抵抗型大鼠的血脂和血压。马齿苋可有效清除自由基，改善脂质代谢，明显降低高脂膳食患者及动物的血脂水平，抑制脂质过氧化，减轻肝细胞受损，从而减轻高脂膳食对肝脏的损伤作用[6-7]。

3. 保肝作用　马齿苋水提取物对四氯化碳（CCl_4）诱导的小鼠急性肝损伤有辅助保护作用。马齿苋水煎剂能够使高脂模型大鼠血清内ALT、AST的水平显著降低，减少TG、TC的含量，可增强抗氧化酶的活性，改善脂质过氧化现象，同时在保护肝细胞功能上也具有很好的效果[3-4, 8]。

4. 抗氧化神经保护作用　马齿苋提取物对D-半乳糖所致的小鼠衰老模型具有保护作用。马齿苋黄酮对氧自由基和羟基自由基都有良好的清除能力。马齿苋粗多糖具有清除羟基自由基能力，并具有明显的量效关系[9-10]。

5. 其他作用　马齿苋还有抗菌、抗炎、抗缺氧、抗肿瘤、抗心律失常、镇痛、增强免疫、抗过敏作用，对平滑肌、骨骼肌也有作用[11]。

【用药警戒或禁忌】《本草经疏》：凡脾胃虚寒，肠滑作泄者勿用；煎饵方中不得与鳖甲同入。

主要参考文献

[1] 王光全，孟庆杰. 药食兼用佳蔬马齿苋栽培技术[J]. 北方园艺，2006(06)：79.

[2] 高晓余，周辉，陈秀晨，等. 马齿苋的栽培及其农业应用[J]. 湖南农业科学，2010(01)：31-34.

[3] 冯津津. 马齿苋的化学成分及药理作用研究进展[J]. 云南中医中药杂志，2013，34(07)：66-68.

[4] 王天宁，刘玉婷，肖凤琴，等.马齿苋化学成分及药理活性的现代研究整理[J]. 中国实验方剂学杂志，2018，24(06)：224-234.

[5] 范玉生，李青旺，高大威，等. 马齿苋多糖对四氧嘧啶糖尿病小白鼠的降糖作用[J]. 黑龙江畜牧兽医，2008(09)：86-88.

[6] 徐元翠.马齿苋醇提取物对胰岛素抵抗型大鼠的降脂降压作用[J]. 中国医院药学杂志，2011，31(20)：1670-1673.

[7] 黄晓旭，张荣超，张亚伟，等. 马齿苋对高脂膳食大鼠脂代谢的影响和肝脏保护作用的研究[J]. 时珍国医国药，2012，23(05)：1166-1167.

[8] 陈维维，张小莉，桑晓林. 马齿苋保肝作用的研究进展[J]. 中医临床研究，2017，9(35)：142-144.

[9] 孙希云，刘宁，陈波，等.马齿苋总黄酮抗氧化性质的研究[J]. 沈阳农业大学学报，2006(01)：108-110.

[10] 朱晓宦，吴向阳，仰榴青，等. 马齿苋粗多糖的提取及清除羟自由基活性作用[J]. 江苏大学学报（医学版），2007(01)：57-60.

[11] 王国玉，王浩宇，佟继铭.马齿苋的化学成分与药理作用研究现状[J]. 承德医学院学报，2012，29(1)：82-85.

（中国中医科学院　高文雅　周严严　边宝林）

7. 马勃

Mabo

LASIOSPHAERA CALVATIA

【别名】马屁包、马庀、牛屎菇、灰菇。

【来源】为灰包科真菌脱皮马勃*Lasiosphaera fenzlii* Reich.、大马勃*Calvatia gigantea*（Batsch ex Pers.）Lloyd或紫色马勃*Calvatia lilacina*（Mont. et Berk.）Lloyd的干燥子实体。

【本草考证】本品始载于《名医别录》，谓："生园中久腐处。"《本草经集注》记载："俗人呼为马屁勃，紫色虚软，状如狗肺，弹之粉出。"《本草衍义》记载："马勃，有大如斗者，小亦如升杓。"《广菌谱》记载："马勃，亦菌类也。"本草记载与现今所用马勃特征相同[1]。

【原植物】

1. 脱皮马勃　子实体近球形，直径15～20cm。无不孕基部；包被两层，薄而易于消失，外包被成熟后易与内包被分离。外包被初乳白色，后转灰褐色、污灰色；内包被纸质，浅烟色，成熟后与外包被逐渐剥落，仅余一团孢体，孢体灰褐色至烟褐色。孢子呈球形，壁具小刺突，褐色，直径4.5～5.5μm。孢丝长，分枝，相互交织，菌丝直径2～4.5μm，浅褐色。

夏、秋季见于开阔的草地上。分布于黑龙江、内蒙古、河北、甘肃、新疆、江苏、安徽、江西、湖北、湖南、贵州等地。（图7-1a）

2. 大马勃　子实体近圆球形，直径15～25cm，不孕基部不明显。包被白色，渐转成淡黄色或淡青黄色，外包被膜质，早期外表有绒毛质地，后脱落而光滑；内包被较厚，由疏松的菌丝组成。成熟后包被裂开，成残片状剥落。造孢组织初白色，后青褐色。孢子球形，壁光滑，淡青黄色，直径3.8～4.7μm。孢丝长，稍有分枝及稀少的横隔，直径2.5～6μm。

晚夏及深秋生旷野草地或山坡砂质土草坡草丛中。分布于辽宁、内蒙古、山西、宁夏、甘肃、青海、新疆、四川、云南、西藏等地。（图7-1b）

3. 紫色马勃　子实体近扁球形，直径1.5～12cm，基部缢缩，有根束与基质相连。外表淡紫堇色至污褐色，成熟后表面有网状裂纹。内部的造孢层初呈白色，后转黄色至浓紫色。基部为营养菌丝所交织，海绵质，乳白色兼带淡紫褐色，孢子淡紫色，球形，一端具短柄，壁具刺突，大小为（5～5.5）μm×（6～6.5）μm。孢丝长而多分枝，有隔膜，

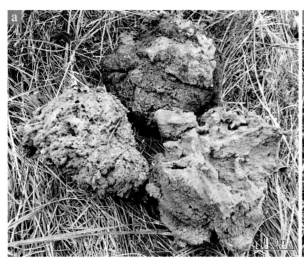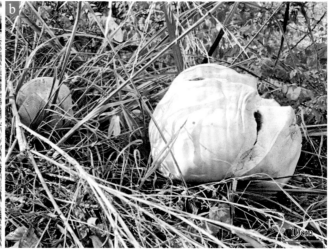

图7-1　马勃

a. 脱皮马勃　b. 大马勃

菌丝粗5～6μm。

夏、秋季多生于草地开阔地。分布于吉林、辽宁、河北、山西、青海、新疆、山东、江苏、安徽、福建、河南、湖北、广东、广西、四川等地。

【主产地】马勃全国各地均有分布，其中，脱皮马勃主产于安徽、江苏、广西、甘肃等地；大马勃主产于内蒙古、山西、河北、甘肃、青海等地；紫色马勃主产于安徽、江苏、湖北、福建、广东、广西等地。本品多自产自销，其中，内蒙古、安徽产量较大，是马勃的主产地。

【栽培要点】

1. 生物学特性　喜在腐朽树木、落叶、粪草或沙质土壤生长，适宜pH5.5～6.5，忌碱性。菌丝体生长温度3～32℃，适宜温度22～28℃；子实体形成温度28～32℃；孢子萌发温度8～22℃。单生、散生或群生。

2. 栽培技术　将稻草、牛粪晒干，粉碎；按照锯木屑：稻草粉：牛粪粉=1：1：1的比例，加水使含水量达65%，搅拌均匀，控制pH值为6.5，装瓶，封口，于121℃高压灭菌1.5小时，冷却，接种。放25℃培养，约25天长满时，打开瓶盖，继续培养，控制空气湿度为80%～85%，大约20天，子实体长出[2]。

3. 病虫害　鲜有报道。

【采收与加工】7～11月，子实体成熟特征明显时采集，以色棕黄、表皮稍开裂者为佳。采收后，除去杂质及硬皮，晾晒干燥即可，剪成小块，即为生药马勃。

【药材鉴别】

（一）性状特征

1. 脱皮马勃　完整子实体呈扁球形或类球形，短轴15cm，长轴20～25cm，或更大，无不孕基部。包被为褐色或灰棕色，纸质，菲薄，大部分脱落。孢体团为棉絮状，土褐色或灰褐色，野外常破碎成块状，质轻、易被风吹散，柔软、有弹性、手捻有细腻感，产生灰尘状孢子粉，气味微弱。（图7-2）

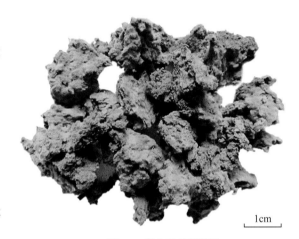

图7-2　脱皮马勃药材图

2. 大马勃　子实体呈近球形，或压扁的不规则的块状物，直径15～25cm，或更大，不孕基部小或无。成熟子实体外包被为淡黄色、膜质；内包被较厚、硬、脆，易裂开，呈黄棕色；孢体青褐色，絮状、质轻；手捻呈润滑、细腻感，有孢子飞扬；气微臭、味微苦涩。（图7-3）

3. 紫色马勃　成熟子实体呈杯形或陀螺状，直径5～12cm，不孕基部发达，基部有柄，包被薄，紫褐色，圆形凹陷外翻。包被破碎脱落后，露出紫色孢体，孢丝呈致密棉絮状，内含丰富的孢子粉，用手捻有大量孢子飞扬，体轻而富有弹性，气味微弱。（图7-4）

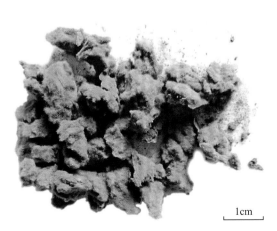

图7-3　大马勃药材图

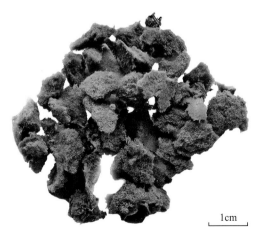

图7-4　紫色马勃药材图

（二）显微鉴别

1. **脱皮马勃** 粉末特征：粉末灰褐色。孢丝长，淡褐色，有分枝，相互交织，直径2～4.5μm，壁厚。孢子褐色，球形，直径4.5～5μm，有小刺，长1.5～3μm。（图7-5）

2. **大马勃** 粉末特征：粉末淡青褐色。孢丝稍分枝，有稀少横隔，直径2.5～6μm。孢子淡青黄色，光滑或有的具微细疣点，直径3.5～5μm。

3. **紫色马勃** 粉末特征：粉末灰紫色。孢丝分枝，有横隔，直径2～5μm，壁厚。孢子紫色，直径4～5.5μm，有小刺。

（三）理化鉴别

1. **薄层色谱** 取干燥粉末1g，加二氯甲烷40ml，加热回流1小时，冷却，过滤，滤液蒸干，残渣加二氯甲烷1ml，使溶解，作为供试品溶液；另取马勃对照药材1g，同法制成对照药材溶液。照薄层色谱法试验，吸取上述两种溶液各5μl，分别点于同一硅胶G薄层板上，以环己烷–丙酮–乙醚（10∶1∶2）为展开剂，展开，取出，晾干，置紫外光灯（365nm）下检视。供试品色谱中，在与对照药材色谱相应的位置上，显相同颜色的荧光主斑点。（图7-6）

2. **氨基酸检查** 取干燥脱皮马勃、大马勃、紫色马勃，各0.5g，分别加50%乙醇10ml，煮沸5分钟，滤过，将滤液分别点在滤纸上，喷0.2%茚三酮乙醇溶液，用电吹风吹烤片刻，样品显示蓝紫色斑点。

【**质量评价**】以完整、个大、饱满、弹性良好者为佳。

浸出物 按照《中国药典》"醇溶性浸出物测定法"下的热浸法测定，用稀乙醇作溶剂，不得少于8.0%。

【**化学成分**】主要成分为甾体、马勃素、萜、马勃多糖、小分子含氮化合物等[3]。

1. **脱皮马勃** 麦角甾醇、马勃素、氨基酸等[1]。

2. **大马勃** α-淀粉酶（α-amylase）、氨基酸类（amino acid）、酚类（phenolic compounds）、聚合不饱和脂肪酸（polyunsaturated fatty acids）、糖（sugars）、芳香类化合物（aroma compounds）等[4]。

3. **紫色马勃** 马勃菌酸（calvatic acid）等。

氨基酸类化合物包含了20种常见氨基酸以及不常见氨基酸，如色氨酸（tryptophan）、异亮氨酸（isoleucine）、缬氨酸（valine）、苯丙氨酸（phenylalanine）、酪氨酸（tyrosine）、精氨酸（arginine）、甘氨酸（glycine）等；酚类化合物如龙胆酸（gentisic acid）；糖类化合物如海藻糖（trehalose）；芳香类化合物如正己醛（hexanal）[5]。

【**性味归经**】辛，平。归肺经。

【**功能主治**】清肺利咽，止血。用于风热郁肺咽痛，喑哑，咳嗽；外治鼻衄，创伤出血。

【**药理作用**】

1. **止血作用** 马勃粉末用于出血部位能快速止血，对黏膜的生长具有促进作用。如马勃粉加45%乙醇制成混悬剂，浸透纱布，或用马勃制成絮垫，或用消毒棉球蘸马勃粉作为止血棉球等，用于伤口出血、手术创面等，效果极佳[3]。

2. **抑菌作用** 马勃具有抑制金黄色葡萄球菌、肺炎球菌、铜绿假单胞菌及真菌繁殖的作用；马勃中的麦角甾醇、马勃素等具有抗分枝杆菌、真菌、细菌生长的效果。

3. **止咳作用** 马勃具有不同程度止咳作用。

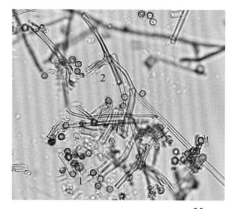

25μm

图7-5 脱皮马勃粉末图

1. 孢子 2. 孢丝

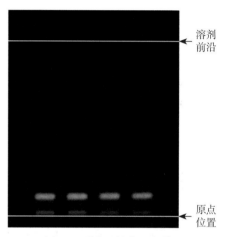

溶剂前沿

原点位置

图7-6 脱皮马勃薄层色谱图

从左至右依次是对照药材、样品1、样品2、样品3

4.抗炎、防癌作用　马勃具有解热降温作用，能抑制肿胀、抗炎。麦角甾醇是脂溶性维生素D_2的前体，具有抗癌、防衰老、减毒等功能。

5.其他作用　马勃在治疗胃溃疡、压疮、抑制肿瘤细胞增殖、非典型肺炎等方面显示良好疗效。

【用药警戒或禁忌】使用马勃偶有引起病人恶心、呕吐、发热、腹痛、失眠等的过敏反应。

【分子生药】

遗传标记　基于DNA条形码序列的分子鉴定：采用ITS和LSU nu-rDNA等核糖体非编码区序列可以准确鉴定马勃种属及标记亲缘关系，也可以采用RAPD、ISSR等进行种属多态性及系统发生关系的研究[6]。

【附注】虽然历版《中国药典》收录的马勃只包含了脱皮马勃、大马勃和紫色马勃三个物种，但是马勃的种或亚种较多。实践中，除了上述三个品种，其他品种如梨形马勃、硬皮马勃、白秃马勃、小马勃、网纹马勃等在民间被广泛药用或食用，在治疗出血、咽痛、喑哑等疾病中显示与被收录的三个品种功效相似。另外，在古方和现代临床中，马勃单独或与其他中药联合使用进行冻疮、臁疮、鼻出血、溃疡等治疗，疗效显著。在进一步研究马勃的药用价值、化学组成、毒理药理等方面还有很大空间。

主要参考文献

[1] 赵会珍，胥艳艳，付晓燕，等.马勃的食药用价值及其研究进展[J].微生物学通报，2007，34(2)：367-369.

[2] 唐定德.马勃的组织分离培养[J].食用菌，1981(3)：16.

[3] 相聪坤，宿树兰，关胜江，等.HPLC法测定不同产地不同品种马勃药材中麦角甾醇[J].中草药，2016，47(8)：1397-1400.

[4] Kivrak I, Kivrak S, Harmandar M. Bioactive compounds, chemical composition, and medicinal value of the giant puffball, calvatia gigantea (higher basidiomycetes), from Turkey [J]. International Journal of Medicinal Mushrooms, 2016, 18(2): 97-107.

[5] Kıvrak İ, Kıvrak Ş, Harmandar M. Free amino acid profiling in the giant puffball mushroom (Calvatia gigantea) using UPLC-MS/MS [J]. Food Chemistry, 2014(158): 88-92.

[6] Larsson E, Jeppson M. Phylogenetic relationships among species and genera of Lycoperdaceae based on ITS and LSU sequence data from north European taxa [J]. Mycological Research, 2008,112(1): 4-22.

（山西大学中医药现代研究中心　秦雪梅　　山西大学应用化学研究所　崔晋龙）

8. 马鞭草

Mabiancao

VERBENAE HERBA

【别名】铁马鞭、马鞭子、马鞭梢。

【来源】为马鞭草科植物马鞭草*Verbena officinalis* L.的干燥地上部分。

【本草考证】本品始载于《名医别录》。《新修本草》载："苗似狼牙及茺蔚，抽三四穗，紫花，似车前。穗类鞭鞘，故名马鞭。"《图经本草》载："今衡山、庐山、江淮州郡皆有之，春生苗，似狼牙，亦类益母而茎圆，高三二尺。"《本草纲目》载："马鞭，下地甚多。春月生苗，方茎，叶似益母，对生，夏秋开细紫花，作穗如车前穗，其子如蓬蒿子而细，根白而小。"本草记载与现今所用马鞭草基本一致。

【原植物】多年生草本。茎四方形，近基部可为圆形，节和棱上有硬毛。叶片卵圆形至倒卵形或长圆状披针形，长

2～8cm，基生叶边缘有粗锯齿和缺刻，茎生叶多数3深裂，裂片边缘有不整齐锯齿，两面均有硬毛。穗状花序顶生和腋生，细弱，花小，无柄，最初密集，结果时疏离；苞片稍短于花萼，具硬毛；花萼长约2mm，有硬毛，有5脉，脉间凹穴处质薄而色淡；花冠淡紫至蓝色，长4～8mm，外面有微毛，裂片5；雄蕊4，着生于花冠管的中部，花丝短；子房无毛。果长圆形，长约2mm，外果皮薄，成熟时4瓣裂。花期6～8月，果期7～10月。（图8-1）

　　常生长在低至高海拔的路边、山坡、溪边或林旁。分布于山西、陕西、甘肃、江苏、安徽、浙江、福建、江西、湖北、湖南、广东、广西、四川、贵州、云南、新疆、西藏。

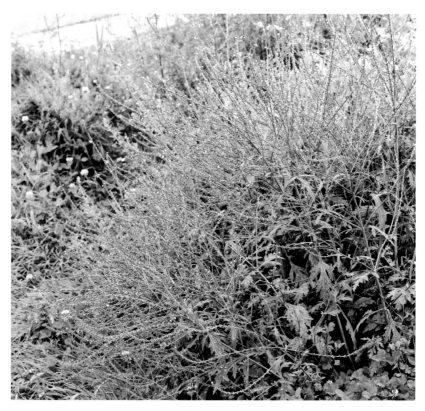

图8-1　马鞭草（屠鹏飞 摄）

　　【主产地】主产于中南、西南及山西、陕西、甘肃、新疆、江苏、安徽、浙江、江西、福建。

　　【栽培要点】

　　1. 生物学特性　喜干燥、阳光充足的环境。对土壤要求不严。

　　2. 栽培技术　用种子繁殖。春、秋雨季均可播种。按行距30cm开浅沟条播，3周出苗，分2次间苗，最后按株距15cm定苗。春播的当年可收，秋播的在田间越冬，翌春返青，应加强管理。

　　【采收与加工】6～8月花开放时采收，除去泥土，晒干。

　　【药材鉴别】

　　（一）性状特征

　　本品茎呈方柱形，多分枝，四面有纵沟，长0.5～1m；表面绿褐色，粗糙；质硬而脆，断面有髓或中空。叶对生，皱缩，多破碎，绿褐色，完整者展平后叶片3深裂，边缘有锯齿。穗状花序细长，有小花多数，气微，微苦。（图8-2）

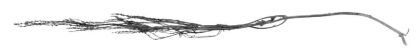

图8-2　马鞭草药材图

（二）显微鉴别

粉末特征　粉末绿褐色。叶下表皮细胞垂周壁波状弯曲，气孔不定式或不等式，副卫细胞3～5个。茎表皮细胞呈长多角形或类长方形，垂周壁多平直，具气孔。非腺毛单细胞。腺鳞头部4细胞，直径23～58μm；柄单细胞。花粉粒类圆形或类圆三角形，直径24～35μm，表面光滑，有3个萌发孔。（图8-3）

（三）理化鉴别

薄层色谱　取本品细粉2g，加80%甲醇60ml，加热回流1小时，滤过，滤液蒸干，残渣加甲醇2ml使溶解，作为供试品溶液。另取马鞭草对照药材1g，同法制成对照药材溶液。

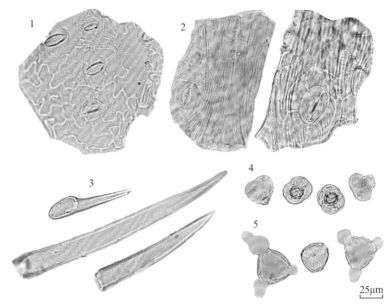

图8-3　马鞭草粉末图
1. 叶下表皮细胞　2. 茎表皮细胞　3. 非腺毛　4. 腺鳞　5. 花粉粒

再取熊果酸对照品，加甲醇制成每1ml含1mg的溶液，作为对照品溶液。照薄层色谱法试验，吸取上述三种溶液各1μl，分别点于同一硅胶G薄层板上，以环己烷–三氯甲烷–乙酸乙酯–冰醋酸（20∶5∶8∶0.1）为展开剂，展开，取出，晾干，喷以10%硫酸乙醇溶液，在105℃加热至斑点显色清晰。供试品色谱中，在与对照药材色谱和对照品色谱相应的位置上，显相同颜色的斑点。

【质量评价】采用高效液相色谱法测定，本品按干燥品计算，含齐墩果酸（$C_{30}H_{48}O_3$）和熊果酸（$C_{30}H_{48}O_3$）的总量不得少于0.30%。

【化学成分】全草含马鞭草苷（verbenalin）、戟叶马鞭草苷（hastatoside）、羽扇豆醇（lupelo）、β-谷甾醇（β-sitosterol）、熊果酸（ursolic acid）、桃叶珊瑚苷（aucubin）、蒿黄素（artemetin）。叶中含马鞭草新苷（verbascoside）、腺苷（adenosine）、β-胡萝卜素（β-carotenne）。茎中含水苏糖（stachyose）[1]。

【性味归经】苦，凉。归肝、脾经。

【功能主治】活血散瘀，解毒，利水，退黄，截疟。用于癥瘕积聚，痛经经闭，喉痹，痈肿，水肿，黄疸，疟疾。

【药理作用】

1. 抗炎止痛作用　水及醇提取物对滴入家兔结膜囊内芥子油引起的炎症均有抗炎作用，后者的抗炎作用比前者好[1]。

2. 镇咳作用　马鞭草水煎液有一定镇咳作用，其镇咳的有效成分为β-谷甾醇和马鞭草苷[1]。

3. 对子宫的作用　马鞭草在浓度为$1.6×10^{-2}$g/ml时，对大鼠子宫肌条及非妊娠人体子宫肌条均有一定的兴奋作用[2]。

4. 其他作用　小量马鞭草苷对交感神经末梢具有兴奋作用，大量具有抑制作用；对哺乳动物可促进乳汁分泌。

【用药警戒或禁忌】其毒性很低，不溶血，有拟副交感作用。

主要参考文献

[1] 陈兴丽，孟岩，张兰桐. 马鞭草化学成分和药理作用的研究进展[J]. 河北医药，2010，32(15)：2089-2091.

[2] 杨海光，方莲花，杜冠华. 马鞭草药理作用及临床应用研究进展[J]. 中国药学杂志，2013，48(12)：949-952.

（天津药物研究院　张铁军　韩彦琪　许浚）

9. 王不留行

Wangbuliuxing

VACCARIAE SEMEN

【别名】奶米、王不留、麦蓝子、剪金子、留行子[1]。

【来源】为石竹科植物麦蓝菜*Vaccaria segetalis*（Neck.）Garcke的干燥成熟种子。

【本草考证】本品始载于《神农本草经》，列为上品。《蜀本草》云："叶似菘蓝等，花红白色，子壳似酸浆，实圆黑似菘子，如黍粟，今所在有之。三月收苗，五月收子"。《救荒本草》王不留行条云："苗高一尺余。其茎对节生叉。叶似石竹子叶而宽短，胞茎对生，脚叶似槐叶狭长。开粉红花。结蒴果如松子大，似罂粟壳样极小。有子如葶苈子大而黑色"。另有"麦蓝菜"条，所述与此基本相同。《本草纲目》云："多生麦地中。苗高一二尺，三、四月开小花，如铃状，红白色。结实如灯笼草子，壳有五棱，壳内包一实，大如豆，实内细子大如菘子。生自熟黑，正圆如细珠可爱"。尤李时珍所述"壳有五棱"正是石竹科植物麦蓝菜种子的特征。本草记载与现今所用王不留行基本一致。

【原植物】一年生或二年生草本，高30~60cm，全株无毛，淡绿色或灰绿色。根为主根系。茎直立，圆筒状，中空，节部膨大，上部二叉状分枝。叶无柄，对生，卵状披针形或披针形，长3~7cm，宽1~2cm，先端急尖或渐尖，基部圆形或近心形，微抱茎，背面主脉隆起，侧脉不显。二歧聚伞花序成伞；花梗细长，近中部有2小苞片披针形；花萼卵状圆锥形，具5棱，先段5齿裂，花瓣5，粉红色，倒卵形，长14~17mm，下部具长爪，顶端常具有整齐的小牙齿，喉部无鳞片，雄蕊10，藏于萼筒内。子房长卵形，花柱2，蒴果卵形，4齿裂，包于宿萼内。种子多数，暗黑色，球形。花期5~6月。（图9-1）

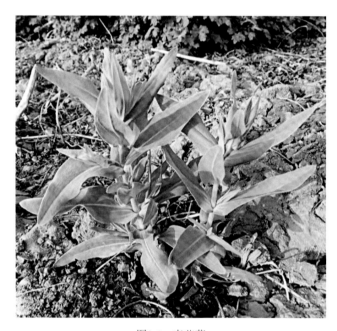

图9-1 麦蓝菜

生于草坡、撂荒地或麦田中，也有栽培。华东、华北、东北、西南、西北等地均有分布。

【主产地】主产于河北邢台、保定。辽宁凤城、海城、绥中，山东商丘、长清、梁山，黑龙江依兰、依安、绥棱，山西翼城，湖北襄阳等地亦产。以河北等地产的质量为佳。

【栽培要点】

1.生物学特性　喜温暖湿润气候，耐旱，对土壤的选择不严，以砂质壤土或黏壤土最好。

2.栽培技术　用种子繁殖，选黑色的饱满子粒作种。南方于9月中旬至10月上旬播种，北方于春季播种。开1.3m宽的畦，穴播，按行、株距各23~27cm开穴，深约7cm。田间管理，苗高7~10cm时匀苗、补苗，每穴留苗4~5株，并随即进行第一次中耕除草，第二次中耕在第二年2~3月进行。

3.病虫害　叶斑病可喷65%代森锌可湿性粉剂500~600倍液或1∶1∶100波尔多液防治。另有食心虫、夜盗蛾。

【采收与加工】秋季果实成熟，果皮尚未开裂时采割植株，晒干，打下种子，除去杂质，再晒干。（秋播的于第二年4~5月收获。当种子大多数变黄褐色、少数已经变黑时，将地上部分割回，放阴凉通风处，后熟7天左右，待种子变黑时，晒干，脱粒，去杂质，再晒干。）

【药材鉴别】

（一）性状特征

本品呈球形，直径约2mm。表面黑色，少数红棕色，略有光泽，有细密颗粒状突起，一侧有1凹陷的纵沟。质硬。胚乳白色，胚弯曲成环，子叶2。气微，味微涩、苦。（图9-2）

（二）显微鉴别

粉末特征　粉末淡灰褐色。种皮表皮细胞红棕色或黄棕色，表面观多角形或长多角形，直径50～120μm，垂周壁增厚，星角状或深波状弯曲。种皮内表皮细胞淡黄棕色，表面观类方形、类长方形或多角形，垂周壁呈紧密的连珠状增厚，表面可见网状增厚纹理。子叶细胞含有脂肪油滴。胚乳细胞多角形、类方形或类长方形，胞腔内充满淀粉粒和糊粉粒。（图9-3）

（三）理化鉴别

薄层色谱　取本品粉末1.5g，加甲醇20ml，加热回流30分钟，放冷，滤过，滤液蒸干，残渣加甲醇2ml使溶解，作为供试品溶液。另取王不留行对照药材1.5g，同法制成对照药材溶液。照薄层色谱法试验，吸取上述两种溶液各10μl，分别点于同一硅胶G薄层板上，以三氯甲烷-甲醇-水（15：7：2）的下层溶液为展开剂，展开，取出，晾干，喷以改良碘化铋钾试液。供试品色谱中，在与对照药材色谱相应的位置上，显相同的橙红色斑点。

取本品粉末1g，加70%甲醇40ml，超声处理30分钟，放冷，滤过，滤液作为供试品溶液。另取王不留行对照药材1g，同法制成对照药材

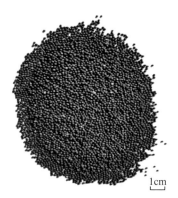

图9-2　王不留行药材图

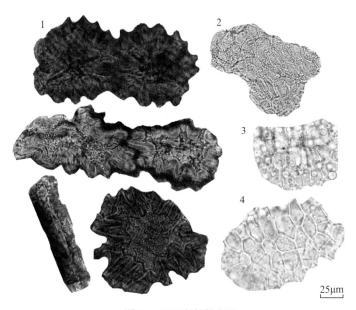

图9-3　王不留行粉末图

1.种皮表皮细胞　2.种皮内表皮细胞　3.子叶细胞　4.胚乳细胞

溶液。再取王不留行黄酮苷对照品，加甲醇制成每1ml含0.1mg溶液，作为对照品溶液。照薄层色谱法试验，吸取上述三种溶液各2μl，分别点于同一聚酰胺薄膜上，以甲醇-水（4：6）为展开剂，展开，取出，晾干，喷以2%三氯化铝乙醇溶液，热风吹干，置紫外光灯（365nm）下检视。供试品色谱中，在与对照药材色谱和对照品色谱相应的位置上，显相同颜色的荧光斑点。

【质量评价】以粒饱满、色黑者为佳。采用高效液相色谱法测定，本品按干燥品计算，含王不留行黄酮苷（$C_{32}H_{38}O_{19}$）不得少于0.40%。

【化学成分】主要成分为三萜皂苷，称为王不留行皂苷（vacsegoside）的有A、B、C、D 4种，均为由棉根皂苷元（gypsogenin）衍生的多糖苷。王不留行皂苷B及C的结构已经确定，皂苷A的糖部分有D-葡萄糖醛酸（D-glucuronicacid）、D-半乳糖（D-galactose）、L-阿拉伯糖（L-arabinose）、D-木糖（D-xylose）、D-岩藻糖（D-fucose）、L-鼠李糖（L-rhamnose）、皂苷D的糖部分有D-葡萄糖醛酸、D-半乳糖、D-木糖、D-岩藻糖、L-鼠李糖和D-葡萄糖（D-glucose）。四种皂苷水解均得同一的王不留行次皂苷（vaccraoside），即是棉根皂苷元-3-β-D-葡萄糖醛酸苷（gypsogenin-3-β-D-giucuronoside）。又含黄酮苷：王不留行黄酮苷（vaccarin）、异肥皂草苷（isosaponarin）。

【性味归经】苦，平。归肝、胃经。

【功能主治】活血通经，下乳消肿，利尿通淋。用于经闭，痛经，乳汁不下，乳痈肿痛，淋证涩痛。

【药理作用】

1. 催乳作用　王不留行作为重要的催乳中药之一，在临床和畜牧业生产中应用广泛。赖建彬等[2]用不同浓度的王不留行水煎液饲喂分娩母兔，证实王不留行对哺乳期母兔具有明显的催乳作用。王不留行提取物中蛋白质、生物碱、有机酸类及促生长因子等活性成分可直接作用于奶牛的乳腺细胞，促进乳腺细胞的增殖，进一步证实通过影响乳蛋白合成相关分子p-STAT5、p100、GAS、S6K1及p-mTOR的表达，王不留行可以促进产奶量的增加。

2. 收缩血管平滑肌，抑制血管的生成及抗凝作用　王不留行水液可以增加子宫平滑肌的收缩作用，可能是通过L-钙通道和M型受体，升高胞浆内Ca^{2+}而增强子宫肌的收缩作用，可用于调节月经紊乱、产后出血及子宫复位等[3, 4]。王不留行正丁醇提取物不仅能抑制HMEC-1内皮细胞的增殖、迁移、黏附，而且还会诱导细胞周期S期停滞和凋亡，这与降低p-ERk、p-Akt的相对表达量有关[5]。于澎等[6]研究发现，王不留行与丹参配伍之后在延长凝血时间、降低全血黏度等方面具有协同增效作用，比单独添加王不留行作用更好。

3. 抗炎镇痛　王不留行水煎液还具有较好的抗炎镇痛作用。其可消肿止痛，利用其可以治疗睾丸炎肿、痈疮疔肿、针入疼痛等，并且得到良好的作用效果。党晓芬[7]比较了不同王不留行的抗炎作用，结果发现，其抗炎作用可能与抑制血清中MDA、TNF-α和NO的产生有关，炒王不留行的乙酸乙酯部位的抗炎活性和正丁醇部位的镇痛活性都是最强的，且远远大于生王不留行。

4. 提高免疫力，防止乳房炎等疾病　王秋芳等[8]研究发现，王不留行配伍黄芪、白芍、益母草等中草药构成复方，通过改善白细胞的免疫活性提高红细胞的免疫黏附能力，从而提高机体的免疫力，降低机体隐性乳房炎的发病率。王不留行中经不同的炮制方法得到的药材均可提取到黄酮类化合物。黄酮类化合物既可对垂体生长激素或促乳素的分泌进行调节，又可降低体内生长激素释放抑制激素水平；同时还可能直接作用于淋巴细胞，从而加强整体免疫功能。

主要参考文献

[1] 李帆，梁敬钰.王不留行的研究进展[J].海峡药学，2007，19(3)：1-5.

[2] 赖建彬，刘娟，朱兆荣，等.王不留行对家兔哺乳期的催乳作用研究[J].安徽农业科学，2014(11)：3287-3288.

[3] 孟海洋，孙晓旭，王立娜，等.王不留行对奶牛乳蛋白合成信号转导通路的影响[J].中国畜牧兽医，2013，40(4)：121-124.

[4] 牛彩琴，敬华娥，张团笑.王不留行对大鼠子宫平滑肌的影响[J].河南中医，2014，34(2)：234-236.

[5] 马丽萍，邱丽颖，冯磊，等.王不留行提取物抑制人微血管内皮细胞活性的研究[J].中成药，2013，35(11)：2315-2319.

[6] 于澎，白静，刘佳，等.丹参、王不留行药对活血化瘀作用研究[J].长春中医药大学学报，2012，28(6)：965-966.

[7] 党晓芬，张琪，余倩，等.王不留行抗炎镇痛活性部位的筛选及其机制[J].华西药学杂志，2015，30(6)：668-671.

[8] 王秋芳，张森涛，效梅，等.中药对隐性乳房炎奶牛红细胞免疫粘附功能的影响[J].西北农业学报，2001，10(1)：4-6.

（天津大学药物科学与技术学院　高文远　李霞　季海霞）

10. 天仙子

Tianxianzi

HYOSCYAMI SEMEN

【别名】 莨菪子、牙痛子、熏牙子、黑莨菪、马铃草。

【来源】 为茄科植物莨菪 *Hyoscyamus niger* L.的干燥成熟种子。

【**本草考证**】本品始载于《神农本草经》，原名莨菪子，列为下品。《图经本草》载："今处处有之，苗茎高二、三尺，叶似地黄、王不留行、红（菘）蓝等而三指阔。四月开花，紫色。苗、荚、茎有白毛。五月结实，有壳作罂子状，如小石榴，房中子至细，青白色，如米粒，称为天仙子。五月采子，阴干。"本草记载与现今所用天仙子基本一致。

【**原植物**】二年生草本，高达1m，全体被黏性腺毛。根较粗壮，肉质而后变纤维质，直径2～3cm。一年生的茎极短，自根茎发出莲座状叶丛，卵状披针形或长矩圆形，长可达30cm，宽达10cm，顶端锐尖，边缘有粗牙齿或羽状浅裂，主脉扁宽，侧脉5～6条直达裂片顶端，有宽而扁平的翼状叶柄，基部半抱根茎；第二年春茎伸长而分枝，下部渐木质化。茎生叶卵形或三角状卵形，顶端钝或渐尖，无叶柄而基部半抱茎或宽楔形，边缘羽状浅裂或深裂，向茎顶端的叶成浅波状，裂片多为三角形，顶端钝或锐尖，两面除生黏性腺毛外，沿叶脉并生有柔毛，长4～10cm、宽2～6cm。花在茎中部以下单生于叶腋，在茎上端则单生于苞状叶腋内而聚集成蝎尾式总状花序，通常偏向一侧，近无梗或仅有极短的花梗。花萼筒状钟形，生细腺毛和长柔毛，长1～1.5cm，5浅裂，裂片大小稍不等，花后增大成坛状，基部圆形，长2～2.5cm，直径1～1.5cm，有10条纵肋，裂片开张，顶端针刺状；花冠钟状，长约为花萼的一倍，黄色而脉纹紫堇色；雄蕊稍伸出花冠；子房直径约3mm。蒴果包藏于宿存萼内，长卵圆状，长约1.5cm，直径约1.2cm。种子近圆盘形，直径约1mm，淡黄棕色。夏季开花、结果。花期5～7月，果期6～8月。（图10-1）

常生于山坡、路旁、住宅区及河岸沙地。分布于我国东北、华北、西北及西南，华东有栽培或逸为野生。蒙古、苏联、欧洲、印度亦有。

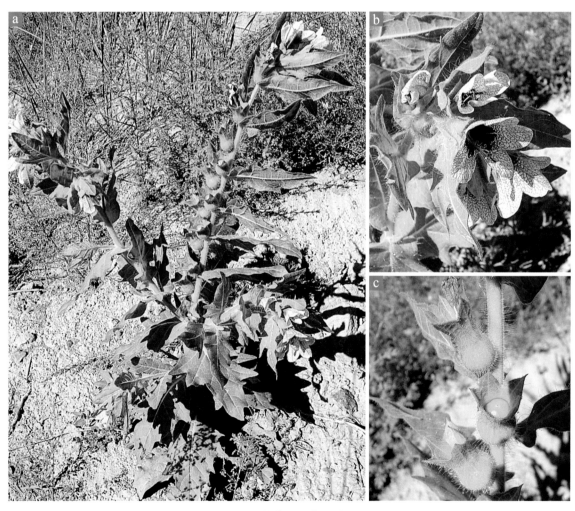

图10-1 莨菪（屠鹏飞 摄）

a. 植株 b. 花 c. 果实

【**主产地**】主产于内蒙古、河南、河北、辽宁等地。

【**栽培要点**】

1. 生物学特性　性喜温暖湿润气候，生长适宜的温度为20～30℃，不耐严寒，喜阳光，以土层深厚、疏松肥沃、排水良好的中性及微碱性砂质壤土栽培为宜。忌连作，不宜以番茄等茄科植物为前作。

2. 栽培技术　用种子繁殖。直播法：北方播种时间为3～4月中旬，长江流域可秋播或春播，以秋播为主。条播或穴播。播后可稍镇压，应经常浅水，温度在18～23℃有足够的土壤温度，播后10天左右出苗，苗齐后进行间苗1次，每穴留壮苗1株。4月上旬及5月上旬花果期再用2%的磷酸钙溶液根外追肥两次，可提高种子产量。

3. 病虫害　虫害：红蜘蛛、蚜虫。春季发生，可用化学药剂防治，并注意不宜选豆类、棉花、茄等为前作。

【**采收加工**】夏、秋二季果皮变黄色时，采摘果实，暴晒，打下种子，筛去果皮、枝梗，晒干。

【**药材鉴别**】

（一）性状特征

呈类扁肾形或扁卵形，直径约1mm。表面棕黄色或灰黄色，有细密的网纹，略尖的一端有点状种脐。切面灰白色，油质，有胚乳，胚弯曲。气微，味微辛。（图10-2）

（二）显微鉴别

粉末特征　粉末灰褐色。种皮外表皮细胞碎片众多，表面附着黄棕色颗粒状物，表面观不规则多角形或长多角形，垂周壁波状弯曲；侧面观呈波状突起。胚乳细胞类圆形，含糊粉粒及脂肪油滴[1]。（图10-3）

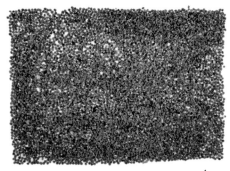

图10-2　天仙子药材图

（三）理化鉴别

薄层色谱　取本品粉末1g，加石油醚（30～60℃）10ml，超声处理15分钟，弃去石油醚液，同上再处理一次，药渣挥干溶剂，加乙醇–浓氨试液（1∶1）混合溶液2ml使湿润，加三氯甲烷20ml，超声处理15分钟，滤过，滤液蒸干，残渣加无水乙醇0.5ml使溶解，作为供试品溶液。另取氢溴酸东莨菪碱对照品、硫酸阿托品，加无水乙醇制成每1ml各含1mg的混合溶液，作为对照品溶液。照薄层色谱法试验，吸取上述两种溶液各5μl，分别点于同一硅胶G薄层板上，以醋酸乙酯–甲醇–浓氨试液（17∶2∶1）为展开剂，展开，取出，晾干，依次喷以碘化铋钾试液与亚硝酸钠乙醇试液。

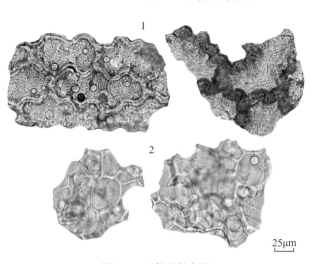

图10-3　天仙子粉末图

1. 种皮外表皮细胞　2. 胚乳细胞

供试品色谱中，在与对照品色谱相应的位置上，显相同的两个棕色斑点。

【**质量评价**】以颗粒饱满、均匀，无瘪粒，无杂质者为佳。采用高效液相色谱法，本品按干燥品计算，含东莨菪碱（$C_{17}H_{21}NO_4$）和莨菪碱（$C_{17}H_{23}NO_3$）的总量不得少于0.080%。

【**化学成分**】主要成分为生物碱、脂肪及脂肪酸等。其中生物碱是其特征性成分和有效成分。

1. 生物碱类　种子含天仙子胺（hyoscyamine）0.02%～0.17%、东莨菪碱（scopolamine）0.01%～0.08%、莨菪碱（tropine）及阿托品（atropine）等。

2. 脂肪及脂肪酸类　脂肪酸含量可达25%。脂肪酸组成为：肉豆蔻酸（myristic aicd）0.3%，棕榈酸（palmitic acid）6.5%，硬脂酸（stearic acid）1.6%，油酸（oleic acid）35.2%，亚油酸（linoleic acid）56.4%。

【性味归经】苦，辛，温。有大毒。归心、胃、肝经。

【功能主治】解痉止痛，平喘，安神。用于胃脘挛痛喘咳，癫狂。

【药理作用】

1. 对循环系统的作用

（1）对心脏的作用　东莨菪碱能解除迷走神经对心脏的抑制，使交感神经作用占优势，故可使心率加快。

（2）对血管及血流动力学的作用　离体兔血管灌流表明，东莨菪碱可以拮抗肾上腺素引起的收缩作用，但比阿托品弱，同时还能对抗乙酰胆碱所致的血压下降，改善微循环。

2. 对中枢神经的作用

（1）对行为的影响　东莨菪碱与冬眠合剂或与戊巴比妥类合用均可使动物活动减少，表现出与中枢抑制药的协同作用。小剂量东莨菪碱能使小鼠自主活动增加，并能对抗利血平等引起的活动减少，表现中枢兴奋作用。因而，东莨菪碱对中枢神经系统的作用是双向性的。

（2）对动物脑电的影响　东莨菪碱对犬、兔和大鼠等动物所引起的脑电反应亦非常近似，并能阻断多种生理刺激所引起的惊醒反应。

（3）对条件反射的影响　东莨菪碱能不同程度地阻断大鼠回避性条件反射和二级条件反射，阻断率与剂量呈平行关系，阿托品作用较弱。

（4）对腺体及平滑肌的作用　阿托品对腺体分泌有抑制作用，对活动过强或痉挛状态下的平滑肌有明显的弛缓作用。

3. 其他作用　阿托品具有散瞳、升高眼压及调节麻痹，保护胃黏膜，钙拮抗作用；对肾功能衰竭具保护作用，另对脊髓损伤也有治疗作用。

【用药警戒或禁忌】天仙子有大毒，心脏病、心动过速、青光眼患者及妊娠期妇女禁用。

主要参考文献

[1] 陈连庚，冯陈波，杨燕云，等.天仙子和南天仙子两种药材显微鉴别研究[J]. 中华中医药学刊，2015，33(02)：322-323.

（北京中医药大学　刘春生　杨瑶珺　贺元）

11. 天仙藤

Tianxianteng

ARISTOLOCHIAE HERBA

【别名】青木香藤、马兜铃藤。

【来源】为马兜铃科植物马兜铃*Aristolochia debilis* Sieb. et Zucc.或北马兜铃*Aristolochia contorta* Bge.的干燥地上部分。

【本草考证】本品始载于《图经本草》，载："天仙藤，生江淮及浙东山中。春生苗，蔓延作藤，叶似葛，叶圆而小，有毛，白色，四时不凋。根有须，夏日采取根苗，南人用之最多。"并附临江军天仙藤图，根据本草描述和附图，本品与马兜铃及北马兜铃叶片三角状卵形，基部心形，光滑无毛的特征不相符，而和绵毛马兜铃（寻骨风）相似。而宋代《宝庆本草折衷》引《新安志》载："此（即天仙藤）即马兜铃苗也。"明弘治《徽州府志》载："天仙藤其子状如铃，故名马兜铃。"明《医学正传》载："天仙藤即青木香藤也"。由此可见，历史上天仙藤的原植物可能存在寻骨风与马兜铃两种，现在全国大部分地区使用的天仙藤为马兜铃的茎叶。本草记载与现今所用天仙藤基本一致。

【原植物】

1. 马兜铃　多年生攀援草本，全株无毛。根圆柱形，外皮黄褐色。茎暗紫色或绿色，有腐肉味。叶互生，长圆状卵形、卵状三角形或戟形，长3～6cm，基部宽1.5～3.5cm，上部宽1.5～2.5cm，顶端短渐尖或钝圆，基部心形，两侧裂片圆形，下垂或稍扩展，长1～1.5cm，两面均无毛。花单生或2朵聚生于叶腋。花梗长1～1.5cm，基部有小苞片；小苞片三角形，易脱落。花被喇叭状，基部膨大呈球形，长3～5.5cm，上端逐渐扩大成向一面偏的舌片，舌片卵状披针形，向上渐狭，顶端钝，带暗紫色；雄蕊6，贴生于花柱体周围；子房圆柱形，6棱，合蕊柱顶端6裂，裂片顶端钝，向下延伸成波状圆环。蒴果近球形；种子扁平，钝三角形。花期7～8月，果期9～10月。（图11-1）

生于海拔200～1500m的山坡灌丛、沟边、山谷及路旁阴湿处。野生或栽培。分布于长江流域以南及河南、山东、广东、广西等地。

2. 北马兜铃　多年生攀援草本，茎长2m以上，全株无毛。叶三角状心形或宽卵状心形，长3～13cm，宽3～10cm，顶端短尖或钝，基部心形，两侧裂片圆形，下垂或扩展，长约1.5cm，两面均无毛。总状花序有花2～8朵或有时仅一朵生于叶腋。花梗长1～2cm，无毛，基部有小苞片；小苞片卵形，具长柄。花被喇叭状，基部膨大呈球形，长2～3cm，上端逐渐扩大成向一面偏的舌片，舌片卵状披针形，顶端渐尖延长成1～3cm线型而弯扭的尾尖，黄绿色，常具紫色纵脉和网纹，雄蕊6，贴生于花柱体周围；子房圆柱形，6棱，合蕊柱顶端6裂，裂片渐尖，向下延伸成波状圆环。蒴果宽倒卵形或椭圆状倒卵形；种子三角状心形。花期5～7月，果期8～10月。（图11-2）

生于海拔500～1200m的林缘、山坡灌丛、溪流及沟谷两旁。分布于辽宁、吉林、黑龙江、内蒙古、河南、河北、山东、山西、陕西、甘肃和河北。

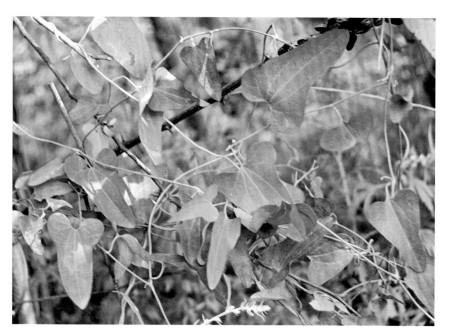

图11-1　马兜铃（胡海波　摄）

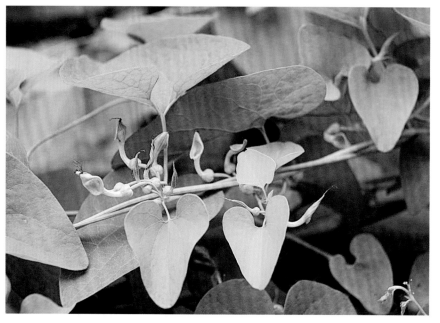

图11-2　北马兜铃（王军　摄）

【主产地】马兜铃主产于江苏、安徽、浙江、湖北、山东、河南等地；北马兜铃主产于辽宁、吉林、黑龙江、内蒙古、河北、陕西等地。

【栽培要点】

1.生物学特性 喜温暖湿润气候，耐寒、怕涝，幼苗怕强烈阳光，以肥沃、土层深厚、排水良好的砂质壤土或腐殖质壤土栽培为宜。忌连作。

2.栽培技术 育苗移栽为主，春、秋皆能播种。播种种子来源于当年收的新种子或上年收并立即保存在湿沙中放于阴凉处的种子。

3.病虫害 病害：根腐病等。虫害：马兜铃凤蝶、斜纹夜蛾、银纹夜蛾、红蜘蛛和蚜虫等[1]。

【采收与加工】秋季采割，霜降前叶未落时割取地上部分，除去杂质，晒干。多为收取果实后采收[1]。

【药材鉴别】

（一）性状特征

本品茎呈细长圆柱形，略扭曲，直径1～3mm；表面黄绿色或淡黄褐色，有纵棱及节，节间不等长；质脆，易折断，断面有数个大小不等的维管束。叶互生，多皱缩、破碎，完整叶片展平后呈三角状狭卵形或三角状宽卵形，基部心形，暗绿色或淡黄褐色，基生叶脉明显，叶柄细长。气清香，味淡。（图11-3）

（二）显微鉴别

茎横切面 表皮细胞类方形，外被角质层。皮层较窄。中柱鞘纤维6～10余层，连接成环带，外侧的纤维壁厚，向内侧逐渐变薄。维管束数个，大小不等。形成层成环。导管类圆形，直径10～170μm。有髓。（图11-4）

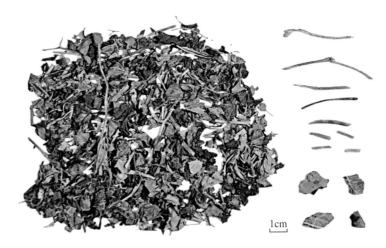

图11-3 天仙藤药材图

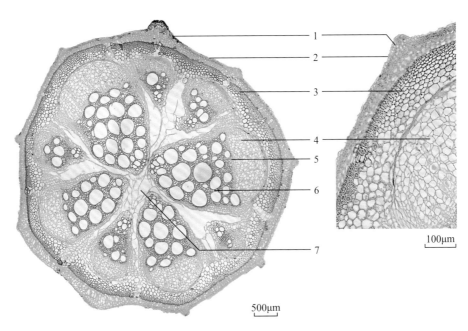

图11-4 天仙藤（茎）横切面图

1.表皮 2.角质层 3.中柱鞘纤维 4.韧皮部 5.形成层 6.木质部 7.髓

（三）理化鉴别

薄层色谱 取本品粉末3g，加乙醇50ml，加热回流1小时，滤过，滤液蒸干，残渣加乙醇5ml使溶解，作为供试品溶液。另取天仙藤对照药材3g，同法制成对照药材溶液。照薄层色谱法试验，吸取上述两种溶液各5μl，分别点于同一硅胶G薄层板上，以甲苯–乙酸乙酯–水–甲酸（35∶30∶1∶1）的上层溶液为展开剂，展开，取出，晾干，置紫外光灯（365nm）下检视。供试品色谱中，在与对照药材色谱相应的位置上，显相同颜色的斑点。（图11-5）

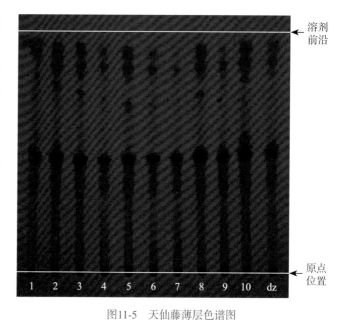

图11-5 天仙藤薄层色谱图

0～10. 不同来源天仙藤药材 dz. 天仙藤对照药材

【质量评价】以带叶、色绿者为佳。采用高效液相色谱法测定，本品按干燥品计算，含马兜铃酸Ⅰ（$C_{17}H_{11}NO_7$）不得过0.01%。

【化学成分】主要成分为生物碱、甾醇、硝基菲、挥发油等。

1. 生物碱类 木兰花碱（magnoflorine）。

2. 甾醇类 β-谷甾醇（β-sitosteral）。

3. 硝基菲类 马兜铃酸Ⅰ（aristolochic acidⅠ）[2]。

4. 挥发油类 棕榈酸（palmitic acid）、叶绿醇（phytol）、反-石竹烯（trans-caryophyllene）、γ-杜松烯（γ-cadinene）、9,12,15-亚麻酸（9,12,15-linolenatic acid）、酞酸丁二酯（dibutyl phthalate）、亚油酸甲酯（methyl linoleate）、顺-石竹烯（cis-caryophyllene）、香芹酮（carvone）、六氢金合欢丙酮（hexahydro-farnesy latetone）、羟基土青木香酸（hydroxy aristolene）[3]。

【性味归经】苦，温。归肝、脾、肾经。

【功能主治】行气活血，通络止痛。用于脘腹刺痛，风湿痹痛。

【药理作用】

1. 利尿作用 天仙合剂（天仙藤和黑料豆）水煎剂对正常大鼠具有利尿作用，且对血清和尿液中K^+、Na^+浓度均无显著影响[4]。

2. 抗癌作用 本品丙酮提取物对小鼠腹水癌有抑制作用。

【用药警戒或禁忌】本品含马兜铃酸，可引起肾脏损害等不良反应；儿童及老年人慎用；妊娠期妇女、婴幼儿及肾功能不全者禁用。

主要参考文献

[1] 程绍云，徐同印. 马兜铃的栽培技术[J]. 时珍国医国药，2003(11)：713.

[2] 房圣民，王玉琢，佟如新，等. 栽培与野生天仙藤化学成分研究[J]. 中药材，1990(06)：27-29.

[3] 刘应泉，谭洪根. 天仙藤与青木香挥发油的GC-MS分析[J]. 中国中药杂志，1994(01)：34-36.

[4] 王亚娜，施荣山. 天仙合剂对大鼠的利尿作用[J]. 中国药师，1999(05)：228，239.

（北京大学药学院 胡曼 刘广学 蔡少青）

12. 天花粉

Tianhuafen

TRICHOSANTHIS RADIX

【别名】栝楼根、蒌根、瓜蒌根、花粉、栝蒌根。

【来源】为葫芦科植物栝楼*Trichosanthes kirilowii* Maxim.或双边栝楼*Trichosanthes rosthornii* Harms的干燥根。

【本草考证】栝楼首载于《神农本草经》，列为中品，名为"栝楼根"，意为用根也，又名地楼。此后《新修本草》《千金要方》等本草开始有了关于"栝楼粉"的记载。《图经本草》开始将栝楼根称为天花粉，别名白药。《本草纲目》曰："其根做粉，洁白如雪，故谓之天花粉。"瓜蒌为栝楼的果实，首载于《名医别录》，其在栝楼根项下用"实"来代瓜蒌，即栝楼实。从《雷公炮炙论》开始，栝楼有了不同部位的药用区分，"雷公云：栝蒌凡使，皮、子、茎、根，效各别。"《太平圣惠方》中则有了关于瓜蒌皮入药的记载。《神农本草经》记载："生川谷及山阴。"《新修本草》曰："今出陕州者，白实最佳。"[1, 2]综上，历代本草记载与现今的栝楼一致。

【原植物】

1.栝楼　攀援藤本；块根圆柱状，肥厚，富含淀粉，淡黄褐色。茎较粗，具纵棱，被白色柔毛。叶片纸质，长宽均为5～20cm，常3～5裂，或不分裂而仅有不等大的粗齿，裂片菱状倒卵形或长圆形，边缘常再浅裂，掌状脉5条，沿脉被硬毛；叶柄长3～10cm。卷须3～7歧。雌雄异株。雄花总状花序单生，长10～20cm，小苞片倒卵形或阔卵形，长1.5～2.5（～3）cm，宽1～2cm；花萼筒长2～4cm，被短柔毛，裂片披针形；花冠白色，裂片倒卵形，顶端中央具1绿色尖头，两侧具丝状流苏；花药靠合，花丝分离。雌花单生，被短柔毛；花萼筒长2.5cm；子房椭圆形，花柱长2cm，柱头3。果梗粗壮；果实椭圆形或圆形，长7～10cm，成熟时黄色；种子卵状椭圆形，压扁，近边缘处具棱线。花期5～8月，果期8～10月。（图12-1）

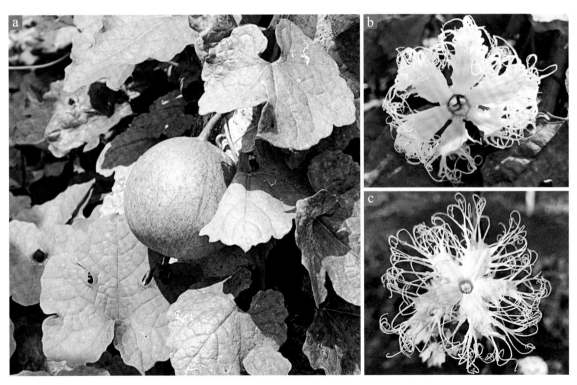

图12-1　栝楼（彭星星　摄）

a.植株与果实　b.雌花　c.雄花

生于海拔200～1800m的山坡林下、灌丛中、草地和田边。分布于华北、华东、中南及辽宁、陕西、甘肃、四川、贵州和云南等。在其自然分布区内外，广为栽培。朝鲜、日本、越南和老挝也有分布。

2.双边栝楼　双边栝楼的叶、雄花苞片及花的结构均与栝楼（*Trichosanthes kirilowii*）相似。但双边栝楼的植株较小，叶片常3～7深裂，几达基部，裂片线状披针形至倒披针形，稀菱形，极稀再分裂。雄花的小苞片较小，通常长5～16mm，宽5～11mm；花萼裂片线形；种子棱线距边缘较远。（图12-2）

生于海拔400～1850m的山谷密林、山坡灌丛及草丛中。分布于甘肃东南部、陕西南部、湖北西南部、四川东部、贵州、云南东北部、江西等地。

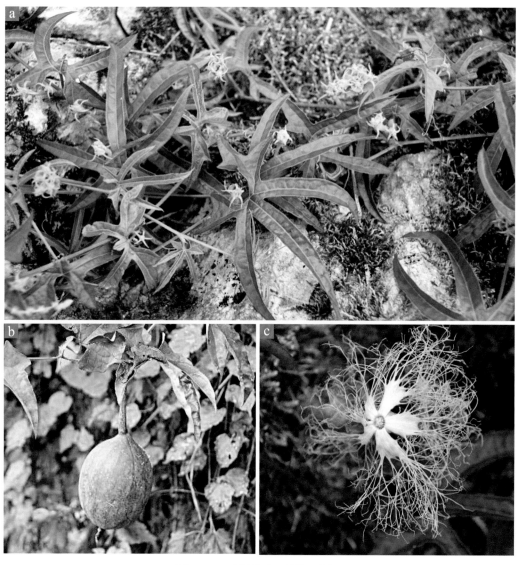

图12-2　双边栝楼（王昌华　摄）

a.植株　b.果实　c.雄花

【主产地】主产于河南、河北、山东等地，以河南三门峡、安阳至河北邯郸、武安一带为道地产区，所产天花粉质量最佳[3]。

【栽培要点】

1.生物学特性　喜温暖湿润环境，较耐寒，不耐旱，怕水涝，对土壤要求不严，以半阴半阳土层深厚、疏松肥沃、排水良好的砂质壤土栽培为宜。根的趋肥性较强，对光照要求不高，但光照充足有利于根的生长发育，长期阴雨积水则会造成减产。

2. 栽培技术　通常采用种子和块根繁殖，种子繁殖一般可获得较高产量的天花粉。可直播，也可育苗移栽，一般多数采用直播。选择土层深厚、肥沃、排水良好的砂质壤土，于封冻前深翻土地，使土壤风化熟化。栽种前，每亩施入底肥如腐熟厩肥、饼肥、土杂肥等，耕平耙细，待土壤干湿适中时作畦栽植。在以采收天花粉为目的时，一般不搭棚架，让植株在地上匍匐生长，其种植密度相比以采果实为目的种植密度大，其选用的栝楼品种一般不结果或偶尔有个别结果，其地下部分（天花粉）长势旺盛，产量较高，粉性足。

3. 病虫害　病害：根腐病、炭疽病、根结线虫病等；虫害：蚜虫、黄守瓜和透翅蛾等。

【采收与加工】栝楼于栽种后2年即可采挖，但以生长4～5年者为好，如果生长年限过长，则粉质减少，质量变差。秋、冬二季将根挖出，除去泥土，刮去外皮，切段或纵剖成瓣，干燥。

【商品规格】天花粉分为"选货"和"统货"两个规格。

选货规格分为三个等级。一等：长≥15cm，直径3.0～5.5cm，粗细比较均匀，富粉性。二等：10～15cm，直径2.0～3.0cm，粗细较均匀，长短不同，颜色黄白不一。三等：长≤10cm，直径1.5～2.0cm，大小较均匀，表面颜色偏棕色。

统货规格呈不规则圆柱形、纺锤形或瓣块状，表面黄白色或淡棕黄色，大小不分。

【药材鉴别】

（一）性状特征

呈不规则圆柱形、纺锤形或瓣块状，长8～16cm，直径1.5～5.5cm。表面黄白色或淡棕黄色，有纵皱纹、细根痕及略凹陷的横长皮孔，有的有黄棕色外皮残留。质坚实，断面白色或淡黄色，富粉性，横切面可见黄色木质部，略呈放射状排列，纵切面可见黄色条纹状木质部。气微，味微苦。（图12-3）

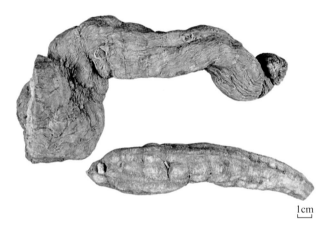

图12-3　天花粉药材图

（二）显微鉴别

横切面　木栓层为10余列木栓细胞。皮层石细胞断续排列成环。韧皮部狭窄。木质部宽广，导管3～5（10）成群，或单个散在，初生木质部导管附近常有内涵韧皮部。薄壁细胞富含淀粉粒[4]。（图12-4）

（三）理化鉴别

薄层色谱　取本品粉末2g，加稀乙醇20ml，超声处理30分钟，滤过，取滤液作为供试品溶液。另取天花粉对照药材2g，同法制成对照药材溶液。再取瓜氨酸对照品，加稀乙醇制成每1ml含1mg的溶液，作为对照品溶液。照薄层色谱法试验，吸取供试品溶液及对照药材溶液各2μl、对照品溶液1μl，分别点于同一硅胶G薄层板上，以正丁醇-无水乙醇-冰醋酸-水（8：2：2：3）为展开剂，展开，取出，晾干，喷以茚三酮试液，在105℃加热至斑点显色清晰。供试品色谱中，在与对照药材色谱和对照品色谱相应的位置上，显相同颜色的斑点。（图12-5）

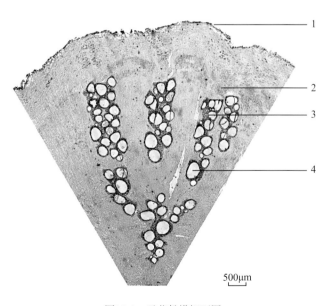

图12-4　天花粉横切面图

1. 木栓层　2. 韧皮部　3. 木质部　4. 导管

【质量评价】 以块大、色白、粉性足、质坚细腻、筋脉少者为佳。水分不得过15.0%；总灰分不得过5.0%；按水溶性浸出物测定法冷浸法测定，浸出物不得少于15.0%。

【化学成分】 主要含有蛋白质、糖、皂苷及氨基酸等成分[5, 6]。

1.蛋白质 主要为天花粉蛋白（trichosantin, TCS）的α、β和γ三种异构体，是天花粉具有引产抗孕、调节免疫以及抗病毒作用的主要活性成分。

2.糖类 主要为鼠李糖（rhamnose）、阿拉伯糖（arabinose）、果糖（fructose）等。

3.皂苷类 主要为cucurbitacin B、isocucubitacin B、isocucubitacin D、cucurbitacin D、3-epiisocucubitacin B、dihydrocucurbitacin B、dihydroisocucurbitacin B及dihydrocucurbitacin E等。

4.氨基酸类 天花粉中富含多种氨基酸，如瓜氨酸（citrulline）、天门冬氨酸（asparaginic acid）、谷氨酸（glutamic acid）和γ-氨基丁酸（γ-aminobutyric acid）等。

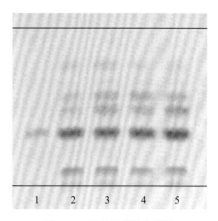

图12-5 天花粉薄层色谱图

1.对照品 2.天花粉对照药材 3.天花粉样品1（安徽） 4.天花粉样品2（山东） 5.天花粉样品3（河北）

【性味归经】 甘、微苦，微寒。归肺、胃经。

【功能主治】 清热泻火，生津止渴，消肿排脓。用于热病烦渴，肺热燥咳，内热消渴，疮疡肿毒。

【药理作用】

1.抗早孕、抗炎、抗病毒作用 天花粉蛋白有终止妊娠、抗肿瘤、抗炎、抗病毒的药理作用。

2.抗肿瘤 给小鼠腹腔注射天花粉粉针剂，剂量为5mg/kg时，显示对早期移植肝癌腹水型肿瘤有明显的抑制作用，延长动物的生存期。

3.对免疫系统的影响 天花粉蛋白对免疫系统兼有增强和抑制两种作用，天花粉对小鼠脾脏的白髓成分有明显的增殖作用，同时对ConA和脂多糖诱发小鼠脾细胞的淋转反应均表现出不同程度的抑制作用。

4.抗艾滋病 美国最早对天花粉的抗艾滋病作用进行研究，结果显示在静脉注射天花粉蛋白30～90mg/kg，共3次时，可使部分患者HIVP24抗原水平下降58%，CD4细胞数增加[7]。

【用药警戒或禁忌】 妊娠期妇女慎用；不宜与川乌、制川乌、草乌、制草乌、附子同用。

【分子生药】

遗传标记 基于锚定引物扩增多态性DNA（anchored primer amplification polymorphism, APAPD）技术可快速鉴别天花粉及其各种混淆品。

主要参考文献

[1] 王宁.天花粉的本草考证[J].中医文献杂志，2006，24(3)：19-22.

[2] 郭庆梅，周凤琴，李定格，等.瓜蒌的名称、原植物和产地的本草考证[J].中医研究，2006，19(3)：28-29.

[3] 李真，韩丽丽，管仁伟，等.瓜蒌的资源、质量与栽培现状分析[J].中医研究，2010，23(12)：11-14.

[4] 王喜军.中药鉴定学[M].北京：人民卫生出版社，2016：133.

[5] Thorup J E, Mcdonald K A, Jackman A P, et al. Ribosome-Inactivating Protein Production from Trichosanthes kirilowii Plant Cell Cultures [J]. Biotechnol Prog, 1994, 10(4): 345-352.

[6] 许宏亮，李彦川，张雅琴，等.天花粉主要化学成分研究进展[J].亚太传统医药，2018,201(05)：126-129.

[7] 院民生.天花粉的药理分析与临床应用[J].中国药物经济学，2011(6)：51-52.

（中国中医科学院 黄璐琦 郭兰萍 周利）

13. 天葵子

Tiankuizi

SEMIAQUILEGIAE RADIX

【别名】紫背天葵子、千年老鼠屎、天葵根。

【来源】为毛茛科植物天葵Semiaquilegia adoxoides（DC.）Makino的干燥块根。

【本草考证】本品始载于《本草纲目拾遗》，原名千年老鼠屎，又名紫背天葵根。赵学敏引《百草镜》云："二月发苗，叶如三角酸，向阴者紫背为佳。其根如鼠屎，外黑内白。三月开花细白，结角亦细。四月枯。"《植物名实图考》载："天葵，一名夏无踪。初生一茎一叶，大如钱，颇似三叶酸微大，面绿背紫，茎细如丝，根似半夏而小，春时抽出分枝极柔，一枝三叶，一叶三叉，翻反下垂，梢间开小白花，立夏即枯。"本草记载与现今所用天葵子基本一致。

【原植物】多年生草本。块根肉质，长1～2cm，直径3～6mm，外皮棕黑色，有须状支根。茎1～5条，高10～32cm，纤细，被白色柔毛。基生叶为掌状三出复叶，叶柄长3～12cm，基部扩大呈鞘状；小叶柄长3～5mm；小叶片扇状菱形或倒卵状菱形，上面绿色，背面粉白色，叶脉呈淡紫色，长6～25mm，宽10～28mm，三深裂，深裂片又有2～3个小裂片。茎生叶较小。单歧或二歧聚伞花序；苞片小，叶状；花梗长1～2.5cm，被白色短柔毛；萼片5，花瓣状，白色，常带紫色，狭椭圆形，长4～6mm，顶端急尖；花瓣5，匙形，长2.5～35mm，顶端近截形，基部突起呈囊状；雄蕊8～14；退化雄蕊约2枚；心皮3～5枚，无毛；花柱长为子房长度的1/5～1/6。蓇葖果卵状长椭圆形，长6～7mm。花期3～4月，果期4～5月。（图13-1）

生海拔100~1050m的疏林下、路旁或山谷地的较阴处。分布于四川、贵州、湖北、湖南、广西北部、江西、福建、浙江、江苏、安徽、陕西南部。

【主产地】主产于湖南、湖北、江苏、安徽、贵州等省。

【栽培要点】

1.生物学特性 喜阴湿，忌积水，以排水良好、疏松、肥沃的壤土栽培为好。

2.栽培技术 用种子繁殖，育苗移栽法，5月采收种子，用潮湿细沙层积贮藏，9～10月播种。撒播，然后覆土，稍加镇压，盖草。种子出苗后，要及时揭去盖草。幼苗细小，生长缓慢，育苗1年，第2年9～10月，挖根移栽。

3.病虫害 病害：根腐病、叶斑病、炭疽病和菌核病。虫害：斜纹夜蛾。主要采用农业防治和药剂防治。

【采收与加工】夏初采挖，洗净，干燥，除去须根。

【药材鉴别】

（一）性状特征

本品呈不规则短柱状、纺锤状或块状，略

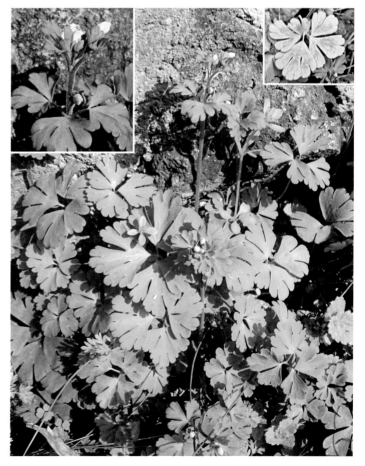

图13-1 天葵

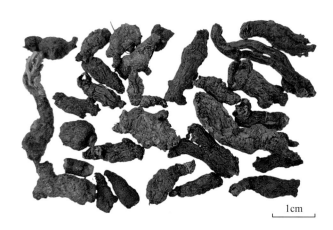

图13-2 天葵子药材图

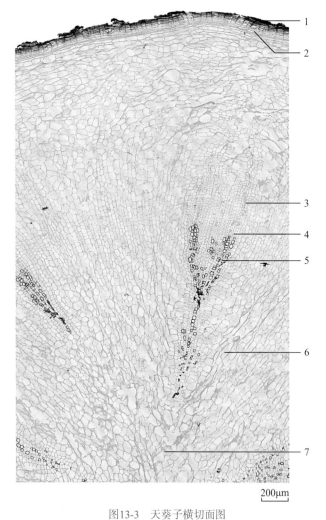

图13-3 天葵子横切面图

1.木栓层 2.栓内层 3.韧皮部 4.形成层 5.木质部
6.木射线 7.髓

弯曲，长1～3cm，直径0.5～1cm。表面暗褐色至灰黑色，具不规则的皱纹及须根或须根痕。顶端常有茎叶残基，外被数层黄褐色鞘状鳞片。质较软，易折断，断面皮部类白色，木部黄白色或黄棕色，略呈放射状。气微，味甘、微苦辛。（图13-2）

（二）显微鉴别

横切面 木栓层为多列细胞，含棕色物。栓内层较窄。韧皮部宽广。形成层成环。木质部射线宽至20余列细胞，导管放射状排列。有的可见细小髓部。（图13-3）

（三）理化鉴别

取本品粉末2g，加甲醇20ml，加热回流30分钟，放冷，滤过，滤液浓缩至5ml，作为供试品溶液。另取格列风内酯对照品、紫草氰苷对照品，加甲醇制成每1ml各含2mg的混合溶液，作为对照品溶液。照薄层色谱法试验，吸取上述两种溶液各1～2μl，分别点于同一硅胶GF254薄层板上，以三氯甲烷–甲醇–水（6∶4∶1）为展开剂，展开，取出，晾干，置紫外光灯（254nm）下检视。供试品色谱中，在与对照品色谱相应的位置上，显相同颜色的斑点。（图13-4）

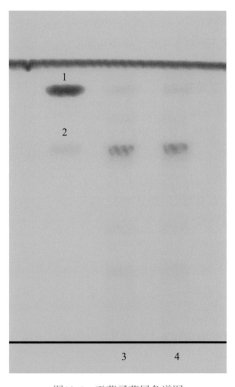

图13-4 天葵子薄层色谱图

1.格列风内酯对照品 2.紫草氰苷对照品
3、4.天葵子药材（河北）

【质量评价】以个大、质重、断面皮部色白、无须根者为佳。本品按醇溶性浸出物测定法项下的热浸法测定，用乙醇作溶剂，不得少于13.0%。

【化学成分】主要成分为生物碱、酚酸类、萜类、氰基类、内酯及氨基酸等。

1. 生物碱　5,6-dihydro-9,10-dihydroxy-benzo［g］-1,3-benzodioxolo［5,6-a］quinoliziniu、唐松草酚定[1]、木兰碱和Semiaquilegine A[2]。

2. 酚、酚酸、酚苷　对羟基苯甲酸、对羟基苯甲醛、红景天苷、2-丙烯酸-3［4′-羟基苯基-（4″-羧基苯基）酯］、对羟基苯乙醇[3]、3-羟基-4-甲氧基-苯甲酸、1-（3，4-二甲氧基）苯基-1,2-乙二醇、阿魏酸、5-（2-羟乙基）2-O-β-D-吡喃葡萄糖基苯酚、邻苯二甲酸-二-2-丙基-戊酯、对苯二甲酸-二丁酯、E-3-（4-羟基-3-甲氧基）丙烯酸、4-β-D-葡萄糖基苯甲酸、4-溴甲基-2-羟基苯甲酸、2，4-二羟基-苯甲酸、2，4-二羟基-苯乙酸甲酯、3,4-二羟基苯甲酸、3-甲氧基-4-羟基苯甲酸、苦瓜酚苷A。

3. 二萜类　天葵苷、反式-天葵子素A、顺式-天葵子素A。

4. 氰基类、硝基类　紫草氰苷、冬青氰苷、蝙蝠葛氰苷、菲律宾厚壳树苷、天葵氰苷、东方唐松草苷、4-［β-D-木吡喃糖基-（1-6）-O-β-D-吡喃葡萄糖基］-1-（2-亚硝酰基）苯。

5. 氨基酸、肽类　4-（methoxycarbonl）-2-aminobutanoic acid、南藤酰胺乙酸酯、橙黄胡椒酰胺和尿苷。

6. 内酯、酯类　格列风内酯[4]、楼斗菜内酯、蝙蝠葛内酯、7-甲氧基香豆素。

7. 木脂素类　（+）-丁香树脂酚和（+）-松脂酚。

【性味归经】甘、苦，寒。归肝、胃经。

【功能主治】清热解毒，消肿散结。用于痈肿疔疮，乳痈，瘰疬，蛇虫咬伤。

【药理作用】

1. 抑菌作用　天葵提取物对金黄色葡萄球菌、白色念珠菌有较强的抑菌作用，对大肠埃希菌有一定抑菌作用[5]。

2. 抗炎活性　天葵化学成分中的格列风内酯和紫草氰苷能有效缓解二甲苯致小鼠耳肿胀，表明这两个成分均有很好的抗炎活性[2]。天葵的乙酸乙酯和正丁醇提取物对抗超氧阴离子的产生和诱导人中性粒细胞弹性蛋白酶的释放都是有效的，其中的4-羟基苯甲酸和3，4-二羟基苯甲酸能选择性抑制弹性蛋白酶的释放和超氧化物阴离子的生成[3]。

3. 细胞毒活性　天葵子素A对于宫颈癌、胃癌和乳腺癌三个肿瘤细胞株的细胞毒活性优于紫杉醇，且对白血病和肝癌肿瘤细胞株也有明显的细胞毒活性；天葵中的2-（β-D-gluoopyranosyloxy）-4-hydroxy-benzeneaeetonitrile具有抗肿瘤活性，其IC_{50}为9.43g/ml[6]；天葵中生物碱成分唐松草酚定在高剂量组有较好的抗肿瘤作用；天葵子乙醇提取物对人肝癌HepG-2和SMMC-7721细胞具有抑制作用[6]。

4. 抗氧化活性　天葵提取物能明显抑制D-半乳糖所致白内障大鼠晶状体混浊的发生与发展，同时能明显提高D-半乳糖所致白内障大鼠晶状体及血清中SOD的活性，降低MDA的含量，具有明显的抗氧化作用[7]。

主要参考文献

[1] 叶娟. 中药天葵子的化学成分研究[J]. 中药与临床，2009，28(2)：94-96.

[2] Niu F (牛峰). Studies on the constituents and quality control of Semiaquilegia adoxoides (DC.) Makino. Shenyang：Shenyang Phar-maceutical University (沈阳药科大学)，2004.

[3] Su YF (苏艳芳). Chemical constituents of Semiaquile-gia adoxoides [J]. Chin Tradit Herb Drugs (中草药)，2006，37(1)：27-29.

[4] Zhou JH (邹建华)，Yang JS (杨峻山). Chemical constituents of Semiaquilegia adoxoides [J]. Chin Pharm J (中国药学杂志)，2004，39: 256-257.

[5] Li F (李帆). 天葵子对六种试验菌的抑菌研究[J]. Road to Health (健康之路)，2013(12)：314-315.

[6] Duan SP. Study on the inhibitory effect of Radix Semia-quilegiae extract on human hepatoma HepG-2 and SMMC-7721 cells [J]. South African Journal of Clinical Nutrition, 2013(10): 5.

[7] Tang L (汤磊). The preparation method and application of extract from Semiaquilegia adoxoides. CN200910312563.3, 2010-7-14.

（北京大学药学院　王瑜江　屠鹏飞）

14. 毛花洋地黄叶

Maohuayangdihuangye

DIGITALIS LANATAE FOLIUM

【别名】狭叶洋地黄、毛花毛地黄叶。

【来源】为玄参科植物毛花洋地黄 *Digitalis lanata* Ehrh. 的干燥叶。

【本草考证】本品历代本草无记载，始载于《中国药用植物图鉴》（1960）。

【原植物】二年生或多年生草本，高可达120cm，茎直立不分枝。基生叶长披针形或倒长披针形，黄绿色至灰绿色，叶缘具不规则锯齿，并下延呈翅状叶柄，仅沿叶边缘中部以下有疏毛，主脉与侧脉明显下突；茎生叶互生，长披针形，全缘，无柄，近茎顶的叶渐狭小。总状花序顶生，花梗长约2mm，密被长柔毛；花萼5深裂，裂片线形，不等大，背面及边缘具长柔毛；花冠白色或乳黄色，具紫褐色网纹，二唇形，上唇浅裂，下唇中裂片大舌状，具长柔毛；雄蕊4，2强；子房密被腺毛，花柱丝状，具腺毛，柱头细小。蒴果圆锥形，种子细小。花期5～7月，果期6～8月。（图14-1）

原产于欧洲中部和南部山区。我国长江以南各省均有栽培，江苏、山东、上海和北京等地也有少量栽培。

【主产地】主产于浙江杭州。

【栽培要点】

1. 生物学特性　喜温和气候，不耐严寒、高温，选择地势较高、阳光充足的地点，以疏松、肥沃的砂质壤土栽培较好，忌连作。

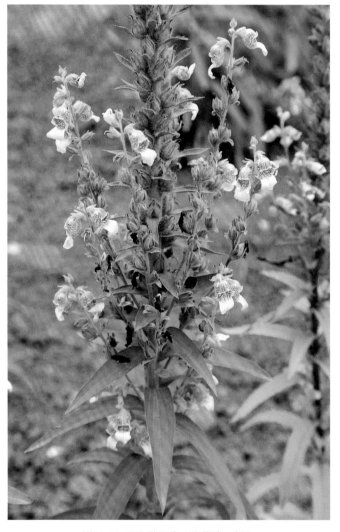

图14-1　毛花洋地黄（张英涛　摄）

2. 栽培技术　用种子繁殖，可采用直播或育苗移栽，直播的植株抗病力和耐寒性强，生长健壮。南方采用平畦或高畦育苗，北方多采用阳畦育苗。播种前，将种子浸入30℃水中12小时，于室内温暖暗处催芽，种子萌发后用种子重量100倍的泥灰或细土拌匀，进行条播或撒播。播种后保持土壤湿润，可多次追肥，适当配用磷钾肥，以促进植株正常生长发育。

3. **病虫害**　病害：枯萎病和花叶病；虫害：蚜虫。

【**采收与加工**】于5~10月采收叶。每年采收3~5次，采摘宜在晴天中午前后进行，每次只采收底层成熟叶。采后于60℃以下干燥或于20~40℃缓慢晾干。

【**药材鉴别**】

（一）性状特征

本品多皱缩、破碎，完整叶片展平后呈长披针形或倒长披针形，长可达30cm，宽可达5cm。叶全缘，上表面暗绿色，下表面灰绿色，叶脉显著下突，无柄。基生叶的叶缘具不规则锯齿，基部渐狭呈翅状叶柄。质脆，气微，味微苦[1]。

（二）显微鉴别

1. **横切面**　上表皮细胞类圆形或类方形，外被角质层；下表皮细胞较小，略呈扁圆形，有较多气孔和毛茸；栅栏组织不明显，为1列不明显的短柱形细胞；海绵细胞8~10列；主脉及侧脉上面凹陷，下面极为突出；维管束外韧型，木质部呈新月形，导管常2~10个排列成行，韧皮部较窄；维管束周围有厚角细胞包围；主脉上、下表皮内侧有1~2层厚角细胞[1]。

2. **粉末特征**　粉末暗绿色。上表皮细胞垂周壁略弯曲，下表皮细胞垂周壁波状弯曲，有时呈串珠状增厚；气孔为不定式，副卫细胞3~4个；腺毛有两种：一种腺毛头部由2细胞组成，柄部单细胞；另一种腺毛头部单细胞，柄部由1~6细胞组成，腺头直径为22~52μm；非腺毛多至14个细胞，表面微有疣状突起，中部常有1~2个细胞缢缩。

（三）理化鉴别

1. **显色反应**　对一般强心苷类成分的化学试验均呈阳性反应。

2. **三氯化铁冰醋酸反应**（Keller-Killiani反应）　取药材粉末0.5g，加入稀乙醇30ml，煮沸2分钟，放冷，加入碱式醋酸铅试液5滴，滤过。取滤液加入三氯甲烷10ml，振摇，分取三氯甲烷层，蒸干。残渣加三氯化铁冰醋酸溶液2ml溶解后，移至试管中，沿管壁缓慢加入硫酸2ml，使成两液层，接界处显棕色，渐变为浅绿色、蓝色，最后冰醋酸层显蓝色。

3. **薄层色谱**　取药材粉末，在35℃下水浴酶解，用60%乙醇与醋酸铅试液回流提取，用三氯甲烷萃取，与洋地黄毒苷和羟基洋地黄毒苷共薄层，喷以25%三氯乙酸乙醇溶液与1%氯胺T溶液的混合溶液（8：2）（临用前混合），在105℃下烘约10分钟，紫外灯（365nm）下检视，供试品与对照品色谱相应的位置上，显相同颜色的荧光色斑。

【**化学成分**】主要含强心苷、甾体皂苷、黄酮、苯乙醇苷、酶等成分。其中强心苷为其特征性成分和有效成分。

1. **强心苷类**　含有40余种，其苷元有五种类型，分别为洋地黄毒苷元（digitoxigenin）、羟基洋地黄毒苷元（gitoxigenin）、异羟基洋地黄毒苷元（digoxigenin）、双羟基洋地黄毒苷元（diginatigenin）和吉他洛苷元（gitaloxigenin）。鲜叶中存在5种一级苷：毛花洋地黄苷A、B、C、D、E（lanatoside A、B、C、D、E），其中毛花洋地黄苷C可水解生成去乙酰毛花洋地黄苷C（西地兰，cedilanid D）和异羟基洋地黄毒苷（地高辛，digoxin），均为临床常用药物。

2. **甾体皂苷类**　洋地黄富林苷（digifolein）、毛花洋地黄富林苷（lanafolein）、紫花洋地黄孕烯酮三醇苷、紫花洋地黄孕烯酮苷（purpnin）等。

3. **黄酮类**　芹菜素（apigenin）、木犀草素-7-*O*-β-D-吡喃葡萄糖苷（luteolin-7-*O*-β-D-glucopyranoside）、柳穿鱼素（pectolinarigenin）、尼泊尔黄酮素（nepetrin）、5,7,4′-三羟基-6,3′-二甲氧基黄酮（5,7,4′-trihydroxy-6,3′-dimethoxy-flavone）等。

4. **苯乙醇苷类**　3′-*O*-methylmaxoside、digilanatoside A、digilanatoside B、purpureaside A、maxoside等[2]。

5. **酶类**　Δ^5-3-ketosteroid isomerase[3]、cardenolide glucohydrolase Ⅱ（CGH Ⅱ）[4]等。

【**功能主治**】强心，利尿，适用于心力衰竭、水肿。仅用于提取强心苷，生产制剂用。

【**药理作用**】

1. **强心作用**　强心苷类成分能增强心肌收缩力[5]，改善血液循环，减慢衰竭心脏的心率、减慢充血性心脏的窦性心律，减慢传导、使传导系统的不应期延长。

2. 抗病毒作用　对单纯性疱疹病毒HSV-1和HSV-2，具有显著的抑制作用[1]；洋地黄毒苷可抑制HSV-1病毒复制，EC$_{50}$为50nmol/L[5]。

3. 抗癌作用　一些流行病学研究表明，患有充血性心力衰竭的乳腺癌患者服用强心苷治疗后恢复良好，与未服用强心苷的患者相比较少地需要实行乳房切除手术[6]。

【用药警戒或禁忌】毛花洋地黄叶含有洋地黄毒苷、地高辛等强心苷类成分，安全范围狭窄，具有蓄积中毒作用。另外，西地兰、地高辛具有一定的心脏毒性，低血钾患者应慎用强心苷类药物[7, 8]。

主要参考文献

[1] 蔡少青，秦路平. 生药学[M]. 第7版. 北京：人民卫生出版社，2016: 218-221.

[2] Kırmızıbekmez H, Celep E, Masullo M, et al. Phenylethyl Glycosides from *Digitalis lanata* [J]. Helvetica Chimica Acta, 2009, 92(9): 1845-1852.

[3] Meitinger N, Geiger D, Augusto T W, et al. Purification of Δ^5-3-ketosteroid isomerase from *Digitalis lanata* [J]. Phytochemistry, 2015(109): 6-13.

[4] Hornberger M, Böttigheimer U, Hillier-Kaiser A, et al. Purification and characterisation of the cardenolide-specific β-glucohydrolase CGH II from *Digitalis lanata* leaves [J]. Plant Physiology and Biochemistry, 2000(38): 929-936.

[5] Kreis W. The Foxgloves (*Digitalis*) Revisited [J]. Planta Medica, 2017, 83(12/13): 962-976.

[6] Stenkvist B, Bengtsson E, Eriksson O, et al. Cardiac glycosides and breast cancer [J]. Lancet, 1979, 1(8115): 563.

[7] 汤依群，许昊男，李云，等. 低血钾家兔模型中洋地黄心脏毒性的观察[J]. 医学理论与实践，2017，30(20)：2973-2974+2989.

[8] Farghaly H S, Ashry I E, Hareedy M S. High doses of digoxin increase the myocardial nuclear factor-kB and CaV1.2 channels in healthy mice. A possible mechanism of digitalis toxicity [J]. Biomedicine & Pharmacotherapy, 2018(105): 533-539.

（北京大学药学院　咸婧　李耀利　尚明英）

15. 月季花

Yuejihua

ROSAE CHINENSIS FLOS

【别名】月月开，月月红，四季花，月季红，四季春。

【来源】为蔷薇科植物月季*Rosa chinensis* Jacq.的花蕾或初开放的花。

【本草考证】始载于《本草纲目》，谓："处处人家多摘插之，亦蔷薇类也，青茎长蔓硬刺，叶小于蔷薇而花深红，千叶厚瓣，不结子也。"以上所述与现今药用月季花相符。

【原植物】直立灌木，高1～2m；小枝粗壮，圆柱形，近无毛，有粗短的钩状皮刺或无刺。小叶3～5，稀7，连叶柄长5～11cm，小叶片宽卵形至卵状长圆形，长2.5～6cm，宽1～3cm，边缘有锐锯齿，两面近无毛，叶柄较长，散生皮刺和腺毛；托叶大部分贴生于叶柄，仅顶端分离部分成耳状，边缘常有腺毛；花几朵集生，稀单生，直径4～5cm；花梗长2.5～6cm，近无毛或有腺毛，花瓣重瓣或半重瓣，红色、粉红色至白色，倒卵形；花柱离生，伸出萼筒口外，约与雄蕊等长。果卵球形或梨形，长1～2cm，红色，萼片脱落。花期4～9月，果期6～11月。（图15-1）

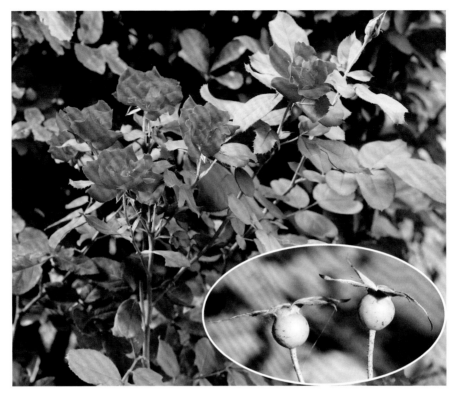

图15-1　月季（屠鹏飞　摄）

原产中国，在全国各地普遍栽培。园艺品种很多。

【主产地】月季花商品主要来源于人工栽培。主产于江苏苏州、南京、无锡、靖江；湖北襄阳；山东长清、历城、菏泽；河北沧州、保定、唐山；上海、天津及北京郊区。以江苏苏州所产质佳。

【栽培要点】

1. 生物学特性　适应性强，我国南北大部地区均可栽种。

2. 栽培技术　扦插繁殖，每年7～8月间（南方在春季），剪取半木质化的枝条，长6～10cm，按行株距13cm×10cm，插于苗床中，插深5～7cm，在扦插期间，经常保持床土湿润，1月左右成活。若有条件也可在温室扦插。在露地扦插虽能成活，但生根稍慢。第二年秋后栽植。

【采收与加工】6～7月择晴天清晨采收花蕾，及时铺开，阴干或微火烘干。

【商品规格】月季花商品均为统货，不分等级。

【药材鉴别】

（一）性状特征

花蕾卵圆形，半开放者近球形，长2～2.5cm，直径1～2cm，花托倒卵形，直径3～5cm，长4～7cm，棕紫色，基部较尖，大多向下反折，背面黄绿色或黄橙色，有疏毛，内面被白色棉毛；花瓣多重瓣，覆瓦状包合，少数散瓣，淡黄棕色或带紫红色；雄蕊多数，黄色。体轻，质脆。微有香气，味微苦涩。（图15-2）

（二）显微鉴别

粉末特征　本品粉末淡棕色。花瓣上表皮细胞外壁

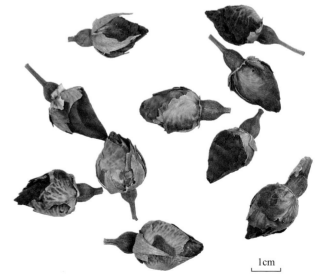

1cm

图15-2　月季花药材图

突起，有细密脑纹状纹理；下表皮细胞垂周壁波状弯曲。花粉粒类球形，直径30～45μm，具3孔沟，表面有细密点状雕纹，有的中心有一圆形核状物。草酸钙簇晶直径19～40μm，棱角较短尖。

单细胞非腺毛有两种：一种较细长，多弯曲，长85～280μm，直径13～23μm；另一种粗长，先端尖或钝圆，长约至1200μm，直径38～65μm。（图15-3）

（三）理化鉴别

薄层色谱　取本品粉末1g，加70%甲醇20ml，超声处理40分钟，滤过，取滤液作为供试品溶液。另取金丝桃苷对照品、异槲皮苷对照品，加甲醇制成每1ml各含0.4mg的混合溶液，作为对照品溶液。照薄层色谱法试验，吸取上述两种溶液各1μl，分别点于同一硅胶G薄层板上，以乙酸乙酯–甲酸–水（15：1：1）为展开剂，展开，取出，晾干，喷以10%硫酸乙醇溶液，在

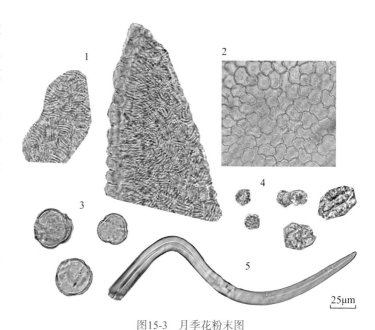

图15-3　月季花粉末图

1. 花瓣上表皮细胞　2. 花瓣下表皮细胞　3. 花粉粒　4. 草酸钙簇晶
5. 非腺毛

105℃加热数分钟，立即置紫外光灯（365mn）下检视。供试品色谱中，在与对照品色谱相应的位置上，显相同颜色的荧光斑点。

【质量评价】以紫红色，半开放之花蕾，不散瓣，气味清香者为佳[1]。采用高效液相色谱法测定，本品按干燥品计算，含金丝桃苷（$C_{21}H_{20}O_{12}$）和异槲皮苷（$C_{21}H_{20}O_{12}$）的总量不得少于0.38%。

【化学成分】花含挥发油、黄酮和有机酸等。

1. 挥发油　含萜醇类化合物，如香叶醇、香茅醇、橙花醇、乙醇苯乙酯、1-对孟烯、苯甲醇、壬醇、芳樟醇、壬醛、丁香油酚、苯乙醇等。

2. 黄酮和有机酸类　琥珀酸、琥珀酸甲酯、没食子酸乙酯、原儿茶酸、香草酸、莽草酸、没食子酸甲酯-3-O-β-D-葡萄糖苷、苯甲基6′-O-没食子酸基-β-D-葡萄糖苷、槲皮苷、山柰素-3-O-鼠李糖苷、槲皮素及山柰黄素[2-3]。

【性味归经】甘，温。归肝经。

【功能主治】活血调经，疏肝解郁。用于气滞血瘀，月经不调，痛经，闭经，胸胁胀痛[1]。

【药理作用】

1. 抗月经不调、痛经、闭经作用　用月季花、代代花各15g，煎水服，是治疗气血不和引起月经病的良方，主治女性肝气不舒、气血失调、经脉瘀阻不畅，以致月经不调、胸腹疼痛、食欲不振或恶心、呕吐等症。月季花配伍益母草，治闭经或行经腹痛；月季花配丹参、当归、香附，治闭经或月经稀薄、色淡而量少、小腹痛兼精神不畅和大便燥结等症。

2. 心血管系统的作用　月季花中的黄酮类物质（如槲皮素）可以加大冠脉血流量和脑血流量，同时减慢心率，减弱心肌收缩力，使心肌耗氧量减少，可以有效降低高血压、冠心病的发生率，黄酮类物质还具有扩血管功效，可以改善心肌收缩舒张功能。

3. 抗菌、抗病毒作用　月季花所含酚类物质没食子酸体外抗菌作用的抑菌浓度为5mg/ml，槲皮素对耐甲氧西林的金黄色葡萄球菌具有良好的抑制作用，同时对霍乱弧菌、粪肠球菌也有较好的抑制作用。

【附注】

月季花与玫瑰花的鉴别　月季花与玫瑰花都是常用的药用花卉，又是同属植物，特别是干燥后，外形相似，极

易混淆，使用时应注意区别。两者主要鉴别特征见表15-1。

表15-1　月季花与玫瑰花的鉴别特征

鉴别项目	部位	月季花	玫瑰花
性状鉴别	花托	长圆形	半圆球形至近圆球形
	花梗	近无毛	有短柔毛
	花萼与花柱	卵形，下面几无毛，裂片有反卷，较少而松散，仅被稀疏细短柔毛，向上渐少，柱头基部近无，以束状自萼筒中央远伸出花托口；柱头分离，与雄蕊近等长	卵状披针形，两面被毛，裂片不反卷，多而密集，全体密被黄白色的细短柔毛；柱头稍伸出花托口，密集成头状，灰白色，被柔毛，明显比雄蕊短
显微鉴别	萼片表面观	非腺毛长125～660μm；多细胞腺毛长60～355μm；下表面尚有少数短小非腺毛；除簇晶外还有少数棱晶	非腺毛较密，单细胞，多弯曲，长136～680μm，壁厚，木化；腺毛头部多细胞，扁球形，直径64～180μm，柄部多列性，长50～340μm，基部有时可见单细胞分枝；可见草酸钙簇晶
	花粉粒	直径25～35μm，表面具细密点状雕纹	直径25～30μm，表面具条状雕纹
	近花托基部花梗横切面	表皮疏生或无非腺毛和腺鳞，有外突的细胞堆，外韧型维管束20～29束，韧皮部多呈"U"字形包裹木质部，束与束之间多呈品字形错开排列	表皮密生非腺毛和腺鳞；维管束外韧型略成环状，韧皮部断成波浪状环节，导管群16～21束

主要参考文献

[1] 卢赣鹏. 500味常用中药材的经验鉴别[M]. 北京：中国中医药出版社，1999：544.

[2] 张沛，薛莹，青琳森，等. 月季花的化学成分研究[J]. 中草药，2010(10)：1616-1618.

[3] 程博琳，苗明三. 月季花的现代研究[J]. 中医学报，2014，29(5)：711-712.

（中国药科大学　苗蓝匀　李会军　李萍）

16. 北刘寄奴

Beiliujinu

SIPHONOSTEGIAE HERBA

【别名】刘寄奴、阴行草、铃茵陈、土茵陈、金钟茵陈。

【来源】为玄参科植物阴行草*Siphonostegia chinensis* Benth.的干燥全草。

【本草考证】阴行草目前在东北、华北、西北、西南等省区作北刘寄奴用。南方地区使用的刘寄奴（或称南刘寄奴）主要为菊科植物奇蒿的干燥全草。《新编中药志》谓"……至于北刘寄奴的原植物阴行草作为刘寄奴用，本草书上并无记载"。阴行草之名始见于《植物名实图考》，据载"阴行草产南安（江西南康西南）。丛生，茎硬有节，褐黑色，有微刺，细叶，花苞似小罂上有歧，瓣如金樱子形而深绿。开小黄花，略如豆花，气味苦寒。……湖南岳麓亦有之，土呼黄花茵陈，其茎叶颇似蒿，故名……阴形、茵陈、南言无别"。《植物名实图考》所载阴行草与现今阴行草基本一致。

【原植物】一年生草本，高30～80cm，全体密被锈色短毛。茎上部分分枝，稍具棱角。叶对生，无柄或有短柄，叶片二回羽状全裂，裂片约三对，条形或条状披针形，宽1～2mm。总状花序，花梗极短，有一对小苞片。萼筒长10～15mm，有10条显著的主脉，齿5，长为筒部的1/4～1/3。花冠上唇红紫色，下唇黄色，长2.2～2.5cm，筒部伸直，上唇镰状弓曲，额稍圆，背部密被长纤毛，下唇顶端三裂，褶高隆成瓣状，雄蕊2强，花丝基部被毛，蒴果包于宿存萼内，披针状矩圆形，顶端稍偏斜。种子黑色。花期7～9月，果期8～10月。（图16-1）

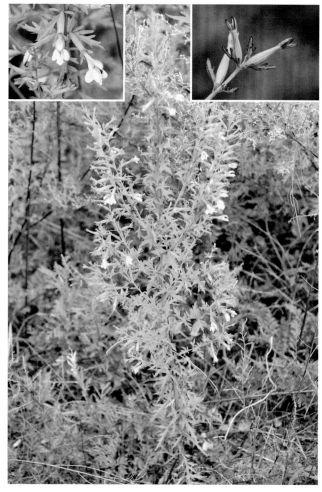

图16-1　阴行草

（河北省涿鹿县和赞皇县、安徽省明光市普查队　摄）

生于海拔800～3400m的山坡或草地上。分布于黑龙江、吉林、辽宁、河北、河南、山东、山西、江苏、安徽、浙江、江西、福建、湖北、湖南、广东、广西、陕西、甘肃、四川、云南、贵州等省区。

【主产地】主产于江苏、安徽、浙江、云南、广西等地。

【采收与加工】7～9月采收，除去杂质，晒干。

【药材鉴别】

（一）性状特征

本品长30～80cm，全体被短毛。根短而弯曲，稍有分枝。茎圆柱形，有棱，有的上部有分枝，表面棕褐色或黑棕色；质脆，易折断，断面黄白色，中空或有白色髓。叶对生，多脱落破碎，完整者羽状深裂，黑绿色。总状花序顶生，花有短梗，花萼长筒状，黄棕色至黑棕色，有明显10条纵棱，先端5裂，花冠棕黄色，多脱落。蒴果狭卵状

椭圆形，较萼稍短，棕黑色。种子细小。气微，味淡。（图16-2）

（二）显微鉴别

1.茎横切面　表皮可见非腺毛，非腺毛2～4细胞。皮层由2～4列细胞组成。中柱鞘纤维成环状。韧皮部较窄。形成层不明显。木质部10余列，由导管和木纤维组成，射线细胞单列。髓薄壁细胞排列紧密，有的细胞具细密的纹孔。

2.粉末特征　粉末深绿色。花粉粒类球形，直径8～11μm，具三个萌发孔。茎表皮细胞表面观呈长多角形。非腺毛由1～5个细胞组成。纤维成束或散在。导管多为梯纹导管、螺纹导管和具缘纹孔导管。石细胞长方形、类圆形，壁厚，孔沟稀疏。花萼表皮异形细胞较多，壁不均匀增厚，且多弯曲。叶下表皮细胞垂周壁波状弯曲，气孔为不等式，长7～10μm。外果皮细胞表面观呈类长方形，壁稍厚，两端稍尖[1]。（图16-3）

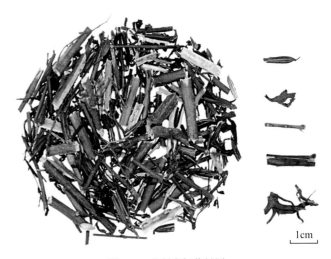

图16-2　北刘寄奴药材图

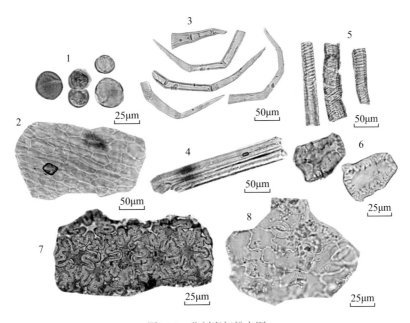

图16-3　北刘寄奴粉末图

1.花粉粒　2.茎表皮细胞　3.非腺毛　4.纤维　5.导管　6.石细胞
7.花萼表皮异形细胞　8.叶下表皮细胞

（三）理化鉴别

薄层色谱　取本品粉末2g，加甲醇20ml，超声处理30分钟，滤过，滤液浓缩至1ml，作为供试品溶液。另取木犀草素对照品，加甲醇制成每1ml含1mg的溶液，作为对照品溶液。照薄层色谱法试验，吸取上述两种溶液各5μl，分别点于同一硅胶G薄层板上，以甲苯–甲酸乙酯–甲酸（5∶4∶1）为展开剂，展开，取出，晾干，喷以1%三氯化铝试液，在105℃加热数分钟，置紫外光灯（365mn）下检视。供试品色谱中，在与对照品色谱相应的位置上，显相同颜色的荧光斑点。（图16-4）

【质量评价】以枝叶整齐、色棕褐、带果实者为佳。采用高效液相色谱法测定，本品按干燥品计算，含木犀草素（$C_{15}H_{10}O_6$）不得少于0.050%，含毛蕊花糖苷（$C_{29}H_{36}O_{15}$）不得少于0.060%。

【化学成分】主要成分为挥发油、黄酮、奎尼酸酯、苯乙醇苷、生物碱等化学成分。其中黄酮类成分是其特征性成分。

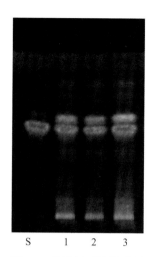

图16-4 北刘寄奴薄层色谱图

S. 木犀草素 1～3. 北刘寄奴
（产地：辽宁）

1. 挥发油 烯烃类化合物含量最高，有薄荷酮（menthone）、1-辛烯-3-醇（1-octon-3-ol）、芳樟醇（linalool）、l-薄荷醇（l-menthone）、胡薄荷酮（pulegone）、α-松油醇（α-terpineol）、己酸（hexanoic acid）、苯甲醇（benzyl alcohol）、苯乙醇（phenethyl alcohol）、1-苯氧基-2,3-丙二醇（1-phenoxy-2,3-propanediol）、6,10-二甲基十一烷-2-酯（2-undecanone-6,10-dimethyl）、愈创醇（guaiol）、桉叶油（eudesmol）、4-（1,1-二甲基乙基）-1,2-苯二酚［4-（1,1-dimethylethyl）-1,2-benzenediol］、2,3-二氢苯并呋喃（2,3-dihydro- benzofuran）等[2]。

2. 黄酮 有芹菜素（apigenin）、芹菜苷（apiin）、木犀草素（luteolin）、木犀草苷（luteolin-7-O-glucoside）、5,3′-二羟基-6,7,4′-三甲氧基黄酮（5,3′-dihydroxy-6,7,4′-trimethoxy-flavone）、5,7-二羟基-3′,4′-二甲氧基黄酮（5,7-dihydroxy-3′,4′-dimethoxy-flavone）。

3. 奎尼酸酯 有3,4-二咖啡酰基奎尼酸（3,4-dicaffeoylquinic acid）、3,4,5-三咖啡酰基奎尼酸甲酯（3,4,5-tricaffeoylquinic acid methyl ester）、灰毡毛忍冬素F（macranthoin F）[3]。

4. 苯乙醇苷 有毛蕊花糖苷（verbascoside）、异类叶升麻苷（isoacteoside）、crenatoside、β-oxoacteoside、syringalide、去咖啡酰基类叶升麻苷（decaffeoylacteoside）等[4]。

5. 生物碱 有吡啶单萜烯isocantleyine[5]。

【性味归经】苦，寒。归脾、胃、肝、胆经。

【功能主治】活血祛瘀，通经止痛，凉血，止血，清热利湿。用于跌打损伤，外伤出血，瘀血经闭，月经不调，产后瘀痛，癥瘕积聚，血痢，血淋，湿热黄疸，水肿腹胀，白带过多。

【药理作用】

1. 降低血清胆固醇的作用 体内实验阴行草煎剂，大鼠灌胃给药后取血测定，结果表明，阴行草煎剂有明显的降低血清胆固醇的作用[6]。

2. 利胆作用 阴行草水煎剂由十二指肠给药，有明显的利胆作用。

3. 活血化瘀作用 阴行草均有活血化瘀功效，且其作用强弱亦无明显差别。

4. 抗菌作用 阴行草水煎剂在试管内对金黄色葡萄球菌、炭疽杆菌、乙型链球菌、白喉杆菌、伤寒杆菌、铜绿假单胞菌和痢疾杆菌有不同程度的抗菌作用。

主要参考文献

[1] 辽宁省食品药品监督管理局. 辽宁省中药材标准第一册[M]. 沈阳：辽宁科学技术出版社，2009：45.21.

[2] 薛敦渊，李兆琳，陈耀祖. 阴行草中挥发油的分析[J]. 高等学校化学学报，1986，7(10)：905-907.

[3] 姜宏梁，徐丽珍，杨学东. 北刘寄奴中奎尼酸酯类化学成分研究[J]. 中国中药杂志，2002，27(12)：923-926.

[4] 张祎，李春梅，吴春华，等. 北刘寄奴中苯乙醇苷类成分的分离与鉴定[J]. 沈阳药科大学学报，2013，30(2)：95-99.

[5] 张慧燕，阎文玫，陈德昌. 吡啶单萜烯isocantleyine的结构测定[J]. 药学学报，1992，27(2)：113-116.

[6] 刘焱文，陈树和，夏曦. 金钟茵陈与茵陈蒿的药理作用比较[J]. 中药材，1994，17(6)：38-40.

（北京大学药学院 刘千 赵明波）

17. 北沙参

Beishashen

GLEHNIAE RADIX

【别名】莱阳沙参、辽沙参、海沙参、条沙参、白条参。

【来源】为伞形科植物珊瑚菜*Glehnia littoralis* Fr. Schmidt ex Miq.的干燥根。

【本草考证】沙参,《神农本草经》列为上品,古无南北之分,明以前所用均为桔梗科沙参属(*Adenophora*)植物的根,即今之南沙参。至《卫生易简方》始见"真北沙参"之名。蒋仪《药镜》首以"北沙参"立条,但均未涉及生态及药材形状描述。《药品化义》沙参条后注曰:"北地沙土所产,故名沙参,皮淡黄、肉白、中条者佳;南产色苍体雍纯苦"。这也许是区分南、北沙参的最早记述。但其言北地所产者是否伞形科北沙参,实难确定。之后《本草逢原》直谓沙参"有南北二种。"曰:"北者质坚性寒,南者体虚力微。"对两种沙参生药质地的简要概述与今之南、北沙参相近。

【原植物】多年生草本,全株被白色柔毛。根细长,圆柱形或纺锤形,表面黄白色。茎露于地面部分较短,分枝,地下部分伸长。叶多数基生,厚质,有长柄,叶柄长5~15cm;叶片轮廓呈圆卵形至长圆状卵形,三出式分裂至三出式二回羽状分裂,末回裂片倒卵形至卵圆形,顶端圆形至尖锐,基部楔形至截形,边缘有缺刻状锯齿,齿边缘为白色软骨质;叶柄和叶脉上有细微硬毛;茎生叶与基生叶相似,叶柄基部逐渐膨大成鞘状,有时茎生叶退化成鞘状。复伞形花序顶生,密生浓密的长柔毛,花序梗有时分枝;伞辐8~16,不等长;无总苞片;小总苞数片,线状披针形,边缘及背部密被柔毛;小伞形花序有花,15~20,花白色;萼齿5,卵状披针形,被柔毛;花瓣白色或带堇色;花柱基短圆锥形。果实近圆球形或倒广卵形,密被长柔毛及绒毛,果棱有木栓质翅。花果期6~8月。(图17-1)

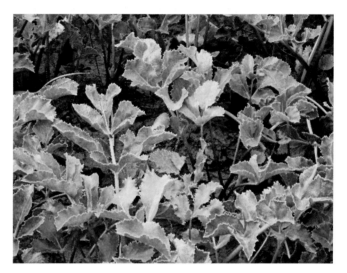

图17-1　珊瑚菜

生长于海边沙滩或栽培于肥沃疏松的沙质土壤,分布或栽培于我国内蒙古、辽宁、河北、山东、江苏、浙江、福建、台湾、广东等地。

【主产地】主产于内蒙古、河北、山东、辽宁等地。道地产区为山东莱阳。

【栽培要点】

1. 生物学特性　喜温暖湿润气候,能抗寒,耐干旱,忌水涝,忌连作和花生茬。适宜于土层深厚、疏松肥沃、排水良好的油沙土、沙壤土和冲积沙土栽种,不宜在黏土和低洼积水地种植。

2. 栽培技术　用种子繁殖,也可用根茎繁殖。秋播种子,翌年春出苗,待幼苗长出2~3片真叶时,进行间苗,用三角形留苗法。

3. 病虫害　病害:根结线虫病、锈病、根腐病、花叶病等。虫害:蚜虫、钻心虫、大灰象甲、蛴螬、地老虎等[1]。

【采收与加工】春参(二年生)在第三年7月收,秋参(一年生)在第二年9月收,刨出根,去须根,洗净,用开水烫后,剥去外皮,晒干或烘干,切段。

【商品规格】商品有三个等级。一等:条长34cm以上,上中部直径3~6mm,无芦头、细尾须、油条;二等:条长

23cm以上，上中部直径3～6mm，余同一等；三等：条长22cm以下，粗细不分，间有破碎，无芦头、细尾须。

【药材鉴别】

（一）性状特征

呈细长圆柱形，偶有分枝，长15～45cm，直径0.4～1.2cm。表面淡黄白色，略粗糙，偶有残存外皮，不去外皮的表面黄棕色。全体有细纵皱纹和纵沟，并有棕黄色点状细根痕；顶端常留有黄棕色根茎残基；上端稍细，中部略粗，下部渐细。质脆，易折断，断面皮部浅黄白色，木部黄色。气特异，味微甘。（图17-2）

（二）显微鉴别

1.横切面 栓内层为数列薄壁细胞，有分泌道散在。不去外皮的可见木栓层。韧皮部宽广，射线明显；外侧筛管群颓废作条状；分泌道散在，直径20～65μm，内含黄棕色分泌物，周围分泌细胞5～8个。形成层成环。木质部射线宽2～5列细胞；导管大多成"V"形排列；薄壁细胞含糊化淀粉粒。（图17-3、图17-4）

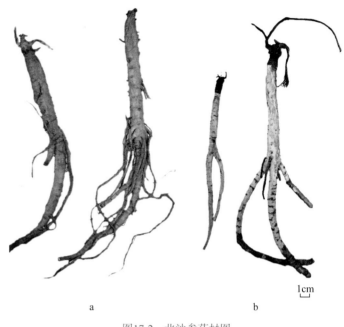

图17-2 北沙参药材图

a.内蒙古赤峰，未剥皮 b.河北安国，剥皮

2.粉末特征 黄白色。网纹导管直径17～86μm，网孔长而宽；分泌道多碎断，分泌细胞含黄色分泌物，有的可见节条状金黄色分泌物，直径约至69μm；糊化淀粉粒呈不规则块状。未加工的可见淀粉粒单粒圆形或类圆形，直径2～22μm，脐点点状，复粒稀少。此外有木栓细胞及

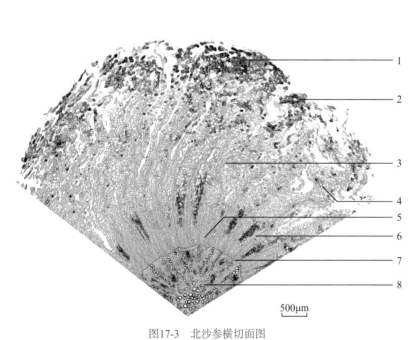

图17-3 北沙参横切面图

1.栓内层 2.栓内层分泌道 3.颓废筛管群 4.韧皮部分泌道 5.韧皮部
6.韧皮射线 7.形成层 8.木质部

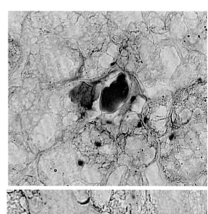

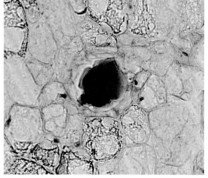

图17-4 北沙参分泌道图

射线细胞。

（三）理化鉴别

薄层色谱　取本品细粉2g，加甲醇50ml，超声处理30分钟，滤过，滤液蒸干，残渣加甲醇1ml使溶解，作为供试品溶液。取法卡林二醇、东莨菪素、伞形花内酯、异欧前胡素对照品各适量，加甲醇使溶解，制成每1ml含法卡林二醇3mg，含东莨菪素、伞形花内酯、异欧前胡素各1mg的混合溶液，作为对照品溶液。照薄层色谱法试验，吸取以上对照品溶液1μl、供试品溶液5μl，分别点于同一硅胶G薄层板上，以石油醚（60～90℃）–乙酸乙酯（4∶1）为展开剂，上行展开8cm，取出，晾干，喷以10%的硫酸乙醇溶液，于105℃加热5分钟，置365nm紫外光灯下检视。供试品色谱中，在与对照品色谱相应的位置上，显相同颜色的斑点[2]。

【质量评价】以枝条细长、圆柱形、均匀、质坚、外表面色白净者为佳。

【化学成分】主要成分为香豆素类、聚炔类及黄酮类、酚酸类、糖苷类、挥发油类等，其中香豆素类是其特征成分和有效成分。

1. 香豆素类　补骨脂素、香柑内酯、花椒毒素、异欧前胡内酯、欧前胡内酯、香柑素、9-牻牛儿醇基补骨脂素、9-甲氧基异欧前胡内酯、9-（1,1-二甲基烯丙基）-4-羟基补骨脂素、印度榅桲素、东莨菪素、7-O-（3,3-二甲基烯丙基）-东莨菪素及欧芹酚-7-O-β-龙胆二糖苷等。

2. 聚炔及黄酮类　人参炔醇、法卡林二醇、槲皮素和异槲皮素等。

3. 酚酸及糖苷类　水杨酸、香草酸、阿魏酸、绿原酸、咖啡酸、丁香等。

4. 挥发油类　α-蒎烯、柠檬油精、β-水芹烯、大根香叶烯B、斯巴醇、辛酸丙酯、棕榈酸和亚油酸等。

【性味归经】甘、微苦，微寒。归肺、胃经。

【功能主治】养阴清肺，益胃生津。用于肺热燥咳，劳嗽痰血，胃阴不足，热病津伤，咽干口渴。

【药理作用】

1. 增强免疫作用　北沙参提取物可增加小鼠巨噬细胞的吞噬功能和提高T淋巴细胞亚群和相应的淋巴细胞数量[3]。

2. 抗肿瘤作用　异欧前胡素在体外抗肿瘤实验中，对人中枢神经系统肿瘤细胞株XF498、人卵巢癌细胞SK-OV-3和人肺癌细胞株A549等都有明显的抑制作用；北沙参提取物对肺癌细胞株A549和肝癌细胞株HEP在体外均有一定的抑制作用[3]。

3. 镇静镇痛作用　北沙参中聚炔类成分具有显著镇痛作用，呋喃香豆素能有效延长小鼠的睡眠时间。

4. 其他作用　北沙参中的两种炔醇成分具有抗细菌和抗真菌的作用。北沙参有肺保护和肝保护作用[3]。

【用药警戒或禁忌】风寒咳嗽及肺胃虚寒者忌服。

【分子生药】

分子鉴定　基于DNA条形码序列的分子鉴定：使用ITS2分子鉴定技术，可以将北沙参与南沙参、党参属药材，以及人参等易混品很好地区分[4]。

主要参考文献

[1] 黄璐琦、王晓琴、李旻辉，等.北沙参生产加工适宜技术[M].北京：中国医药科技出版社，2017：20.

[2] 苏星、李相坤、吴弢，等.北沙参药材的薄层色谱指纹图谱研究[J].中药材，2012(2)：210-213.

[3] 刘伟、李中燕、田艳，等.北沙参的化学成分及药理作用研究进展[J].国际药学研究杂志，2013，40(3)：291-294.

[4] 李忠祥、王育莹、原忠.北沙参及易混品的ITS2分子鉴定[J].沈阳药科大学学报，2013，30(10)：803-806.

（北京中医药大学　李卫东　陈佳佶）

18. 仙鹤草

Xianhecao

AGRIMONIAE HERBA

【别名】龙芽草、脱力草、狼牙草、金顶龙牙、黄龙尾。

【来源】为蔷薇科植物龙牙草*Agrimonia pilosa* Ledeb.的干燥地上部分。

【本草考证】本品始载于《伪药条辨》，实即古代龙牙草。龙牙草一名最早出自宋代《图经本草》，谓"治赤白痢"，但附图非龙牙草。至《救荒本草》龙牙草记述较详尽，附图与现今龙牙草近似。后续本草多有收入，直至清代《植物名实图考》所附龙牙草图，其形态与龙牙草完全一致。故此确证。

【原植物】多年生草本，高50～120cm。茎直立，全体被白色长柔毛，有时散生短柔毛，上部分枝。单数羽状复叶，互生，有柄；托叶2枚，斜卵形，有深裂齿，被长柔毛；小叶片3～9，长椭圆形或椭圆形，长1～6cm，宽0.6～3cm，先端锐尖，基部楔形，有时稍斜，边缘锐锯齿，两面均被柔毛，具多数黄色腺点；顶端及中部的叶较大，其间夹杂数对小形叶片。总状花序顶生和腋生，窄细，长10～20cm；花有短梗，基部有2枚三叉形苞片；花萼筒状，先端5裂，裂片倒卵形，密被钩刺；花瓣5，黄色，倒卵形，先端微凹；雄蕊10枚或更多；花柱2，柱头头状。瘦果，包于具钩的宿存花萼内。花期7～9月。果期9～10月。（图18-1）

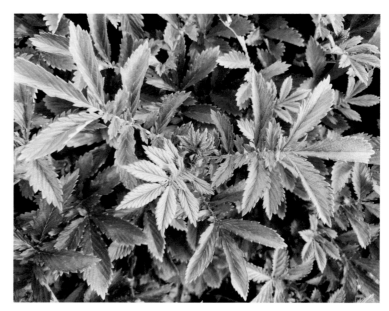

图18-1　龙牙草（杨美华　摄）

生于溪边、山坡草地及疏林中。我国大部分地区均有分布。

【主产地】主产于浙江、江苏、湖北。此外，安徽、福建、广东、河北、山东、湖南、云南等地亦产。

【栽培要点】[1]

1. 生物学特性　仙鹤草的适应性、抗逆性较强。生长适宜温度为15～20℃，最适宜于疏松、肥沃的沙质壤土上种植。在我国华北以南地区，仙鹤草的生长发育期可分为以下几个阶段：3月中下旬进入幼苗期；5～8月进入营养生长旺盛期；8月开花；10月为种子成熟期；入冬前受霜冻地上部分枯死，翌年春季萌发继续生长。在低海拔冬、春季无霜区可终年常绿。

2. 栽培技术　用种子或分根繁殖。种子繁殖：春播南方3月下旬，北方4月中旬、下旬；秋播，南方9月下旬至10月上旬；北方于10月下旬至11月上旬地冻前。在整好的地上作1.3m平畦，条播按行距30～40cm开1～2cm深的沟，将种子均匀撒入沟内，覆薄土，稍压、浇水。每公顷播种量为15～22.5kg，发芽适宜温度为25℃，播后10～15天出苗。分根繁殖：春，秋两季均可进行，将根挖出劈开，每根带2～3个根芽，及时栽种。穴栽按行株距30cm×15cm，挖15cm深的穴，每穴1根，覆土5cm，压实、浇水。如已出芽，栽时将芽露地面，栽后浇水，出苗率可达95%以上。

苗高3～5cm时间苗、补苗，拔去过密的弱苗，苗高15cm时按株距15cm定苗。结合松土进行锄草，苗封垅后不再松土，有草及时拔掉。为增加产量定苗期可施氮肥、人粪尿每公顷1500～22500kg，适当增施磷、钾肥，以促进根的生长。

3．病虫害　病害：白粉病、叶枯病。虫害：白粉虱、棉红蜘蛛等。

【采收与加工】夏、秋间，在枝叶茂盛未开花时，割取全草，除净泥土，晒干。

【药材鉴别】

（一）性状特征

全体长50～100cm，被白色柔毛。茎下部圆柱形，直径0.4～0.6cm，红棕色，上部方柱形，四面略凹陷，绿褐色毛，有纵沟及棱线，有节；体轻，质硬，易折断，断面中空。单数羽状复叶互生，暗绿色，皱缩卷曲；质脆，易碎；叶片有大小2种，相间生于叶轴上，顶端小叶较大，完整小叶片展开后呈卵形或长椭圆形，先端尖，基部楔形，边缘有锯齿；托叶2，抱茎，斜卵形。总状花序细长；花直径0.6～0.9cm，花萼下部呈筒状，萼筒上部有钩刺，先端5裂；花瓣黄色。气微，味微苦。（图18-2）

（二）显微鉴别

粉末特征　叶的粉末暗绿色。上表皮细胞多角形；下表皮细胞壁波状弯曲，气孔不定式或不等式。非腺毛单细胞，长短不一，壁厚，木化，具疣状突起，少数有螺旋纹理。小腺毛头部1～4细胞，卵圆形，柄1～2细胞；另有少数腺鳞，头部单细胞，直径约至68μm，含油滴，柄单细胞。草酸钙簇晶甚多，直径9～50μm。（图18-3）

（三）理化鉴别

薄层色谱　取本品粉末2g，加石油醚（60～90℃）40ml，超声处理30分钟，滤过，滤液蒸干。残渣加三氯甲烷10ml溶解，用5%氢氧化钠溶液10ml振摇提取，弃去三氯甲烷液，氢氧化钠液用稀盐酸调节pH值至1～2，用三氯甲烷振摇提取2次，每次10ml，合并三氯甲烷液，加水10ml洗涤，弃去水液，三氯甲烷液浓缩至1ml，作为供试品溶液。另取仙鹤草对照药材2g，同法制成对照药材溶液。再取仙鹤草酚B对照品，加三氯甲烷制成每1ml含0.5mg的溶液，作为对照品溶液。照薄层色谱法试验，吸取上述三种溶液各10μl，分别点于同一硅胶G薄层板上，以石油醚（60～90℃）–乙酸乙酯–乙酸（100∶9∶5）的上层溶液为展开剂，展开，取出，晾干，喷以10%硫酸乙醇溶液，在105℃加热至斑点显色清晰。供试品色谱中，在与对照药材色谱和对照品色谱相应的位置上，显相同颜色的斑点。

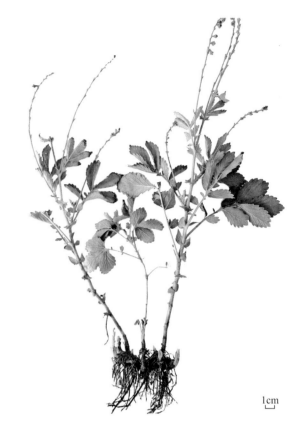

图18-2　仙鹤草药材图

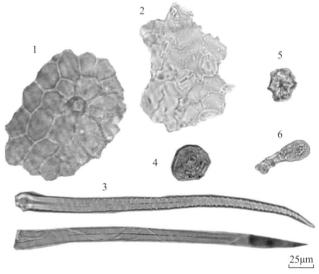

图18-3　仙鹤草粉末图

1.叶上表皮细胞　2.叶下表皮细胞　3.非腺毛　4.腺鳞
5.草酸钙簇晶　6.小腺毛

【质量评价】以质嫩、叶多、无杂质者为佳[2]。水分不得过12.0%，总灰分不得过10.0%。

【化学成分】主要包括黄酮类、三萜类、间苯三酚及其衍生物类、异香豆素类、鞣质及有机酸类、其他类成分[3]。

1.黄酮类　黄酮类成分在仙鹤草中占的比例较大，主要是以槲皮素、山柰酚、木犀草素、芹菜素及其糖苷为主，除此之外还有包括一些儿茶素衍生物、二氢黄酮类等。

2.三萜类　三萜类成分是仙鹤草中除黄酮类成分外含量较大的一类成分，以熊果烷型为主，还有4个乌苏烷型化合物乌苏酸（ursolic acid）、科罗索酸（corosolic acid）、坡模酸（pomolic acid）和委陵菜酸（tormentic acid）。

3.间苯三酚及其衍生物类　仙鹤草酚（agrimol）A～G和伪绵马素（pseudoaspidin）。该类成分具有明确的杀虫等活性，是仙鹤草的有效成分和特征成分。

4.异香豆素类　从仙鹤草的新鲜根茎及根芽中分离得到仙鹤草内酯（agrimonolide）、仙鹤草内酯葡萄糖苷（agrimonolide 6-O-β-D-glucopyranoside）。从仙鹤草地上部分分得去甲基仙鹤草内酯葡萄糖苷（desmethylagrimonolide 6-O-β-D-glucopyranoside）。

5.鞣质类及有机酸类　主要是仙鹤草酚酸A（alagrimonic A）、仙鹤草酚酸B（alagrimonic B）、仙鹤草鞣酸等。有机酸类成分主要有没食子酸（gallic acid）、异香草酸（isovanillic acid）、原儿茶酸（protocatechuic acid）和原儿茶醛（protocatechuic aldehyde）等。

6.其他类　仙鹤草中的甾体类成分主要为β-胡萝卜苷（β-daucosterol）、β-谷甾醇（β-sitosterol）、（24R）-乙基3β，5α，6β-三羟基胆甾烷，脂肪族类化合物有三十一烷醇、三十二烷醇、二十七烷醇、二十六烷酸等。

【性味归经】苦、涩，平。归心、肝经。

【功能主治】收敛止血，截疟，止痢，解毒，补虚。用于咯血，吐血，崩漏下血，疟疾，血痢，痈肿疮毒，阴痒带下，脱力劳伤。

【药理作用】

1.杀虫作用　鹤草酚对体外培养血吸虫活动具有抑制和杀灭作用，鹤草酚合并咪硝唑对感染动物体内虫体有明显杀灭作用。鹤草酚对实验动物感染的绦虫和蛔虫表现出一定的杀灭作用。仙鹤草水提液具有抑制和杀灭体外培养的阴道毛滴虫的作用，可用于临床治疗阴道滴虫炎[4]。

2.抗肿瘤作用　仙鹤草水提液可提高SMMC-7721肝癌细胞的凋亡率，诱导细胞凋亡[5]。仙鹤草可明显抑制荷瘤动物的前列腺癌细胞增生，使瘤重下降[6]。

3.镇痛抗炎作用　仙鹤草甲醇提取物可减弱被激活的巨噬细胞和嗜碱性粒细胞，控制OVA诱导的气道炎症，发挥镇痛抗炎作用[7]。

4.止血作用　仙鹤草水提物具有抗凝、抗血栓作用[8]。

5.抗氧化作用　仙鹤草醇提取物能增加疲劳大鼠力竭运动时间，降低心肌MDA含量，提高其抗氧化能力，降低脂质过氧化反应和缓解心肌氧化应激损伤[9]。

6.其他作用　仙鹤草可用来治疗更年期症状或绝经后妇女疾病[10]。

【附注】一般认为仙鹤草无毒，临床应用安全，无不良反应，但有报道表明大剂量服用仙鹤草会导致恶心呕吐，甚至大汗虚脱的不良反应，严重者可出现肾功能衰竭[11]。

主要参考文献

[1] 魏盼盼，李爱民，张正海.仙鹤草栽培管理[J].特种经济动植物，2010(10)：37.

[2] 丁飞.药用植物仙鹤草规范化栽培技术[J].现代农业，2010(10)：12.

[3] 刘位杰，梁敬钰，孙建博，等.仙鹤草化学成分及药理作用研究进展[J].海峡药学，2016，28(2)：1-7.

[4] 王彦英，王秀菊，郭永和.中药体外抗阴道毛滴虫的试验研究[J].中国寄生虫病防治杂志，2002，15(4)：20.

[5] 邹夏慧，张焜和，陈江，等.仙鹤草水提液对SMMC-7721肝癌细胞的抗癌作用及其机制[J].重庆医学，2013，42(32)：3929.

[6] 何青峰，吴娟.仙鹤草对小鼠前列腺移植瘤PC-3的影响[J].中药药理与临床，2015，31(1)：151-152.

[7] Kim Jae-Jin, Jiang Jun, Shim Do-Wan, et al. Anti-inflammatory and antiallergic effects of Agrimonia pilosa Ledeb. extract on murine cell lines and OVA-induced airway inflammation [J]. Journal of Ethnopharmacology, 2012, 140(2): 213-221.

[8] 费鲜明，陈艳，吴万飞，等.仙鹤草水提物体外对血小板聚集、凝血功能及血液流变学的影响[J].中国临床药理学与治疗

学，2013，18(1)：10-16.

[9] 石君杰，宋李亚，梅诗雪，等.仙鹤草醇提取物对运动性疲劳大鼠心肌氧化应激性损伤的干预作用[J].中国康复医学杂志，2013，28(9)：868-869.

[10] Lee Young Min, Kim Jung Bong, Bae Ji Hyun, et al. Estrogen-like activity of aqueous extract from Agrimonia pilosa Ledeb in MCF-7 cells [J]. BMC Complementary and Alternative Medicine, 2012(12): 260.

[11] 赖中福，卢壬丹.过量服用木通、仙鹤草致肾功能衰竭各1例[J].中国药业，2003，12(7)：59.

（北京市药品检验所　郭洪祝　赵一懿　陈有根）

19. 白头翁

Baitouweng

PULSATILLAE RADIX

【别名】羊胡子花、老冠花、老公花、老姑子花、毛姑朵花。

【来源】为毛茛科植物白头翁*Pulsatilla chinensis*（Bge.）Regel的干燥根。

【本草考证】本品始载于《神农本草经》，列为下品。《伤寒论》中有"热痢下重者，白头翁汤主之"的记载。陶弘景谓："近根处有白茸，状似白头老翁，故以为名"。《新修本草》云："其叶似芍药而大，抽一茎，茎头一花，紫色，似木槿花，实大者如鸡子，白毛寸余，皆披下，正似白头老翁"。以上描述与现今所用白头翁基本一致。

【原植物】植株高15～35cm。根状茎粗0.8～1.5cm。基生叶4～5，通常在开花时刚刚生出，有长柄；叶片宽卵形，长4.5～14cm，宽6.5～16cm，三全裂，中全裂片有柄或近无柄，宽卵形，三深裂，中深裂片楔状倒卵形，少有狭楔形或倒梯形，全缘或有齿，侧深裂片不等二浅裂，侧全裂片无柄或近无柄，不等三深裂，表面无毛，背面有长柔毛；叶柄长7～15cm，有密长柔毛。花葶，有柔毛；苞片3，基部合生成长3～10mm的筒，三深裂，深裂片线形，不分裂或上部三浅裂，背面密被长柔毛；花梗长2.5～5.5cm，结果时长达23cm；花直立；萼片蓝紫色，长圆状卵形，长2.8～4.4cm，宽0.9～2cm，背面有密柔毛；雄蕊长约为萼片之半。聚合果直径9～12cm；瘦果纺锤形，扁，长3.5～4mm，有长柔毛，宿存花柱长3.5～6.5cm，有向上斜展的长柔毛。4～5月开花。（图19-1）

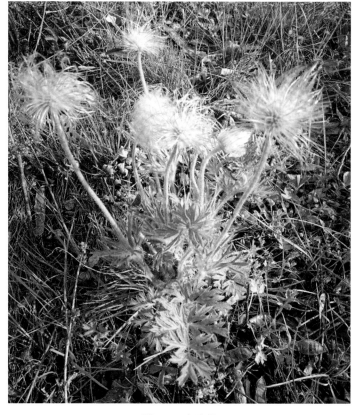

图19-1　白头翁

生平原和低山山坡草丛中、林边或干旱多石的坡地。分布于四川（宝兴，海拔3200m）、湖北北部、江苏、安徽、河南、甘肃南部、陕西、山西、山东、河北（海拔200～1900m）、内蒙古、辽宁、吉林、黑龙江。

【主产地】全国大部分地区均产。以东北及河南、河北、山东、山西、安徽等地产量大，质量佳，销全国。

【栽培要点】

1.生物学特性　喜凉爽气候，耐寒。土壤以排水良好的砂质土壤为好，冲积土和黏壤土次之，但不宜在排水不良的低洼地栽种。

2.栽培技术　种子繁殖，早春或晚秋播种。早春多在3～4月于苗床条播，行距3～5cm，覆土以盖没种子为度，苗床覆盖稻草保湿。第二年春，越冬幼苗未萌芽前，按行距约30cm，株距约10cm移栽。生长期间注意松土、除草，雨季注意排水。

【采收与加工】野生品春、秋两季采根；栽培品于播种第三、四年3～4月或9～10月采根，一般认为春采质量较好，采收时，将根挖出，剪去地上部分，洗净晒干。

【药材鉴别】

（一）性状特征

类圆柱形或圆锥形，稍扭曲，长6～20cm，直径0.5～2cm。表面黄棕色或棕褐色，具不规则纵皱纹或纵沟，皮部易脱落，露出黄色的木部，有的有网状裂纹或裂隙，近根头处常有朽状凹洞。根头部稍膨大，有白色绒毛，有的可见鞘状叶柄残基。质硬而脆，断面皮部黄白色或淡黄棕色，木部淡黄色。气微，味微苦涩。（图19-2）

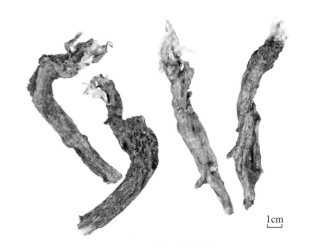

图19-2　白头翁药材图

（二）显微鉴别

横切面　表皮、皮层、内皮层通常已脱落。韧皮部宽广，外侧细胞棕色，壁木栓化；韧皮纤维单个散在或数个成束，直径15～35μm，壁较厚，有的根无纤维。形成层环明显。木质部射线较宽；导管呈圆多角形，单个散在或数个成群，直径25～85μm；木纤维直径至42μm，壁稍厚，非木化。较粗的根，中央常为薄壁细胞。（图19-3）

（三）理化鉴别

薄层色谱　取本品1g，研细，加甲醇10ml，超声处理10分钟，滤过，取滤液作为供试品溶液。另取

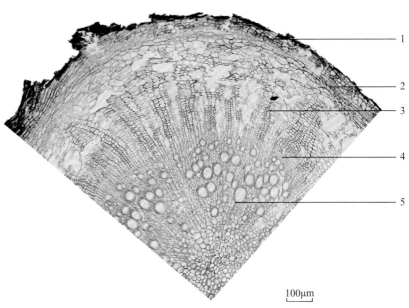

图19-3　白头翁横切面图

1.木栓层　2.栓内层　3.韧皮部　4.形成层　5.木质部

白头翁对照药材1g，同法制成对照药材溶液。照薄层色谱法试验，吸取上述两种溶液各5μl，分别点于同一硅胶G薄层板上，以正丁醇–醋酸–水（4：1：2）的上层溶液为展开剂，展开，取出，晾干，喷以10%硫酸乙醇溶液，在105℃加热至斑点显色清晰。供试品色谱中，在与对照药材色谱相应的位置上，显相同颜色的斑点。

【质量评价】以身干、条粗大、整齐不碎、灰黄色头部有白色绒毛者为佳。采用高效液相色谱法测定，本品按干燥品计算，含白头翁皂苷B$_4$（C$_{59}$H$_{96}$O$_{26}$）不得少于4.6%。

【化学成分】主要成分为三萜皂苷、三萜酸、木脂素、胡萝卜苷、糖蛋白等，其中三萜皂苷是其特征成分和有效成分。

1. 三萜皂苷类　三萜皂苷为白头翁主要成分，目前已分离鉴定几十余种，分别属于齐墩果烷型和羽扇豆烷型五环三萜。苷元类型主要为齐墩果酸皂苷元、常春藤皂苷元和23-羟基白桦酸皂苷元三种，与糖连接成苷的位置主要为苷元的3位羟基与28位羧基，连接的糖有α-L-阿拉伯糖、α-L-鼠李糖、β-D-葡萄糖、β-D-半乳糖和β-D-木糖五种[1]。

2. 三萜酸类　23-羟基白桦酸（anemosapogenin）、白头翁酸（pulsatillc acid）、常春藤酮酸（hederagonic acid）、齐墩果酸（oleanolic acid）和常春藤皂苷元（hederagenin）等[2]。

3. 木脂素类　（+）-松脂素［（+）-pinoresinol］和β-足叶草脂素（β-peltatin）等[3]。

【性味归经】苦，寒。归胃、大肠经。

【功能主治】清热解毒，凉血止痢。用于热毒血痢，阴痒带下。

【药理作用】

1. 抗菌作用　白头翁鲜汁、煎剂、乙醇提取物于体外均有明显抗菌作用，能抑制金黄色葡萄球菌、铜绿假单胞菌、痢疾杆菌、枯草杆菌、伤寒杆菌、沙门菌等的生长。

2. 抗阿米巴原虫作用　体外实验白头翁煎剂于1∶60、白头翁皂苷于1∶500能抑制阿米巴的繁殖，而煎剂于1∶40、皂苷于1∶200时能完全抑制阿米巴的生长。

3. 抗其他病原体作用　白头翁60%乙醇浸膏或水液于5%浓度5分钟即可杀死阴道滴虫。此外，白头翁及其复方如白头翁汤对皮肤真菌、酵母菌、锥虫、白色念珠菌均有抑制作用[4]。

4. 抗炎作用　白头翁提取物对大鼠腹腔巨噬细胞产生白三烯B$_4$与羟基二十碳四烯酸有明显抑制作用，对白三烯B$_4$产生的抑制率为94.9%，对5-羟基二十碳四烯酸产生的抑制率为44.4%，并可明显抑制内毒素细胞脂多糖刺激巨噬细胞分泌白介素6，从而避免集体过度炎性反应，保护脏器，降低全身性脏器损伤[5]。

5. 抗氧化作用　白头翁水提物能够提高小鼠血清超氧化物歧化酶的活性，其机制可能与消除氧自由基、中断或终止自由基的氧化反应以及增强机体的总抗氧化能力有关[2]。

6. 抗肿瘤作用　白头翁醇提物能明显抑制小鼠S$_{180}$肉瘤、HepA肝癌的生长[6]。

7. 其他作用　白头翁乙醇提取物具有镇静、镇痛作用。

主要参考文献

[1] 连姗，江蔚新，薛睿，等.白头翁皂苷成分及药理作用研究进展[J].亚太传统医药，2016，12(2)：35-38.

[2] 陈振华，管咏梅，杨世林，等.白头翁研究进展[J].中成药，2014，36(11)：2380-2383.

[3] Mimaki Y, Kuroda M, Asano T, et al. Triterpene saponins and lignans from the roots of *Pulsatilla chinensis* and their cytotoxic activity against HL-60 cells [J]. Journal of Natural Products, 1999, 62 (9) : 1279-1286.

[4] 时维静，李立顺，董卫星.白头翁化学成分、药理作用及临床应用研究进展[J].中兽医医药杂志，2009，28(4)：22-25.

[5] 莫少红.白头翁的化学成分及药理作用研究进展[J].中药材，2001(5)：385-387.

[6] 胡伟琼，魏韶锋，张红阳，等.白头翁抗肿瘤机制研究进展[J].中药材，2018，41(5)：1241-1246.

（中国药科大学　张成宇　李会军　李萍）

20. 白芷

Baizhi

ANGELICAE DAHURICAE RADIX

【别名】芳香、苻蓠、白茝。

【来源】为伞形科植物白芷*Angelica dahurica*（Fisch. ex Hoffm.）Benth. et Hook. f .或杭白芷*Angelica dahurica*（Fisch. ex Hoffm.）Benth. et Hook. f. var. *formosana*（Boiss.）Shan et Yuan的干燥根。

【本草考证】本品始载于《神农本草经》。《名医别录》载："白芷，生河东川谷下泽。二月、八月采根，曝干"。《图经本草》载："白芷，根长尺余，粗细不等，枝干去地五寸以上。春生叶相对婆娑，紫色，阔三指许，花白微黄，入伏后结子，立秋后苗枯。二月、八月采根，暴干。以黄泽者为佳"。《植物名实图考》载："白芷，滇南生者，肥茎绿缕，颇似茴香，抱茎生枝，长尺有咫，对叶密挤，锯齿槎枒，龈齶翘起，涩纹深刻，梢开五瓣白花，黄蕊"。本草记载与现今所用白芷基本一致。

【原植物】

1. 白芷　多年生高大草本。根圆柱形，有分枝，直径3～5cm，外表皮黄褐色至褐色，有浓烈气味。基生叶一回羽状分裂，有长柄，叶鞘管状抱茎，边缘膜质；茎上部叶二至三回羽状分裂，叶片轮廓为卵形至三角形，长15～30cm；末回裂片长圆形，卵形或线状披针形，基部沿叶轴下延成翅状；花序下方的叶简化成膨大的囊状叶鞘。复伞形花序顶生，直径10～30cm，有短糙毛；伞辐18～40（70）；小总苞片5～10余，线状披针形，膜质；花白色，无萼齿；花瓣倒卵形。果实长圆形至卵圆形，黄棕色，无毛，背棱扁，厚而钝圆，近海绵质，远较棱槽为宽，侧棱翅状，较果体狭；棱槽中有油管1个，合生面有油管2个。花期7～8月，果期8～9月。（图20-1）

常生长于林下，林缘，溪旁、灌丛及山谷草地。分布于我国东北及华北地区。目前国内北方各省多栽培。

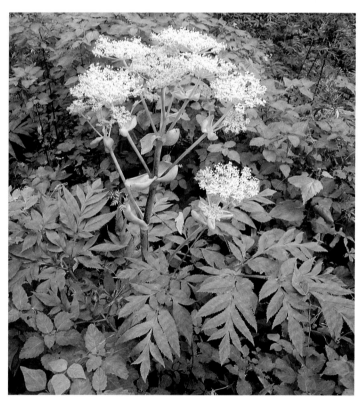

图20-1　白芷（于俊林　摄）

2. 杭白芷　与白芷的植物形态基本一致。茎及叶鞘多为黄绿色。根长圆锥形，上部近方形，表面灰棕色，有多数较大的皮孔样横向突起，略排列成数纵行，质硬较重，断面白色，粉性大。

栽培于四川、浙江、湖南、湖北、江西、江苏、安徽及南方一些省区。

【主产地】主产于江苏、安徽、浙江、江西、湖北、湖南、四川等地。

【栽培要点】

1. 生物学特性　喜温暖湿润气候、耐寒。宜在阳光充足、土层深厚、疏松肥沃、排水良好的砂质壤土栽培。种子在恒温下发芽率低，在变温下发芽较好，以10～30℃变温为佳。

2. 栽培技术　用种子繁殖，一般采用直播，不宜移栽。6月果实外皮呈绿色时，选侧枝上结的果实，分批采收，挂通风处干燥。春播于3、4月进行，但产量和质量较差，通常采用秋播，适宜播种期因地而异，华北地区多在8月下旬至9月初，穴播，按行株距35cm×（15～20）cm开穴，深5～10cm，1hm²用种量约11.25kg。条播按行距35cm开浅沟，将种子均匀撒入沟内，盖薄层细土，压实，浇水，1hm²用种子22.5kg。播后15～20天出苗。

【采收与加工】春播在当年10月中、下旬，秋播于翌年8月下旬叶枯萎时采收，抖去泥土，晒干或烘干。

【药材鉴别】

（一）性状特征

呈长圆锥形，长10～25cm，直径1.5～2.5cm。表面灰棕色或黄棕色，根头部钝四棱形或近圆形，具纵皱纹、支根痕及皮孔样的横向突起，有的排列成四纵行。顶端有凹陷的茎痕。质坚实，断面白色或灰白色，粉性，形成层环棕色，近方形或近圆形，皮部散有多数棕色油点。气芳香，味辛、微苦。（图20-2）

（二）显微鉴别

横切面

1.白芷　木栓层由5～10列细胞组成。皮层和韧皮部散有油管。形成层成环。木质部略呈圆形，导管放射状排列。薄壁细胞含淀粉粒，有的含草酸钙簇晶。（图20-3）

2.杭白芷　木质部略呈方形，射线较多，导管稀疏排列。

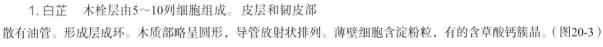
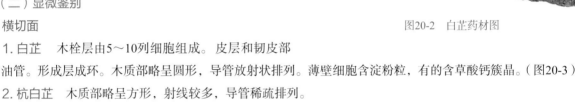

图20-2　白芷药材图

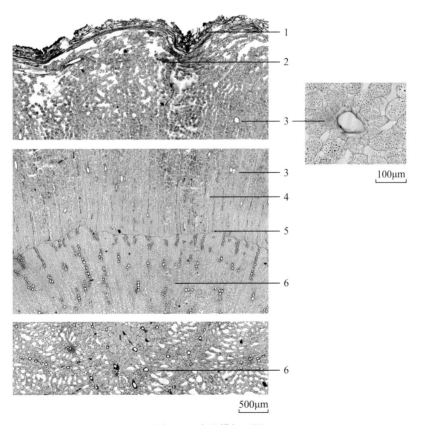

图20-3　白芷横切面图

1.木栓层　2.皮层　3.油管　4.韧皮部　5.形成层　6.木质部

（三）理化鉴别

薄层色谱　取本品干燥细粉0.5g，加乙醚10ml，浸泡1小时，时时振摇，滤过，滤液挥干，残渣加乙酸乙酯1ml使溶解，作为供试品溶液。另取白芷对照药材0.5g，同法制成对照药材溶液。再取欧前胡素对照品、异欧前胡素对照品，加乙酸乙酯制成每1ml含1mg的混合溶液，作为对照品溶液。照薄层色谱法试验，吸取上述三种溶液各4μl，分别点于同一硅胶G薄层板上，以石油醚（30～60℃）–乙醚（3∶2）为展开剂，在25℃以下展开，取出，晾干，置紫外光灯（365nm）下检视。供试品色谱中，在与对照药材色谱和对照品色谱相应的位置上，显相同颜色的荧光斑点。

【质量评价】以独支、条粗壮、质硬、体重、粉性足、香气浓者为佳。本品按干燥品计算，含欧前胡素（$C_{16}H_{14}O_4$）不得少于0.080%。

【化学成分】

1.杭白芷　根含欧前胡素（imperatorin）、异欧前胡素（isoimperatorin）、别异欧前胡素（alloisoimperatorin）、别欧前胡素（alloimperatorin）、氧化前胡素（oxypeucedanin）、异氧化前胡素（isooxypeucedanin）、水合氧化前胡素（oxypeucedanin hydrate）、白当归素（byakangelicin）、白当归脑（byakangelicol）、新白当归脑（neobyakangelicol）、佛手柑内酯（bergapten）、花椒毒素（xanthotoxin）等[1-3]。

2.白芷　根含欧前胡素（imperatorin）、异欧前胡素（isoimperatorin）、氧化前胡素（oxypeucedanin）等[1, 3]。

【性味归经】辛、温。归胃、大肠、肺经。

【功能主治】解表散寒，祛风止痛，宣通鼻窍，燥湿止带，消肿排脓。用于感冒头痛，眉棱骨痛，鼻塞流涕，鼻衄，鼻渊，牙痛，带下，疮疡肿痛。

【药理作用】

1.抗炎作用　白芷煎剂可明显抑制二甲苯所致小鼠耳部的炎症[4]。

2.解热镇痛作用　用蛋白胨皮下注射于兔背部造成的高热动物模型，白芷煎剂有明显的解热作用[4]。

3.解痉作用　白芷中的佛手柑内酯、花椒毒素、异欧前胡素对兔回肠具有明显的解痉作用[3]。

4.其他作用　抗菌作用、光敏作用、抗癌作用、抗辐射作用[4]。

【用药警戒或禁忌】白芷煎剂灌胃对小鼠的LD$_{50}$为42.88g/kg；欧前胡素乙每日给幼大鼠每75g体重2.5mg，60天未见对鼠生长有明显影响，但可引起肝损害等。小量白芷毒素对动物延髓血管运动中枢、呼吸中枢、迷走神经及脊髓等都有兴奋作用，能引起血压上升、脉搏变慢、呼吸加深、呕吐等，大量可引发强迫性间歇性惊厥，继之全身麻痹。

主要参考文献

[1] 周爱民，李强，雷海民，等.白芷化学成分的研究[J].中草药，2010，41(7)：1081-1083.

[2] 卢嘉，金丽，金永生，等.中药杭白芷化学成分的研究[J].第二军医大学学报，2007，28(3)：294-298.

[3] 朱艺欣，李宝莉，马宏胜，等.白芷的有效成分提取、药理作用及临床应用研究进展[J].中国医药导报，2014，11(31)：159-162.

[4] 吴媛媛，蒋桂华，马逾英，等.白芷的药理作用研究进展[J].时珍国医国药，2009(3)：625-627.

（天津药物研究院　张铁军　张洪兵　许浚）

21. 白芥子

Baijiezi

SINAPIS SEMEN

【**别名**】辣菜子。

【**来源**】为十字花科植物白芥*Sinapis alba* L.或芥*Brassica juncea*（L.）Czern. et Coss的干燥成熟种子。

【**本草考证**】本品始载于《新修本草》，云："此芥有三种——又有白芥，子粗大，白色，如白粱米，甚辛美，从戎中来。"《蜀本草》中也载有"一种叶大，子白且粗，名曰胡芥，啖之及入药最佳。"至宋代《开宝本草》始将白芥独立成条。《本草纲目》云："以八九月下种，冬生可食。至春深茎高二三尺，其叶花而丫，如花芥叶，青白色……三月开黄花，香郁。结角如芥角，其子大如粱米，黄白色。"考诸家之说，即今白芥。本草记载与现今所用本草基本一致。

【**原植物**】白芥一年生草本，高达75（～100）cm；茎直立，有分枝，具稍外折硬单毛。下部叶大头羽裂，长5～15cm，宽2～6cm，有2～3对裂片，顶裂片宽卵形，长3.5～6cm，宽3.5～4.5cm，常3裂，侧裂片长1.5～2.5cm，宽5～15mm，二者顶端皆圆钝或急尖，基部和叶轴会合，边缘有不规则粗锯齿，两面粗糙，有柔毛或近无毛；叶柄长1～1.5cm；上部叶卵形或长圆卵形，长2～4.5cm，边缘有缺刻状裂齿；叶柄长3～10mm。总状花序有多数花，果期长达30cm，无苞片；花淡黄色，直径约1cm；花梗开展或稍外折，长5～14mm；萼片长圆形或长圆状卵形，长4～5mm，无毛或稍有毛，具白色膜质边缘；花瓣倒卵形，长8～10mm，具短爪。长角果近圆柱形，长2～4cm，宽3～4mm，直立或弯曲，具糙硬毛，果瓣有3～7平行脉；喙稍扁压，剑状，长6～15mm，常弯曲，向顶端渐细，有0～1种子；种子每室1～4个，球形，直径约2mm，黄棕色，有细窝穴。花果期6～8月。（图21-1）

原产欧洲。我国辽宁、山西、山东、安徽、新疆、四川、云南等省区引种栽培。

【**主产地**】主产于安徽、四川、山西、山东、新疆、云南等地。

【**栽培要点**】

1. 生物学特性　喜暖、抗旱。适应性广，对气候、土壤的要求较宽，土壤以紫色土和砂壤土最为适合。

2. 栽培技术　种子繁殖，可春播也可秋播，以秋播为好，即秋分节令开始播，条播，覆土1～2cm。育苗移栽：10月上旬育苗，10月下旬或11月上旬移栽，栽后浇1～2次水。紫色土和砂土地区的土壤普遍缺硼，应在蕾薹期喷洒两次硼砂溶液，以防止花而不实。

3. 病虫害　病害：条斑病、花叶病和丛枝病。虫害：叶蜂和跳甲[1]。

【**采收与加工**】6～8月待果实大部分出现黄色时割下全株，晒干，打下种子，除去杂质。

【**药材鉴别**】

（一）性状特征

呈球形，直径1.5～2.5mm。表面灰白色至淡黄色，具细微的网纹，有明显的点状种脐。种皮薄而脆，破开后内有白色折叠的子叶，有油性。气微，味辛辣。（图21-2）

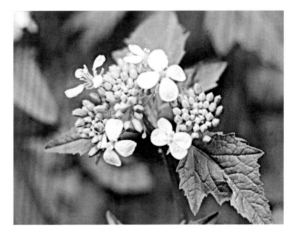

图21-1　白芥（刘翔　摄）

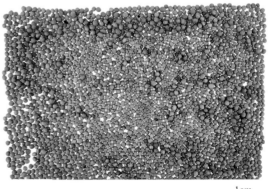

1cm

图21-2　白芥子药材图

（二）显微鉴别

横切面 最外为1列切向延长的表皮黏液细胞，其外壁向外特化成黏液层；下皮1~2列细胞，壁薄；栅状细胞1列，其内壁和侧壁的1/2处增厚，外壁菲薄；色素细胞呈颓废状。内胚乳为1列类方形或长方形的细胞，内含糊粉粒，其下方为颓废细胞层。子叶发达，细胞内含糊粉粒和油滴[2]。（图21-3）

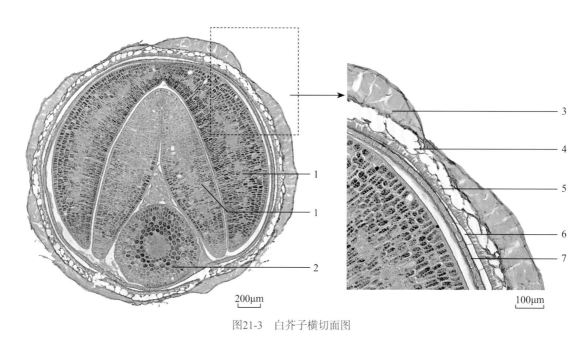

图21-3 白芥子横切面图

1.子叶 2.胚根 3.表皮黏液细胞 4.下皮细胞 5.栅状细胞 6.颓废状色素细胞 7.内胚乳

（三）理化鉴别

薄层色谱 取本品粉末1g，加甲醇50ml，超声处理1小时，滤过，滤液蒸干，残渣加甲醇5ml使溶解，作为供试品溶液。另取芥子碱硫氰酸盐对照品，加甲醇制成每1ml含1mg的溶液，作为对照品溶液。照薄层色谱法试验，吸取上述两种溶液各5~10μl，分别点于同一硅胶G薄层板上，以乙酸乙酯–丙酮–甲酸–水（3.5∶5∶0.5∶0.5）为展开剂，展开，取出，晾干，置紫外光灯（365nm）下检视。供试品色谱中，在与对照品色谱相应的位置上，显相同颜色的斑点。（图21-4）

【质量评价】 以粒大、饱满、色黄白者为佳。采用高效液相色谱法测定，本品按干燥品计算，含芥子碱以芥子碱硫氰酸盐（$C_{16}H_{24}NO_5 \cdot SCN$）计，不得少于0.50%。

【化学成分】 主要成分为糖苷。含白芥子苷（sinalbin），另含芥子碱（sinapine）、芥子酶（myrosin）、脂肪油、4-羟基苯甲胺（4-hydroxybenzyl amine）等。白芥子苷经芥子酶水解，产生异硫氰酸对羟苄酯（phydroxybenzyl isothiocyanate）、重硫酸芥子碱（sinapine bisulphate）及葡萄糖。此外，白芥子尚有芥子碱硫氰酸盐、β-谷甾醇等。

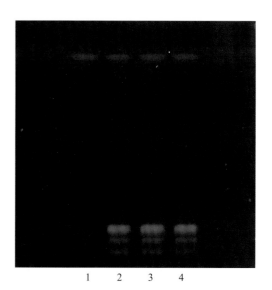

图21-4 白芥子薄层色谱图

1.芥子碱硫氰酸盐对照品 2~4.样品

【性味归经】 辛，温。归肺经。

【功能主治】 温肺豁痰利气，散结通络止痛。用于寒痰咳嗽，胸胁胀痛，痰滞经络，关节麻木、疼痛，痰湿流注，阴疽肿痛。

【药理作用】

1. 对呼吸系统的作用　白芥子水提取物有明显的祛痰作用[3]。

2. 抗雄激素作用　白芥子醇提物、白芥子苷和谷甾醇给由丙酸睾酮诱发的去势小鼠灌胃，均能显著抑制去势小鼠的前列腺增生，降低小鼠血清酸性磷酸酶活性[4]。

3. 抗炎作用　白芥子苷和β-谷甾醇均具有抗炎作用[5]。

【用药警戒或禁忌】肺虚久咳，阴虚炎旺者禁服。内服过量会引起呕吐、腹泻。白芥子油对皮肤黏膜有刺激作用，能引起充血、灼痛，甚至发疱，皮肤过敏或溃破者忌外用。

主要参考文献

[1] 王光品.白芥子栽培技术[J].农村实用技术，2006(07)：28-29.

[2] 徐国钧，徐珞珊.中药材粉末显微鉴定[M].北京：人民卫生出版社，1986：528-529.

[3] 张学梅，刘凡亮，梁文波，等.白芥子提取物的镇咳、祛痰及平喘作用研究[J].中草药，2003(07)：62-64.

[4] 吴国欣，林跃鑫，欧敏锐，等.白芥子提取物抑制前列腺增生的实验研究Ⅱ[J].中国中药杂志，2003(07)：643-647.

[5] 吴国欣，林跃鑫，欧敏锐，等.芥子碱的抗雄激素作用[J].中国医药学报，2003(03)：142-144+192.

（北京中医药大学　刘春生）

22. 白扁豆

Baibiandou

LABLAB SEMEN ALBUM

【别名】白眉豆、膨皮豆、蛾眉豆、藤豆。

【来源】为豆科植物扁豆*Dolichos lablab* L.的干燥成熟种子。

【本草考证】本品始载于《名医别录》，原名藊豆，列为中品。《图经本草》载："大叶细花，花有红白二色，荚生花下，其实有黑白两种，……入药用白者。"《本草纲目》载："藊本作扁，荚形扁也，叶大如杯因而有尖，其花状如小蛾，有翅尾形。……凡用硬壳扁豆子，连皮炒熟入药，亦有水浸去皮及生用者。"本草记载与现今所用白扁豆基本一致。

【原植物】一年生缠绕草质藤本，长达6m。茎呈淡绿色。三出复叶；叶柄长4～14cm；托叶披针形或三角状卵形，被白色柔毛；顶生小叶柄长1.5～3.5cm，两侧小叶柄较短，长2～3mm，均被白色柔毛；顶生小叶宽三角状卵形，长5～10cm，宽4～8cm，先端尖，基部广楔形或截形，全缘，两面均被短柔毛，基出3主脉，侧卧羽状；侧生小叶斜卵形，两边不均等。总状花序腋生，长15～25cm，直立，花序轴较粗壮；2～4花或多花丛生于花序轴的节上，小苞片舌状，2枚，早落；花萼宽钟状，先端5齿，上部2齿几乎完全合生，边缘密被白色柔毛；花冠蝶形，白色，长约2cm，旗瓣广椭圆形，先端向内微凹，翼瓣斜椭圆形，近基部处一侧有耳状突起，龙骨瓣舟状，弯曲几成直角；雄蕊10，1枚单生，其余9枚的花丝部分连合成管状，将雌蕊包被；子房线形，有绢毛，基部有腺体，花柱近先端有白色髯毛，柱头头状。荚果镰形或倒卵状长椭圆形，扁平，长5～8cm，宽1～3cm，先端较宽，顶上具一向下弯曲的喙，边缘粗糙。种子2～5粒，扁椭圆形，白色，长8～13mm，宽6～9mm，厚4～7mm，种脐与种脊长而隆起，一侧边缘有隆

起的白色半月形种阜。花期6～8月，果期9～10月。（图22-1）

全国各地均有栽培。主要分布于辽宁、河北、山西、陕西、山东、江苏、安徽、浙江、江西、福建、台湾、河南、湖北、湖南、广东、海南、广西、四川、贵州、云南等地。

【主产地】主产于安徽、陕西、湖南、河南、浙江、山西等地。

【栽培要点】

1. 生物学特性 喜温暖湿润气候，怕寒霜，受霜害后，轻者影响生长，重者死亡。苗期需潮湿，应注意浇水。花期要求干旱，空气和土壤湿度大，容易落花。适宜于肥沃、排水良好的砂质壤土上种植。温度在16～20℃。

2. 栽培技术 用种子繁殖。春播，由于种子顶土能力弱，故播种前应先浇水，待可耕时立即下种，穴播，每穴放种子2～3粒，覆土0.6～1cm，略镇压。出苗后不久即应培土。生长初期，应注意浇水，保持土壤潮湿。

3. 病虫害 病害：锈病等。虫害：蚜虫、红蜘蛛等。

【采收与加工】9～10月采收成熟果实，晒干，取出种子，再晒干。

【商品规格】白扁豆规格等级根据干瘪粒、破碎粒和残留果荚所占的比例分为统货和选货，统货所占比例为5%～10%，选货为5%以下[1]。

【药材鉴别】

（一）性状特征

种子扁椭圆形或扁卵圆形，长8～13mm，宽6～9mm，厚约7mm。表面淡黄白色或淡黄色，平滑，略有光泽，一侧边缘有隆起的白色眉状种阜。质坚硬。种皮薄而脆，子叶2，肥厚，黄白色。气微，味淡，嚼之有豆腥气。（图22-2）

（二）显微鉴别

1. 横切面 表皮为1列栅状细胞，种脐处2列，光辉带明显。支持细胞1列，呈哑铃状，种脐部位为3～5列。其下为10列薄壁细胞，内侧细胞呈颓废状。子叶细胞含众多淀粉粒。种脐部位栅状细胞的外侧有种阜，内侧有管胞岛，椭圆形，细胞壁网状增厚，其两侧为星状组织，细胞星芒状，有大型的细胞间隙，有的胞腔含棕色物。（图22-3）

2. 粉末特征 粉末黄白色。淀粉粒单粒类圆形、卵圆形、广卵形、肾形、圆三角形或不规则形，直径3～39μm，长约至46μm。种皮表皮栅状细胞断面观，长26～214μm，宽5～6μm，外壁极厚，有较多纵沟纹，侧壁上部增厚，中、下部稍厚，内壁薄，光辉带位于细胞近外缘；顶面观类多角形，壁极厚，孔沟细密；底面观类圆形，壁极厚，胞腔大。种皮支持细胞数个成群或单个散离。断面观哑铃状，长20～125μm，外壁和内壁薄，侧壁中部厚至14μm；表面观类圆形或卵圆形，直径20～68μm，可见环状增厚壁，胞腔明显。种阜细胞呈栅状，类长圆形或不规则形，长至280μm，直径9～70μm，壁稍厚，有的可见细小横向纹孔，胞腔内充满细小淀粉粒。星状细胞分枝较宽而短，壁稍厚，胞腔内含棕色物。有子叶细胞。

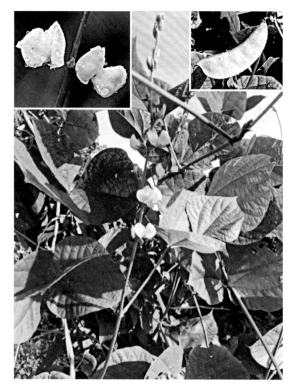

图22-1 扁豆

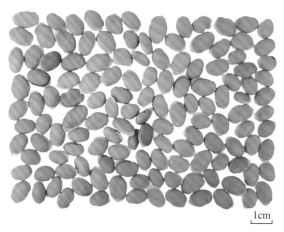

图22-2 白扁豆药材图

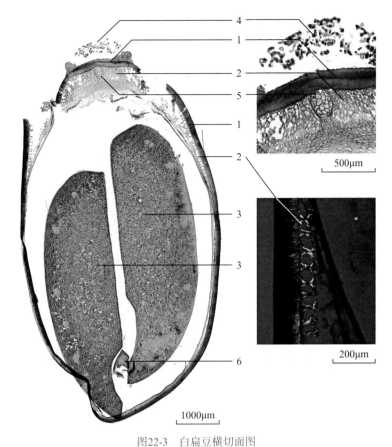

图22-3　白扁豆横切面图

1. 种皮栅状细胞　2. 支持细胞　3. 子叶　4. 种阜　5. 管胞岛　6. 胚根

（三）理化鉴别

薄层色谱　取本品粗粉2g，加水20ml，加热回流30分钟，滤过，滤液蒸干，残渣加70%乙醇10ml使溶解，滤过，滤液作为供试品溶液。另取白扁豆对照药材2g，同法制成对照药材溶液。照薄层色谱法试验，吸取上述两种溶液各10μl，分别点于同一硅胶G薄层板上，以正丁醇–冰醋酸–水（3∶1∶1）为展开剂，展开，取出，晾干，喷以1%茚三酮乙醇溶液，在105℃加热至斑点显色清晰，置日光下检视。供试品色谱中，在与对照药材色谱相应的位置上，显相同颜色的斑点。（图22-4）

【质量评价】本品以粒饱满、色白者为佳。采用高效液相色谱法测定，按干燥品计算，含派可林酸（$C_6H_{11}NO_2$）不得少于0.08%[2]。

【化学成分】主要成分为碳水化合物、蛋白质、脂肪、甾体及其苷，以及微量的钙、磷、铁和多种维生素，L-2-哌啶酸（L-pipecolic acid）和具有毒性的植物凝集素（phytoagglutintin）等。

1. 蛋白质类　含蛋白质2.27%[3]。

2. 糖类　淀粉含量达47.86%～57.29%[4]，还含有棉子糖、水苏糖、果糖等。

3. 甾体及其苷类　淀粉氰苷、扁豆皂苷Ⅰ（lablab saponin Ⅰ）[5]。

4. 维生素及矿物质类　维生素A、B、C，钙、磷、铁、肌醇六磷酸钙镁（phytin）等。

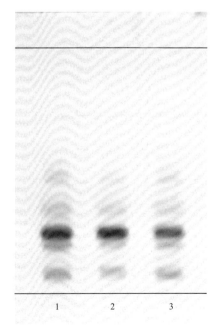

图22-4　白扁豆薄层色谱图

1. 对照药材　2、3. 样品

【性味归经】苦，微寒。归心、胃经。

【功能主治】健脾化湿，和中消暑。用于脾胃虚弱，食欲不振，大便溏泻，白带过多，暑湿吐泻，胸闷腹胀。

【药理作用】

1. 免疫调节作用 白扁豆多糖能改善环磷酰胺所致免疫抑制小鼠的免疫功能[6]。

2. 抗腹泻作用 白扁豆提取物具有降低番泻叶致腹泻模型小鼠小肠运动的作用，即抗腹泻作用[3]。

3. 抗氧化作用 白扁豆中的多糖对超氧阴离子自由基和羟基自由基有不同程度的清除作用[7]。弓建红[8]用小鼠进行体内抗氧化和免疫实验，发现白扁豆多糖可使SOD、GSH-Px活力升高，可显著提高正常小鼠腹腔巨噬细胞的吞噬百分率和吞噬指数，促进溶血素形成。

4. 抗肿瘤作用 白扁豆多糖可通过调节Bax-Bcl-2-caspase3通路，诱导人胃癌细胞株HGC-27和SGC-7901凋亡[9]。

5. 抗菌、抗病毒作用 从白扁豆中提取纯化后得到的一种抗菌蛋白dolichin对镰刀霉菌以及丝核菌具有很强的抗菌活性，而且其还对人类免疫缺陷病毒HIV的反转录及侵染过程中涉及的两种葡萄糖苷酶有抑制作用[10]。

【用药警戒或禁忌】扁豆粉中的凝集素甲是有毒成分，如混于食物中喂大鼠可抑制其生长，甚至引起肝脏的区域性坏死，但加热后则毒性作用大大减弱[5]。

【分子生药】基于DNA条形码序列的分子鉴定：候选序列ITS2条形码可用于区别白扁豆药材及其混伪品[11]。

主要参考文献

[1] 王堂海，甘我挺，郭宝林，等. 薏苡仁莲子等7种药食同源类药材商品电子交易规格等级标准[J]. 中国现代中药，2016，18(11)：1436-1442.

[2] 李海洋. 白扁豆止泻成分及质量标准规范化研究[D]. 长沙：湖南中医药大学，2018：1-74.

[3] 郑家龙. 扁豆的药理作用与临床应用[J]. 时珍国药研究，1997，8(4)：330-331.

[4] 李安智，傅翠真. 食用豆类标准物质的研制及优质源标准的制定[J]. 中国粮油学报，1992(1)：16-18.

[5] Y Yoshiki. A saponin conjugated with 2,3-dihydro-2, 5-dihydroxy-6-methyl-4H-pyran-4-one from Dolichos lablab [J]. Phytochemistry, 1995, 38(1): 229-231.

[6] 蔡帆，张彦，臧林泉. 白扁豆多糖对免疫抑制小鼠的免疫调节作用[J]. 免疫学杂志，2018，34(5)：407-411.

[7] 刘富岗，弓建红，杨云. 白扁豆等4种中药多糖的体外抗氧化活性研究[J]. 河南科学，2009，27(10)：1212-1215.

[8] 弓建红，许小红，王俊敏，等. 白扁豆多糖对正常小鼠体内抗氧化和免疫实验研究[J]. 食品工业科技，2010(9)：337-338.

[9] 张艳姿，柯瑞君，蒋盼若，等. 白扁豆多糖对人胃癌细胞凋亡的作用及其机制[J]. 中国应用生理学杂志，2018，34(3)：268-272.

[10] X Y Ye.Dokichin,a new chitinase-like antifungal protein isolated fromfield beans (Dolichos lablab) [J]. Biochem Bioph Res Co, 2000, 269(1): 155-159.

[11] 罗晖明. 饶健. 肖炳燚. 等. 白扁豆的DNA条形码技术鉴别研究[J]. 食品与药品，2017，19(4)：244-246.

（佛山科学技术学院 吴剑峰 北京大学药学院 赵明波）

23. 白鲜皮

Baixianpi

DICTAMNI CORTEX

【别名】白藓皮、八股牛、羊鲜草、北鲜皮、藓皮。

【来源】为芸香科植物白鲜*Dictamnus dasycarpus* Turcz.的干燥根皮。

【本草考证】本品始载于《神农本草经》。《图经本草》载："白鲜，生上谷、川谷及冤句，今河中、江宁府、滁州、润州亦有之。苗高尺余，茎青，叶稍白，如槐，亦似茱萸；四月开花淡紫色，似小蜀葵；根似蔓菁，皮黄白而心实。四月、五月采根，阴干用。又云：宜二月采，差晚则虚恶也。其气息都似羊膻，故俗呼为白羊鲜，又名地羊膻，又名金爵儿椒。"本草记载与现今所用白鲜皮基本一致。

【原植物】多年生木质宿根草本，高40～100cm。根斜生，肉质，淡黄白色，木质部黄色。茎直立，基部木质化，幼嫩部分密被长毛及水泡状凸起的油点。复叶，小叶9～13片，对生，无柄，位于顶端的一片则具长柄，椭圆至长圆形，长3～12cm，宽1～5cm，叶缘有细锯齿；叶轴有狭窄的翼。总状花序15～30cm；苞片狭披针形；萼片长6～8mm；花瓣白带淡紫红色或粉红带深紫红色脉纹，长2～2.5cm；雄蕊伸出于花瓣外；萼片及花瓣均密生透明油点。蓇葖果沿腹缝线开裂，内果皮蜡黄色，有光泽，每分果有种子2～3粒；种子近圆球形，光滑。花期5～7月，果期8～9月。（图23-1）

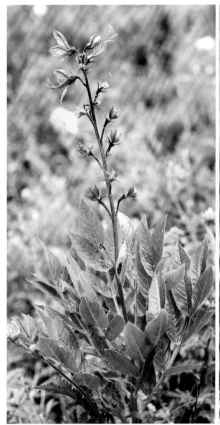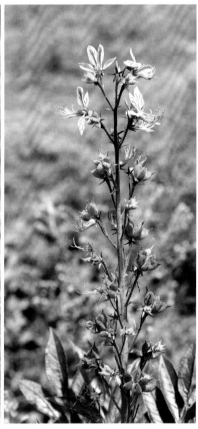

图23-1 白鲜

生于灌丛、草地或疏林下。分布于黑龙江、吉林、辽宁、内蒙古、河北、山东、河南、山西、宁夏、甘肃、陕西、新疆、安徽、江苏、江西（北部）、四川等省区。

【产地】主产于河北、辽宁、黑龙江、吉林、内蒙古、山东等省区。河北省承德市为道地产区。

【栽培要点】[1]

1. 生物学特性　喜温暖湿润气候，耐寒、耐旱、怕涝。以选地势高燥、向阳、排水良好，富含腐殖质的中性或微酸性砂质壤土或壤土栽培为宜。

2. 栽培技术　用种子繁殖，先集中育苗，生长1～2年再进行分栽，栽种期尤以10月上旬～11月初为适期。

3. 病虫害　病害：霜霉病、菌核病、锈病、白绢病等。虫害：较少，偶有黄凤蝶幼虫咬食茎叶。

【采收与加工】春、秋二季采挖根部，除去泥沙和粗皮，剥取根皮，干燥。

【药材鉴别】

（一）性状特征

本品呈卷筒状，长5~15cm，直径1~2cm，厚0.2~0.5cm。外表面灰白色或淡灰黄色，具细纵皱纹和细根痕，常有突起的颗粒状小点；内表面类白色，有细纵纹。质脆，折断时有粉尘飞扬，断面不平坦，略呈层片状，剥去外层，迎光可见闪烁的小亮点。有羊膻气，味微苦。（图23-2）

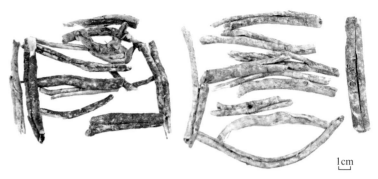

图23-2 白鲜皮药材图

（二）显微鉴别

横切面 木栓层为10余列细胞。栓内层狭窄，纤维多单个散在，黄色，直径25~100μm，壁厚，层纹明显。韧皮部宽广，射线宽1~3列细胞；纤维单个散在。薄壁组织中有多数草酸钙簇晶，直径5~30μm。（图23-3）

（三）理化鉴别

薄层色谱 取本品粉末1g，加甲醇20ml，超声处理30分钟，滤过，滤液蒸干，残渣加甲醇1ml使溶解，作为供试品溶液。另取黄柏酮对照品和梣酮对照品，加甲醇制成每1ml各含1mg的溶液，作为对照品溶液。照薄层色谱法试验，吸取上述三种溶液各5μl，分别点于同一硅胶GF$_{254}$薄层板上，以甲苯–环己烷–乙酸乙酯（3：3：3）为展开剂，展开，取出，晾干，喷以5%香草醛硫酸溶液，在105℃加热至斑点显色清晰。供试品色谱中，在与对照品色谱相应的位置上，显相同颜色的斑点。（图23-4）

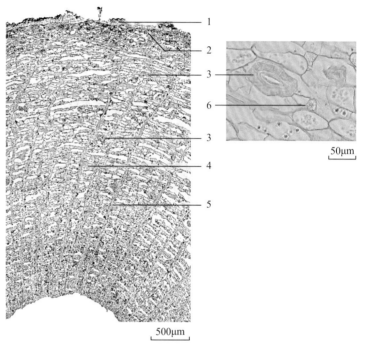

图23-3 白鲜皮横切面图

1. 木栓层 2. 栓内层 3. 纤维 4. 韧皮部 5. 韧皮射线 6. 草酸钙簇晶

【质量评价】 以卷筒状、无木心、皮厚、块大、色灰白者为佳。采用高效液相色谱法测定，本品按干燥品计算，含梣酮（$C_{14}H_{16}O_3$）不得少于0.050%，黄柏酮（$C_{26}H_{34}O_7$）不得少于0.15%。

【化学成分】 主要成分为生物碱和柠檬苦素两大类[2]。

1. 生物碱类 包括白鲜碱（dictamnine）、γ-崖椒碱（γ-fagarine）、前茵芋碱（preskimmianine）、茵芋碱（skimmianine）、白鲜明碱（dasycarpamin）、白鲜醇（dictamnol）等。

2. 柠檬苦素类 包括吴茱萸苦素（rutae-

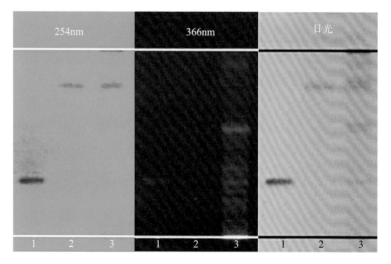

图23-4 白鲜皮薄层色谱图

1. 黄柏酮对照品 2. 梣酮对照品 3. 白鲜皮（产于东北）供试品溶液
（黄柏酮R_f = 0.28，梣酮R_f = 0.77）

vin）、梣酮（fraxinellone）、黄柏酮（obacunone）、柠檬苦素（limonin）等。

【性味归经】苦，寒。归脾、胃、膀胱经。

【功能主治】清热燥湿，祛风解毒。用于湿热疮毒，黄水淋漓，湿疹，风疹，疥癣疮癞，风湿热痹，黄疸尿赤。

【药理作用】现代药理学研究表明，白鲜属植物的提取物及部分单体化合物具有抗炎、抗过敏、抗病原微生物、抗癌、杀虫拒食、保肝、抗氧化、神经保护、调节免疫、抗血小板聚集及血管松弛等多种药理作用。

1.抗炎作用　白鲜皮提取物能有效抑制大鼠急性炎症组织中组胺和5-羟色胺的含量[3]；白鲜皮的甲醇提取物有效抑制了ICAM-1的表达和发炎组织的表皮增生，从而发挥抗炎作用[4]；skimmianine和robustine能抑制FMLP/CB诱导的弹性蛋白酶释放，从而发挥抗炎作用[5]。

2.抗过敏作用　白鲜皮提取物能有效对抗Ⅰ、Ⅳ型变态反应，具有良好的抗过敏作用[6]。

3.抗癌作用　白鲜皮中的挥发油类成分对乳腺癌细胞系（MCF-7）具有明显的抑制作用[7]；skimmianine对MCF-7、人喉癌上皮细胞（HEP-2）、白血病（KG-1a）、淋巴瘤细胞（RAJI）、急性T细胞白血病（JURKAT）等多种细胞系具有细胞毒作用[8]。

4.保肝作用　白鲜皮中的obacunone能够对抗由t-BHP引起的HepG2细胞毒性，对HepG2细胞有保护作用[9]。

5.其他作用　白鲜皮中的挥发油类成分表现出显著的杀虫作用[10]，白鲜皮的丙酮提取物具有显著的抗氧化活性[11]，柠檬苦素类化合物有神经保护作用[12]。

主要参考文献

[1] 彭庆涛，辛丹，于会.白鲜皮栽培技术[J].新农业，2013(9)：51.

[2] Lv MY, Xu P, Tian Y, et al. Medicinal uses, phytochemistry and pharmacology of the genus *Dictamnus* (Rutaceae)[J]. J. Ethnopharmacol, 2015, 171: 247-263.

[3] 黄汉辉，黄乐珊，何知广.白鲜皮对大鼠急性炎症组织中HA和5-HT的影响[J].现代医院，2008(10)：31-33.

[4] Han H, Ryu MH, Lee G, et al. Effects of *Dictamnus dasycarpus* Turcz., root bark on ICAM-1 expression and chemokine productions *in vivo* and *vitro* study [J]. J. Ethnopharmacol, 2015, 159: 245-252.

[5] Chen J, Tang J S, Tian J, et al. Dasycarine, a new quinoline alkaloid from *Dictamnus dasycarpus* [J]. Chinese Chem Lett, 2000, 11(8): 707-708.

[6] 丛欢，刘吉成，崔红霞，等.白鲜皮水提物对小鼠迟发型变态反应的影响[J].齐齐哈尔医学院学报，2016(30)：3741-3742.

[7] Lei J, Yu J, Yu H, et al. Composition, cytotoxicity and antimicrobial activity of essential oil from *Dictamnus dasycarpus* [J]. Food Chem, 2007, 107: 1205-1209.

[8] Varamini P, Javidnia K, Soltani M, et al. Cytotoxic activity and cell cycle analysis of quinoline alkaloids isolated from *Haplophyllum canaliculatum* Boiss [J]. Planta Med, 2009(75): 1509-1516.

[9] 么乃琦，李秋叶，吴松权，等.白鲜皮的保肝活性成分研究[A].中国化学会第九届天然有机化学学术会议论文集，2012，305.

[10] Yang K, Guo S S, Geng Z F, et al. Contact Toxicity and repellency of the essentialoil of *Dictamnus dasycarpus* roots from China against two stored-product insects [J]. Chem Biodivers, 2015, 12(6): 980-986.

[11] Chen R, Su W, Li P, et al. Free radical-scavenging and antioxidant activity of skin of *Dictamnus dasycarpus* [J]. Asian J Chem, 2013, 25(3): 1753-1754.

[12] Sun J, Jiang N, Lv M, et al. Limonoids from the root bark of *Dictamnus angustifolius*: potent neuroprotective agents with biometal chelation and halting copper redox cycling properties [J]. RSC Adv, 2015, 5(31): 24750-24757.

（北京大学药学院　郭晓宇　高鹏　屠鹏飞）

24. 瓜子金

Guazijin

POLYGALAE JAPONICAE HERBA

【别名】辰砂草、金锁匙、小远志、瓜子草、紫花地丁。

【来源】为远志科植物瓜子金*Polygala japonica* Houtt.的干燥全草。

【本草考证】本品始载于《植物名实图考》，别名金锁匙、神砂草、地藤草，据谓："高四、五寸，长根短茎，数茎为丛，叶如瓜子而长，唯有直纹一线，叶间开小圆紫花，中有紫蕊，气味甘，俚医以为破血起伤，通关止痛之药，多蓄之。"本草记载与现今所用瓜子金基本一致。

【原植物】多年生草本，高15～20cm；茎、枝直立或外倾，绿褐色或绿色，具纵棱，被卷曲短柔毛。单叶互生，厚纸质或亚革质，卵形或卵状披针形，长1～3cm，宽4～9mm，先端具短尖头，全缘；叶柄长约1mm，被短柔毛。总状花序与叶对生，或腋外生，最上1个花序低于茎顶。花梗细，长约7mm；萼片5，宿存，外面3枚披针形，里面2枚花瓣状，卵形至长圆形，长约6.5mm，宽约3mm，先端具短尖头，基部具爪；花瓣3，白色至紫色，基部合生，侧瓣长圆形，长约6mm，龙骨瓣舟状，具流苏状鸡冠状附属物，雄蕊8，花丝长6mm，全部合生成鞘，鞘1/2以下与花瓣贴生，且具缘毛，花药无柄，顶孔开裂；子房倒卵形，径约2mm，具翅，花柱长约5mm，弯曲，柱头2，间隔排列。蒴果圆形，径约6mm，短于内萼片，顶端凹陷，具喙状突尖，边缘具有横脉的阔翅。种子2粒，卵形，长约3mm，径约1.5mm，黑色，密被白色短柔毛，种阜2裂下延，疏被短柔毛。花期4～5月，果期5～8月。（图24-1）

生于海拔800～2100m山坡草地或田埂等处。分布于陕西、甘肃、青海、河南、山东、江苏、安徽、浙江、江西、福建、台湾、湖北、湖南、广西、广东、四川、贵州及云南等省区。

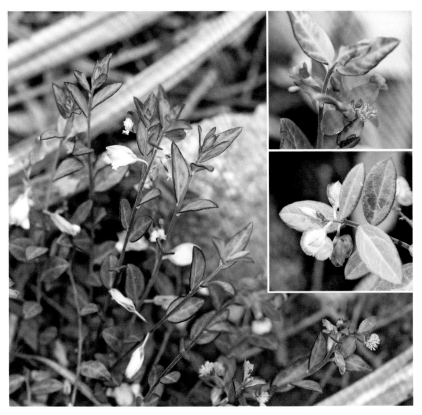

图24-1 瓜子金（浦锦宝 摄）

【主产地】主产于广东、广西、四川、湖南、江西、浙江、安徽、福建、云南等地。

【栽培要点】

1.生物学特性　喜温暖湿润的气候。是一种既喜阳而又较耐旱的植物。对土壤要求不严，以排水良好、肥沃而疏松的砂质壤土上生长较好。重黏性土栽培生长不良。

2.栽培技术　用种子或根状茎繁殖。夏末秋初，种子成熟，可随采随播。将采回的鲜果，除去果皮，即可秋播。撒播，覆土1cm，上盖一层稻草。第2年春开始出苗时除去稻草，并注意浇水保湿，出苗1个半月左右，当苗高15cm时，选阴雨天或每日午后移栽。根状茎繁殖，可于春、秋进行。

【采收与加工】春末花开时采挖，除去泥沙，晒干。

【药材鉴别】

（一）性状特征

本品根呈圆柱形，稍弯曲，直径可达4mm；表面黄褐色，有纵皱纹；质硬，断面黄白色。茎少分枝，长10～30cm，淡棕色，被细柔毛。叶互生，展平后呈卵形或卵状披针形，长1～3cm，宽0.5～1cm；侧脉明显，先端短尖，基部圆形或楔形，全缘，灰绿色；叶柄短，有柔毛。总状花序腋生，最上的花序低于茎的顶端；花蝶形。蒴果圆而扁，直径约5mm，边缘具膜质宽翅，无毛，萼片宿存。种子扁卵形，褐色，密被柔毛，顶端有3长裂的假种皮。气微，味微辛、苦。以叶多、有根为佳。（图24-2）

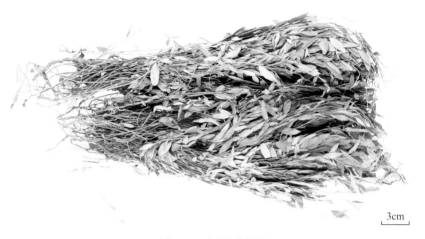

3cm

图24-2　瓜子金药材图

（二）显微鉴别

粉末特征　粉末灰绿色。叶表皮细胞表面观呈类多角形，垂周壁稍增厚或略呈连珠状；有微细的角质纹理，气孔不定式。非腺毛单细胞，长短不一，多弯曲。草酸钙簇晶直径12～40μm，棱角钝圆。花粉粒淡黄色，椭圆形或球形，直径32～56μm，表面有子午线排列的条状雕纹。（图24-3）

（三）理化鉴别

薄层色谱　取本品粉末1g，加70%甲醇20ml，超声处理30分钟，滤过，滤液蒸干，残渣加70%甲醇1ml使溶解，作为供试品溶液。另取瓜子金对照药材1g，同法制成对照药材溶液。再取瓜

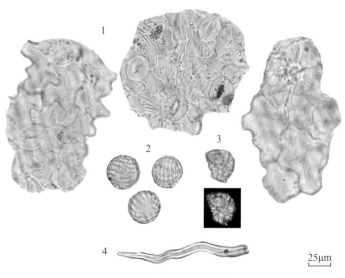

25μm

图24-3　瓜子金粉末图

1.叶表皮细胞　2.花粉粒　3.草酸钙簇晶　4.非腺毛

子金皂苷己对照品，加70%甲醇制成每1ml含1mg的溶液，作为对照品溶液。薄层色谱法试验，吸取上述三种溶液各3μl，分别点于同一硅胶G薄层板上，以正丁醇–醋酸–水（4：1：5）的上层溶液为展开剂，展开，取出，晾干，喷以10%硫酸乙醇溶液，在105℃加热至斑点显色清晰。供试品色谱中，在与对照药材色谱和对照品色谱相应的位置上，显

相同颜色的斑点。（图24-4）

【质量评价】 以全株根、茎、叶完整者为佳。采用高效液相色谱法测定，本品按干燥品计算，含瓜子金皂苷己（$C_{53}H_{86}O_{23}$）不得少于0.60%。

【化学成分】 主要成分为三萜皂苷、黄酮醇、𠮑酮、寡糖和寡糖酯等，其中皂苷类是其特征成分和有效成分[1-2]。

1. 皂苷类 主要含齐墩果烷型五环三萜类皂苷，包括瓜子金皂苷A～H（polygalasaponin A～H）、细叶远志皂苷（tenuifolin）、贝萼皂苷（bayogenin）、贝萼苷B（lobatoside B）、常春藤苷元（hederagenin）等。

2. 黄酮及其苷类 远志皂苷（polygalin A～C）、鼠李亭（rhamnetin）及其苷、槲皮素（quercetin）及其苷、山奈酚（kaempferol）及其苷、鼠李柠檬素（rhamnocitrin）及其苷等。

3. 𠮑酮及其苷类 Guazijinxanthon、Neolancerin、Polygalaxanthone Ⅲ、Sibiricaxanthone A、1,3-二羟基-2,5,6,7-四甲氧基𠮑酮等。

4. 寡糖和寡糖酯 Polygalajaponicose Ⅰ、Tenuifolise B、Tenuifolise Ⅰ、荷花山桂花糖A、西伯利亚远志糖A5、西伯利亚远志糖A6等。

【性味归经】 辛、苦，平。归肺经。

【功能主治】 祛痰止咳，活血消肿，解毒止痛。用于咳嗽痰多，咽喉肿痛；外治跌打损伤，疔疮疖肿，蛇虫咬伤。

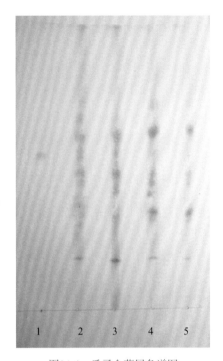

图24-4 瓜子金薄层色谱图
1. 瓜子金皂苷己对照品 2. 瓜子金对照药材
3. 样品1（贵州） 4. 样品2（广西）
5. 样品3（北京）

【药理作用】

1. 抗炎作用 瓜子金发酵总皂苷能抑制二甲苯诱发的小鼠耳廓肿胀；乙酸乙酯部位和正丁醇部位对小鼠耳廓肿胀和角叉菜胶诱导的大鼠急性足爪肿胀有明显的抗炎作用。

2. 镇痛作用 瓜子金发酵液的总皂苷和甲醇提取物对小鼠醋酸刺激致痛与热板致痛具有镇痛作用。

3. 抗肿瘤作用 瓜子金石油醚萃取部位、瓜子金𠮑酮化合物对肿瘤细胞均有一定抑制活性。

4. 其他作用 瓜子金还具有溶血、镇静安眠、抗抑郁、改善学习记忆功能、细胞保护、抑菌等作用[1-2]。

【分子生药】

分子鉴定 基于DNA条形码序列的分子鉴定：利用PCR直接测序法对瓜子金ITS序列进行测定可以鉴别瓜子金与同属近缘种，ITS1长度为269bp，ITS2长度为216bp，ITS2变异位点6个，信息位点1个[3]。

主要参考文献

[1] 张景景，王旭，崔占虎，等. 瓜子金的化学成分及药理作用研究进展[J]. 中国现代中药，2015，17(11)：1216-1222.

[2] 吴志瑰，胡生福，温晓峰，等. 瓜子金药材基原、化学成分及药理作用研究进展[J]. 江西中医药大学学报，2016，28(3)：110-113.

[3] 樊杰，白妍，束明月. 远志及其近缘种的ITS序列分析及鉴定[J]. 山西中医学院学报，2014，15(4)：30-31.

（佛山科学技术学院 吴剑峰 北京大学药学院 赵明波）

25. 瓜蒌

Gualou

TRICHOSANTHIS FRUCTUS

【别名】栝楼、全瓜蒌、糖瓜蒌。

【来源】为葫芦科植物栝楼*Trichosanthes kirilowii* Maxim.或双边栝楼*Trichosanthes rosthornii* Harms的干燥成熟果实。

【本草考证】【原植物】参见"天花粉"。

【主产地】栝楼主产于山东、河南、河北、安徽等地，道地性不明确；双边栝楼主产于四川、江西、湖北等地，以四川省绵阳、德阳、简阳、峨嵋及乐山等产量稍大，有栽培也有野生[1]。

【栽培要点】

1. 生物学特性　喜温暖湿润环境，较耐寒，不耐旱，忌积水，对土壤要求不严，以半阴半阳、土层深厚、疏松肥沃、排水良好的砂质壤土栽培为宜。

2. 栽培技术　瓜蒌通常采用种子和块根繁殖，种子繁殖一般以收获地下块根（天花粉）和培育新品种为主要目的时采用。选择种根的标准一般以健壮、无损伤、生命活性强、断面为白色、新鲜且无病虫害者为佳。选择土层深厚、肥沃、排水良好的砂质壤土，于封冻前深翻土地，使土壤风化熟化。栽种前，每亩施入底肥如腐熟厩肥、饼肥、土杂肥等，耕平耙细，在整理好的厢面上栽种。因瓜蒌为雌雄异株授粉，所以每20株雌株配1株雄株。以采收果实和种子为目的时，一般需要搭棚架，使植株在网架上分布均匀，有利于通风透光，有利于光合作用和通风受粉，提高挂果率，减少病虫害的发生。其种植密度也相比于以采天花粉为目的种植密度小，其选用的栝楼品种挂果率较高。

3. 病虫害　病害：根腐病、炭疽病、根结线虫病等；虫害：蚜虫、黄守瓜和透翅蛾等。

【采收与加工】秋季9～10月间果实成熟时采收，当果皮出现淡黄色，瓜面开始上粉时即可连果梗剪下，置通风处阴干。

【商品规格】瓜蒌分为"选货"和"统货"两个规格。

选货外皮橙黄色或橙红色，颜色均一，直径＞7cm，质重，无破损或很少破损，无虫蛀或发霉，切开种子饱满。

统货外皮橙黄色或发灰，大小不一，有不同程度破损，无虫蛀或发霉，切开种子多空瘪。

市场瓜蒌以饮片流通，药材不区分等级。

【药材鉴别】

（一）性状特征

呈类球形或宽椭圆形，长7～15cm，直径6～10cm，表皮橙红色或橙黄色，皱缩或较光滑，顶端有圆形的花柱残基，基部略尖，具残存的果梗。轻重不一，质脆，易破开，果皮内表面黄白色，有红黄色丝络，果瓤橙黄色，黏稠，与多数种子黏结成团。具焦糖气，味微酸、甜。（图25-1）

（二）显微鉴别

粉末特征　粉末黄棕色至棕褐色。果皮表皮细胞，表面观类方形或类多角形，垂周壁厚度不一。螺纹导管、网纹导管多见。石细胞较多，数个成群或单个散在，黄绿色或淡黄色，呈类方形，圆多角形，纹孔细

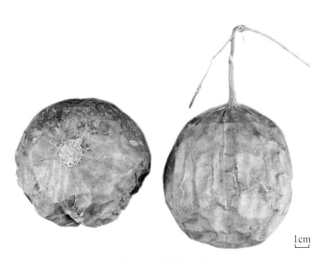

1cm

图25-1　瓜蒌药材图

密，孔沟细而明显。厚壁细胞较大，多单个散在，棕色，形状多样。种皮表皮细胞表面观类多角形或不规则形，平周壁具稍弯曲或平直的角质条纹。（图25-2）

（三）理化鉴别

薄层色谱　取本品粉末2g，加甲醇20ml，超声处理20分钟，滤过，滤液挥干，残渣加水5ml使溶解，用水饱和的正丁醇振摇提取4次，每次5ml，合并正丁醇液，回收溶剂至干，残渣加甲醇2ml使溶解，作为供试品溶液。另取瓜蒌对照药材2g，同法制成对照药材溶液。照薄层色谱法试验，吸取上述两种溶液各4μl，分别点于同一硅胶G薄层板上，以乙酸乙酯–甲醇–甲酸–水（12：1：0.1：0.1）为

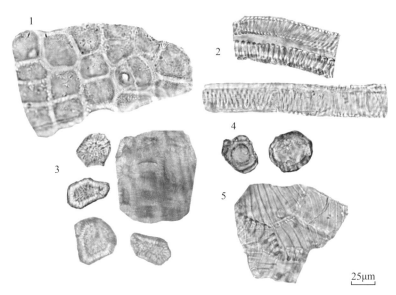

图25-2　瓜蒌粉末图

1. 果皮表皮细胞　2. 导管　3. 石细胞　4. 厚壁细胞　5. 种皮表皮细胞

展开剂，展开，取出，晾干，喷以10%硫酸乙醇溶液，在105℃加热至斑点显色清晰。分别置日光和紫外光灯（365nm）下检视。供试品色谱中，在与对照药材色谱相应的位置上，显相同颜色的斑点或荧光斑点。（图25-3）

【质量评价】以完整不破、皱缩、皮厚、色红黄、糖性足者为佳。水分不得过16.0%；总灰分不得过7.0%；以热浸法测定，水溶性浸出物不得少于31.0%。

【化学成分】主要成分为油脂、甾醇、黄酮及其苷、三萜及其苷、蛋白质及氨基酸等。

1. 油脂类　有油酸（oleic acid）、亚油酸（linoleic acid）、瓜蒌酸（trichosanic acid）等不饱和脂肪酸和脂肪酸。

2. 甾醇类　有α-菠菜甾醇（α-spinasterol）、Δ^7-豆甾烯醇（Δ^7-stigmastenol）、Δ^7-豆甾烯醇-3-β-D-葡萄吡喃糖苷（Δ^7-stigmastenol-3-β-D-glucoside）等。

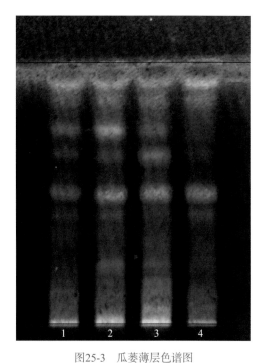

图25-3　瓜蒌薄层色谱图

1. 对照药材　2. 样品1（安徽）
3. 样品2（山东）　4. 样品3（河南）

3. 三萜及其苷类　有栝楼仁二醇（karounidiol）、环栝楼二醇（cyclokirilodiol）、异环栝楼二醇（isocyclokirilodiol）、7-氧代二氢栝楼仁二醇（7-oxo-dihydrokarounidiol）、7-oxo-10-cucrbitadienol等。

4. 黄酮及其苷类　有山奈酚-3，7-二-O-β-葡萄糖苷（kaempferol-3,7-bis-O-β-glucoside）、山奈酚-3-O-β-葡萄糖苷-7-O-α-鼠李糖苷（kaempferol-3-O-β-glucoside-7-O-α-rhamnoside）、山奈酚-3-O-β-槐糖苷（kaempferol-3-O-β-sophoridin）、山奈酚-3-O-β-芸香糖苷（kaempferol-3-O-β-rutinoside）、槲皮素-3-O-β-芸香糖苷（quercetin-3-O-β-rutinoside）、木犀草素-7-O-β-葡萄糖苷（luteolin-7-O-β-glucoside）、木犀草素-3'-O-β-葡萄糖苷（luteolin-3'-O-β-glucoside）等[2, 3]。

【性味归经】甘、微苦，寒。归肺、胃、大肠经。

【功能主治】清热涤痰，宽胸散结，润燥滑肠。用于肺热咳嗽，痰浊黄稠，胸痹心痛，结胸痞满，乳痈，肺痈，肠痈，大便秘结。

【药理作用】

1. 对心血管系统的影响　瓜蒌注射液及瓜蒌乙醇提取部位具有显著的扩张微血管作用，此外栝楼提取物可扩张豚鼠心脏冠状动脉、显著增加冠脉流量并具有降低血清胆固醇、血糖等作用；瓜蒌注射液能明显抑制血小板聚集，防止血栓形成；瓜蒌水煎剂具有一定的抗心律失常作用。

2. 祛痰止咳作用　瓜蒌中含有的氨基酸类成分具有较好的祛痰作用，半胱氨酸能裂解痰液黏蛋白，使痰液黏度下降而易于咳出；天门冬氨酸可减少炎性分泌物的产生。瓜蒌水煎剂可有效抑制氨水引起的咳嗽，具有显著的祛痰作用。

3. 抗菌作用　瓜蒌水浸剂在低浓度下便可抑制奥杜益小孢子菌与星形奴卡菌，促进光合细菌的生长。栝楼水煎剂在体外可抑制包括大肠埃希菌、铜绿假单胞菌、肺炎球菌、白喉杆菌等多种细菌。

4. 抗溃疡作用　瓜蒌醇提物对结扎幽门引起的溃疡、5-羟色胺及水浸压法诱发的胃损伤均有显著的抑制作用，可降低大鼠胃酸分泌和胃酸浓度。此外瓜蒌醇提物对乙酰胆碱引起的小鼠回肠收缩具有明显的松弛作用。

5. 抗肿瘤作用　栝楼煎剂对子宫颈癌细胞（HeLa）有直接抑制作用，并随着给药浓度的增加抑制率不断增强，当给药浓度为125mg/ml时，抑制率达到100%。在低浓度给药条件下，栝楼对巨噬细胞有促进作用；高浓度给药时表现为抑制作用[3-5]。

【用药警戒或禁忌】不宜与川乌、制川乌、草乌、制草乌、附子同用。

【分子生药】

1. 遗传标记　利用RAPD和SCAR分子标记技术可对苗期栝楼性别进行鉴定[6]。

2. 功能基因　现已成功克隆栝楼鲨烯合酶SS基因全长cDNA序列，为葫芦科栝楼属植物三萜合成通路中关键酶SS的研究奠定了基础[7]。

主要参考文献

[1] 李真，韩丽丽，管仁伟，等. 瓜蒌的资源、质量与栽培现状分析[J]. 中医研究，2010，23(12)：11-14.

[2] 巢志茂，刘静明. 双边栝楼化学成分研究[J]. 中国中药杂志，1991，16(2)：97-99.

[3] 刘金娜，温春秀，刘铭，等. 瓜蒌的化学成分和药理活性研究进展[J]. 中药材，2013，36(5)：843-848.

[4] 易亚乔，李鑫辉，张炳填，等. 栝楼药理作用研究辑要[J]. 中医药导报，2015(11)：80-83.

[5] 郭琳，苗明三. 瓜蒌化学、药理及临床应用探讨[J]. 中医学报，2014(6)：789.

[6] 曲益涛. 栝楼性别转化的RAPD-SCAR标记研究[D]. 合肥：安徽农业大学，2010.

[7] 马成通. 葫芦科栝楼属植物鲨烯合酶SS基因克隆及原核表达[D]. 南京：广西医科大学，2016.

（中国中医科学院　黄璐琦　周利　王升）

26. 瓜蒌子

Gualouzi

TRICHOSANTHIS SEMEN

【别名】栝楼子、栝蒌仁、蒌仁、瓜蒌仁、栝蒌子。

【来源】为葫芦科植物栝楼*Trichosanthes kirilowii* Maxim.或双边栝楼*Trichosanthes rosthornii* Harms的干燥成熟种子。

【本草考证】【原植物】参见"天花粉"。

【主产地】主产于山东、河北、河南、四川、安徽等地。

【栽培要点】参见"瓜蒌"。

【采收与加工】秋季9～10月间采摘成熟果实，将采下的果实剖开，取出种子，洗净，晒干。

【商品规格】瓜蒌子以籽粒饱满、大小均匀、无杂质者为佳。

【药材鉴别】

（一）性状特征

1. 栝楼　呈扁平椭圆形，长12～15mm，宽6～10mm，厚约3.5mm。表面浅棕色至棕褐色，平滑，沿边缘有1圈沟纹。顶端较尖，有种脐，基部钝圆或较狭。种皮坚硬，内种皮膜质，灰绿色，子叶2，黄白色，富油性。气微，味淡。（图26-1a）

2. 双边栝楼　椭圆状或长方椭圆状，较大而扁，长15～19mm，宽8～10mm，厚2～3mm。表面棕褐色，沟纹明显而环边较宽。顶端平截。（图26-1b）

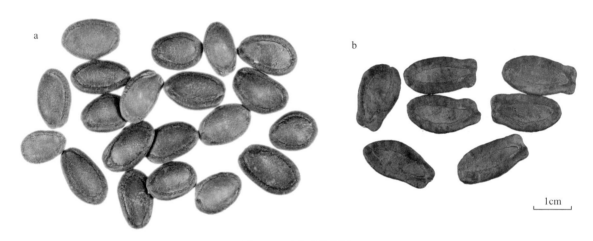

图26-1　瓜蒌子药材图

a. 栝楼　b. 双边栝楼

（二）显微鉴别

粉末特征　粉末暗红棕色。种皮表皮细胞表面观呈类多角形或不规则形，平周壁具稍弯曲或平直的角质条纹。石细胞单个散在或数个成群，棕色。呈长条形、长圆形、类三角形或不规则形，壁波状弯曲或呈短分枝状。星状细胞淡棕色、淡绿色或几无色，呈不规则长方形或长圆形，壁弯曲，具数个短分枝或突起，枝端钝圆。螺纹导管直径20～40μm。（图26-2）

（三）理化鉴别

取本品粉末1g，加石油醚（60～90℃）10ml，超声处理10分钟，滤过，滤液作为供试品溶液。另取3,29-二苯甲酰基栝楼仁三醇对照品，加三氯甲烷制成每1ml含

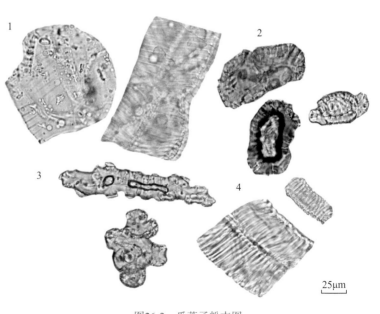

图26-2　瓜蒌子粉末图

1. 种皮表皮细胞　2. 石细胞　3. 星状细胞　4. 螺纹导管

0.12mg的溶液，作为对照品溶液。照薄层色谱法试验，吸取上述两种溶液各10μl，分别点于同一硅胶G薄层板上，以环己烷–乙酸乙酯（5∶1）为展开剂，展开，取出，晾干，喷以10%硫酸乙醇溶液，在105℃加热至斑点显色清晰。供试品色谱中，在与对照品色谱相应的位置上，显相同颜色的斑点（图26-3）。

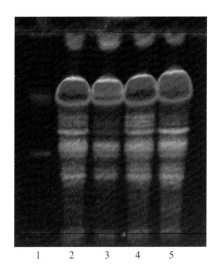

图26-3　瓜蒌子薄层色谱图

1. 对照品　2. 样品1（安徽）　3. 样品2（山东）　4. 样品3（河南）　5. 样品4（安徽）

【质量评价】以饱满、油性足者为佳。水分不得过10.0%；总灰分不得过3.0%；用石油醚（60～90℃）作溶剂，浸出物不得少于4.0%。采用高效液相色谱法测定，本品按干燥品计算，含3,29-二苯甲酰基栝楼仁三醇（$C_{44}H_{58}O_5$）不得少于0.080%。

【化学成分】主要成分为油脂、有机酸、甾醇、三萜及其苷、蛋白质等。其中三萜及其苷为其特征性成分[1]。

1. 油脂及有机酸类　瓜蒌酸（trichosanic acid）、30-瓜蒌酸-2-亚麻酸-3-棕榈酸甘油酯（30-guarcinic acid-2-linolenic acid-3-palmitic acid glyceride）、石榴酸（punicic acid）、亚油酸（linoleic acid）、油酸（oleic acid）、棕榈酸（palmitic acid）、硬脂酸（stearic acid）、亚麻油酸（linoleic acid）等。

2. 甾醇类　豆甾烷-3β，6α-二醇（bean decane-3β,6α-diol）、多孔甾烷-3β，6α-二醇（porous decane-3β,6α-diol）、豆甾-5-烯-3β，4β-二醇（cardamom-5-ene-3β, 4β-diol）、多孔甾-5-烯-3β，4β-二醇（porous steroid-5-ene-3β,4β-diol）及多孔甾-5,25-二烯-3β，4β-二醇（porous steroid-5,25-diene-3β,4β-diol）等。

3. 三萜及其苷类　栝楼仁二醇（karounidiol）及其3-O-苯甲酸酯、7-氧代二氢栝楼仁二醇（7-oxo-dihydrokarounidiol）、5-脱氢栝楼仁二醇（5-dehydrokarounidiol）、异栝楼仁二醇（isokarounidiol）、环栝楼二醇（cyclokirilodiol）、异环栝楼二醇（isocyclokirilodiol）等，其中栝楼仁二醇为瓜蒌子的专属性成分。

4. 蛋白质　有栝楼素（trichokirin）、核糖体失活蛋白质α-kirilowin、β-kirilowin等[1, 2]。

【性味归经】甘，寒。归肺、胃、大肠经。

【功能主治】润肺化痰，滑肠通便。用于燥咳痰黏，肠燥便秘。

【药理作用】

1. 改善心血管疾病作用　瓜蒌子注射液具有扩张离体豚鼠心脏冠状动脉、增加冠脉流量的作用，能显著增加离体豚鼠心脏冠脉血流量，有助于改善缺血心肌能量和氧的供需平衡。瓜蒌子中的栝楼酸在试管内对胶原、腺苷二磷酸（ADP）、肾上腺素刺激的人血小板聚集有浓度依赖性抑制作用。

2. 降糖、降脂作用　瓜蒌子中花生四烯酸是人体合成前列腺素的必需物，而人体细胞缺乏前列腺素时将引起脂代谢异常。研究显示，瓜蒌子原药材及其石油醚提取部位对四氧嘧啶糖尿病模型小鼠的血糖升高有一定的抑制作用，瓜蒌子石油醚提取部位对糖耐量有一定的改善作用。

3. 镇咳祛痰作用　瓜蒌仁和瓜蒌霜均具有镇咳祛痰作用。瓜蒌子中分离得到的氨基酸有较好的祛痰作用，其中半胱氨酸能裂解痰液黏蛋白，使痰液黏度下降而易于咳出；天门冬氨酸可促进骨髓T淋巴细胞前体转化为成熟的T淋巴细胞，有利于减少炎性分泌物；蛋氨酸可转变为半胱氨酸及胱氨酸发挥作用。

4. 致泻作用　瓜蒌仁所含脂肪油可致泻，且作用较强。瓜蒌子制成霜剂可使致泄副作用减弱，去油可缓和瓜蒌子的泻下作用。

5. 抗菌作用　瓜蒌子的挥发油成分对金黄色葡萄球菌、大肠埃希菌有较好的抑制作用，对真菌红酵母有显著的抑制作用。

瓜蒌子中亚油酸在新陈代谢、新生组织生长及受损组织的修复过程中起重要作用；瓜蒌子油中含有丰富的生育酚，具有较强的抗氧化作用[3]。

【用药警戒或禁忌】不宜与川乌、制川乌、草乌、制草乌、附子同用。

主要参考文献

[1] 巢志茂，何波，敖平.瓜蒌的化学成分研究进展[J].国外医学（中医中药分册），1998(2)：7-10.

[2] 滕勇荣，张永清.瓜蒌化学成分研究进展[J].山东中医药大学学报，2011(1)：85-86.

[3] 万丽娟，卢金清，许俊洁，等.瓜蒌子化学成分和药理作用的研究进展[J].中国药房，2015，26(31)：4440-4443.

（中国中医科学院　黄璐琦　康传志　詹志来）

27. 瓜蒌皮

Gualoupi

TRICHOSANTHIS PERICARPIUM

【别名】栝楼皮、栝楼壳、瓜壳、蒌皮、栝蒌皮。

【来源】为葫芦科植物栝楼*Trichosanthes kirilowii* Maxim.或双边栝楼*Trichosanthes rosthornii* Harms的干燥成熟果皮。

【本草考证】【原植物】参见"天花粉"。

【主产地】主产于安徽、山东、河南、河北、四川等地[1]。

【栽培要点】参见"瓜蒌"。

【采收与加工】秋季9～10月间采摘成熟果实，将果实剖开，除去瓜瓤及种子，果皮阴干。

【药材鉴别】

（一）性状特征

常呈2瓣至数瓣，边缘向内卷曲，质地轻脆易碎，长6～12cm。外表面呈橙红色或橙黄色，皱缩，有果梗残留；内表面呈黄白色。具有焦糖气，味淡，微酸。（图27-1）

（二）显微鉴别

粉末特征　粉末淡黄棕色或黄棕色。果皮表皮细胞，表面观类方形或类多角形，垂周壁厚薄不一；气孔不定式或近环式，副卫细胞4～7个。石细胞较多，数个成群或单个散在，黄绿色或淡黄色，类方形、圆多角形，孔沟细密而明显。（图27-2）

（三）理化鉴别

薄层色谱　取本品，在60℃烘干，粉碎，取粗粉2g，加乙醇20ml，超声处理15分钟，滤过，滤液蒸干，残渣加甲醇2ml使溶解，作为供试品溶液。另取瓜蒌皮对照药材2g，同法制成对照药材溶液。照薄层色谱法试验，吸取上述两种溶液各5μl，分别点于同一硅胶G薄层板上，以石油醚（60～90℃）-乙酸乙酯（4：1）为展开剂，展开，取出，晾干，喷以5%香草醛硫酸溶液，

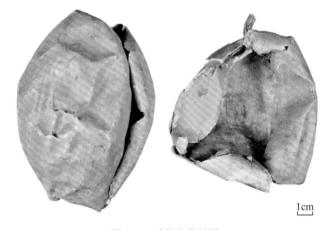

1cm

图27-1　瓜蒌皮药材图

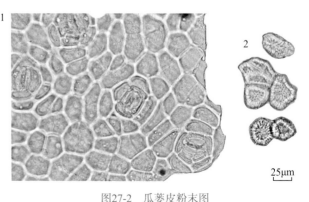

25μm

图27-2　瓜蒌皮粉末图

1.果皮表皮细胞　2.石细胞

加热至斑点显色清晰。供试品色谱中，在与对照药材色谱相应的位置上，显相同颜色的斑点。（图27-3）

【质量评价】 以外表面色橙黄，内表面色黄白，皮厚者为佳。

【化学成分】 主要成分为油脂、有机酸、氨基酸、甾醇等。

1. 油脂和有机酸类　有棕榈酸（palmitic acid）、亚麻酸（linolenic acid）、亚油酸（linoleic acid）等；双边栝楼果皮中还含有木蜡酸（lignoceric acid）、蒙坦尼酸（montanic acid）、蜂蜜酸（melissic acid）及L-（-）-α-棕榈酸甘油酯［L-（-）-α-monopalmitin］等。

2. 甾醇类　有Δ^7-豆甾烯醇（Δ^7-stigmastenol）、β-菠菜甾醇（β-spinasterol）、Δ^7-豆甾烯醇-β-D-葡萄糖苷（Δ^7-stigmastenol-β-D-glucoside）等

3. 氨基酸类　有苏氨酸（threonine）、缬氨酸（valine）、蛋氨酸（methionine）、异亮氨酸（isoleucine）、亮氨酸（leucine）、苯丙氨酸（phenylalanine）、赖氨酸（lysine）等。

4. 无机元素　栝楼果皮中含有丰富的钾（K）、钙（Ca）、镁（Mg）、铁（Fe）、锌（Zn）、铜（Cu）、锰（Mn）、钠（Na）、钴（Co）、镍（Ni）、锶（Sr）等元素[2-4]。

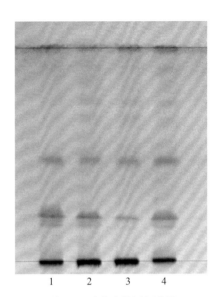

图27-3　瓜蒌皮薄层色谱图

1. 对照药材　2. 样品1（安徽）
3. 样品2（山东）　4. 样品3（河南）

【性味归经】 甘，寒。归肺、胃经。

【功能主治】 清热化痰，利气宽胸。用于痰热咳嗽，胸闷胁痛。

【药理作用】

1. 对心脏的作用　瓜蒌皮注射液具有扩张豚鼠心脏冠状动脉、增加动脉血流量的作用。适当剂量的瓜蒌皮提取物能使豚鼠离体心脏收缩力增强。

2. 对血管的作用　瓜蒌皮提取物对低密度脂蛋白（LDL）诱导的血管内皮损伤具有保护作用。瓜蒌皮注射液可以显著降低血瘀证模型大鼠的血浆黏度、全血比黏度、血相对黏度及红细胞聚集指数，具有改善微循环和活血化瘀的功效。

3. 抗菌、抗炎作用　瓜蒌皮煎剂对肺炎球菌、痢疾杆菌、白喉杆菌以及溶血性链球菌等均有抑制作用。

4. 抗癌作用　瓜蒌皮的水煎剂（1∶5）可以杀死小鼠腹水癌细胞，从瓜蒌皮醚浸出液中得到的非晶体性类白色粉末也具有体外抗癌作用[5, 6]。

【用药警戒或禁忌】 不宜与川乌、制川乌、草乌、制草乌、附子同用。

主要参考文献

[1] 王祝枝，王晓华，朱玉，等.不同产地瓜蒌皮药材中槲皮素及总黄酮含量测定[J].中国实验方剂学杂志，2014，20(19)：86-89.

[2] 巢志茂，刘静明.双边栝楼化学成分研究[J].中国中药杂志，1991，16(2)：97-99.

[3] 杜上鉴，刘正和，钱付刚，等.瓜蒌皮脂溶性化学成分的研究[J].医药工业，1988，19(7)：301-303.

[4] 贡瑞生，张黎明，郑建科，等.山东栝楼氨基酸及微量元素的分析[J].中国中药杂志，1989，14(6)：673-674.

[5] 王辉俊，柯樱，叶冠.活性导向分离瓜蒌皮中具有抗血管紧张素转化酶作用的成分[J].中国中药杂志，2017，42(16)：3131.

[6] 易亚乔，李鑫辉，张炳填，等.栝楼药理作用研究辑要[J].中医药导报，2015(11)：80-83.

（中国中医科学院　黄璐琦　郭兰萍　周利）

28. 老鹳草

Laoguancao

ERODII HERBA GERANII HERBA

【别名】老官草、老鸹筋、老鸹嘴[1]。

【来源】为牻牛儿苗科植物牻牛儿苗*Erodium stephanianum* Willd.、老鹳草*Geranium wilfordii* Maxim.或野老鹳草 *Geranium carolinianum* L.的干燥地上部分。

【本草考证】牻牛儿苗始载于《救荒本草》："牻牛儿苗又名斗牛儿苗，生田野中。就地拖秧而生，茎蔓细弱，其茎红紫色。叶似芫荽，叶细瘦而稀疏。开五瓣小紫花，结青菁葵儿，上有一嘴甚尖锐，如细锥子状，小儿取以斗戏。"而老鹳草和野老鹳草，为近几十年方做药用。历代本草中所述老鹳草非这两种植物，而是其他老鹳草属植物[1]。药典中所收录老鹳草为牻牛儿苗、老鹳草和野老鹳草，前者俗称长嘴老鹳草，后两者俗称短嘴老鹳草。

【原植物】

1.牻牛儿苗　多年生草本。根较粗壮。茎仰卧或蔓生，具节，被柔毛。叶对生；托叶三角状披针形，分离，被疏柔毛，边缘具缘毛；基生叶和茎下部叶具长柄，被开展的长柔毛和倒向短柔毛；叶片卵形或三角状卵形，长5～10cm，二回羽状深裂，表面被疏伏毛，背面被疏柔毛。伞形花序腋生，明显长于叶；苞片狭披针形，分离；花梗花期直立，果期开展，上部向上弯曲；萼片矩圆状卵形，先端具长芒，被长糙毛，花瓣紫红色，倒卵形，先端圆形或微凹；雄蕊稍长于萼片，花丝紫色，中部以下扩展，被柔毛；雌蕊被糙毛，花柱紫红色。蒴果长约4cm，密被短糙毛。花期6～8月，果期8～9月。（图28-1）

生于干山坡、农田边、沙质河滩地和草原凹地等。分布长江中下游以北的华北、东北、西北、四川西北和西藏。

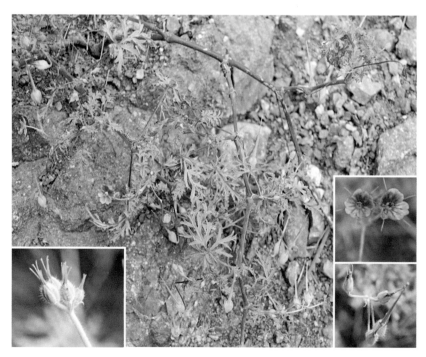

图28-1　牻牛儿苗（徐伟超　摄）

2.老鹳草　多年生草本。根粗壮。茎直立，单生，假二叉状分枝，被倒向短柔毛。叶对生，具长柄，被倒向短柔毛；托叶卵状三角形或上部为狭披针形；基生叶片圆肾形，长3～5cm，5深裂达2/3处，裂片倒卵状楔形，下部全缘，上部不规则状齿裂，茎生叶3裂至3/5处，表面被短伏毛，背面沿脉被短糙毛。花序腋生和顶生；苞片钻形；花梗长为花的2～4倍，直立；萼片长卵形或卵状椭圆形，背面沿脉和边缘被短柔毛；花瓣白色或淡红色，倒卵形，内面基部被疏柔毛；雄蕊稍短于萼片，花丝淡棕色，下部扩展，被缘毛；雌蕊被短糙状毛，花柱分枝紫红色。蒴果长约2cm，被短柔毛和长糙毛。花期6～8月，果期8～9月。（图28-2）

生于海拔1800m以下的低山林下、草甸。分布于东北、华北、华东、华中、陕西、甘肃、四川、云南等地。

3. 野老鹳草　一年生草本。根纤细。茎直立或仰卧，具棱角，密被倒向短柔毛。叶互生，茎下部叶具长柄；托叶披针形或三角状披针形，外被短柔毛；叶片圆肾形，长2～3cm，掌状5～7裂近基部，裂片楔状倒卵形或菱形，下部楔形、全缘，上部羽状深裂，表面被短伏毛，背面沿脉被短伏毛。花序腋生和顶生，长于叶，顶生总花梗常数个集生，花序呈伞形状；苞片钻状；萼片长卵形或近椭圆形，具尖头，被短柔毛或沿脉被开展的糙柔毛和腺毛；花瓣淡紫红色，倒卵形，稍长于萼；雄蕊稍短于萼片；雌蕊稍长于雄蕊。蒴果长约2cm，被短糙毛，果瓣由喙上部先裂向下卷曲。花期4～7月，果期5～9月。（图28-3）

生于平原和低山荒坡杂草丛中。分布于山东、安徽、江苏、浙江、江西、湖南、湖北、四川和云南。原产美洲，我国为逸生。

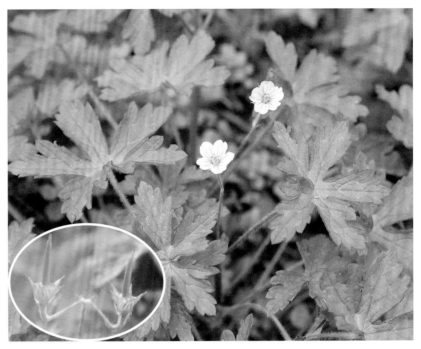

图28-2　老鹳草（由金文　摄）

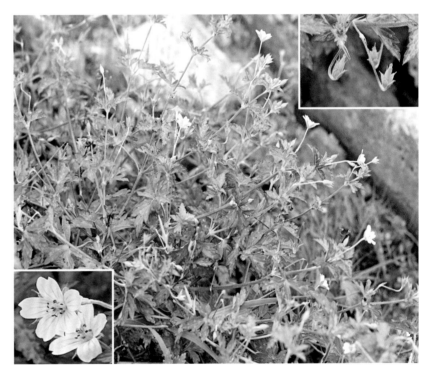

图28-3　野老鹳草（屠鹏飞　摄）

【主产地】牻牛儿苗主产于山东、河北、河南、山西等地；野老鹳草主产于江苏、浙江等地；老鹳草主产于四川、云南等地。

【栽培要点】

1. 生物学特性　喜温暖湿润气候、喜日晒充足，耐寒耐涝。适宜栽种于疏松肥沃、湿润的壤土。

2. 栽培技术　分根繁殖。冬季倒苗后在早春发芽前挖出老根，切下几块，每块具芽。以25cm×25cm株距开孔，每孔种植1块，覆土压实并浇水。

3. 田间管理　出苗后中耕除草并追肥。冬季倒苗后，清除残株，培土，施肥等。

【采收与加工】夏、秋二季果实近成熟时采割，捆成把，晒干。

【药材鉴别】

（一）性状特征

1. 长嘴老鹳草　茎长30～50cm，直径0.3～0.7cm，多分枝，节膨大。表面灰绿色或带紫色，有纵沟纹和稀疏茸毛。质脆，断面黄白色，有的中空。叶对生，具细长叶柄；叶片卷曲皱缩，质脆易碎，完整者为二回羽状深裂，裂片披针线形。果实长圆形，长0.5～1cm。宿存花柱长2.5～4cm，形似鹳喙，有的裂成5瓣，呈螺旋形卷曲。气微，味淡。

2. 短嘴老鹳草　茎较细，略短。叶片圆形，3或5深裂，裂片较宽，边缘具缺刻。果实球形，长0.3～0.5cm。花柱长1～1.5cm，有的5裂向上卷曲呈伞形。野老鹳草叶片掌状5～7深裂，裂片条形，每裂片又3～5深裂。（图28-4）

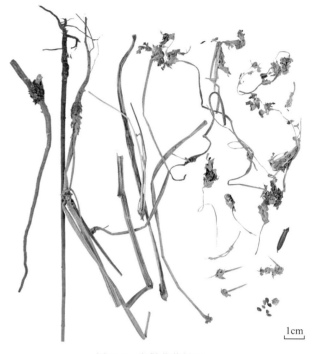

图28-4　老鹳草药材图

（二）显微鉴别

1. 牻牛儿苗　叶表面观：上表皮细胞垂周壁近平直或稍弯曲，少数波状弯曲。下表皮细胞垂周壁波状弯曲，气孔多为不定式，少见不等式。叶肉中含草酸钙簇晶。腺毛较少，头部单细胞，类圆形，柄部1～4细胞。单细胞非腺毛多见，直立或弯曲，壁具细小疣状突起。（图28-5）

2. 老鹳草　叶表面观：上、下表皮细胞垂周壁均波状弯曲，下表皮细胞有时可见连珠状增厚。非腺毛单细胞，

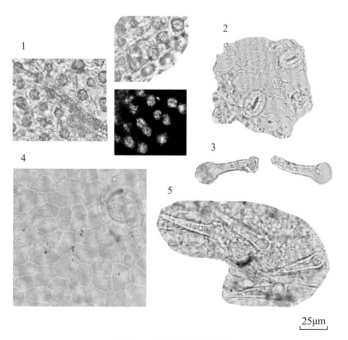

图28-5　牻牛儿苗粉末图

1. 草酸钙簇晶　2. 下表皮细胞　3. 腺毛　4. 上表皮细胞　5. 非腺毛

硬锥形，基部膨大。腺毛头部卵圆形，柄部多单细胞。

3. 野老鹳草　叶表面观：叶肉中偶见草酸钙簇晶。腺毛头部长卵圆形，柄部多单细胞。

（三）理化鉴别

薄层色谱　取本品粉末1g，加甲醇70ml超声提取60分钟，滤过，滤液蒸干，加水10ml混悬，加15ml石油醚萃取，重复两次，再加15ml乙酸乙酯萃取，重复两次，将乙酸乙酯液蒸干，加甲醇1ml溶解得供试品溶液。同法制取对照药材溶液。吸取供试品及对照药材溶液各2.5μl，分别点于硅胶G薄层板上，以甲苯-乙酸乙酯-甲酸（8：8：3）为展开剂，展开，取出，晾干。喷3%三氯化铝溶液，105℃加热2分钟，置紫外光灯（365nm）下观察，供试品与对照药材在相同位置应具有相同的荧光斑点。（图28-6）

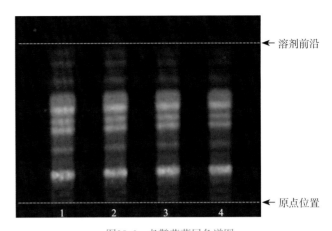

图28-6　老鹳草薄层色谱图
1. 对照药材　2～4. 样品（市售）

【质量评价】以色灰绿、果实多者为佳，水溶性浸出物不得少于18%。

【化学成分】主要成分是鞣质（tannins）、黄酮（flavonoids）、有机酸、挥发油等。其中鞣质和黄酮是其特征和有效成分[2, 3]。

1. 鞣质　老鹳草素、柯里拉京、诃子酸等[2, 3]。

2. 黄酮类　山奈酚、槲皮素等[3]。

3. 有机酸类　没食子酸、鞣花酸、原儿茶酸等[3]。

4. 挥发油　含有牻牛儿醇、香叶醇、香茅醇等[3]。

【性味归经】辛、苦，平，归肝、肾、脾经。

【功能主治】祛风湿，通经络，止泻痢。用于风湿痹痛，麻木拘挛，筋骨酸痛，泄泻痢疾。

【药理作用】

1. 抗菌、抗病毒作用　老鹳草的抗菌、抗病毒作用主要与其鞣质和黄酮类成分有关[2-4]。老鹳草提取物对金黄色葡萄球菌、卡他球菌、乙型链球菌、福氏痢疾杆菌等有较明显的抑制作用，对铜绿假单胞菌、大肠埃希菌等也有一定抑制作用。老鹳草中所含的黄酮类及鞣质类物质能够抑制流感、单纯疱疹、牛痘、HIV-Ⅰ等病毒的复制[2]。老鹳草提取物黄酮对金黄色葡萄球菌、卡球菌、流感嗜血杆菌和伤寒杆菌等均有明显抗菌作用[3]。此外，老鹳草素具有非常强的体外抗乙肝病毒的效果[4]。

2. 抗氧化作用　老鹳草中的鞣质是抗氧化作用的主要成分，有超氧化物歧化酶样作用[3]。老鹳草中的鞣质能够防止脂质过氧化损伤，对肝脏线粒体和微粒体的脂质过氧化具有抑制作用，从而保护肝脏[2]。此外，老鹳草素能抑制维生素C自动氧化与还原有害重金属离子[5]。老鹳草的抗氧化作用与其鞣质相关，老鹳草通过清除1,1-二苯基-2-三硝基苯肼自由基（DPPH·）、羟基自由基（OH·）、超氧自由基（$O_2^-·$）和一氧化氮自由基（NO·）等多种自由基，进而发挥抗氧化作用[4, 5]。

3. 抗炎镇痛作用　老鹳草可以明显抑制大鼠蛋清性关节炎足跖肿胀，乙酸乙酯部分和水部分能够明显抑制由二甲苯所致的小鼠耳廓皮肤肿胀。老鹳草对棉球肉芽组织增生，腹腔毛细管通透性增高和大鼠佐剂性关节炎均有明显抑制作用。老鹳草也能够减少甲醛致痛的舔足次数和醋酸致痛的扭体次数。具有抗炎镇痛的作用[2, 6, 7]。

4. 收敛止泄作用　老鹳草所含的鞣质具有收敛作用。老鹳草能够显著降低番泻叶水浸剂和醋酸灌肠的腹泻模型小鼠肠线粒体MDA含量，提高其SOD的活力，从而有效拮抗自由基对机体的损伤，保护肠道，同时也具有保护胃黏膜的作用[4, 7]。研究表明老鹳草的水提物能够抑制十二指肠及小肠运动，促进盲肠的逆蠕动，也能显著抑制机能亢进的小鼠的小肠运动及正常小鼠小肠推进运动[7, 8]。具有较强的止泻作用。

【分子生药】

1. 分子鉴定 基于ITS2序列建立的NJ树中牻牛儿苗、老鹳草和野老鹳草各自聚为一支，可以用于鉴别3种老鹳草药材基原物种并区分混伪品。DNA条形码鉴定技术方法能实现对老鹳草药材的真伪判定[9]。

2. 遗传育种 运用ISSR-PCR技术分析老鹳草药材不同居群间的遗传多样性，发现不同居群间的老鹳草存在明显差异，遗传多样性很高，为筛选优质种质提供了遗传基础[10]。

主要参考文献

[1] 刘娟，王良信.老鹳草的本草考证[J].中草药，1992，23(5)：276-277.

[2] 吴悦涛，金哲雄.老鹳草中鞣质类化学成分及其药理活性研究进展[J].黑龙江医药，2008，21(01)：67-68.

[3] 雷志勇，刘岱琳，胡迎庆，等.老鹳草的化学成分及药理研究进展[J].中药材，2002，25(10)：759-761.

[4] 李倩，买吾拉江·阿不都热衣木，徐芳，等.老鹳草素药理研究进展[J].中国中医药信息杂志，2016，23(08)：125-128.

[5] 杜晓鸣，郭永沺.老鹳草素（Geraniin）及其抗氧化作用[J].国外医药（植物药分册），1990，5(02)：57-62+69.

[6] 胡迎庆，刘岱琳，周运筹，等.老鹳草的抗炎、镇痛活性研究[J].西北药学杂志，2003，18(3)：113-115.

[7] 王志刚，李青，王斌，等.中药老鹳草的成分和药理学研究进展[J].中兽医学杂志，2008(04)：44-48.

[8] 何静，尹海波，安晔.鼠掌老鹳草与老鹳草抗腹泻药理作用的比较研究[J].山西医药杂志，2017，46(24)：3016-3018.

[9] 贺海波，熊超，郭力城，等.ITS2序列鉴定多基原药材老鹳草[J].中国药学杂志，2015，50(17)：1505-1511.

[10] 尹海波，王吉华，涂秀文，等.不同产地老鹳草遗传多样性ISSR分析[J].中草药，2013，44(22)：3206-3211.

（北京中医药大学　罗源　贾放放　史社坡）

29. 地锦草

Dijincao

EUPHORBIAE HUMIFUSAE HERBA

【别名】血见愁、红茎草、奶汁草、铺地锦、血筋草。

【来源】为大戟科植物地锦 *Euphorbia humifusa* Willd.或斑地锦 *Euphorbia maculata* L.的干燥全草。

【本草考证】古代本草记载的地锦有2种，《本草拾遗》记载："地锦，生淮南林下，叶如鸭掌，藤蔓着地，节处有根，亦缘树石，冬月不死，山人产后用之。"从描述来看这是一种藤本植物，与今日习用的草本地锦是同名异物。《嘉祐本草》中对地锦草的描述："生近道田野，出滁州尤良，茎叶细弱，蔓延于地，茎赤，叶青紫色，夏中繁茂，六月开红花，结细实。"《本草纲目》记载："赤茎布地，故曰地锦，田野寺院及阶砌间皆有之，小草也。就地而生，赤茎，黄花，黑实，状如蒺藜之朵，断茎有汁。"经考察，地锦草这一类约有5种，花有红色、黄色或淡紫色，颜色随时间有所变化，多为红色。故而虽然《嘉祐本草》《本草纲目》的描述略有不同，但是记载的生态环境、植物形态与目前所用的主流品种中的地锦 *Euphorbia humifusa* willd.相近[1]。

【原植物】

1. 地锦 一年生草本。根纤细，长10～18cm，直径2～3mm，常不分枝。茎匍匐，自基部以上多分枝，偶而先端斜向上伸展，基部常红色或淡红色，长达20（30）cm，直径1～3mm，被柔毛或疏柔毛。叶对生，矩圆形或椭圆形，长5～10mm，宽3～6mm，先端钝圆，基部偏斜，略渐狭，边缘常于中部以上具细锯齿；叶面绿色，叶背淡绿色，有时淡红色，两面被疏柔毛；叶柄极短，长1～2mm。花序单生于叶腋，基部具1～3mm的短柄；总苞陀螺状，高与直径各约1mm，边缘4裂，裂片三角形；腺体4，矩圆形，边缘具白色或淡红色附属物。雄花数枚，近与总苞边缘等长；雌花1枚，子房柄伸出至总苞边缘；子房三棱状卵形，光滑无毛；花柱3，分离；柱头2裂。蒴果三棱状卵球形，长约2mm，直径约2.2mm，成熟时分裂为3个分果爿，花柱宿存。种子三棱状卵球形，长约1.3mm，直径约0.9mm，灰色，每个棱面无横沟，无种阜。花果期5～10月。（图29-1）

生于原野荒地、路旁、田间、沙丘、海滩、山坡等地，较常见，特别是长江以北地区。除海南外，分布于全国。

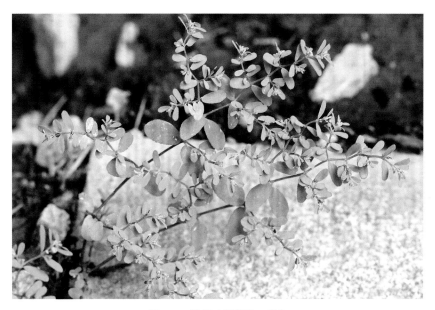

图29-1　地锦（屠鹏飞　摄）

2. 斑地锦　一年生草本。根纤细，长4～7cm，直径约2mm。茎匍匐，长10～17cm，直径约1mm，被白色疏柔毛。叶对生，长椭圆形至肾状长圆形，长6～12mm，宽2～4mm，先端钝，基部偏斜，不对称，略呈渐圆形，边缘中部以下全缘，中部以上常具细小疏锯齿；叶面绿色，中部常具有一个长圆形的紫色斑点，叶背淡绿色或灰绿色，新鲜时可见紫色斑，干时不清楚，两面无毛；叶柄极短，长约1mm；托叶钻状，不分裂，边缘具睫毛。花序单生于叶腋，基部具短柄，柄长1～2mm；总苞狭杯状，高0.7～1.0mm，直径约0.5mm，外部具白色疏柔毛，边缘5裂，裂片三角状圆形；腺体4，黄绿色，横椭圆形，边缘具白色附属物。雄花4～5，微伸出总苞外；雌花1，子房柄伸出总苞外，且被柔毛；子房被疏柔毛；花柱短，近基部合生；柱头2裂。蒴果三角状卵形，长约2mm，直径约2mm，被稀疏柔毛，成熟时易分裂为3个分果爿。种子卵状四棱形，长约1mm，直径约0.7mm，灰色或灰棕色，每个棱面具5个横沟，无种阜。花果期4～9月。（图29-2）

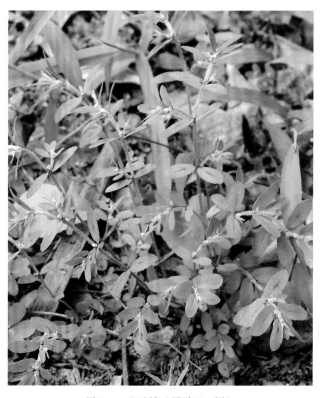

图29-2　斑地锦（屠鹏飞　摄）

生于平原或低山坡的路旁。分布于江苏、江西、浙江、湖北、河南、河北和台湾等地。

【**主产地**】江西樟树、浙江衢州、安徽太和泗南等地区。

【**栽培要点**】

1.生物学特性　地锦草喜温暖湿润气候，稍耐荫蔽，较耐湿。以疏松肥沃、排水良好的砂质壤土栽培为宜。可与玉米间作。

2.栽培技术　种子繁殖。秋季9～10月待果实成熟时，采收，晒干，贮藏备用。春播3～4月，种子与草木灰拌匀，条播，按行距15cm开条沟，将种子均匀播入沟内，薄覆细土，稍加镇压。出苗后，要及时拔除杂草。施肥以人粪为主。待玉米收获后要加强田间管理，促使植株旺盛生长。

【**采收与加工**】在7～9月采收为宜，采收时注意采大留小原则，生长期长、结子多的先采，幼苗小苗不采，在霜期前一次性采集，采收时使用镰刀从地面的根部割下晒干，统一打包即可。

【**商品规格**】通货，根据产地不同分为硬苗和软苗两种规格。

【**药材鉴别**】

（一）性状特征

1.地锦　常皱缩卷曲，根细小。茎细，呈叉状分枝，表面带紫红色，光滑无毛或疏生白色细柔毛；质脆，易折断，断面黄白色，中空。叶对生，具淡红色短柄或几无柄；叶片多皱缩或已脱落，平展后呈长椭圆形，长5～10mm，宽4～6mm；绿色或带紫红色，通常无毛或疏生细柔毛；先端钝圆，基部偏斜，边缘具小锯齿或呈微波状。杯状聚伞花序腋生，细小。蒴果三棱状球形，表面光滑，种子细小，卵形，褐色。无臭，味微涩。（图29-3）

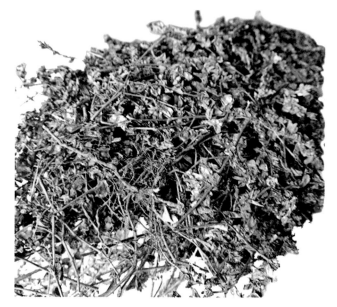

图29-3　地锦草药材图

2.斑地锦　叶上表面具一紫斑，下表面有毛；蒴果密被白色细柔毛；种子卵形，有棱。

（二）显微鉴别

粉末特征

1.地锦　粉末绿褐色。叶表皮细胞外壁呈乳头状突起。叶肉组织中，细脉末端周围的细胞放射状排列。非腺毛3～8细胞，直径约14μm，多碎断。（图29-4）

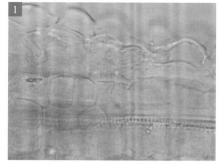
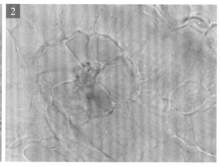

图29-4　地锦草粉末图（余丽莹　摄）

1.叶表皮细胞　2.细脉末端周围细胞

2.斑地锦 与地锦粉末特征的区别是：非腺毛数多，非腺毛壁上的细小突起更明显；乳汁管内含颗粒状及板片状物质，叶中乳汁管较易观察。

（三）理化鉴别

1.薄层色谱 取本品粉末1g，加80%甲醇50ml，加热回流1小时，放冷，滤过，滤液蒸干，残渣加水–乙醚（1∶1）混合溶液60ml使溶解，静置分层，弃去乙醚液，水液加乙醚提取2次，每次20ml，弃去乙醚液，水液加盐酸5ml，置水浴中水解1小时，取出，迅速冷却，用乙醚提取2次，每次20ml，合并乙醚液，用水30ml洗涤，弃去水液，乙醚液挥干，残渣加乙醇1ml使溶解，作为供试品溶液。另取槲皮素对照品，加乙醇制成每1ml含1mg的溶液，作为对照品溶液。照薄层色谱法试验，吸取供试品溶液10μl，对照品溶液2μl，分别点于同一硅胶G薄层板上，以甲苯–乙酸乙酯–甲酸（5∶4.5∶0.5）为展开剂，展开，取出，晾干，喷以3%三氯化铝乙醇溶液，在105℃加热数分钟，置紫外光灯（365nm）下检视。供试品色谱中，在与对照品色谱相应的位置上，显相同颜色的荧光斑点。

2.指纹图谱[2]

（1）色谱条件 Promosil C18色谱柱（4.6mm×250mm，5μm），流动相甲醇-0.1%磷酸水（梯度洗脱），柱温32℃，流速0.8ml/min，检测波长280nm。理论塔板数按没食子酸计算不低于4000，进样量10μl，检测时间85分钟。梯度洗脱条件见表29-1，在上述色谱条件下，色谱图见图29-5。

表29-1 流动相梯度洗脱程序表

t（min）	甲醇（%）	0.1%磷酸水溶液（%）	水（%）	t（min）	甲醇（%）	0.1%磷酸水溶液（%）	水（%）
0	5	10	85	45	27	10	63
15	10	10	85	70	50	10	40
20	17	10	73	80	90	10	0

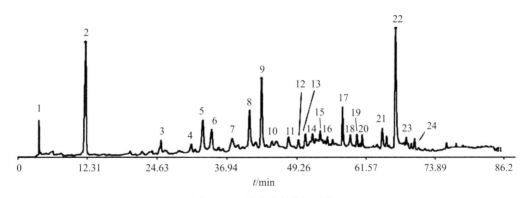

图29-5 地锦草药材指纹图谱

（2）供试品溶液的制备 取地锦草细粉约0.5g，精密称定，置25ml量瓶中，加70%甲醇20ml，超声提取60分钟，冷却至室温，加70%甲醇至刻度，摇匀，滤过，续滤液用0.45μm微孔滤膜滤过，即得。

（3）对照品溶液的制备 精密称取没食子酸对照品10.36mg，置100ml量瓶，加70%甲醇溶解，并稀释至刻度，摇匀，得到浓度为103.6mg/L的没食子酸对照品溶液。

（4）测定法 分别精密吸取对照品溶液和供试品溶液10μl，注入液相色谱仪，测定，记录色谱图，即得。

供试品特征图谱中应有24个特征峰，并应与对照药材色谱峰中的24个特征峰相对应，其中2号峰应与对照品溶液的保留时间一致。以9号峰为S峰，计算各特征峰与S峰的相对保留时间，其相对保留时间应在规定值的±5%之内。

注意色谱柱不同，各色谱峰的相对保留时间会有所不同。

按中药色谱指纹图谱相似度评价系统，供试品指纹图谱与对照指纹图谱经相似度计算，相似度不得低于0.85。

【质量评价】地锦草以叶色绿、茎色绿褐或带紫红色、具花果者为佳。采用高效液相色谱法测定，本品按干燥品计算，含槲皮素（$C_{15}H_{10}O_7$）不得少于0.10%。

【化学成分】主要成分为黄酮类、萜类、酚酸类等。

1. 黄酮类　主要有木犀草素、芹菜素、槲皮素、山柰酚、芦丁。还有多种芹菜素苷、槲皮苷、异槲皮苷、山柰酚苷、木樨草苷。

2. 萜类　羽扇豆醇等环菠萝蜜烷型三萜[3]；乙酸黏霉烯醇酯、乙酸羽扇豆烯醇酯、乙酸β-香树醇烯醇酯、乙酸蒲公英烯醇酯等；异多花独尾草烯醇，多种羊毛甾烷型三萜。

3. 酚酸类　短叶苏木酚、短叶苏木酚酸、短叶苏木酚酸甲酯、地榆酸双内酯、3，3′-二甲氧基鞣花酸、鞣花酸。

【性味归经】辛，平。归肝、大肠经。

【功能主治】清热解毒，凉血止血，利湿退黄。用于痢疾，泄泻，咯血，便血，崩漏，疮疖痈肿，湿热黄疸。

【药理作用】

1. 抗氧化作用　地锦草提取物能提高SOD（超氧化物歧化酶）的活性，降低MDA（丙二醛）水平，提高肝组织CAT（过氧化氢酶）和GSH-PX（一种抗氧化酶）的活性，发挥明显的抗氧化作用。

2. 抗菌作用　地锦草水煎液和醇提物对金黄色葡萄球菌、溶血性链球菌、卡他球菌、白葡萄球菌、白喉杆菌、伤寒杆菌、大肠埃希菌、痢疾杆菌、副伤寒杆菌、肠炎杆菌、铜绿假单胞菌及钩端螺旋体有较为明显的抑制作用。

3. 抗炎作用　地锦草水煎液可以抑制二甲苯导致的小鼠耳壳肿胀。地锦草制剂能抑制细胞免疫反应和超敏反应，有抗炎抗过敏的作用。

4. 止血作用　地锦草水煎液可以快速缩短凝血时间和出血时间，提高血小板数量，连续服用还能增加血小板聚集速度。

主要参考文献

[1] 褚小兰，范崔生. 3种"血见愁"的本草考证[J]. 江西中医药，1993(03)：14-16.

[2] 黄琪，黄彩虹，雷鹏，等. 地锦草药材HPLC指纹图谱及模式识别研究[J]. 中国实验方剂学杂志，2013，19(12)：95-98.

[3] 田瑛，刘细桥，董俊兴. 中药地锦草芹菜素糖苷类化合物[J]. 药学学报，2009，44(05)：496-499.

（北京大学药学院　陈世忠　黎翔）

30. 西河柳

Xiheliu

TAMARICIS CACUMEN

【别名】柽柳、山川柳、三春柳、观音柳、赤柽柳[1]。

【来源】为柽柳科植物柽柳 *Tamarix chinensis* Lour.的干燥细嫩枝叶。夏季花未开时采收，阴干。

【本草考证】本品始载于《尔雅》云："柽，河柳"。本草则始见于唐《本草拾遗》，谓："赤柽木，生河西沙地，皮赤色，叶细"。《本草衍义》载："赤柽木又谓之三春柳，以其一年三秀也。花肉红色成细穗"。《本草纲目》载："柽柳小干弱枝，扦之易生。赤皮，细叶如丝，婀娜可爱，一年三次作花，花穗长三、四寸，水红色如蓼花色。南齐时，益州献蜀柳，条长，状若丝缕者，即此柳也"。历代本草记载的名称有15余种，古代西河柳原植物的主流为柽柳科植物柽柳*Tamarix chinensis* Lour.，古今西河柳的来源、产地和药性功效等基本一致[2]。本草记载与现今所用西河柳基本一致。

【原植物】乔木或灌木；老枝直立，暗褐红色，光亮，幼枝稠密细弱，常开展而下垂，红紫色或暗紫红色，有光泽。叶长圆状披针形或长卵形，长1.5～1.8mm，稍开展，先端尖，基部背面有龙骨状隆起，常呈薄膜质；上部营养枝上的叶钻形或卵状披针形，长1～3mm。每年开花两、三次。春季开花：总状花序侧生在上一年生木质化的小枝上，长3～6cm，花大而少；花5出；萼片5，狭长卵形；花瓣5，粉红色，通常卵状椭圆形或椭圆状倒卵形，稀倒卵形，长约2mm，较花萼微长，果时宿存；花盘5裂，裂片先端圆或微凹，紫红色，肉质；雄蕊长于或略长于花瓣，花丝着生在花盘裂片间；子房圆锥状瓶形，花柱3，棍棒状。蒴果圆锥形。夏、秋季开花：总状花序长35cm，较春生者细，生于当年生幼枝顶端，组成顶生大圆锥花序；花较春季者略小，密生。花期4～9月。（图30-1）

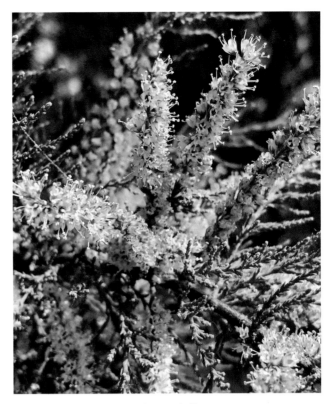

图30-1　柽柳

喜生于河流冲积平原、海滨、滩头、潮湿盐碱地和沙荒地。野生或栽培。分布于辽宁、河北、河南、山东、江苏（北部）、安徽（北部）等省；栽培于我国东部至西南部各省区。

【主产地】主产于辽宁、河北、河南、山东、江苏、安徽、湖北等省。一般为自产自销。

【栽培要点】

1.生物学特性　阳性喜光稍耐荫，具有耐高温、抗严寒、耐干旱、耐水湿、耐盐碱等特点。柽柳是最耐盐碱树种之一，它不仅能在大多数树种不易成活的中重度盐碱地生长，而且带根苗木可在含盐量0.9%左右的盐碱地上成活生长[3]。

2.栽培要点　通过扦插、播种、压条、分株等手段进行繁殖，在成片造林上，主要有扦插造林、直播造林、植苗造林等方式[4]。

3.病虫害　病害：白粉病、枝枯病、黑枯病、锈病等；虫害：黄古毒蛾、橙黄毒蛾、柽柳条叶甲、柽柳白眉蚧等[4]。

【采收与加工】夏季花未开时采收，阴干。5～6月割剪嫩枝叶，阴干。

【药材鉴别】

（一）性状特征

茎枝呈细圆柱形，直径0.5～1.5mm。表面灰绿色。有多数互生的鳞片状小叶，质脆，易折断。稍粗的枝表面红褐色，叶面常脱落而残留突起的叶基，断面黄白色，中心有髓。气微，味淡。（图30-2）

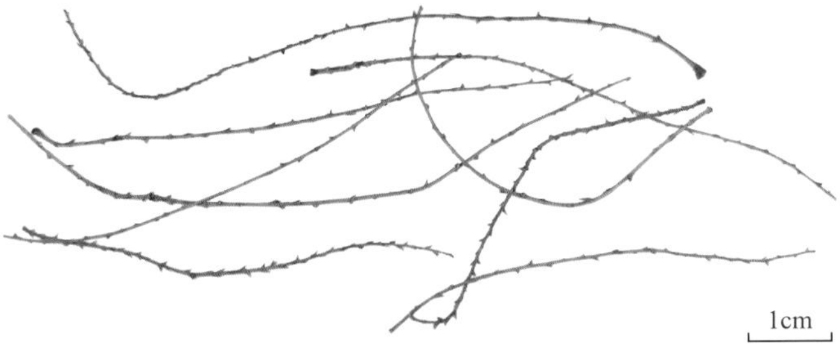

1cm

图30-2　西河柳药材图

（二）显微鉴别

1.横切面　表皮细胞一列，较光滑。靠近表皮的皮层细胞较小，排列紧密，呈类圆形，靠近维管束的皮层细胞较

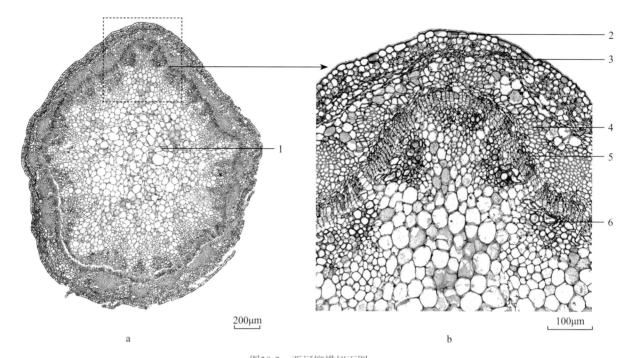

图30-3　西河柳横切面图

a. 横切面　b. 横切面局部放大

1. 髓　2. 表皮细胞　3. 皮层　4. 韧皮部　5. 形成层　6. 木质部

大，3～5列，呈类圆形或类多角形。维管束外韧型，初生韧皮纤维均较发达，次生韧皮部多狭窄，形成层成环。髓部薄壁细胞不同程度木化，多类圆形或类多角形，大小不一，髓约占断面直径的1/2[5]。（图30-3）

2.粉末特征　粉末灰绿色。叶表皮细胞横断面观类方形，外壁增厚并呈乳头状突起。不定式气孔下陷。硫酸钙结晶众多，大多聚集呈簇状，有的棱角明显。纤维多成束，壁稍厚，木化，表面平滑或有刺状突起；有的周围细胞含有硫酸钙结晶，形成晶纤维，可见螺纹导管和具缘纹孔导管。（图30-4）

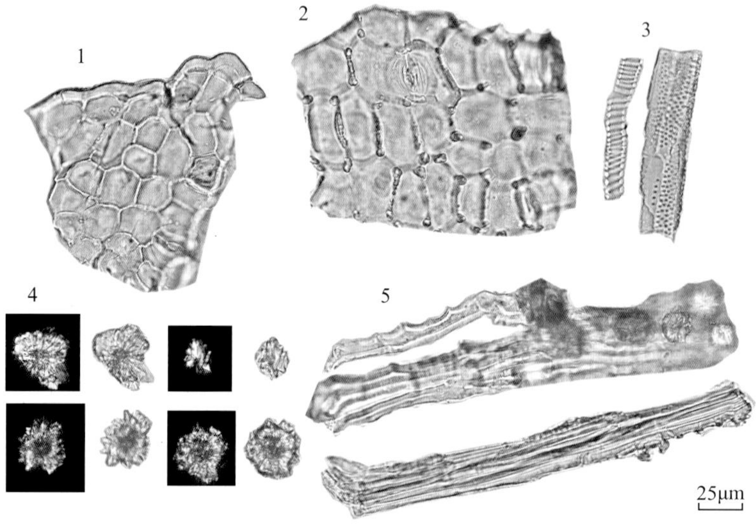

图30-4　西河柳粉末图

1. 叶表皮细胞　2. 气孔　3. 导管　4. 硫酸钙结晶　5. 纤维

（三）理化鉴别

薄层色谱　取本品粉末2g，加甲醇25ml，超声处理20分钟，滤过，取滤液作为供试品溶液。另取西河柳对照药材2g，同法制成对照药材溶液。照薄层色谱法试验，吸取上述两种溶液各3μl，分别点于同一聚酰胺薄膜上，以乙醇-丙酮-甲酸-水（10∶6∶0.5∶5）为展开剂，展开，取出，晾干，喷以3%三氯化铝乙醇溶液，置紫外光灯（365nm）下检视。供试品色谱中，在与对照药材色谱相应的位置上，显相同颜色的荧光斑点。

【质量评价】以枝叶细嫩、色绿者为佳。本品按水溶性浸出物测定法项下的热浸法测定，不得少于25.0%。

【化学成分】主要成分为黄酮类、三萜类、有机酸类、挥发油、柽柳酚、胡萝卜苷、β-谷甾醇、香豆素、木脂素、硬脂酸等。

1. **黄酮类** 有槲皮素（quercetin）、山柰酚（kaempferol）及其甲基化化合物，包括槲皮素-3′-甲醚（quercetin-3-methyl ether），即异鼠李素（isorhamnetin），3′，4′-二甲基槲皮素（3′、4′-dimethyl-quercetin）、山柰酚-4′，7-二甲醚（kaempferol-4′，7-dimethyl ether）、山柰酚-4′-甲醚（kaempferol-4′-methyl ether）等[6]。

2. **三萜类** 主要是柽柳酮（tamarixone）、柽柳醇（tamarixol）、羽扇豆醇（lupeol）、β-香树脂素、熊果酸（uosolic acid）等，均属于五环三萜[6]。

3. **有机酸类** 主要有没食子酸（gallic acid）、没食子酸衍生物、二聚体和三聚体及多聚体和一些多酚葡萄糖苷类，此外还有酚羟基硫酯化物。

4. **挥发油类** 主要成分为十六酸，包括辛酸等9个长链脂肪酸，9～15碳烯酸等6个长链脂肪烯酸，十六烷等。

【**性味归经**】甘，辛，平。归心、肺、胃经。

【**功能主治**】发表透疹，祛风除湿。用于麻疹不透，风湿痹痛。

【**药理作用**】

1. **保肝作用** 西河柳对酒精中毒小鼠和四氯化碳诱发的急性肝炎小鼠有保肝作用[6]。

2. **抗炎、抗菌作用** 西河柳煎剂在体外对肺炎链球菌、甲型链球菌、白色葡萄球菌和流感杆菌有抑制作用[6]。

3. **抗肿瘤活性** 西河柳石油醚和乙酸乙酯部分对所选的人肺腺癌细胞株A-549、小鼠白血病细胞株P388、人乳腺癌细胞株MCF7显示细胞毒活性[6]。

4. **解热、镇痛作用** 高剂量的西河柳煎剂具有明显的镇痛作用和一定的解热作用。西河柳在临床的解热镇痛应用中，对麻疹的发热，以清热解毒透疹为原则，既可退热又可透疹[6]。

5. **对呼吸系统的作用** 西河柳的煎剂对小鼠进行腹腔注射，可对氨水喷雾所致的小鼠咳嗽症状有明显抑制作用，西河柳细嫩枝叶入药，制成煎剂、冲剂、丸剂和注射剂等在临床上用于治疗慢性气管炎[6]。

【**附注**】下列两种同属植物，其嫩枝叶在不同地区也同作西河柳入药。

1. **桧柽柳**（红柳、华北柽柳）*Tamarix juniperina* Bunge. 其形态特征与柽柳相似，主要区别在于桧柽柳的枝条呈褐红色。花多在春季开放，为侧生的总状花序，粉红色，多数两个并生，生于前年生的枝上。分布于吉林省及河北省。

2. **多枝柽柳** *Tamarix ramosissima* Ledeb. 与柽柳和桧柽柳的不同在于，本种小叶短卵圆形或三角状心脏形，急尖，略向内倾，几抱茎，下延。花序为顶生的圆锥花序，皆生于当年幼枝上，单总状花序较短，通常2～4cm，花淡粉红色，雄蕊等于或超过花瓣，大多数为花瓣的1.5倍。分布于河北、内蒙古、陕西、甘肃、青海、宁夏、新疆、山东等省区[5]。

主要参考文献

[1] 刘会.西河柳的生药学研究[D].济南：山东中医药大学，2010.

[2] 刘会，姜海荣，刘洪超，等.中药西河柳的本草考证[J].中药材，2009，32(07)：1151-1154.

[3] 祁霞，王春燕，杨佳丽，等.柽柳育苗及栽培技术要点[J].内蒙古林业调查设计，2011，34(06)：61-114.

[4] 高红月.柽柳栽培技术及病虫害防治措施[J].现代园艺，2018 (17)：78.

[5] 李志远，杨克旭，辛智鸣，等.中药西河柳及其同属易混品的性状及显微鉴别研究[J].中华中医药学刊，2015，33(03)：584-586.

[6] 韩琳娜，周凤琴.西河柳的化学成分及其药理作用研究进展[J].齐鲁药事，2010，29(05)：293-295.

（北京中医药大学　张媛　曾祥妮）

31. 合欢皮

Hehuanpi

ALBIZIAE CORTEX

【别名】合昏皮、夜合皮、绒花树皮。

【来源】为豆科植物合欢*Albizia julibrissin* Durazz.的干燥树皮。

【本草考证】本品始载于《神农本草经》，列为中品。《新修本草》记载："此树叶似皂荚、槐等，极细，五月花发红白色，上有丝茸，秋实作荚，子极薄细尔"。《证类本草》记载："合欢皮杀虫……，叶至暮即合……"。《图经本草》记载："合欢，夜合也。……人家多植于庭除间，木似梧桐，枝甚柔弱，叶似皂荚槐等，极细而繁密，互相交结，每一风来，辄似相解了，不相牵缀。其叶至暮即合，故一名合昏。"本草记载与现今所用合欢基本一致。

【原植物】落叶乔木；小枝有棱角，嫩枝、花序和叶轴被绒毛或短柔毛。托叶线状披针形，早落。二回羽状复叶，总叶柄近基部及最顶一对羽片着生处各有1枚腺体；羽片4~12对，最多可达20对；小叶10~30对，线形至长圆形，长6~12mm，宽1~4mm，向上偏斜，有缘毛。头状花序于枝顶排成圆锥花序；花粉红色；花萼管状；花冠长8mm，裂片三角形，长1.5mm，花萼、花冠外均被短柔毛；花丝长2.5cm。荚果带状，长9~15cm，宽1.5~2.5cm。花期6~7月；果期8~10月。（图31-1）

分布于我国东北至华南、西南各省区。生于山野坡地，或栽培。

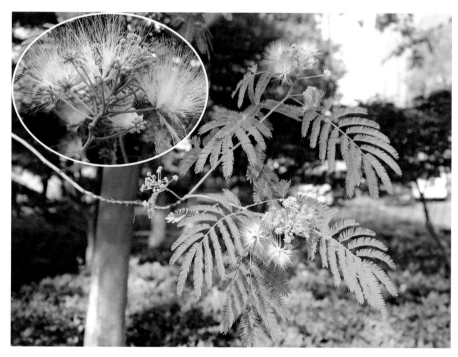

图31-1　合欢

【主产地】主产于湖北孝感，江苏无锡、苏州，浙江兰溪、长兴，安徽宣城等地，以湖北产量大。

【栽培要点】

1.生物学特性　喜温暖湿润和向阳环境，耐寒、耐旱。对土壤要求不严，以砂质壤土和黏壤土栽培为宜。

2.栽培技术　种子繁殖，春季育苗，种子浸泡后播种，开沟条播，覆盖草木灰或细土约1cm，最后盖草，出苗后揭去。苗期应勤除杂草，浅松土。第二年春季或秋季移栽。

3.病虫害　夏、秋间有豆毛虫危害羽叶。

【采收与加工】夏、秋季剥取树皮，扎把，晒干。

【药材鉴别】

（一）性状特征

呈卷曲筒状或半筒状，长40～80cm，厚0.1～0.3cm。外表面灰棕色至灰褐色，稍有纵皱纹，有的成浅裂纹，密生明显的椭圆形横向皮孔，棕色或棕红色，偶有突起的横棱或较大的圆形枝痕，常附有地衣斑；内表面淡黄棕色或黄白色，平滑，有细密纵纹。质硬而脆，易折断，断面呈纤维性片状，淡黄棕色或黄白色。气微香，味淡，微涩，稍刺舌，而后喉头有不适感。（图31-2）

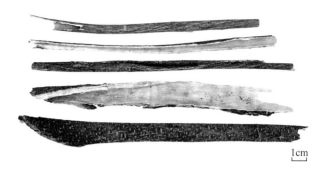

图31-2　合欢皮药材图

（二）显微鉴别

横切面　木栓层细胞数十列，常含棕色物及草酸钙方晶。皮层窄，散有石细胞及含晶木化厚壁细胞，单个或成群。中柱鞘部位为2～6列石细胞及含晶木化细胞组成的环带。韧皮部宽广，外侧散有石细胞群，内侧韧皮纤维与薄壁细胞及筛管群相间排列成层；石细胞群与纤维束周围均有含晶木化厚壁细胞。射线宽1～5列细胞。（图31-3）

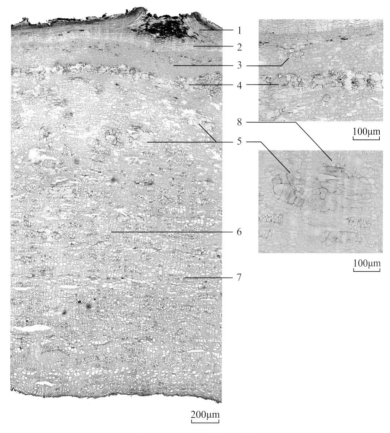

图31-3　合欢皮横切面图

1.木栓层　2.皮层　3.含晶木化厚壁细胞　4.石细胞环带　5.石细胞群　6.韧皮部
7.韧皮部晶鞘纤维　8.草酸钙方晶

（三）理化鉴别

薄层色谱　取本品粉末1g，加50%甲醇10ml，浸泡1小时，超声处理30分钟，滤过，滤液蒸干，残渣加水5ml使溶解，用正丁醇振摇提取2次，每次5ml，合并正丁醇液，回收溶剂至干，残渣加甲醇0.5ml使溶解，作为供试品溶液。

另取合欢皮对照药材1g，同法制成对照药材溶液。照薄层色谱法试验，吸取上述两种溶液各2μl，分别点于同一高效硅胶G薄层板上，以三氯甲烷–丙酮–甲酸（6∶0.8∶0.2）为展开剂，展开，取出，晾干，喷以5%磷钼酸乙醇试液，105℃加热至斑点显色清晰。供试品色谱中，在与对照药材色谱相应的位置上，显相同颜色的斑点。（图31-4）

【质量评价】以皮红嫩、珍珠疙瘩（皮孔）明显、内表面色白者为佳。采用高效液相色谱法测定，本品按干燥品计算，含（－）-丁香树脂酚-4-O-β-D-呋喃芹糖基-（1→2）-β-D-吡喃葡萄糖苷（$C_{33}H_{44}O_{17}$）不得少于0.03%。

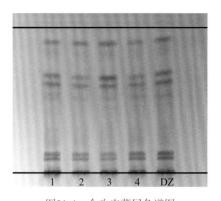

图31-4　合欢皮薄层色谱图
1. 样品1（浙江）　2. 样品2（安徽）
3. 样品3（陕西）　4. 样品4（广东）
DZ. 对照药材

【化学成分】主要成分为三萜及三萜皂苷、木脂素、黄酮、生物碱等，其中三萜皂苷和木脂素是其特征成分和有效成分。

1. 三萜及三萜皂苷类　多为齐墩果烷型三萜皂苷，8～11个糖取代，多数有1～2个单萜烯酸酯片段。有合欢皂苷J$_1$～J$_{46}$（julibrosides J$_1$～J$_{46}$）[1, 2]、合欢皂苷Ⅰ～Ⅲ（julibrosides Ⅰ～Ⅲ）[3]等。

2. 木脂素类　多数为双环氧木脂素，常以葡萄糖苷或芹糖苷存在。有（－）-丁香树脂酚-4-O-β-D-呋喃芹糖基-（1→2）-β-D-吡喃葡萄糖苷［（－）-syringaresinol-4-O-β-D-apiofuranosyl-（1→2）-β-D-glucopyranoside］，丁香树脂酚-二葡萄糖苷（syringaresinol diglucoside）[4]等。

3. 黄酮类　有geraldone, isookanin, luteolin, daidzein, sophoflavescenol, kurarinone, kurarinol , kuraridin和kuraridinol[5]等。

【性味归经】甘，平。归心、肝、肺经。

【功能主治】解郁安神，活血消肿。用于心神不安，忧郁失眠，肺痈，疮肿，跌仆伤痛。

【药理作用】

1. 抗抑郁、抗焦虑作用　合欢皮水煎液有抗焦虑作用[6]，合欢皮二氯甲烷提取物有抗抑郁作用[7]。

2. 镇静作用　合欢皮水煎剂在较低剂量时协同戊巴比妥钠缩短睡眠潜伏期并延长睡眠时间，有镇静作用[8]，也有报道合欢皮水煎剂无镇静作用[9]。

3. 抗肿瘤作用　合欢皮总皂苷口服及腹腔注射均有明显抑制肿瘤生长作用[10]。

4. 抗生育作用　合欢皮总皂苷有抗早孕和抗着床作用[9]。

【用药警戒或禁忌】合欢皮总皂苷有一定毒性，不可重用和久服。

【分子生药】基于DNA条形码序列进行分子鉴定，其中ITS2序列可以准确鉴别合欢皮与混伪品[11]。

【附注】同属植物山合欢（山槐）*Albizzia kalkora*（Roxb.）Prain，落叶小乔木或灌木，高3～8m，二回羽状复叶，羽片2～4对，小叶5～14对，长圆形或长圆状卵形，花初白色，后变黄。产于华北、西北、华东、华南至西南部各省区。商品合欢皮药材有部分来源于山合欢皮，外表面有色较深而略扭曲的纵脊纹。据本草考证，古代未收载山合欢皮入药。

主要参考文献

[1] Ma Libin, Tu Guangzhong, Chen Siping, et al. NMR determination of the structure of Julibroside [J]. Carbohydrate Research, 1996, 281(1): 35-46.

[2] Han Qinghua, Qian Yi, Wang Xuda, et al. Cytotoxic oleanane triterpenoid saponins from *Albizia julibrissin* [J]. Fitoterapia, 2017(121): 183-193.

[3] Ikeda Tsuyoshi, Fujiwara Satoko, Kinjo Junei, et al. Three new triterpenoidal saponins acylated with monoterpenic acid from *albizziae* cortex [J]. Bulletin of the Chemical Society of Japan, 1995, 68(12): 3483-90.

[4] Kinjo Junei, Fukui Katsura, Higuchi Hiroyuki, et al. Leguminous plants 23 the first isolation of lignan triand tetraglycosides [J]. Chemical & Pharmaceutical Bulletin, 1991, 39(6): 1623-1625.

[5] Jung Mee Jung, Kang Sam Sik, Jung Hyun Ah, et al. Isolation of flavonoids and a cerebroside from the stem bark of *Albizzia julibrissin* [J]. Archives of Pharmacal Research, 2004, 27(6): 593-599.

[6] Kim Won-Ki, Jung Ji Wook, Ahn Nam Yoon, et al. Anxiolytic-like effects of extracts from *Albizzia julibrissin* bark in the elevated plusmaze in rats [J]. Life Sciences, 2004(75): 2787-2795.

[7] Kim Ji-Hyun, Kim Sun Yeou, Lee Seok-Yong, et al. Antidepressant-like effects of *Albizzia julibrissin* in mice: Involvement of the 5-HT1A receptor system [J]. Pharmacol Biochem Behav, 2007, 87:41-47.

[8] 霍长虹，郝存书，李作平，等. 合欢皮水煎剂催眠作用的药理实验研究[J]. 河北医科大学学报，2002，23(4)：216-217.

[9] 楼之岑，秦波. 常用中药材品种整理和质量研究[M]. 北京：北京医科大学协和医科大学联合出版社，1995：369-393.

[10] Cai Weiwei, Li Yue, Yi Qingqing, et al. Total saponins from *Albizia julibrissin* inhibit vascular endothelial growth factor-mediated angiogenesis in vitro and in vivo [J]. Molecular Medicine Reports, 2015(11): 3405-3413.

[11] 赵莎，庞晓慧，宋经元，等. 应用ITS2条形码鉴定中药材合欢皮、合欢花及其混伪品[J]. 中国中药杂志，2014，39(12)：2164-2167.

（北京大学药学院　梁鸿　陈小琴）

32. 合欢花

Hehuanhua

ALBIZIAE FLOS

【别名】夜合花、合欢米、夜合米。

【来源】为豆科植物合欢*Albizia julibrissin* Durazz.的干燥花序或花蕾。

【本草考证】【原植物】【主产地】【栽培要点】参见"合欢皮"。

【采收与加工】6～7月花开时，晴天摘下并迅速晒干或放阴处晾干，需注意经常翻动；花蕾在5月花未开时采收并晒干。前者习称"合欢花"，后者习称"合欢米"。

【药材鉴别】

（一）性状特征

1. 合欢花　头状花序，皱缩成团。总花梗长3～4cm，有时与花序脱离，黄绿色，有纵纹，被稀疏毛茸。花全体密被毛茸，细长弯曲，长0.7～1cm，淡黄色或黄褐色，无花梗或几无花梗。花萼筒状，先端有5小齿；花冠筒长约为萼筒的2倍，先端5裂，裂片披针形；雄蕊多数，花丝细长，黄棕色至黄褐色，下部合生，上部分离，伸出花冠筒外。气微香，味淡。（图32-1）

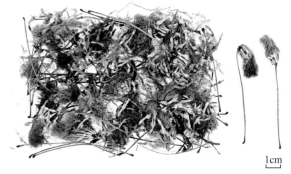

图32-1　合欢花药材图

2. 合欢米　呈棒槌状，长2～6mm，膨大部分直径约2mm，淡黄色至黄褐色，全体被毛茸，花梗极短或无。花萼筒状，先端有5小齿；花冠未开放；雄蕊多数，细长并弯曲，基部连合，包于花冠内。气微香，味淡。

（二）显微鉴别

粉末特征　粉末灰黄色。非腺毛单细胞，长81～447μm。草酸钙方晶较多，存在于薄壁细胞中，直径3～31μm。复合花

粉粒呈扁球形，为16合体，直径81～146μm，外围8个围在四周；单个分体呈类方形或长球形。（图32-2）

（三）理化鉴别

薄层色谱　取本品粉末0.6g，加70%乙醇30ml，加热回流1小时，滤过，滤液蒸干，残渣加水25ml使溶解，用水饱和的正丁醇振摇提取2次，每次30ml，合并正丁醇液，回收溶剂至干，残渣加甲醇10ml使溶解，作为供试品溶液。另取合欢花对照药材0.6g，同法制成对照药材溶液。再取槲皮苷对照品，加甲醇制成每1ml含0.5mg的溶液，作为对照品溶液。照薄层色谱法试验，吸取上述三种溶液各1μl，分别点于同一聚酰胺薄膜上，以甲苯–乙酸乙酯–88%甲酸–水（1∶8∶1∶1）的上层溶液为展开

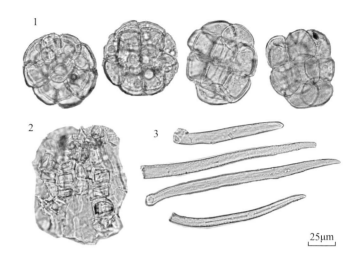

图32-2　合欢花粉末图

1. 花粉粒　2. 草酸钙方晶　3. 非腺毛

剂，展开，取出，晾干，喷以三氯化铝试液，热风吹约1分钟，在紫外光灯（365nm）下检视。供试品色谱中，在与对照药材色谱和对照品色谱相应的位置上，显相同颜色的荧光斑点。（图32-3）

【质量评价】以色淡黄棕色、短梗者为佳。采用高效液相色谱法测定，本品按干燥品计算，含槲皮苷（$C_{21}H_{20}O_{11}$）不得少于1.0%。

【化学成分】主要成分为黄酮及挥发油，其中槲皮苷是其特征成分和有效成分。

1. 挥发油类　合欢花挥发油通过GC-MS分析主要成分有二十一烷（heneicosane）、植酮（6,10,14-trimethyl-2-pentadecanone）、二十八烷（octacosane）、二十四烷（tetracosane）和棕榈酸甲酯（hexadecanoic acid methyl ester）等[1]。

2. 黄酮类　有槲皮苷（quercitrin）、异槲皮苷（isoquercitrin）[2]、3″-（E）-阿魏酰基槲皮苷［3″-（E）-feruloylquercitrin］、山奈酚（kaempferol）、槲皮素（quercetin）、山奈酚-3-O-α-L-鼠李糖苷（kaempferol-3-O-α-L-rhamnoside）、鼠李素（rhamnetin）、异鼠李素（isorhamnetin）[3]等。

【性味归经】甘，平。归心、肝经。

【功能主治】解郁安神。用于心神不安，忧郁失眠。

【药理作用】

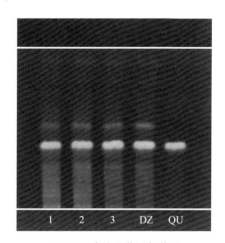

图32-3　合欢花薄层色谱图

1. 样品1（四川）　2. 样品2（北京）
3. 样品3（安国）　DZ. 对照药材
QU. 槲皮苷对照品

1. 抗焦虑、抗抑郁作用　合欢花总黄酮在高架十字迷宫模型和明暗箱模型均显示抗焦虑作用[4]，合欢花总黄酮在大鼠抑郁症模型中显示抗抑郁作用[5]。

2. 镇静催眠作用　合欢花乙酸乙酯提取物显示明显的镇静催眠作用，黄酮类成分是其中的主要药效物质[6]。

3. 抗肥胖作用　合欢花90%乙醇提取物可以抑制小鼠3T3-L1前脂肪细胞中脂肪的形成而可能起到抗肥胖作用[3]。

4. 增强学习记忆作用　合欢花挥发油成分低剂量（100mg/kg）和高剂量（200mg/kg）均剂量依赖性的增强东莨菪碱造模小鼠学习记忆作用[7]。

【分子生药】基于DNA条形码序列进行分子鉴定，其中ITS2序列可以准确鉴别合欢花与混伪品[8]。

【附注】西南部分地区有用山合欢花代合欢花入药。

主要参考文献

[1] 王一卓，罗慧，赵士贤.合欢花挥发油化学成分及提取液抑菌作用研究[J].湖北农业科学，2012，51(6)：1245-1247.

[2] Kang T H, Jeong S J, Kim N Y, et al. Sedative activity of 2 flavonol glycosides isolated from the flowers of *Albizzia julibrissin* [J]. Journal of Ethnopharmacology, 2000, 71(1, 2): 321-323.

[3] Yahagi Tadahiro, Daikonya Akihiro, Kitanaka Susumu. Flavonol acylglycosides from flower of *Albizia julibrissin* and their inhibitory effects on lipid accumulation in 3T3-L1 cells [J]. Chemical & Pharmaceutical Bulletin, 2012, 60(1): 129-136.

[4] 刘倩佟，刘洁，郭建友，等.合欢花总黄酮抗焦虑作用研究[J].现代中药研究与实践，2015，29(2)：33-35.

[5] 郭超峰，夏猛，银胜高，等.合欢花总黄酮的抗抑郁作用及其机制研究[J].中国实验方剂学杂志，2013，19(13)：225-228.

[6] 刘家荟，郭伟英.合欢花镇静催眠作用的谱效关系研究[J].中药材，2016，39(7)：1582-1585.

[7] Dhanya K, Satish S, Hegde Karunakar, et al. Investigation on learning and memory enhancing activity of essential oil in *Albizia julibrissin* flowers in experimental mice [J]. Asian Journal of Biomedical and Pharmaceutical Sciences, 2016, 6(55): 11-15.

[8] 赵莎，庞晓慧，宋经元，等.应用ITS2条形码鉴定中药材合欢皮、合欢花及其混伪品[J].中国中药杂志，2014，39(12)：2164-2167.

（北京大学药学院　梁鸿　谭畅）

33. 红大戟

Hongdaji

KNOXIAE RADIX

【别名】红牙戟、紫大戟、广大戟。

【来源】为茜草科植物红大戟*Knoxia valerianoides* Thorel et Pitard的干燥块根。

【本草考证】本品始载于《药物出产辨》，在该书中"大戟"项下列"绵大戟"和"红牙大戟"，其中绵大戟产河南禹州府，红牙大戟产广西南宁，功能主治相同。因而两者常有混用。由于基源不同，临床上效用差异较大，后人将"红牙大戟"单列出来，取名"红大戟"。

【原植物】直立草本，高30～70cm，全部被毛，有肥大、肉质、纺锤形、紫色的根。叶近无柄，披针形或长圆状披针形，长7～10cm，宽3～5cm，顶端渐尖，基部渐狭；侧脉每边5～7条，纤细，不明显；托叶短鞘形，长8～10mm，基部阔，顶端有细小、披针形的裂片。聚伞花序密集成半球形，有长3～12cm的总花梗；萼管近无毛，长仅1mm，萼檐裂片4，三角形，长0.5mm；花冠紫红色，淡紫红色至白色，高脚碟形，管长3mm，内有浓密的柔毛，裂片长5mm；花丝缺，花药长圆形，长约5mm；花柱纤细，长2mm，柱头2裂，叉开。蒴果细小，近球形。花期春夏之间。（图33-1）

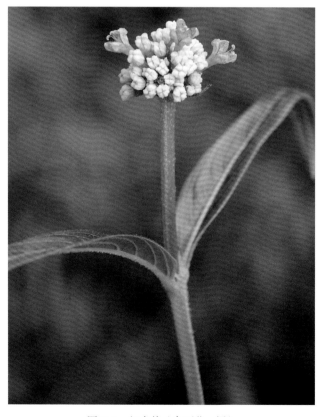

图33-1　红大戟（余丽莹　摄）

生于山坡草地上。

【主产地】 主产于福建、广东、海南、广西、云南等省区。

【栽培要点】

1. 生物学特性　喜温暖湿润气候，耐旱、耐寒，喜潮湿。对土壤要求不严，以土层深厚、疏松肥沃、排水良好的砂质壤土或黏质壤土栽培为好。

2. 栽培技术　红大戟可用种子、分根繁殖，育苗移栽法进行繁殖。种子繁殖：4月上旬育苗，将种子均匀播下，每1hm²用种量7.5kg，覆薄细土；经2～3周出苗，苗高12～15cm时移栽，按行株距30cm×25cm开穴，每穴栽种1株。分根繁殖：秋季落叶后或早春萌芽前，挖掘根部，进行分根，每根带有2～3个芽，按行株距30cm×25cm开穴栽种。

【采收与加工】 秋、冬二季采挖，除去须根，洗净，置沸水中略烫，干燥。

【药材鉴别】

（一）性状特征

本品略呈纺锤形，偶有分枝，稍弯曲，长3～10cm，直径0.6～1.2cm。表面红褐色或红棕色，粗糙，有扭曲的纵皱纹。上端常有细小的茎痕。质坚实，断面皮部红褐色，木部棕黄色。气微，味甘、微辛。（图33-2）

（二）显微鉴别

1. 横切面　木栓细胞数列。韧皮部宽广。形成层成环。木质部导管束断续径向排列，近形成层处者由数列导管组成，渐向内呈单列或单个散在。射线较宽。薄壁组织中散在含草酸钙针晶束的黏液细胞和含红棕色物的分泌细胞。（图33-3）

2. 粉末特征　粉末红棕色。草酸钙针晶散在或成束存在于黏液细胞中，长50～153μm。导管主为具缘纹孔，直径12～74μm。木纤维多成束，长梭形，直径16～24μm，纹孔口斜裂缝状或人字状。木栓细胞表面观呈类长方形或类多角形，微木化，有的细胞中充满红棕色或棕色物。色素块散在，淡黄色、棕黄色或红棕色。

（三）理化鉴别

1. 薄层色谱　取本品粉末0.1g，加甲醇1ml，超声处理30分钟，静置或离心，取上清液作为供试品溶液。另取红大戟对照药材0.1g，同法制成对照药材溶液。再取3-羟基巴戟醌对照品、芦西定对照品，加甲醇分别制成每1ml各含0.1mg的溶液，作为对照品溶液。照薄层色谱法试验，吸取上述四种溶液各5μl，分别点于同一硅胶G薄层板上，以三氯甲烷-丙酮-甲酸（8∶1∶0.1）为展开剂，展开，取出，晾干，置紫外光灯（365nm）下检视。供试品色谱中，在与对照药材色谱和对照品色谱相应的位置上，显相同颜色的荧光斑点；在氢氧化钠试液中快速浸渍后，日光下检视，显相同颜色的斑点。

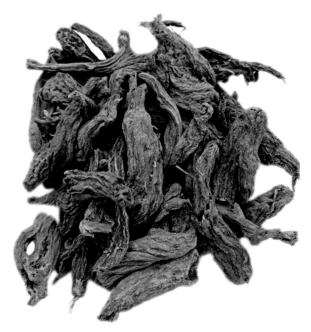

图33-2　红大戟药材图

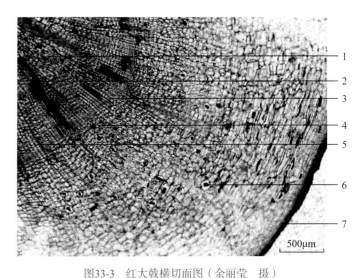

图33-3　红大戟横切面图（余丽莹　摄）

1. 木质部　2. 射线　3. 形成层　4. 韧皮部　5. 导管
6. 草酸钙针晶束　7. 木栓层

2. 特征/指纹图谱

（1）色谱条件　流动相为乙腈A-0.1%磷酸溶液B（梯度变化0～70分钟，A 8%～70%），流速0.65ml/min，检测波长210nm，进样量10μl，柱温34℃[1]。

（2）供试品溶液的制备　将药材打成粉，取粉末2.00g，置于100ml具磨口塞的锥形瓶中，精密加入80%的甲醇溶液25.00ml，摇匀，称定重量。超声处理1小时，放冷，再称定重量，并用甲醇补足减失的重量，摇匀，吸取一定量，以0.45μm的微孔滤膜滤过，得供试品溶液。

（3）测定法　分别精密吸取参照物溶液和供试品溶液各10μl，注入液相色谱仪，测定，记录色谱图，即得。

【质量评价】以根粗壮，表面红褐色或红棕色，质坚实，断面皮部红褐色，木部棕黄色者为佳。本品按干燥品计算，含 3-羟基巴戟醌（$C_{15}H_9O_6$）不得少于0.030%。含芦西定（$C_{15}H_{10}O_5$）应为0.040%～0.15%。

【化学成分】

1. 蒽醌类化合物　红大戟根中含游离蒽醌以及结合蒽醌，其中游离蒽醌包括甲基异茜草素（mbiadin）、虎刺醛（damnacanthal）、红大戟素（knoxiadin）、3-羟基巴戟醌（3-hydmxymorindone）、1,3,6-三羟基-5-乙氧甲基蒽醌（1,3,6-trihydroxy-5-ethoxylmethyl-anthraguinone）、1,3-二羟基-2-甲基蒽醌（1,3-dihydroxy-2-methyl anthraguinone）[2]。另外还含有丁香酸（syringicacid）。

2. 非蒽醌类化合物　含齐墩果酸、鸟苏酸、坡模酸、委陵菜酸、马斯里酸等三萜类物质[3]。

【性味归经】苦、寒；有小毒。归肺、脾、肾经。

【功能主治】泻水逐饮，消肿散结。用于水肿胀满，胸腹积水，痰饮积聚，气逆咳喘，二便不利，痈肿疮毒，瘰疬痰核。

【药理作用】

1. 抑菌作用　红大戟的50%乙醇提取液对铜绿假单胞菌和金黄色葡萄球菌有一定的抑制作用，可应用于伤口炎症的抑菌处理。

2. 利尿作用　首先造成小鼠实验性腹水，之后用红大戟的水煎浓缩液对小鼠进行灌胃。2～3小时后，可产生明显的利尿效果，即尿量明显增加。

3. 治疗精神分裂症的作用　采用红大戟为主药辨证组方治疗精神分裂症，通过临床疗效的观察，发现中药组的不良反应发生率明显少于西药组，适用于长期用药以控制病情。

4. 毒性作用　红大戟的提取物对肾脏有刺激性副作用，过量服用可导致呕吐、剧烈腹痛及腹泻，严重时会引起眩晕，甚至因虚脱而麻痹死亡。有研究证明，小鼠腹腔注射50%乙醇红大戟提取液的半数致死量为（40.6±1.8）g/kg，与甘草共煎其毒性显著增加，半数致死量明显降低。

【附注】市场上红大戟流通较为广泛，存在以红大戟代替京大戟出售，或将红大戟、京大戟统称为大戟出售。分析各种因素，可能的原因有京大戟多为野生，产量少，而红大戟多为种植，产量大，两者都有泄水逐饮的功效，所以市场上逐渐流行使用红大戟代替京大戟入药，以致现在市场上几乎不见京大戟。

也有文献报道，紫丹参冒充红大戟销售，为红大戟的混淆品。由于红大戟是京大戟的常见混淆品，故在收集京大戟药材的过程中，也出现了紫丹参药材。

主要参考文献

[1] 黄浩，王硕，胡东南.野生和组培苗红大戟药材HPLC图谱初步比较[J].农业研究与应用，2015，(4)：44-45.

[2] 袁珊琴，赵毅民.红芽大戟的化学成分[J].药学学报，2006，41(8)：735-737.

[3] 赵峰，王素娟，吴秀丽，等.红大戟中的非蒽醌类化学成分[J].中国中药杂志，2012，37(14)：2092.

（北京大学药学院　王弘　黄亚卓）

34. 红花

Honghua

CARTHAMI FLOS

【别名】红蓝花、刺红花、草红花。

【来源】为菊科植物红花*Carthamus tinctorius* L.的干燥花。

【本草考证】本品以红蓝花之名始载于《开宝本草》："红蓝花，生梁、汉及西域……辛、温，无毒。"《图经本草》载："红蓝花即红花也，其花红色，叶颇似蓝，故有蓝名……今处处有之。人家场圃所种，冬而布子于熟地，至春生苗，夏乃有花。下作梂汇多刺，花蕊出梂上，圃人承露采之，采已复出，至尽而罢。梂中结实，白颗如小豆大。"《本草纲目》载："其叶如小蓟叶，至五月开花，如大蓟花而红色。"结合《图经本草》附图，本草记载与现今所用红花基本一致。

【原植物】一年生草本，高约1m。茎直立，光滑无毛，上部分枝，白色、淡白色或淡绿色。全部叶质地坚硬，革质，两面无毛无腺点，有光泽，叶长椭圆形或卵状披针形，长4～12cm，宽1～6cm，顶端尖，基部狭窄或圆形，无柄，半抱茎，边缘羽状齿裂，齿端有针刺，针刺长1～1.5mm，两面无毛，上部叶渐小，成苞片状围绕着头状花序。头状花序直径3～4cm，有梗，排成伞房状；总苞近球形，长约2cm，宽约2.5cm；外层苞片卵状披针形，基部以上稍收缩，绿色，边缘具针刺，内层卵状椭圆形，中部以下全缘，顶端长尖，上部边缘稍有短刺；筒状花橘红色。瘦果椭圆形或倒卵形，长5.5 mm，宽5mm，乳白色，基部稍歪斜，有4棱，棱在果顶伸出，侧生着生面。无冠毛，或冠毛鳞片状。花、果期5～8月。（图34-1）

原产中亚，我国广泛栽培。

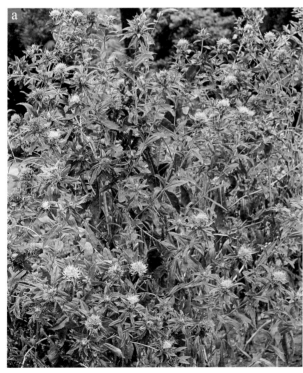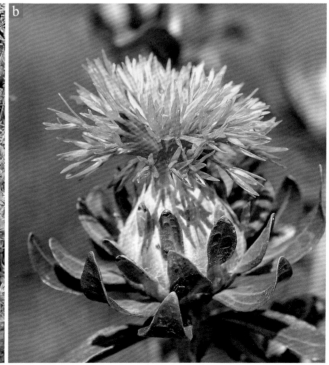

图34-1 红花（屠鹏飞 摄）

a.植株 b.花

【主产地】主产于新疆、云南、河南、内蒙古等省区，新疆为最大产区。

【栽培要点】

1.生物学特性　喜温暖干燥气候，抗寒、耐寒、耐盐碱、耐脊薄，适应性较强，南方秋播生育期200～250天，北方春播生育期120天。以选向阳、地势高、干燥、土层深厚、中等肥力、排水良好的砂质壤土栽培为宜。忌连作，花期忌涝。前作以豆科、禾本科作物为好，可与蔬菜间作。

2.栽培技术　种子繁殖。选生长健壮，高度适中，分枝低而多，花序多，管状花橘红色，无病虫害的植株作留种植株。播种前一般用52～54℃温水浸种10分钟，转入冷水中冷却后，取出晾干后播种。播种期南方秋季10月中旬至11月初，北方春季3月至4月，宜早不宜迟。穴播或条播。约15天左右出苗。抽薹后摘除顶芽，促使分枝和花蕾增多，如栽培过密或土地贫瘠则不宜摘心去顶。

3.病虫害　病害：红花炭疽病、红花枯萎病、菌核病等。虫害：红花实蝇、红花指管蚜等。

【采收与加工】5月下旬开花，5月底至6月中下旬盛花期分批采摘。选晴天，每日早晨6～8时，待管状花充分展开呈金黄色时采摘，过迟则管状花发蔫并呈红黑色，收获困难，质量差，产量低。采收后阴干或40～50℃低温烘干。

【商品规格】

1.选货　干货。管状花皱缩弯曲，成团或散在。不带子房的管状花，长1～2cm。花冠筒细长，先端5裂，裂片呈狭条形，长0.5～0.8cm；雄蕊5，花药聚合成筒状，黄白色；柱头长圆柱形，顶端微分叉。质柔软。气微香，味微苦。表面鲜红色，微带淡黄色。杂质≤0.5%，水分≤11.0%。

2.统货　干货。表面暗红色或带黄色。其余同选货。杂质≤2.0%，水分≤13.0%[1]。

【药材鉴别】

（一）性状特征

本品为不带子房的管状花，长1～2cm。表面红黄色或红色。花冠筒细长，先端5裂，裂片呈狭条形，长0.5～0.8cm；雄蕊5，花药聚合成筒状，黄白色；柱头长圆柱形，顶端微分叉。质柔软。气微香，味微苦。（图34-2）

（二）显微鉴别

粉末特征　粉末橙黄色。花冠、花丝、柱头碎片多见，有长管状分泌细胞常位于导管旁，直径约至66μm，含黄棕色至红棕色分泌物。花冠裂片顶端表皮细胞外壁突起呈短绒毛状。柱头和花柱上部表皮细胞分化成圆锥形单细胞毛，先端尖或稍钝。花粉粒类圆形、椭圆形或橄榄形，直径约至60μm，具3个萌发孔，外壁有齿状突起。草酸钙方晶存在于薄壁细胞中，直径2～6μm。（图34-3）

（三）理化鉴别

薄层色谱　取本品粉末0.5g，加80%丙酮溶液5ml，密塞，振摇15分钟，静置，取上清液作为供试品溶液。另取红花对照药材0.5g，同法制成对照药材溶液。

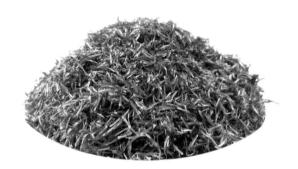

图34-2　红花药材图（屠鹏飞　摄）

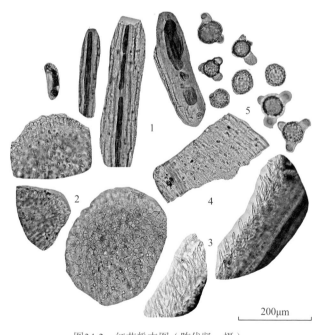

图34-3　红花粉末图（陈代贤　摄）

1.分泌细胞　2.花冠裂片顶端表皮细胞　3.柱头及花柱表皮细胞　4.草酸钙方晶　5.花粉粒

照薄层色谱法试验，吸取上述两种溶液各5µl，分别点于同一硅胶H薄层板上，以乙酸乙酯–甲酸–水–甲醇（7∶2∶3∶0.4）为展开剂，展开，取出，晾干。供试品色谱中，在与对照药材色谱相应的位置上，显相同颜色的斑点。（图34-4）

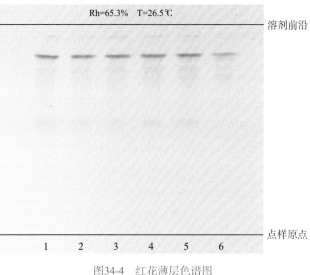

Rh=65.3%　T=26.5℃

溶剂前沿

点样原点

1　2　3　4　5　6

图34-4　红花薄层色谱图

1～5. 样品　6. 对照药材

【质量评价】以花冠长、色红、鲜艳、质柔软无枝刺者为佳。采用高效液相色谱法测定，本品按干燥品计算，含羟基红花黄色素A（$C_{27}H_{32}O_{16}$）不得少于1.0%。含山柰酚（$C_{15}H_{10}O_6$）不得少于0.050%。

【化学成分】主要成分为黄酮及其苷类、生物碱类、聚炔类、有机酸类等[3]。其中，查尔酮苷类是红花的主要活性成分[2]。

1. 黄酮及其苷类

（1）查尔酮苷类　红花苷（carthamin）、前红花苷（precarthamin）、羟基红花黄色素A（hydroxysafflor yellow A）、红花黄色素B、新红花苷（neocarthamin）、红花醌苷（carthamone）、tinctormine等。

（2）黄酮醇及其苷类　山柰酚、槲皮素、6-羟基山柰酚、山柰酚-3-葡萄糖苷、山柰酚-3-芸香糖苷、槲皮素-7-葡萄糖苷、芦丁等。

2. 生物碱类　N-［2-（5-hydroxy-1H-indol-3-yl）ethyl］ferulamide、N-［2-（5-hydroxy-1H-indol-3-yl）ethyl］-p-coumaramide、Moschamindole等5-羟色胺类生物碱。

3. 聚炔类　1,11-tridecadiene-3,5,7,9-tetrayne、1,3,11-tridecatriene-5,7,9-tetrayne、反-3-十三烯-5,7,9,11-四炔-1,2-双醇等以十三碳和十碳为主的聚炔类。

4. 有机酸类　绿原酸（chlorogenic acid）、咖啡酸（caffeic acid）、儿茶酚（catechol）、焦性儿茶酚（pyrocatechol）、多巴（doba）、棕榈酸、肉豆蔻酸、月桂酸、油酸、亚油酸等。

5. 挥发性成分　1-戊烯-3-醇（pent-1-en-3-ol）、松油烯-4-醇（terpinen-4-ol）、马鞭烯酮（verbenone）等。

6. 其他　亚精胺类、木脂素类、倍半萜类、多糖类、甾醇类、氨基酸类、微量元素等成分。

【性味归经】辛，温。归心、肝经。

【功能主治】活血通经，散瘀止痛。用于经闭，痛经，恶露不行，癥瘕痞块，胸痹心痛，瘀滞腹痛，胸胁刺痛，跌仆损伤，疮痈肿痛。

【药理作用】

1. 对心血管系统的作用　红花煎剂能轻度兴奋心脏、降低冠脉阻力、增加冠脉流量和心肌营养性流量的作用。红花对实验性心肌缺血、心肌梗死或心律失常等动物模型均有不同程度的对抗作用。红花黄色素对乌头碱所致心律失常有一定的对抗作用。红花具有抗凝血作用，可抑制血小板聚集，增强纤维蛋白溶解。

2. 保护神经系统作用　在机体缺氧导致的脑神经细胞病变中，红花可通过增加血液流通，改善细胞微环境对脑神经细胞起到很好的保护作用。红花为一种拮抗兴奋性神经毒的中药，对大鼠视网膜神经细胞具有保护作用。红花能减轻脑组织中单胺类神经介质的代谢紊乱。

3. 对子宫平滑肌的作用　红花对子宫平滑肌具有较强的选择性兴奋作用。这种作用与兴奋子宫平滑肌上的H_1受体和α受体有关，表明红花具有活血通经功能。

4. 对免疫系统的作用　红花水煎液对小鼠的非特异性免疫功能和细胞免疫功能均有明显的增强作用，能增强单核细胞吞噬功能，提高血清溶血素浓度以及增加植物血凝素刺激下的淋巴细胞转化率等。红花多糖能促进淋巴细胞转化，增加小鼠脾脏中空斑形成细胞数，对抗泼尼松龙的免疫抑制作用。

5.抗炎镇痛作用　红花50%甲醇提取物及水提物能抑制角叉菜所致的足肿胀，对二甲苯所致小鼠耳肿胀有明显的抑制作用。红花黄色素具有镇痛作用。

6.其他作用　红花还具有抗菌、抗疲劳、保肝等作用。红花对TPA所致的炎症和二阶段致癌过程有抑制作用，该活性物质可能是甾醇类和叠-烷烃-6,8-二醇类物质。红花注射液、醇提物、红花苷、红花黄色素均能提高小鼠耐缺氧能力[2]。

【附注】我国红花栽培历史悠久，除药用外，红花还可作染料、食品、化妆品的天然色素添加剂。红花油可食用，红花籽饼粕可作饲料、有机肥料；红花秸秆也可用作饲料等。红花开发前景广阔，综合利用价值大。

主要参考文献

[1] 中华中医药学会.中药材商品规格等级团体标准.红花[S]. TCACM 1021.15—2018.

[2] 扈晓佳，殷莎，袁婷婷，等.红花的化学成分及其药理活性研究进展[J].药学实践杂志，2013，31(3)：161-168，197.

（中国医学科学院药用植物研究所　姚霞　　北京大学药学院　屠鹏飞）

35. 远志

Yuanzhi

POLYGALAE RADIX

【别名】远志肉、远志筒、细叶远志、细草、小鸡腿。

【来源】为远志科植物远志*Polygala tenuifolia* Willd.或卵叶远志*Polygala sibirica* L.的干燥根。

【本草考证】本品始载于《神农本草经》，列为上品。《名医别录》载："生太山及宛朐。四月采根、叶，阴干。"《本草经集注》云："小草状似麻黄而青。"《图经本草》云："生泰山及冤句川谷，今河、陕、京西州郡亦有之。根黄色，形如蒿根，苗名小草。似麻黄而青，又如荜豆。叶亦有似大青而小者。三月开花，白色，根长及一尺。四月采根、叶，阴干，今云晒干用。泗州出者，花红，根、叶俱大于他处。商周者根又黑色。"并附有远志图5幅。本草记载远志产地和形态及《图经本草》所附泗州远志、商州远志和齐州远志图均与现今所用远志基本一致。

【原植物】

1. 远志　多年生草本。茎由基部丛生、斜生或直立。叶互生，线形至狭线形，先端尖，基部渐狭成短柄，全缘。总状花序呈扁侧状生于小枝顶端；有稀疏的花，花绿白色带紫，左右对称；萼片5，外轮3片小，内轮2片，花瓣状；花瓣3，下部合生，中央花瓣较大，龙骨状，顶端有流苏状附属物；雄蕊8，花丝愈合成鞘状，近上端分离；子房上位，柱头2裂，不等长。蒴果扁卵圆形，翅宽0.1cm以上。花期4~5月，果期7~9月。（图35-1）

生于海拔200~2300m的草原、山坡草地、灌丛以及杂木林下。分布于东北、华北、西北、华中和四川。

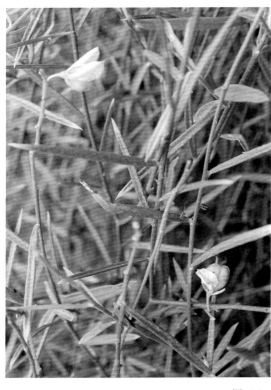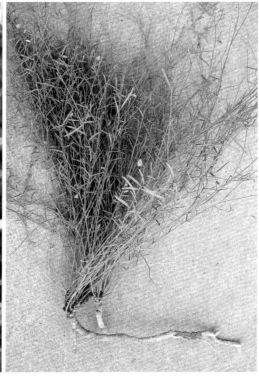

图35-1　远志

2. 卵叶远志　卵叶远志与远志的主要区别为：茎绿褐色，表面密被细柔毛。叶椭圆形至长圆状披针形，长0.8~2cm，宽3~6mm。总状花序腋外生或假顶生。蒴果翅窄，密生短睫毛。（图35-2）

生于海拔1100～3300（～4300）m的砂质土、石砾和石灰岩山地灌丛、林缘或草地。广泛分布于全国各地。

【主产地】主产于山西阳高、闻喜、榆次、芮城，陕西韩城、合阳、大荔、华阴、绥德、咸阳，吉林哲里木盟及白城地区，河南巩县、卢氏。以山西产量大，陕西的质量好。

【栽培要点】

1. 生物学特性　喜凉爽气候，忌高温，耐干旱。选择地势高燥、排水良好的壤土或沙壤土栽种，也可选一般农田种植。由于远志是多年生植物，翻地时必须1次施足底肥。每亩施充分腐熟厩肥2500～3000kg，深翻25～30cm，翻地时可施入过磷酸钙50kg，然后耙平整细，作平畦。

2. 种植技术　种子繁殖，直播。一般在整好的地块上浇足水，等水完全渗下后再播种。每亩播量2kg，播前用水浸种12小时，捞出后与3～5倍细沙混合，在畦面上按行距18～21cm开浅沟，将种子均匀撒入沟内，盖土。播后稍镇压，浇水。春播后约15天出苗，冬播后第2年春季出苗。

3. 病虫害　病害：根腐病、叶枯病。虫害：蚜虫、豆元青等。

【采收与加工】春、秋二季采挖（栽培的第三、四年采收），除去须根和泥沙，不抽木心晒干或晒至皮稍皱缩时抽取木心，晒干。

【商品规格】由于加工方法不同，远志商品分为远志棍、远志筒、远志肉等规格。

1. 远志棍　不抽木心，直接晒干。

2. 远志筒　晒至皮稍皱缩时抽取木心，晒干。

3. 远志肉　小刀划破或用砖拍打根皮，取出木心，破碎的根皮，晒干。

【药材鉴别】

（一）性状特征

本品呈圆柱形或中空，略弯曲，长2～30cm，直径0.2～1cm。表面灰黄色至灰棕色，有较密并深陷的横皱纹、纵皱纹及裂纹，老根的横皱纹较密更深陷，略呈结节状。有木心者质硬，不易折断，木部黄白色，皮部易与木部分离；无木心者质硬而脆，易折断；断面皮部棕黄色。气微，味苦、微辛，嚼之有刺喉感。（图35-3）

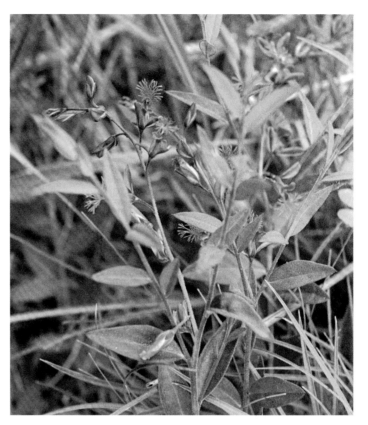

图35-2　卵叶远志

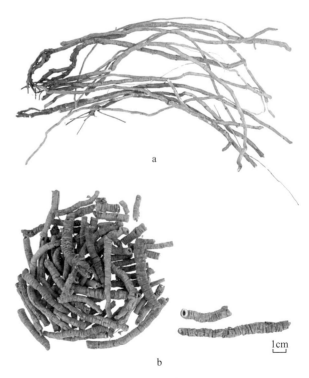

1cm

图35-3　远志药材图

a. 远志棍　b. 远志筒

（二）显微鉴别

横切面　栓细胞10余列。栓内层为20余列薄壁细胞，有切向裂隙。韧皮部较宽广，常现径向裂隙。形成层成环。有木心者木质部发达，均木化，射线宽1~3列细胞。薄壁细胞大多含脂肪油滴；有的含草酸钙簇晶和方晶。（图35-4）

（三）理化鉴别

1. 薄层色谱　取本品粉末约0.5g，加70%乙醇5ml，超声处理15分钟，滤过，滤液作为供试品溶液。另取远志对照药材0.5g，同法制成对照药材溶液。再取远志㕮酮Ⅲ对照品、3,6'-二芥子酰基蔗糖对照品，加甲醇制成每1ml各含0.5mg的混合溶液，作为对照品溶液。照薄层色谱法试验，吸取上述三种溶液各2μl，分别点于同一硅胶G薄层板上，以乙酸乙酯–冰醋酸–水（55∶13∶13）为展开剂，展开，取出，晾干，置紫外光灯（365nm）下检视。供试品色谱中，在与对照药材色谱和对照品色谱相应的位置上，显相同颜色的荧光斑点。（图35-5）

2. 指纹图谱[1]　照高效液相色谱法测定。

（1）色谱条件与系统适用性试验　以十八烷基硅烷键合硅胶为填充剂；以乙腈为流动相A，以0.05%磷酸溶液为流动相B，按表35-1中的规定进行梯度洗脱；检测波长为318nm。理论板数按3,6'-二芥子酰基蔗糖峰计算应不低于3000。

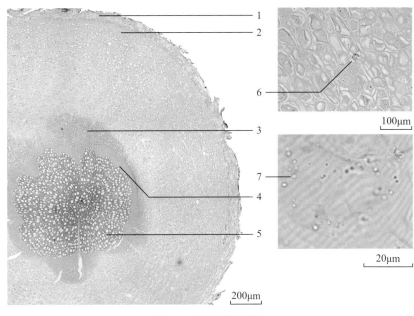

图35-4　远志横切面图

1. 木栓层　2. 栓内层　3. 韧皮部　4. 形成层　5. 木质部　6. 草酸钙方晶　7. 脂肪油滴

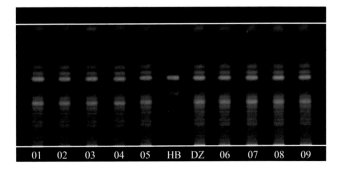

图35-5　远志薄层色谱图

HB. 从上至下依次为3,6'-二芥子酰基蔗糖和远志㕮酮Ⅲ对照品
DZ. 对照药材　01~09. 样品（山西）

表35-1　乙腈–0.05%磷酸溶液二元梯度洗脱条件

时间（分钟）	流动相A（%）	流动相B（%）	时间（分钟）	流动相A（%）	流动相B（%）
0~7	11	89	40~48	25→29	75→71
7~8	11→15	89→85	48~56	29→35	71→65
8~20	15	85	56~57	35→40	65→60
20~23	15→20	85→80	57~70	40→43	60→57
23~28	20→25	80→75	70~75	43→11	57→89
28~40	25	75	75~80	11	89

（2）参照物溶液的制备　取3,6′-二芥子酰基蔗糖对照品适量，精密称定，加水制成每1ml含0.5mg的溶液，即得。

（3）供试品溶液的制备　取本品粉末（过四号筛）约1g，精密称定，置具塞锥形瓶中，精密加70%甲醇20ml，称定重量，超声处理30分钟，取出，再称定重量，用70%甲醇补足减失的重量，摇匀，滤过，精密量取续滤液5ml，置10ml量瓶中，加70%甲醇稀释至刻度，摇匀，滤过，取续滤液，即得。

（4）测定法　分别精密吸取参照物溶液与供试品溶液各10μl，注入液相色谱仪，测定，记录色谱图，即得。

本品所得指纹图谱应与远志对照指纹图谱相一致。（图35-6）

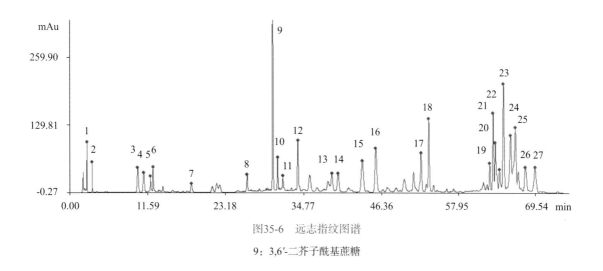

图35-6　远志指纹图谱

9：3,6′-二芥子酰基蔗糖

【质量评价】　以条粗、皮厚者为佳。采用高效液相色谱法测定，本品按干燥品计算，含细叶远志皂苷（$C_{36}H_{56}O_{12}$）不得少于2.0%；含远志𠮷酮Ⅲ（$C_{25}H_{28}O_{15}$）不得少于0.15%；含3,6′-二芥子酰基蔗糖（$C_{36}H_{46}O_{17}$）不得少于0.50%。

【化学成分】　主要成分为皂苷、𠮷酮、糖酯等，其中皂苷是其主要特征性成分和有效成分。

1. 皂苷类　皂苷类化合物onjisaponins A～G [2]、onjisaponins V-Z、onjisaponin Vg、onjisaponin J、onjisaponin L、onjisaponin R、onjisaponin O、polygalasaponin XXXI、polygalasaponin XXXII [3]等。

2. 𠮷酮类　𠮷酮类化合物分为二氧代、三氧代、四氧代和五氧代等类型[4]。代表化合物有：euxanthone，1,7-dimehoxyxanthone、2,3,8-trimethoxyxanthone、1,7-dihydroxy-3-methoxyxanthone、1-hydroxy-2,3,8-trimethoxyxanthone、1,2,3,7-tetramethoxyxanthone、1,2,3,6,7-pentamethoxyxanthone、6-hydroxy-1,2,3,7-tetramethoxyxanthone。此外，还有𠮷酮氧苷和碳苷，如polygalaxanthone、sibiricaxanthones A和B等。

3. 糖酯类　含有大量的蔗糖酯和寡糖酯类成分，如sibiricoses A_1～A_6、tenuifolisides A～E、tenuifolioses A～Q等[5]。这些糖酯类化合物是由蔗糖或3～5个糖，与乙酸、阿魏酸、苯甲酸、肉桂酸、芥子酸、3,4,5-三甲氧基肉桂酸等缩合而成的酯类化合物。

4. 其他成分　含有4.06%的脂肪油[6]，还富含多种生物碱类成分，如tenuidine、N_9-甲酰基哈尔满、1-丁氧羰基-β-咔啉等。除此之外，从远志中还分离出四氢非洲防己胺[7]以及乙酰酚酮苷sibiricaphenone[6]。

【性味归经】　苦、辛，温。归心、肾、肺经。

【功能主治】　安神益智，交通心肾，祛痰，消肿。用于心肾不交引起的失眠多梦、健忘惊悸、神志恍惚，咳痰不爽，疮疡肿毒，乳房肿痛。

【药理作用】

1. 益智作用　远志提取物可以增强老年小鼠脑组织中超氧化物歧化酶（SOD）和过氧化氢酶（CAT）活性，抑制单胺氧化酶（MAO）和乙酰胆碱酯酶（AChE）活性，并可降低丙二醛（MAD）的水平，从而可改善老年小鼠的记忆功能[8]。

2. 镇静作用　远志中皂苷类成分具有显著的抗焦虑和镇静催眠活性，并且具有相对安全的剂量范围[9]。其中，tenuifolin在小鼠中就体现出了显著的睡眠增强作用[10]。

3. 祛痰作用　远志水煎剂1.25g/kg、2.5g/kg、5g/kg、10g/kg、15g/kg给小鼠灌胃，能显著增加气管排泌酚红量，所以有祛痰作用。远志皮部含有皂苷，皮部祛痰作用远比木心部强，根皮较全根入药的祛痰作用强。皂苷对胃黏膜有刺激作用，能反射性地促进支气管腺体分泌增加[11]。

4. 抗癌作用　远志水提液在2.5mg/ml浓度下对Yac-1、K_{562}、L_{929}表现出明显的细胞毒效应，提示远志体外实验有抗癌作用[12]。

5. 其他药理作用　如溶血、利尿、抗菌和子宫兴奋等作用[13]。

【用药警戒或禁忌】远志尽管在《神农本草经》中列为上品，在《中国药典》远志项下也未收载用药禁忌，但远志所含的皂苷类成分具有很强的表面活性作用，远志总皂苷5g/kg可导致大鼠胃、小肠组织间神经丛c-kit阳性ICC细胞数量的减少，从而抑制胃肠动力[14]。因此，建议临床用药控制剂量。

【附注】

1.《中国药典》远志药材的基原植物收载了远志Polygala tenuifolia Willd.和卵叶远志Polygala sibirica L.，但商品药材中未发现卵叶远志，所以市场上远志的基原是单一的。

2. 远志富含糖类物质，采收后，未及时加工、干燥，容易发生霉变。为了保障用药安全，2020年版《中国药典》一部"远志"项下规定，每1000g远志药材含黄曲霉毒素B_1不得过5μg，黄曲霉毒素G_2、黄曲霉毒素G_1、黄曲霉毒素B_2和黄曲霉毒素B_1总量不得过10μg。因此远志生产必须重视及时的加工、干燥。

主要参考文献

[1] 姜勇，张娜，崔振，等. 远志药材的HPLC指纹图谱[J]. 药学学报，2006，41(2)：179-183.

[2] Sakuma S, Shoji J. Studies on the constituents of the root of *Polygala tenuifolia* Willdenow. II On the structures of onjisaponins A, B and E [J]. Chem Pharm Bull, 1982, 30(3): 810-821.

[3] Li CJ, Yang JZ, Yu SS, et al. Triterpenoid saponins with neuroprotective effects from the roots of *Polygala tenuifolia* [J]. Planta Med, 2008, 74: 133-141.

[4] 杨学东，徐丽珍，杨世林. 远志属植物中口山酮类成分及其药理研究进展[J]. 天然产物研究与开发，2000，12(5)：88-94.

[5] Miyase T, Noguchi H, Chen X M. Sucrose esters and xanthone *C*-glycosides from the roots *Polygala sibirica* [J]. J Nat Prod, 1999, 62(7): 993-996.

[6] 孙晓飞，时素琴，杨国红. 远志脂肪油分析[J]. 中药材，2000，23(1)：35-36.

[7] Shen XL, Witt MR, Dekermendjian K, et al. Isolation and identification of tetrahydrocolumbamine as a dopamine receptor ligand from *Polygala tenuifolia* Willd [J]. 药学学报，1994，29(12)：887-890.

[8] Li Z, Liu Y, Wang L, et al. Memory-enhancing effects of the crude extract of *Polygala tenuifolia* on aged mice [J]. Evid Based Complement Alternat Med, 2014(6): 324-392.

[9] Yao Y, Jia M, Wu J G, et al. Anxiolytic and sedative-hypnotic activities of polygalasaponins from *Polygala tenuifolia* in mice [J]. Pharm Biol, 2010, 48(7): 801-807.

[10] Cao Q, Jiang Y, Cui S Y, et al. Tenuifolin, a saponin derived from Radix Polygalae, exhibits sleep-enhancing effects in mice [J]. Phytomedicine, 2016, 23: 2797-1805.

[11] 肖平. 镇咳、平喘、祛痰中药的药理作用[J]. 中成药研究，1984(8)：25-26.

[12] 温得中，张赫炎，朱玉琢，等. 中草药远志对环磷酰胺所致小鼠遗传物质损伤的保护作用和淋巴细胞功能的增强作用[J]. 吉林大学学报（医学报），2006，32(1)：71-73.

[13] 藏开兰. 炙远志掺伪品炙麦冬须根的鉴别[J]. 时珍国药研究，1998，9(2)：158.

[14] 王建，刘丽娜，肖武. 生远志及其总皂苷与蜜远志对胃肠Cajal间质细胞的影响[J]. 中药材，2011，34(1)：33-36.

（北京大学药学院　姜勇　姜雨彤）

36. 赤小豆

Chixiaodou

VIGNAE SEMEN

【别名】红小豆、红豆、赤豆、饭赤豆、野赤豆。

【来源】为豆科植物赤小豆*Vigna umbellata* Ohwi et Ohashi或赤豆*Vigna angularis* Ohwi et Ohashi的干燥成熟种子。

【本草考证】本品始载于《神农本草经》，列为中品，载："赤小豆，主下水，排痈肿脓血，生平泽。"其后，《名医别录》《本草经集注》《本草拾遗》等对赤小豆的性味、功效也做了记述，但是没有产地或植物形态的描述。至《救荒本草》始对赤小豆有详尽的描述："赤小豆，本草旧云：江淮间多种莳，今北土亦多有之。苗高一、二尺。叶似豇豆叶微团。艄开花似豇豆，花微小，淡银褐色，有腐气，人故亦呼为腐婢。结角比菉豆角颇大。角之皮色，微白带红。其豆有赤、白、黧色三种。"《本草蒙筌》载：赤小豆"各处俱种，胭脂赤者为良。"以上两部本草描述的赤小豆均为现今的赤豆。《本草纲目》载："赤小豆以紧小而赤黯色者入药，其稍大而鲜红淡色者，并不治病。"首次出现赤小豆和赤豆2种来源，并认为赤小豆用于治病。《本草原始》赤小豆条之药图一及图注"赤黯而小者良"[1]，也为赤小豆[1]。因此，本草记载与现今所用赤小豆基本一致。

【原植物】

1. 赤小豆　一年生草本。茎纤细，幼时被黄色长柔毛，老时无毛。羽状复叶具3小叶；托叶盾状着生，披针形或卵状披针形，小托叶钻形；小叶纸质，基出脉3条，卵形或披针形，长10～13cm，宽（2）5～7.5cm，全缘或微3裂，沿脉上薄被疏毛。总状花序腋生，有花2～3朵；苞片披针形；花梗着生处有腺体；花黄色，长约1.8cm，宽约1.2cm；龙骨瓣具长角状附属体。荚果线状圆柱形，下垂，长6～10cm，无毛。种子6～10粒，长椭圆形，通常暗红色，长5～8mm，直径3～3.5mm，种脐凹陷。花期5～8月；果期8～10月。（图36-1）

栽培或野生，全国各地均有栽培，南方各地广为栽培，主要分布于浙江、江西、湖南、广东、广西、贵州、云南等地。

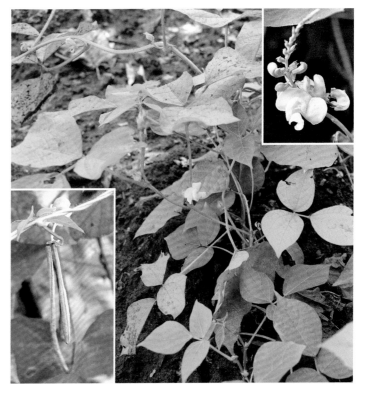

图36-1　赤小豆

（河北省武安市、湖南省邵东县和溆浦县普查队　摄）

2. 赤豆　与赤小豆的区别为：茎直立或缠绕，植株被疏长毛。小叶卵形至菱状卵形，长5～10cm。总状花序有5～6朵花；花冠长约9mm。荚果长5～8cm；种子6～8粒，长圆形，长5～6mm，直径4～6mm，两头截平或近浑圆，种脐不凹陷。（图36-2）

全国各地均有栽培。分布于吉林、河北、陕西、山东、安徽、江苏、浙江、江西、广东、四川、云南等地。

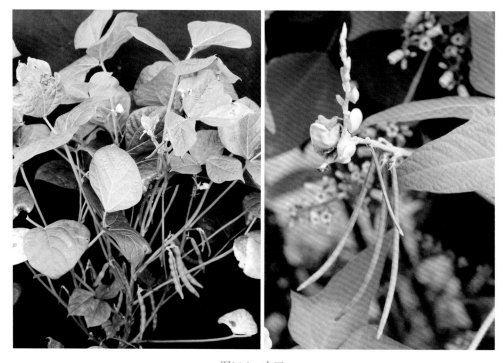

图36-2　赤豆

（黑龙江省林口县和湖南省安仁县普查队　摄）

【主产地】

1. 赤小豆　主产于吉林、河北、陕西、山东、安徽、江苏、江西、广东、云南等地。

2. 赤豆　主产于吉林、河北、陕西、山东、安徽、江苏、浙江、江西、广东、四川、云南等地。

【栽培要点】

1. 生物学特性　赤小豆适应性强，一般农田都可栽种。以向阳、土壤疏松、中等肥力（过肥易徒长，结荚少）为好，不宜连作。

2. 栽培技术　用种子繁殖，4月上旬至5月上、中旬播种，开1.3m宽的高畦，按行距各33cm开窝，每窝播种子5～6粒，1公顷用种子量22.5～30kg，播后盖人畜粪水拌湿的火灰1把。可与其他作物如甘薯间作，也可在果园空闲地上点播。

3. 病虫害　病害：有锈病、病毒病等。虫害：有潜叶蝇、红蜘蛛及蚜虫等。

【采收与加工】8～9月夏、秋季果实成熟而未开裂时拔起全株，晒干，打下种子，除去杂质，再晒干。

【商品规格】本品商品规格为统货。赤小豆药材在统货规格下不区分等级。

【药材鉴别】

（一）性状特征

1. 赤小豆　呈长圆形而稍扁，长5～8mm，直径3～5mm。表面紫红色，无光泽或微有光泽；一侧有线形突起的种脐，偏向一端，白色，约为全长2/3，中间凹陷成纵沟；另侧有1条不明显的棱脊。质硬，不易破碎。子叶2，乳白色。气微，味微甘。（图36-3a）

2. 赤豆　呈短圆柱形，两端较平截或钝圆，直径4～6mm。表面暗棕红色，有光泽，种脐不突起。（图36-3b）

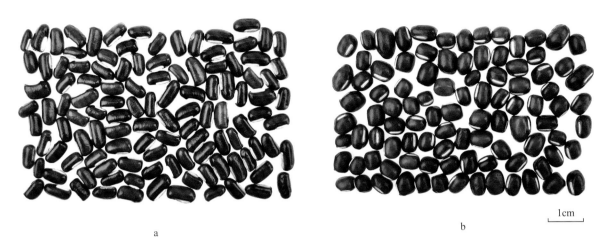

a   b

图36-3　赤小豆（a）和赤豆（b）药材图

（二）显微鉴别

1. 赤小豆　横切面：种皮表皮为1列栅状细胞，种脐处2列，细胞内含淡红棕色物，光辉带明显。支持细胞1列，呈哑铃状，其下为10列薄壁细胞，内侧细胞呈颓废状。子叶细胞含众多淀粉粒，并含有细小草酸钙方晶和簇晶。种脐部位栅状细胞的外侧有种阜，内侧有管胞岛，椭圆形，细胞壁网状增厚，其两侧为星状组织，细胞呈星芒状，有大型细胞间隙。（图36-4）

2. 赤豆　子叶细胞偶见细小草酸钙方晶，不含簇晶。

（三）理化鉴别

1. 薄层色谱　取本品粉末2g，

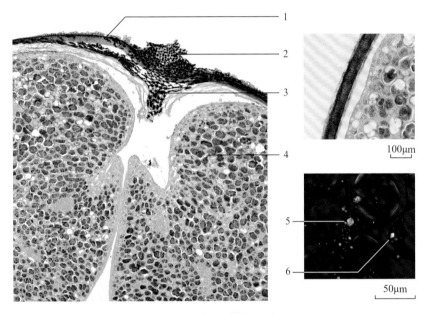

图36-4　赤小豆横切面图

1. 种皮栅状细胞　2. 种阜　3. 种脐　4. 子叶　5. 草酸钙簇晶　6. 草酸钙方晶

加75%乙醇10ml，超声处理30分钟，滤过，滤液作为供试品溶液。另取赤小豆对照药材2g，同法制成对照药材溶液。照薄层色谱法试验，吸取上述两种溶液各5μl，分别点于同一硅胶G薄层板上，以三氯甲烷–冰醋酸–甲醇–水（70：35：10：8）为展开剂，展开，取出，晾干，喷以2%香草醛硫酸溶液，在105℃加热至斑点显色清晰。供试品色谱中，在与对照药材色谱相应的位置上，显相同颜色的斑点。（图36-5）

2. 指纹图谱　采用高效液相色谱法测定。

（1）色谱条件与系统适用性试验　采用Grace Prevail™ C_{18}色谱柱（250mm×4.6mm，5μm）；以乙腈为流动相A，0.1%磷酸溶液为流动相B，按表36-6中的规定进行梯度洗脱；检测波长为205nm；柱温为30℃；流速为0.8ml/min。理论板数按儿茶素-7-O-β-D-吡喃葡萄糖苷峰计算应不低于10000[2]。

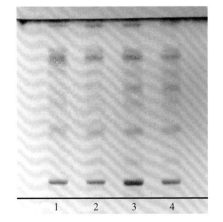

1   2   3   4

图36-5　赤小豆薄层色谱图

1. 赤豆样品　2. 赤小豆样品1　3. 赤小豆样品2　4. 赤小豆对照药材

表36-1 乙腈-0.1%磷酸溶液梯度洗脱条件

时间（分钟）	流动相A（%）	流动相B（%）	时间（分钟）	流动相A（%）	流动相B（%）
0～4	0	100	35～45	18～25	82～75
4～15	0～7	100～93	45～55	25～35	75～65
15～23	7～12	93～88	55～65	35	65
23～35	12～18	88～82			

（2）参照物溶液的制备 取儿茶素-7-*O*-*β*-D-吡喃葡萄糖苷对照品适量，精密称定，加50%甲醇制成每1ml含0.2mg的溶液，即得。

（3）供试品溶液的制备 取本品粉末1g，精密称定，置具塞三角瓶中，精密加50%甲醇10ml，称定重量，超声处理1小时，放冷，再称定重量，用50%甲醇补足减失的重量，摇匀，滤过，滤液浓缩并转移至2ml量瓶中，加50%甲醇至刻度，摇匀，即得。

（4）测定法 分别精密吸取参照物溶液与供试品溶液各10μl，注入液相色谱仪，测定，记录色谱图，即得。

本品所得指纹图谱应与赤小豆或赤豆对照指纹图谱相一致。（图36-6）

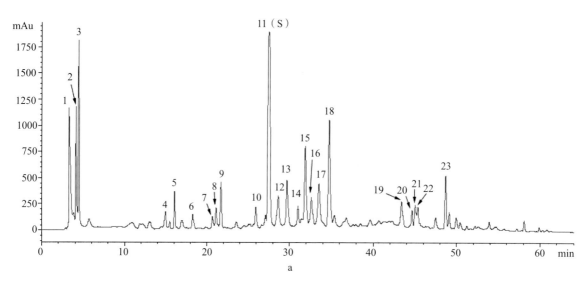

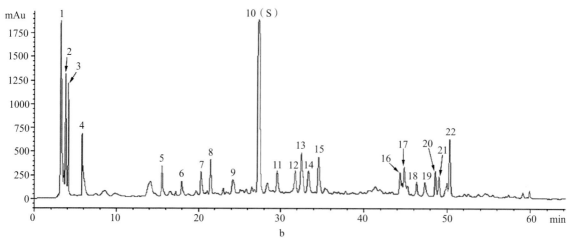

图36-6 赤小豆（a）和赤豆（b）指纹图谱

S：儿茶素-7-*O*-*β*-D-吡喃葡萄糖苷

【质量评价】赤小豆和赤豆均以粒饱满、色紫红者为佳。采用高效液相色谱法测定，本品按干燥品计算，含儿茶素-7-O-β-D-吡喃葡萄糖苷（$C_{21}H_{24}O_{11}$）不得少于0.10%[2]。

【化学成分】赤小豆和赤豆的主要成分均为黄酮及其苷、皂苷及其他类型的化合物。

1. 黄酮及其苷类　赤小豆含有槲皮素、杨梅素、儿茶素、槲皮素-3'-O-α-L-鼠李糖苷等[3]。赤豆含矢车菊素[4]。

2. 皂苷类　赤豆和赤小豆均含有大量的皂苷，其苷元部分主要为soyasapogenol、sophoradiol、azukisapogenol、gypsogenic acid等，而其糖链部分主要为葡萄糖、半乳糖、鼠李糖以及葡糖醛酸等组成的单糖、二糖以及三糖。如从赤豆中分离得到赤豆皂苷azukisaponins Ⅰ～Ⅵ和angulasaponins A～D[5]。

3. 其他类　从赤豆中分离得到3-呋喃甲醇-β-D-吡喃葡萄糖苷及angularides A～D等呋喃甲醇苷[6]，贝壳杉烷型二萜、木脂素、麦芽酚等[7]。

【性味归经】甘、酸、平。归心、小肠经。

【功能主治】利水消肿，解毒排脓。用于水肿胀满，脚气浮肿，黄疸尿赤，风湿热痹，痈肿疮毒，肠痈腹痛。

【药理作用】

1. 降血脂作用　有研究表明赤豆中的异黄酮可以降低小鼠血浆中总胆固醇及低密度脂蛋白胆固醇的量[8]，赤小豆及赤豆中的膳食纤维可以降低血浆中低密度脂蛋白胆固醇以及肝脏中胆固醇的含量，特别是赤小豆中不溶性膳食纤维还可以降低血浆中总胆固醇的量。

2. 抗氧化作用　赤小豆和赤豆的水提物均能抑制由$FeCl_2$-维生素C引起的小鼠肝脏匀浆中脂质过氧化、清除超氧化阴离子自由基，且还可以抑制黄嘌呤-黄嘌呤氧化酶系统中超氧化阴离子自由基的产生[9]。

3. 降血糖作用　赤豆40%乙醇提取物对于1型及2型糖尿病动物均有强的降血糖作用[10]。

主要参考文献

[1] 王玠. 赤小豆、相思子及腐婢考[J]. 中药材，1995，18(6)：312-314.

[2] 穆合塔尔·卡德尔哈孜. 中药赤小豆的质量控制研究[D]. 北京：北京大学，2011.

[3] 陈俏，刘晓月，石亚囡，等. 赤小豆化学成分的研究[J]. 中成药，2017，39(7)：1419-1422.

[4] K. Yoshida, Y. Sato, R. Okuno, et al. Structral analysis and measurement of anthocyanins from colored seeds coat of *Vigna, Phaseolus* and *Glycine* species [J]. Biosci. Biotech. Biochem., 1996, 60(4): 589-593.

[5] Y. Jiang, K. W. Zeng, B. David, et al. Constituents of *Vigna angularis* and their in vitro anti-inflammatory activity [J]. Phytochemistry, 2014(107): 111-118.

[6] 宁颖，孙建，吕海宁，等. 赤小豆的化学成分研究[J]. 中国中药杂志，2013，38(12)：1938-1941.

[7] P. K. Datta, P. S. Basu, T. K. Datta. Purification of human erythrocytes species lectins from rice bean, *Phaseolus calcaratus* syn. *Vigna umbellate* by high performance liquid chromatography [J]. J. Chromatgr., 1988, 431(1): 37-44.

[8] C. S. Hsu, W. C. Chiu, S. L. Yeh. Effects of soy isoflavone supplementation on plasmaglucose, lipids, and antioxidant enzyme activities in streptozotocin-induced diabetic rats [J]. Nutr. Res., 2003, 23(1): 67-75.

[9] C. C. Lin, S. J. Wu, J. S. Wang, et al. Evaluation of the antioxidant activity of legumes [J]. Pharm. Bio., 2001, 39(4): 300-304.

[10] Tomohiro Itoh, Misato Kobayashi, F. Horio, et al. Hypoglycemic effect of hot-water extract of adzuki (*Vigna angularis*) in spontaneously diabetic KK-Ay mice [J]. Nutrit., 2009, 25(2): 134-141.

（北京大学药学院　姜勇　陈洪玮）

37. 芥子

Jiezi

SINAPIS SEMEN

【别名】黄芥子、芥菜子、青菜子。

【来源】为十字花科植物芥*Brassica juncea*（L.）Czern. et Coss.的干燥成熟种子。

【本草考证】《新修本草》云："此芥有三种，叶大粗者，叶堪食，子入药，熨恶疰至良。叶小子细者，叶不堪食，其子但堪为齑尔。又有白芥，子粗大，白色，如白粱米，甚辛美。"《图经本草》记载："今处处有之。似菘而有毛，味极辛辣，此所谓青芥也。芥之种类亦多，有紫芥，茎叶纯紫，多作齑耳，食之最美。有白芥，此入药者最佳。"所述之青芥，应指芥*Brassica juncea*（L.）Czern. et Coss.而言。本草记载与现今所用芥子基本一致。

【原植物】一年生草本，高30～150cm，无毛，有时具刺毛，常带粉霜；茎有分枝。基生叶宽卵形至倒卵形，长15～35cm，宽5～17cm，先端圆钝，不分裂或大头羽裂，边缘有缺刻或齿牙；叶柄有小裂片；下部叶较小，边缘有缺刻，有时具圆钝锯齿，不抱茎；上部叶窄披针形至条形，具不明显疏齿或全缘。总状花序花后延长；花淡黄色，长7～10mm。长角果条形，长3～5.5cm，宽2～3.5mm，喙长6～12mm；果梗长5～15mm；种子球形，直径1～1.7mm，紫褐色。花期3～6月，果期4～7月。（图37-1）

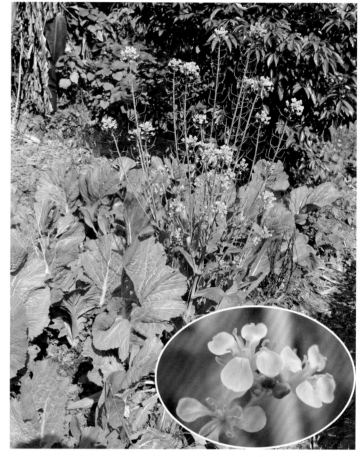

图37-1 芥（潘超美 摄）

我国南北各省区均有栽培。

【主产地】主产于全国各地。

【栽培要点】

1. 生物学特性 喜暖、抗旱。适应性广，对气候、土壤的要求较宽，土壤以紫色土和砂壤土最为适合。

2. 栽培技术 种子繁殖，可春播也可秋播，以秋播为好，即秋分节令开始播，条播，覆土1～2cm。育苗移栽：10月上旬育苗，10月下旬或11月上旬移栽，栽后浇1～2次水。紫色土和砂土地区的土壤普遍缺硼，应在蕾苔期喷洒两次硼砂溶液，以防止花而不实。

3. 病虫害 病害：条斑病、花叶病和丛枝病。虫害：叶蜂和跳甲[1]。

【采收与加工】6～8月待果实大部分出现黄色时割下全株，晒干，打下种子，除去杂质。

【药材鉴别】

（一）性状特征

呈球状，直径1～2mm。表面黄色至棕黄色，少数呈暗红棕色，具细微的网纹，有明显的点状种脐。种皮薄而脆，

破开后内有白色折叠的子叶，有油性。研碎后加水浸湿，则产生辛烈的特异臭气，味辛辣。（图37-2）

（二）显微鉴别

1.横切面　种皮表皮细胞1列，为黏液细胞，长方形，切向延长；下皮为1列菲薄的细胞，细胞切向延长；栅状细胞1列，侧壁大部分及内壁增厚，侧壁中部尤厚。内胚乳为1列长方形细胞，含糊粉粒和油滴，子叶和胚根薄壁细胞含脂肪油滴和糊粉粒。（图37-3）

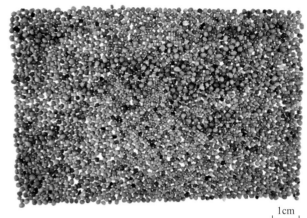

图37-2　芥子药材图

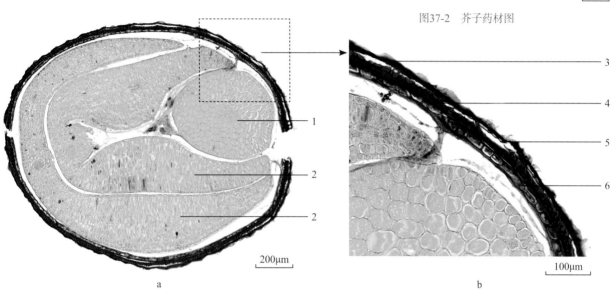

图37-3　芥子横切面图
a. 横切面　b. 切面局部组织放大
1. 胚根　2. 子叶　3. 种皮表皮细胞　4. 栅状细胞　5. 下皮细胞　6. 内胚乳

2.粉末特征　粉末黄棕色。种皮栅状细胞成片，淡黄色、黄棕色或橙红色，侧面观细胞1列，高度不一，一般长17～34μm，宽7～22μm，外壁及侧壁上端薄，稍弯曲，侧壁大部分及内壁增厚，侧壁中部尤厚；表面观呈多角形或长多角形，少数类长方形，直径约至22μm，长至31μm，垂周壁平直，厚2～5μm。栅状细胞与大型下皮细胞重叠，表面观可见多角形或类方形暗影，其直径54～90μm。种皮下皮细胞形大，侧面观呈扁长圆形，外壁及侧壁皱缩，其下与栅状细胞相接。下皮细胞外的表皮细胞观察不清。内胚乳细胞横断面观呈扁长圆形，表面观多角形，直径18～29μm，含糊粉粒和脂肪油滴。子叶细胞无色，含糊粉粒和脂肪油滴[2]。

（三）理化鉴别

薄层色谱　取本品粉末1g，加甲醇50ml，超声处理1小时，滤过，滤液蒸干，残渣加甲醇5ml使溶解，作为供试品溶液。另取芥子碱硫氰酸盐对照品，加甲醇制成每1ml含1mg的溶液，作为对照品溶液。照薄层色谱法试验，吸取上述两种溶液各5～10μl，分别点于同一硅胶G薄层板上，以乙酸乙酯-丙酮-甲酸-水（3.5：5：0.5：0.5）为展开剂，展开，取出，晾干，喷以稀碘化铋钾试液。供试品色谱中，在与对照品色谱相应的位置上，显相同颜色的斑点。

【质量评价】以饱满、均匀、鲜黄色者为佳。采用高效液相色谱法测定，本品按干燥品计算，含芥子碱以芥子碱硫氰酸盐（$C_{16}H_{24}NO_5 \cdot SCN$）计，不得少于0.50%。

【化学成分】主要成分为糖苷类成分。含芥子苷（sinigrin），并含少量芥子碱（sinapine）、芥子酸（sinapic acid）、芥子酶（myrosin）。另含脂肪油，油中主要为芥酸（erucic acid）及花生酸（arachidic acid）的甘油酯。此外，芥子尚有芥子碱硫氰酸盐。

【性味归经】辛，温。归肺经。

【功能主治】温肺豁痰利气，散结通络止痛。用于寒痰咳嗽，胸胁胀痛，痰滞经络，关节麻木、疼痛，痰湿流注，阴疽肿痛。

【药理作用】

1. 对呼吸系统的作用　芥子内服可作刺激性祛痰药。

2. 抗肿瘤　芥子对要氧化偶氮甲烷诱导的小鼠大肠肿瘤具有化学预防作用，其机制为抑制肿瘤细胞增殖和诱导肿瘤细胞凋亡[3]。

【用药警戒或禁忌】肺虚久咳、阴虚火旺者禁服。内服过量会引起呕吐。外敷一般不超过10～15分钟，时间过长，易起疱化脓。

主要参考文献

[1] 王光品.白芥子栽培技术[J].农村实用技术，2006(07)：28-29.

[2] 徐国钧，徐珞珊.中药材粉末显微鉴定[M].北京：人民卫生出版社，1986：526-527.

[3] 李新艳，郭文，袁海锋，等.芥菜籽预防化学诱导小鼠大肠肿瘤的实验研究[J].临床肿瘤学杂志，2013，2：97-101.

（北京中医药大学　刘春生　杨瑶珺）

38. 连翘

Lianqiao

FORSYTHIAE FRUCTUS

【别名】黄翘、连壳、空翘、空壳、落翘。

【来源】为木犀科植物连翘*Forsythia suspensa* (Thunb.) Vahl的干燥果实。

【本草考证】本品始载于《神农本草经》，列为下品。《新修本草》载："此物有两种：大翘、小翘。大翘叶狭长如水苏，花黄可爱，生下湿地，著子似椿实之未开者，作房翘出众草；其小翘……"。《图经本草》载："连翘盖有两种：一种似椿实之未开者，壳小坚而外完，无附萼，剖之则中解，气甚芬馥，其实才干，振之皆落，不着茎也；一种乃如菡萏……"。《本草衍义》载："太山山谷间甚多，今止用其子，拆之，其间片片相比如翘，应以此得名尔"。《本草蒙筌》载："连翘……生川蜀者，实类椿实，壳小坚，外完而无跗萼，剖则中解，气甚芬香，才干，便脱茎间，不击自然落下"。《本草纲目》载："状似人心，两片合成，其中有仁，甚香"。《本草备要》载："连翘，形似心，实似莲房"。《本草求真》载："形似心，但开有瓣"。《本草品汇精要》载："泽州产者为连翘之道地"。宋代以后历代本草记载与现今所用连翘基本一致[1-2]。

【原植物】落叶灌木。枝棕色或淡黄褐色，略呈四棱形，节间中空，节部具实心髓。叶通常为单叶，或3裂至三出复叶，叶片卵形、宽卵形至椭圆形，长2～10cm，叶缘除基部外具锯齿。花通常单生或2至数朵着生于叶腋，先于叶开放；花萼绿色，边缘具睫毛，与花冠管近等长；花冠黄色，裂片倒卵状长圆形或长圆形，长1.2～2cm；蕊柱异长，雌蕊5～7mm，雄蕊3～5mm或雄蕊6～7mm，雌蕊3mm。果卵球形、卵状椭圆形或长椭圆形，长1.2～2.5cm，表面疏生皮孔。花期3～4月，果期7～9月。（图38-1）

生于海拔250～2200m的山坡灌丛或疏林中。分布于山西、河北、陕西、山东、安徽西部、河南、湖北、四川，除华南地区外，其他各地均有栽培。

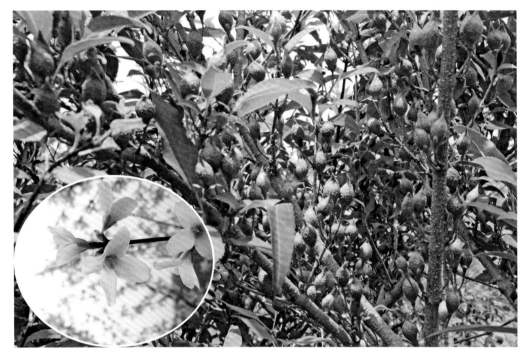

图38-1　连翘

【主产地】主产于山西省中南部、河南省西部和北部、河北省南部、陕西省秦岭和晋陕黄土高原区域等地。道地产区古代记载为山西省泽州（现晋城市泽州县、陵川县、沁水县等），现代以山西产连翘为"道地药材"[1]，主要道地产区有：安泽、陵川、平顺、沁水、泽州、古县、长子、绛县、垣曲、武乡、左权、黎城、壶关等25县。

【栽培要点】

1.生物学特性　连翘喜光，有一定程度的耐荫性；喜温暖，湿润气候，也很耐寒；适应性强，耐干旱瘠薄，怕涝；不择土壤，在中性、微酸或碱性土壤，腐殖土及砂质砾土土壤中均能正常生长。

2.栽培技术　采用种子、压条、扦插繁殖。在移栽时采用长花柱植株和短花柱植株相间栽培，可提高结果率。连翘栽植前，先在穴内施肥，每穴施腐熟厩肥或土杂肥及适量的复合肥。栽植时要使苗木根系舒展，分层踏实，定植点覆土要高于穴面，以免雨后穴土下沉，不利成活和生长。为克服连翘同株自花不孕，提高授粉结果率，在其栽植时必须使长花柱与短花柱植株在定植点合理配置。

3.病虫害　病害：叶斑病。虫害：钻心虫、蜗牛、缘纹广翅蜡蝉、透明疏广蜡蝉、桑白盾蚧、常春藤圆盾蚧、圆斑卷叶象虫、炫夜蛾、松栎毛虫、白须绒天蛾等。

【采收与加工】青翘在7～9月果实初熟尚带绿色时采收；老翘在10～11月果实熟透变黄，果壳裂开时采收。

1.青翘　采摘后，除去杂质，蒸熟或煮熟、烘干。

2.老翘　采摘后，晒干，筛去种子及杂质。

【商品规格】根据采收时间不同，连翘商品分为青翘、老翘两个规格。青翘按果柄残留率分为选货和统货两个等级。青翘选货：果柄残留率≤10%，青翘统货不作要求[3]。

【药材鉴别】

（一）性状特征

1.青翘　呈长卵形至卵形，稍扁，长1.5～2.5cm，直径0.5～1.3cm。表面绿褐色，有不规则的纵皱纹及凸起的灰白色小斑点，两面各有1条明显的纵沟。顶端锐尖、多不开裂，基部有小果梗或已脱落。质硬，种子多数，黄绿色，细长，一侧有翅。气微香，味苦。（图38-2a）

2.老翘　形状同青翘，自顶端开裂或裂成两瓣，表面黄棕色或红棕色，内表面多为浅黄棕色，平滑，具一纵隔；质脆；种子棕色，多已脱落。（图38-2b）

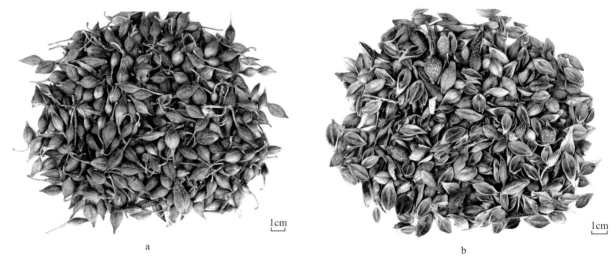

图38-2　青翘（a）与老翘（b）药材图

（二）显微鉴别

果皮横切面　外果皮为1列扁平细胞，外壁及侧壁增厚，被角质层。中果皮外侧薄壁组织中散有维管束；中果皮内侧为多列石细胞，长条形、类圆形或长圆形，壁厚薄不一，多切向镶嵌状排列。内果皮为1列薄壁细胞。（图38-3）

（三）理化鉴别

薄层色谱　取连翘粉末1g，加石油醚（30~60℃）20ml，密塞，超声处理15分钟，滤过，弃去石油醚液，残渣挥干石油醚，加甲醇20ml，密塞，超声处理20分钟，滤过，滤液蒸干，残渣加甲醇5ml使溶解，作为供试品溶液。另取连翘对照药材1g，同法制成对

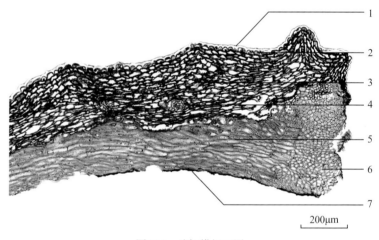

图38-3　连翘横切面图

1.角质层　2.外果皮　3.中果皮　4.维管束　5.石细胞层　6.纤维束　7.内果皮

照药材溶液。再取连翘苷对照品、连翘酯苷A对照品，分别加甲醇制成每1ml含0.30mg的溶液，作为对照品溶液。照薄层色谱法试验，吸取上述四种溶液各2μl，分别点于同一硅胶HF$_{254}$薄层板上，先以三氯甲烷-甲醇（8∶2）为展开剂展开，取出，晾干，在紫外光灯（254nm）下观察连翘苷的斑点位置，标注，然后再以乙酸乙酯-甲酸-水（9∶1.5∶0.5）为展开剂展开，当溶剂前沿展开至连翘苷斑点位置下方约0.2cm处时，取出，晾干，喷以10%硫酸乙醇溶液，在105℃加热至斑点显色清晰。供试品色谱中，在与对照药材色谱和对照品色谱相应的位置上，显相同颜色的斑点。

【质量评价】

1.青翘　以色青绿、不开裂、无枝梗者为佳。采用高效液相色谱法测定，本品按干燥品计算，含挥发油不得少于2.0%，连翘苷（C$_{27}$H$_{34}$O$_{11}$）不得少于0.2%，连翘酯苷A（C$_{29}$H$_{36}$O$_{15}$）不得少于4.0%[4]。

2. 老翘　以色黄、壳厚、无种子、纯净者为佳。采用高效液相色谱法测定，本品按干燥品计算，含连翘苷（$C_{27}H_{34}O_{11}$）不得少于0.15%，连翘酯苷A（$C_{29}H_{36}O_{15}$）不得少于0.25%[4]。

【化学成分】主要成分为苯乙醇苷类、木脂素类、黄酮类、萜类、环己烷衍生物、生物碱类等，其中苯乙醇苷类和木脂素类是其特征成分和有效成分[5]。

1. 苯乙醇苷类　连翘酯苷A～J（forsythoside A～J），suspensaside A、B等。

2. 木脂素及其苷类　连翘苷（phillyrin）、连翘酯素（phillygenin）、表松脂素-4-O-β-D-葡萄糖苷（epipinoresino-4-O-β-D-glucoside）、松脂素（pinoresinol）、牛蒡子苷元（arctigenin）等。

3. 萜类　齐墩果酸（oleanolic acid）、白桦脂酸（betulinic acid）、熊果酸（ursolic acid）等。

4. 黄酮类　槲皮素（quercetin）、芦丁（rutin）、紫云英苷（astragalin）等。

【性味归经】苦，微寒。归肺、心、小肠经。

【功能主治】清热解毒，消肿散结，疏散风热。用于痈疽，瘰疬，乳痈，丹毒，风热感冒，温病初起，温热入营，高热烦渴，神昏发斑，热淋涩痛。

【药理作用】

1. 抗菌、抗病毒作用　连翘乙醇提取物抗菌谱广，对金黄色葡萄球菌、肺炎双球菌、志贺痢疾杆菌、人型结核杆菌、伤寒杆菌、大肠埃希菌等具有抑制作用[6]。连翘水煎剂具有抗柯萨奇B组病毒的作用[7]。

2. 解热、抗炎作用　连翘的煎剂对人工发热的家兔有解热作用[8]。腹腔注射复方连翘注射液，对大鼠蛋清性脚肿有明显抑制作用[9]。连翘对合胞病菌、腺病毒2型、柯萨奇病毒C组3型与8型有较好的抑制效果。

3. 抗内毒素作用　连翘对内毒素具有拮抗作用[10]。

4. 其他作用　连翘有良好的镇定止吐作用、抗氧化作用、保肝作用和降血脂作用等[11-12]。

【用药警戒或禁忌】脾胃虚弱，气虚发热，痈疽已溃、脓稀色淡者忌服[6]。

【附注】

1. 青翘和老翘为连翘的两个商品规格，化学成分含量差异显著[13]，因此，青翘和老翘的活性成分连翘苷和连翘酯苷A含量控制标准应分别制订。

2. 在药性方面由于老翘经过霜杀，大大减弱了其峻烈之性，因而在清热败毒同时避免了过多损伤，故在传统上基本以老翘入药[14]。目前，青翘多用于中成药制备，而在临床处方用药上存在老翘和青翘不加区分的混用现象。因此，应加强对老翘和青翘临床使用区别的研究。

主要参考文献

[1] 谢宗万. 古今药用连翘品种的延续[J]，中医药研究，1992，(3)：37-39.

[2] 李英霞，孟庆梅. 连翘的本草考证[J]，中药材，2002，25(6)：435-437.

[3] 团体标准T/CACM 1021.37-2018，中药材商品规格等级 连翘[S]. 北京，中华中医药学会，2018.

[4] 山西省地方标准 DB14/T 853-2014，地理标志保护产品 安泽连翘[S]. 山西，山西省质量技术监督局，2014.

[5] Zhaoyi Wang, Qing Xia, Xin Liu，et al. Phytochemistry, pharmacology, quality control and future research of Forsythia suspensa (Thunb.) Vahl: A review [J]. Journal of Ethnopharmacology, 2018, (210): 318-339.

[6] 刘国声. 中药抗菌力研究[J]. 中华新医学报，1950，1(4)：95.

[7] 于起福，孙非. 四种中草药水煎剂抗柯萨奇B5病毒的细胞学实验研究[J]. 吉林中医药，1995(1)：35.

[8] 张鸿祺. 金银花、桂枝、香薷、连翘、芦根、麦冬解热作用的实验报告[J]. 山东医刊，1960(10)：22.

[9] 芮菁，尾崎幸，唐远泰. 连翘提取物的抗炎镇痛作用[J]. 中草药，1999，30(1)：43.

[10] 高淑娟，戴锡珍，要华民. 几种清热解毒中药抗内毒素作用的比较实验[J]. 天津中医，1992，9(3)：4.

[11] 聂克，朱学萍. 连翘镇吐止呕作用的初步实验研究[J]. 山东中医药大学学报，2009，33(6)：537.

[12] 赵咏梅，李发荣，杨建雄，等. 连翘苷降血脂及抗氧化作用的实验研究[J]. 天然产物研究与开发，2005，17(2)：157.

[13] 王姝君，李石飞，张立伟. 连翘含量测定方法优化及青（老）质量控制标准建立探讨[J]. 中国中药杂志，2018，43(15)：31-57.

[14] 刘昌孝. 基于中药质量标志物的中药质量追溯系统建设[J]. 中草药，2017，48(18)：3669.

（山西大学中医药现代研究中心　秦雪梅　山西大学分子科学研究所　张立伟　李石飞）

39. 牡荆叶

Mujingye

VITICIS NEGUNDO FOLIUM

【别名】荆叶。

【来源】为马鞭草科植物牡荆 *Vitex negundo* L.var. *cannabifolia*（Sieb. et Zucc.）Hand.-Mazz.的新鲜叶。

【本草考证】本品始载于《名医别录》。《本草纲目》载："荆树必枝叶相对者是牡荆，不对者即非牡荆也。并莫详虚实，更须博访。……奉敕论牡荆曰：荆，花白多子，子粗大。历历疏生，不过三、两茎，多不能圆，或扁或异，或多似竹节。叶与余荆不殊。蜂多采牡荆，牡荆汁冷而甜。……牡荆处处山野多有，樵采为薪。年久不樵者，其树大如碗也。其木心方，其枝对生，一枝五叶或七叶。叶如榆叶，长而尖，有锯齿。五月杪间开花成穗，红紫色。其子大如胡荽子，而有白膜皮裹之。"本草记载与现今所用牡荆叶基本一致。

【原植物】落叶灌木或小乔木，高至5m；小枝四棱形，密生灰白色绒毛。叶对生，掌状复叶，小叶5，少有3；小叶片披针形或椭圆状披针形，顶端渐尖，基部楔形，边缘有粗锯齿，表面绿色，背面淡绿色，通常被柔毛。圆锥花序顶生，长10～20cm；花萼钟形，顶端5齿裂；花冠淡紫色。果实近球形，黑色，宿萼包被过半。花期6～7月，果期8～11

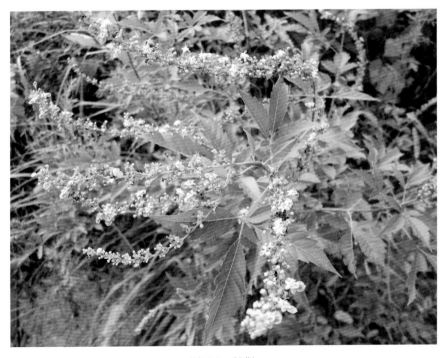

图39-1　牡荆

月。（图39-1）

生于山坡路边灌丛中。分布于华东各省及河北、湖南、湖北、广东、广西、四川、贵州、云南。

【主产地】主产于江苏、浙江、安徽、江西、福建、湖南、广西、贵州等地。

【栽培要点】

1. 生物学特性　喜温暖、湿润的气候，在肥水充足的良好条件下生长旺盛。

2. 栽培技术　播种和扦插繁殖，春季播于苗床上，每天或隔天浇水1次，保温保湿润，叶片长到4片即可带土移栽。扦插可选2年生枝条，在春分和立秋前将枝条剪成50cm长进行扦插，保湿润，注意除草，可施一些淡水肥，一般管理即可。

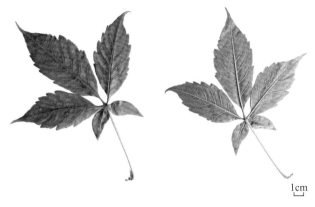

图39-2　牡荆叶药材图

【采收与加工】夏、秋二季叶茂盛时采收，除去茎枝。鲜用，供提取牡荆油用。

【药材鉴别】

（一）性状特征

本品为掌状复叶，多皱缩、卷曲，展平后小叶5片或3片，披针形或椭圆状披针形，中间小叶长5～10cm，宽2～4cm，两侧小叶依次渐小，先端渐尖，基部楔形，边缘具粗锯齿；上表面绿色，下表面淡绿色，两面沿叶脉有短茸毛，嫩叶下表面毛较密；总叶柄长2～6cm。羽状叶脉于背面隆起。气芳香，味辛微苦。（图39-2）

（二）显微鉴别

横切面　上表皮细胞排列较整齐，上、下表面均有毛茸，下表面毛茸较多。叶肉栅栏组织为3～4列细胞。海绵组织较疏松。主脉维管束外韧型，呈月牙形或"U"形，"U"形的凹部另有1～5个较小的维管束；周围薄壁细胞可见纹孔；上、下表皮内方有数列厚角细胞。（图39-3）

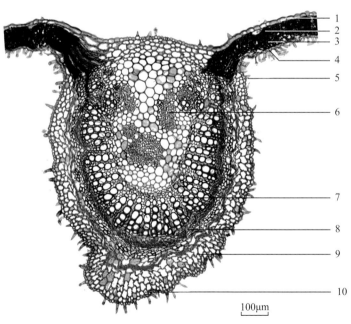

图39-3　牡荆叶横切面图

1. 上表皮　2. 栅栏组织　3. 海绵组织　4. 下表皮　5. 毛茸　6. 小维管束
7. 主脉维管束木质部　8. 主脉维管束韧皮部　9. 薄壁细胞　10. 厚角细胞

（三）理化鉴别

薄层色谱　取本品适量，照挥发油测定法试验提取挥发油，取挥发油50mg，加乙酸乙酯2ml，振摇使溶解，作为供试品溶液。另取牡荆油对照提取物，加乙酸乙酯制成每1ml含25mg的溶液，作为对照提取物溶液。照薄层色谱法试验，吸取上述两种溶液各3μl，分别点于同一硅胶G薄层板上，以石油醚（60～90℃）–乙酸乙酯（10∶0.3）为展开剂，展开，取出，晾干，喷以5%香草醛的10%硫酸乙醇溶液，在105℃加热至斑点显色清晰。供试品色谱中，在与对照提取物色谱相应的位置上，显相同颜色的斑点。（图39-4）

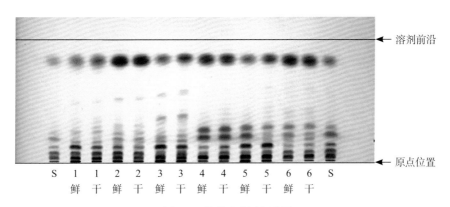

图39-4　牡荆叶薄层色谱图

S. 牡荆油对照提取物　1. 牡荆叶（江西南昌）　2. 牡荆叶（上海）　3. 牡荆叶（江西上饶）
4. 牡荆叶（湖北广水）　5. 牡荆叶（河南信阳）　6. 牡荆叶（河南洛阳）

【质量评价】以色绿、香气浓者为佳。

【化学成分】主要成分为挥发油类（volatile oils）、三萜（triterpenes）及其苷类、黄酮（flavonoids）及其苷类、环烯醚萜苷类（iridoid glycosides）、木脂素类（lignans）等。其中挥发油类是其有效成分。

1. 挥发油类　β-丁香烯（β-caryophyllene）、香桧烯（sabinene）、α-侧柏烯（α-thujene）、β-榄香烯（β-elemene）、α-蒎烯（α-pinene）、柠檬烯（limonene）、对-聚伞花素（p-cymene）、丁香酚等，约占牡荆叶含量的0.1%，具有明显的祛痰、镇咳、平喘的作用，是治疗慢性气管炎的有效药物，由它制成的牡荆油胶丸已被载入《中国药典》。

2. 三萜类及其苷类　2α,3β-二羟基乌苏-12-烯-28-酸（2α,3β-dihydroxyurs-12-en-28-oic acid）、2α,3α-二羟基乌苏-12-烯-28-酸（2α,3α-dihydroxyurs-12-en-28-oic acid）、委陵菜酸（tormentic acid）、2α,3α,24-三羟基齐墩果-12-烯-28-酸（2α,3α,24-trihydroxyolean-12-en-28-oic acid）、2α,3α,19α-三羟基乌苏-12-烯-28-酸（2α,3α,19α-trihydroxyurs-12-en-28-oic acid）等[1]。

3. 黄酮及其苷类　木犀草素-6-C-(6″-O-反式-咖啡酰基)-β-D-葡萄糖苷[luteolin 6-C-(6″-O-trans-caffeoyl)-β-D-gluco-side]、异牡荆素（isovitexin）、猫眼草酚（chrysosplenol D）、木犀草素-6-C-(2″-O-反式-咖啡酰基)-β-D-葡萄糖苷[luteolin 6-C-(2″-O-trans-caffeoyl)-β-D-glucoside]、木犀草苷（luteoloside）等[2]。

4. 环烯醚萜苷类　6′-O-p-hydroxy-benzoylmussaenosidic acid、7-O-trans-p-coumaroyl-6′-O-trans-caffeoyl-8-epi-loganic acid、negundoside、nishindaside、isonishindaside等。

【性味归经】微苦、辛，平。归肺经。

【功能主治】祛痰，止咳，平喘。用于咳嗽痰多。

【药理作用】

1. 祛痰作用　牡荆叶挥发油对小鼠酚红实验中小鼠有显著祛痰作用[3]。

2. 镇咳作用　牡荆叶挥发油对氨水喷雾引咳的小鼠有显著镇咳作用[3]，粗提牡荆黄酮苷静注能抑制电刺激麻醉猫喉上神经所致的咳嗽[4]。

3. 平喘作用　牡荆叶油乳剂能明显延长豚鼠恒压组胺喷雾法试验中组胺Ⅳ级反应开始时间，并减少Ⅳ级反应发作鼠数，表现一定的平喘作用。

4. 其他作用　牡荆叶挥发油主成分β-丁香烯，能增加血清IgG水平，有增强体液免疫的作用[5]。牡荆叶挥发油还具有降血压、调节血清蛋白、镇静催眠、抗菌等作用。牡荆叶黄酮提取物有一定的抗氧化作用[6]。

【附注】在采收时牡荆叶、茎、花常混在一起，三者除均含β-丁香烯等成分外，还含有各自的特征性化合物，这些差异是否会影响药用疗效还有待研究。

主要参考文献

[1] Li MM, Su XQ, Sun J, et al. Anti-inflammatory ursane and oleanane-type triterpenoids from *Vitex negundo* var. *cannabifolia* [J]. J Nat Prod, 2014, 77(10): 2248-2254.

[2] 李曼曼，李月婷，黄正，等. 牡荆叶中1个新黄酮苷类化合物[J]. 中草药，2015，46(12)：1723-1726.

[3] 北京医疗德兴小分队，江西德兴县卫生局科研组. 牡荆叶挥发油治疗慢性气管炎疗效及药理实验[J]. 中草药通讯，1974(3)：43-45+72.

[4] 王浴生. 中药药理与应用[M]. 北京：人民卫生出版社，1983：525.

[5] 陈钧鸿，鱼慧罄，罗思齐，等. 建国三十年来中草药有效成分研究的成就[J]. 中草药，1980，11(1)：1-14.

[6] 袁新民，罗宗铭. 牡荆叶提取物抗氧化性能的研究[J]. 广东化工，1999(2)：6-7.

（北京中医药大学　李月婷　李军）

40. 没药

Moyao

MYRRHA

【别名】末药。

【来源】为橄榄科植物地丁树*Commiphora myrrha* Engl.或哈地丁树*Commiphora molmol* Engl.的干燥树脂。主要分为天然没药和胶质没药。

【本草考证】本品始载于《图经本草》："没药，生波斯国，今海南诸国及广州或有之。木之根、之株，皆如橄榄，叶青而密，岁久者则有膏液流滴在地下，凝结成块，或大或小，亦类安息香"。本草记载与现今所用没药基本一致。

【原植物】没药树，低矮灌木或乔木，高可达3m。树干粗，具多数不规则尖刺状的粗枝；树皮薄，光滑，小片状剥落，淡橙棕色，后变灰色。叶散生或丛生，单叶或三出复叶；小叶倒长卵形或倒披针形，中央1片长7～18mm，宽4～5mm，两侧1对为大，钝头，全缘或末端稍具锯齿。花小，丛生于短枝上；萼杯状，宿存，上具4钝齿；花冠白色，4瓣，长圆形或线状长圆形，直立；雄蕊8，从短杯状花盘边缘伸出，直立，不等长；子房3室，花柱短粗，柱头为头状。核果卵形，尖头，光滑，棕色，外果皮革质或肉质。种子1～3枚，但仅1枚成熟，其余均萎缩，花期夏季。

生于海拔500～1500m的山坡地。分布于热带非洲和亚洲西部。

【主产地】主产于索马里、埃塞俄比亚及阿拉伯半岛南部。

【采收与加工】11月至翌年2月采收。树脂可由树皮裂缝自然渗出或将树皮割破，使油胶树脂从伤口渗出。初呈淡黄白色黏稠液，遇空气逐渐凝固成红棕色硬块。采得后去净杂质，置干燥通风处保存。

【药材鉴别】

（一）性状特征

1. 天然没药　呈不规则颗粒性团块，大小不等，大者直径长达6cm以上。表面黄棕色或红棕色，近半透明部分呈棕黑色，被有黄色粉尘。质坚脆，破碎面不整齐，无光泽。有特异香气，味苦而微辛。

2. 胶质没药　呈不规则块状和颗粒，多黏结成大小不等的团块，大者直径长达6cm以上，表面棕黄色至棕褐色，不透明，质坚实或疏松，有特异香气，味苦而有黏性。（图40-1）

（二）理化鉴别

1. 化学鉴别　取本品粉末0.1g，加乙醚3ml，振摇，滤过，滤液置蒸发皿中，挥尽乙醚，残留的黄色液体滴加硝酸，显褐紫色；取本品粉末少量，加香草醛试液数滴，天然没药立即显红色，继而变为红紫色，胶质没药立即显紫红色，继而变为蓝紫色。

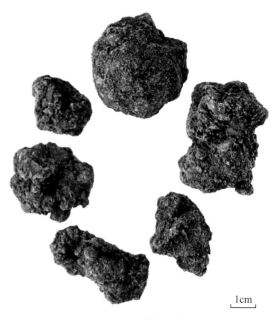

图40-1　没药药材图

2. 薄层色谱　取本品粉末0.25g，加甲醇15ml，超声提取60分钟，滤过，滤液蒸干，残渣加甲醇1ml使溶解，作为供试品溶液。另取没药对照药材0.25g，同法制成对照药材溶液。照薄层色谱法试验，吸取上述两种溶液各8μl，分别点于同一硅胶GF$_{254}$薄层板上，以正己烷-乙酸乙酯（8∶1）为展开剂，展开，取出，晾干，置紫外光灯（254nm和365nm）下检视，然后喷洒香草醛试液，在105℃下加热至斑点显色清晰。供试品色谱中，在与对照药材色谱相应的位置上，显相同颜色的斑点。（图40-2）

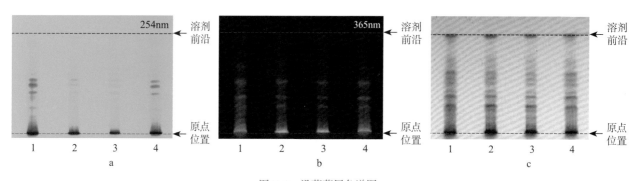

图40-2　没药薄层色谱图

a. 紫外光灯254nm下　b. 紫外光灯365nm下　c. 香草醛显色
1,4. 没药对照药材　2,3. 没药（购于肯尼亚）

【质量评价】以微透明、显油润、香气浓、味苦、无杂质者为佳。照挥发油测定法测定，本品含挥发油天然没药不得少于4.0%（ml/g），胶质没药不得少于2.0%（ml/g）。

【化学成分】

1. 挥发油　没药挥发性成分占2.5%～9.0%[1]，其中包括单萜、倍半萜、脂肪族链状化合物、小分子芳香化合物等。如单萜：月桂烯、橙花醛、反式-β-罗勒烯；倍半萜：没药酮、香樟烯、桉叶烯等。

2. 树脂类　没药中树脂类成分占25%～35%[1]，为中性物质，经加热后得没药脂酸类，包括没药酸、没药尼酸、罕没药酸、罕没药树脂、没药萜醇、黄酮类、木脂素类、甾体类、三萜类等。

3. 树胶类　没药中树胶类成分占57%～65%[1]，没药树胶和阿拉伯树胶的成分很类似，其成分包括糖类、蛋白质、酸类等，经水解后可生成阿拉伯聚糖、木聚糖、半乳聚糖等[2]。

【性味归经】辛、苦，平。归心、肝、脾经。

【功能主治】散瘀定痛，消肿生肌。用于胸痹心痛，胃脘疼痛，痛经经闭，产后瘀阻，癥瘕腹痛，风湿痹痛，跌打损伤，痈肿疮疡。

【药理作用】

1.抗肿瘤活性　没药对C6胶质瘤细胞、A2780细胞、SK-OV-3细胞、Shikawa细胞和A2780细胞等均表现出显著的抗肿瘤活性[3]。没药倍半萜中含有β-榄香烯、γ-榄香烯和δ-榄香烯，现代药理和临床研究表明榄香烯有很好的抗肿瘤功效。

2.保肝作用　没药提取物能保护CCl₄对Wistar大鼠造成的肝损伤，G_0/G_1和S期比例下降；没药甾酮可使MDA水平下降，GSH和SOD、CAT活性升高。没药甾酮可干扰细胞周期，抑制肝星状细胞增殖；还可降低氧化应激反应从而抑制肝星状细胞活化[4]。

3.凝血作用　没药的水提物、挥发油对家兔血小板聚集及凝血酶时间的影响均能产生显著效应[5]。

4.镇痛作用　没药中的倍半萜成分，呋喃桉烷-1,3-二烯和莪术烯可作用于中枢神经系统阿片受体，有镇痛活性，其作用可被吗啡拮抗纳洛酮阻断[6]。

5.神经保护作用　从C. myrrha（印度）分离得到四个新倍半萜类化合物myrrhterpenoids K～N（1～4），其中myrrhterpenoids K（1）和myrrhterpenoids N（4）表现出神经保护作用[7]。

【用药警戒或禁忌】妊娠不可服。凡骨节痛与胸腹胁肋痛，非瘀血停留而因于血虚者不宜用。产后恶露多，腹中虚痛者不宜用。痈疽已溃不宜用。目赤肤翳非血热甚者不宜用。

主要参考文献

[1] Hamm S，Bleton J，Tchapla A. Headspace solid phase microextraction for screening for the presence of resins in Egyptian archaeological samples [J]. J Sep Sci, 2004, 27(3): 235-243.

[2] 杨国春. 没药化学成分的研究[D]. 沈阳：沈阳药科大学，2009.

[3] Su SL, Wang TJ, Chen T, et al. Cytotoxicity activity of extracts and compounds from *Commiphora myrrha* resin against human gynecologic cancer cells [J]. J Med Plant Res, 2011, 5(8): 1382-1389.

[4] 贾晓黎，石娟娟，封婷，等. 没药甾酮对肝星状细胞HSC-T6增殖的影响[J]. 肝脏，2013，18(08)：522-525.

[5] 蒋海峰，宿树兰，欧阳臻，等.乳香、没药提取物及其配伍对血小板聚集与抗凝血酶活性的影响[J]. 中国实验方剂学杂志，2011，17(19)：160-164.

[6] Dolara P, Luceri C, Ghelardini C, et al. Analgesic effect of myrrh [J].Nature, 1996, 379(6560): 29.

[7] Xu J, Guo Y, Zhao P, et al. Four new sesquiterpenes from *Commiphora myrrha* and their neuroprotective effects [J]. Fitoterapia，2012, 83(4): 801-805.

（北京中医药大学　夏晖　管朋维　李军）

41. 苦地丁

Kudiding

CORYDALIS BUNGEANAE HERBA

【别名】地丁、地丁草、苦丁、小鸡菜。

【来源】为罂粟科植物紫堇*Corydalis bungeana* Turcz.的干燥全草。

【本草考证】本品始载于《辽宁常用中草药手册》："清热解毒。治痈疽疔肿，淋巴结结核。"《全国中草药汇编》载："清热解毒，活血消肿。主治流行性感冒，上呼吸道感染，支气管炎，急性肾炎，黄疸，肠炎，疔疮肿毒，淋巴结结核，眼结膜炎，角膜溃疡。"《中华本草》载："清热毒，消痈肿。主治流行性感冒，上呼吸道感染，扁桃体炎，传染性肝炎，肠炎，痢疾，肾炎，腮腺炎，结膜炎，急性阑尾炎，疔疮痈肿，瘰疬"。

【原植物】多年生草本，高14～32cm。茎由基部分枝，无毛。根细且直，淡黄棕色。基生叶，茎下部叶长3.5～11cm，具长柄，叶片轮廓卵形，灰绿色，长2～4cm，2～3回羽状全裂，1回裂片2～3对，轮廓斜宽卵形，具细柄或几乎无柄，小裂片狭卵形至披针状条形，宽0.5～1.2mm。总状花序顶生，长1～7cm；苞片叶状，羽状深裂；萼片小，2片，近三角形，早落；花冠紫色，花瓣4，2列，外列2瓣大，唇形，前面1瓣平展，后面1瓣基部成距，内列2瓣小，具爪，先端愈合；雄蕊6；子房上位，蒴果狭椭圆形，长约1.5cm，花柱宿存，内含7～12枚种子。种子扁球形，直径1.5～2mm，黑色，表面光滑，具白色膜质种阜。花期4月，果期5～6月。（图41-1）

生于旷野、宅旁草丛中或丘陵、山坡疏林下。分布于内蒙古、宁夏、甘肃、陕西、山西、山东、河北、辽宁、河南等地。

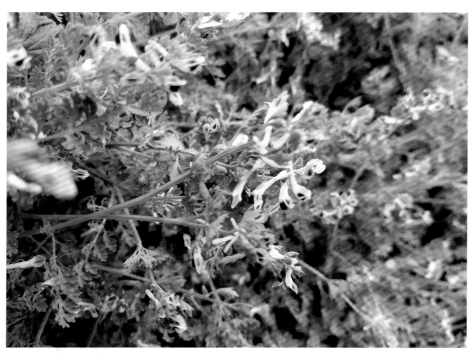

图41-1 紫堇

【主产地】主产于内蒙古、辽宁、甘肃、陕西、山西、山东、河北等省。

【栽培要点】

1.生物学特性 对天气和土壤条件要求不严格，喜温暖，土壤以砂质壤土或壤土较好。合理轮作倒茬。尽量与禾本科作物轮作，避免重茬，否则病虫害严重。

2.栽培技术　种子繁殖为主。选择地势平坦、排水良好、疏松肥沃的壤土或砂壤土地种植，选好地块后，每亩人工施入充分腐熟的农家肥2000kg，深翻30cm左右。于8月中下旬播种，一般不晚于8月30日。播种量每亩2～3kg[1]。

【采收与加工】苦地丁在播种后第二年4月中下旬至5月上旬，选择无雨、无大风的晴天上午露水干后开始采收。除去杂质，晒干。

【药材鉴别】

（一）性状特征

本品皱缩成团，长10～30cm。主根圆锥形，表面棕黄色。茎细，多分枝，表面灰绿色或黄绿色，具5纵棱，质软，断面中空。叶多皱缩破碎，暗绿色或灰绿色，完整叶片二至三回羽状全裂。花少见，花冠唇形，有距，淡紫色。蒴果扁长椭圆形，呈荚果状。种子扁心形，黑色，有光泽。气微，味苦。（图41-2）

（二）显微鉴别

粉末特征　粉末灰绿色。花粉粒近球形，直径16～30μm，具3个萌发孔，外壁略增厚，光滑。气孔不定式，导管螺纹，具缘纹孔。偶见草酸钙方晶。（图41-3）

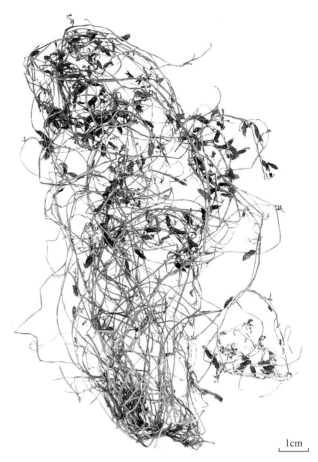

1cm

图41-2　苦地丁药材图

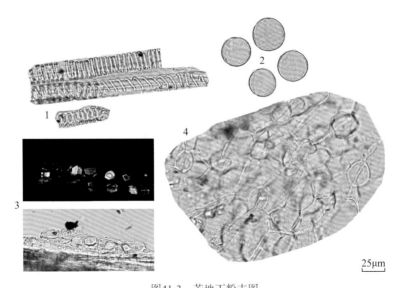

25μm

图41-3　苦地丁粉末图

1.导管　2.花粉粒　3.草酸钙方晶　4.气孔

（三）理化鉴别

薄层色谱　取本品粉末0.5g，加浓氨试液湿润，加二氯甲烷10ml，放置过夜，滤过，滤液蒸干，残渣加二氯甲烷5ml使溶解，作为供试品溶液。另取紫堇灵对照品，加甲醇制成每1ml含1mg的溶液，作为对照品溶液。照薄层色谱法试验，吸取上述两种溶液各10μl，分别点于同一硅胶GF$_{254}$薄层板上，以正己烷-乙酸乙酯-二乙胺（1：1：0.03）为展开剂，展开，取出，晾干，置紫外光灯（254nm和365nm）下检视，然后喷以改良碘化铋钾试液。供试品色谱中，在与对照品色谱相应的位置上，显相同橘红色斑点。（图41-4）

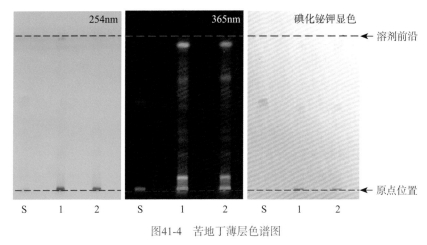

图41-4　苦地丁薄层色谱图

S. 紫堇灵对照品　1. 苦地丁供试品　2. 苦地丁对照药材

【质量评价】以色青绿、纯净无杂质、具荚果者为佳。采用高效液相色谱法测定，本品按干燥品计算，含紫堇灵（C$_{21}$H$_{21}$O$_5$N）不得少于0.14%。

【化学成分】主要成分为生物碱类（alkaloids），另含香豆素类内酯（coumarin lactones）、甾体皂苷（steroidal saponins）、酚类（phenols）、中性树脂（neutral resins）和挥发油（volatile oils）等。生物碱类是其主要特征性成分和有效成分，其类型主要为苯菲啶型和原小檗碱型异喹啉类生物碱，如紫堇灵（corynoline）、乙酰紫堇灵（acetylcorynoline）等。

【性味归经】苦、寒。归心、肝、大肠经。

【功能主治】清热解毒，散结消肿。用于时疫感冒，咽喉肿痛，疔疮肿痛，痈疽发背，痄腮丹毒。

【药理作用】

1. 抗病毒和抑菌作用　苦地丁水提物对单纯疱疹病毒有抑制作用；体外抑菌实验表明苦地丁对甲型链球菌、肺炎球菌、痢疾杆菌、大肠埃希菌等均具有抑制作用。

2. 镇静、催眠、抗惊厥作用　实验采用光电法、化学物质致惊法、转棒法等方法，验证了苦地丁总生物碱有镇静催眠和抗惊厥作用[2]。

3. 抑制机体免疫功能　陈芬等通过小鼠灌胃给苦地丁水煎剂后，测定其免疫功能，结果表明实验组小鼠脾和胸腺重量、脾细胞增殖反应、巨噬细胞吞噬功能及IL-2活性均有明显下降，与对照组比较具有显著性差别，说明苦地丁对小鼠免疫功能有明显的抑制作用[3]。

4. 其他作用　用于抗感染性疾病，例如流感、支气管炎、支气管肺炎、扁桃体炎等。

【用药警戒或禁忌】本品有小毒。

主要参考文献

[1] 曹庆伟，王一平.苦地丁高产栽培技术[J]. 现代农村科技，2018(09)：15.

[2] 宋修云，俞腾飞，亚文志.蒙药苦地丁的药理作用及临床应用研究概况[J].内蒙古医学院学报，2008，30(06)：449-451.

[3] 陈芬，王典瑞.苦地丁对小鼠免疫功能影响的实验研究[J].第四军医大学吉林军医学院学报，2002，24(04)：192-193.

（北京中医药大学　姚会娜　李军）

42. 苦参

Kushen

SOPHORAE FLAVESCENTIS RADIX

【别名】野槐、好汉枝、苦骨。

【来源】为豆科植物苦参*Sophora flavescens* Ait.的干燥根。

【本草考证】本品始载于《神农本草经》,《本草乘雅》对苦参的名称作了解释:"苦者,言其味;参者,言其功力相上下外也。炎上作苦,故一名陵节。苦性走下,故一名地槐。苦能入骨,故一名苦骨,复名水槐,禀水曰润下之寒化尔。"《名医别录》记载:"叶极似槐树,花黄色,子作荚,根味至苦恶"。《图经本草》记载:"其根黄色,长五七寸许,两指粗细。三五茎并生,苗高三四尺以来。叶碎青色,极似槐叶,春生冬凋。其花黄白色,七月结实如小豆子"[1]。本草记载与现今所用苦参基本一致。

【原植物】草本或亚灌木,高约1m。羽状复叶长达25cm;托叶披针状线形;小叶6～12对,互生或近对生,纸质,上面无毛,下面疏被灰白色短柔毛或近无毛。总状花序顶生,长15～25cm;花多数,疏或稍密;苞片线形,长约2.5mm;花萼钟状,明显歪斜,具不明显波状齿,完全发育后近截平,疏被短柔毛;花冠白色或淡黄白色,旗瓣倒卵状匙形,长14～15mm,翼瓣单侧生,强烈皱褶几达瓣片的顶部,长约13mm,龙骨瓣与翼瓣相似,稍宽;雄蕊10,分离或近基部稍连合;子房被淡黄白色柔毛,花柱稍弯曲。荚果长5～10cm,种子间稍缢缩,呈不明显串珠状,成熟后开裂成4瓣,有种子1～5粒;种子长卵形,深红褐色或紫褐色。花期6～8月,果期7～10月。(图42-1)

生于海拔1500m以下的山坡、沙地草坡灌木林中或田野附近。分布于我国南北各省区。

【主产地】主产于河北北部、河南西部、山东西南部以及安徽、湖北、贵州等地。苦参道地产区古代记载有成德军(今河北正定县)、秦州(今甘肃天水市)、邵州(湖南邵阳市)。

【栽培要点】

1. 生物学特性　苦参多生于湿润、肥沃、土层深厚的阴坡、半阴坡或丘陵;也生长于沙漠湿地,灌木草丛。适应性强,对土壤要求不严,具有喜沙耐黏、喜肥耐脊、喜湿耐旱、

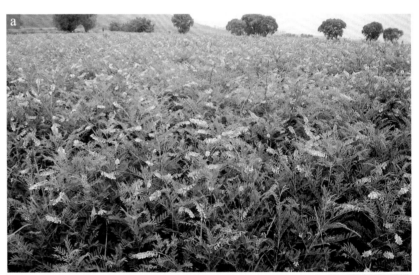

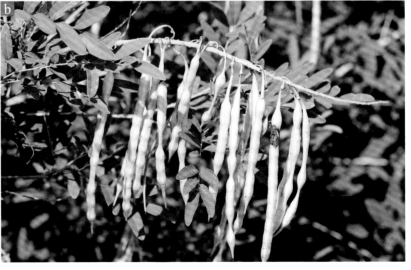

图42-1　苦参

a. 植株(王玉龙　摄)　b. 果实(屠鹏飞　摄)

喜光耐阴、喜凉耐寒耐高温及喜群耐虫这六喜六耐的特点[2]。

2.栽培技术　苦参以种子繁殖为主，为了保证出苗率，播前对苦参种子进行催芽处理。也有分株繁殖，一般在春秋两季进行。春季出芽时进行，秋季落叶后进行分株[2]。

3.病虫害　病害：白粉病、叶斑病、根腐病等。虫害：钻心虫、小地老虎、野草螟、蚜虫等[2,3]。

【采收与加工】 栽种2～3年后的8～9月茎叶枯萎后或3～4月出苗前采挖。刨出全株，按根的自然生长情况，分割成单根，去掉芦头、须根，洗净泥沙，晒干或烘干即成。或鲜根切成1cm厚的圆片或斜片，晒干或烘干即成苦参片[4]。

【药材鉴别】

（一）性状特征

本品呈长圆柱形，下部常有分枝，长10～30cm，直径1～6.5cm。表面灰棕色或棕黄色，具纵皱纹和横长皮孔样突起，外皮薄，多破裂反卷，易剥落，剥落处显黄色，光滑。质硬，不易折断，断面纤维性；切片厚3～6mm；切面黄白色，具放射状纹理和裂隙，有的具异型维管束呈同心性环列或不规则散在。气微，味极苦。（图42-2）

（二）显微鉴别

横切面　木栓层为8～12列细胞，有时栓皮剥落。韧皮部有多数纤维，常数个至数十个成束。束间形成层有的不明显。木质部自中央向外分叉为2～4束，木质部束导管1～2列，直径至72μm，木纤维常沿切向排列。射线宽5～15列细胞，中央有少数细小导管及纤维束散在。薄壁细胞中含众多淀粉粒及草酸钙方晶。（图42-3）

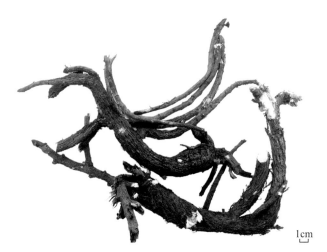

图42-2　苦参药材图

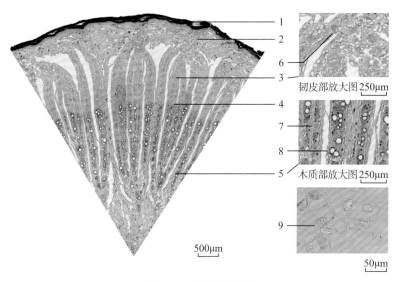

图42-3　苦参横切面图

1.木栓层　2.皮层　3.韧皮部　4.形成层　5.木质部　6.韧皮部纤维束
7.木质部纤维束　8.木质部导管　9.草酸钙方晶

（三）理化鉴别

薄层色谱　取本品粉末0.5g，加浓氨试液0.3ml、三氯甲烷25ml，放置过夜，滤过，滤液蒸干，残渣加三氯甲烷0.5ml使溶解，作为供试品溶液。另取苦参碱对照品、槐定碱对照品，加乙醇制成每1ml各含0.2mg的混合溶液，作为对照品溶液。照薄层色谱法试验，吸取上述两种溶液各4μl，分别点于同一用2%氢氧化钠溶液制备的硅胶G薄层板上，以甲苯–丙酮–甲醇（8∶3∶0.5）为展开剂，展开，展距8cm，取出，晾干，再以甲苯–乙酸乙酯–甲醇–水（2∶4∶2∶1）10℃以下放置的上层溶液为展开剂，展开，取出，晾干，依次喷以碘化铋钾试液和亚硝酸钠乙醇试液。供试品色谱中，在与对照品色谱相应的位置上，显相同的橙色斑点。取氧化苦参碱对照品，加乙醇制成每1ml含0.2mg的溶液，作为对照品溶液。照薄层色谱法试验，吸取苦参供试品溶液和氧化苦参碱对照品溶液各4μl，分别点于同一用2%氢氧化钠溶液制备的硅胶G薄层板上，以三氯甲烷–甲醇–浓氨试液（5∶0.6∶0.3）10℃以下放置的下层溶液为展开剂，展开，取出，晾干，依次喷以碘化铋钾试液和亚硝酸钠乙醇试液。供试品色谱中，在与对照品色谱相应的位置上，显相同的橙色斑点。

【质量评价】以根条两端粗细均匀、断面黄白、味极苦者为佳。采用高效液相色谱法测定，本品按干燥品计算，含苦参碱（$C_{15}H_{24}N_2O$）和氧化苦参碱（$C_{15}H_{24}N_2O_2$）的总量不得少于1.2%。

【化学成分】主要成分为生物碱、黄酮、三萜及三萜皂苷、木脂素、少量的苯丙素、酚酸、挥发油、长链脂肪酸、氨基酸等，其中生物碱和黄酮是主要的生物活性成分[5、6]。

1. 生物碱类　苦参碱（matrine）、氧化苦参碱（oxymatrine）、羟基苦参碱（hydroxymatrine）、槐定碱（sophoridine）、异槐定碱（isosophoridine）、异苦参碱（isomatrine）、别苦参碱（allomatrine）、槐果碱（sophocarpine）、槐胺碱（sophoramine）、异槐果碱（isosophocarpine）、金雀花碱等。

2. 黄酮类　苦参醇（kushenol）A、B、E、F、P～W，苦参酮（kurarinone），异苦参酮（isokurarinone），新苦参醇（neokurarinol），leachianone A，leachianone G，sophoraflavanone K，sophoraflavanone L，槲皮素（quercetin）柚皮素（naringenin）等。

3. 三萜及三萜皂苷类　羽扇烯酮（lupenone）、羽扇豆醇（monogynol）、β-香树脂醇（β-amyrin）、苦参皂苷（sophoraflavoside）Ⅰ～Ⅳ、大豆皂苷（soyasaponin）等。

4. 木脂素类　橙皮素（citrusin）A、橙皮素（citrusin）B、alaschanioside A等。

【性味归经】苦，寒。归心、肝、胃、大肠、膀胱经。

【功能主治】清热燥湿，杀虫，利尿。用于热痢，便血，黄疸尿闭，赤白带下，阴肿阴痒，湿疹，湿疮，皮肤瘙痒，疥癣麻风；外治滴虫性阴道炎。

【药理作用】

1. 解热作用　在干酵母致大鼠发热模型中，苦参发挥着明显的解热作用，其机制是由于苦参抑制了大鼠体内内生致热原的生成；苦参具有抑制发热家兔体温升高的作用[7]。

2. 抗炎作用　在溃疡性结肠炎大鼠模型中，苦参能够抑制大鼠炎性细胞的浸润，具有明显的抗炎作用；在2,4-二硝基氯苯引起的豚鼠皮肤炎症模型中，苦参水提液具有减缓豚鼠皮肤肿胀的作用，缓解炎性细胞浸润程度[7]。

3. 抗肿瘤作用　苦参水煎液作用于体外培养的人早幼粒白血病细胞，在剂量为8mg/ml时，可显著地诱导白血病细胞向单核巨噬细胞方向分化[8]。2.5g/kg、5g/kg、10g/kg的苦参，对小鼠S_{180}肉瘤的抑制率分别为22.5%、30.76%和42.08%[9]。

4. 抗病原微生物的作用　苦参水煎液能够抑制铜绿假单胞菌生物膜的形成，对金黄色葡萄球菌、大肠埃希菌、结核杆菌等细菌和真菌具有显著的抑制作用；苦参醇浸膏在体外还有抗滴虫作用[7、10]。

【用药警戒或禁忌】苦参毒性较低，用苦参浸膏给小鼠灌胃后半数致死量为14.5g/kg。当用量过大时出现流涎、步态不稳、呼吸急促、脉搏增快、兴奋、惊厥，最后可因呼吸停止而死亡[8]。

【分子生药】溴化十六烷基三甲铵（CTAB）法适合黔产苦参DNA提取，建立苦参ISSR-PCR反应体系，经过16份苦参样品检验，证明体系稳定可靠，可用于苦参遗传多样性分析，贵州几个产地苦参有一定遗传变异性。

【附注】苦参的药理作用广泛，抗肿瘤作用显著，以苦参为原料的复方苦参注射液在临床上用于抗肿瘤治疗，因此苦参的抗肿瘤作用有待深度开发；此外，苦参防治虫害的作用也有一定的应用前景。

主要参考文献

[1] 靖媛，苑述刚，阮时宝.苦参的历代研究与应用[J].光明中医，2007，22(12)：47-50.

[2] 郭吉刚，关扎根.苦参生物学特性及栽培技术研究[J].山西中医学院学报，2005，6(2)：45-47.

[3] 石爱丽，邢占民，牛杰，等.承德地区苦参主要病虫害危害种类调查[J].中国农业信息，2015，27(9)：112-113.

[4] 何开荣.苦参栽培技术及市场探讨[J].农技服务，2017，34(3)：54.

[5] 张翅，马悦，高慧敏，等.苦参化学成分研究进展[J].中国实验方剂学杂志，2014，20(4)：205-214.

[6] 斯琴塔娜，金亮.苦参的研究进展[J].北方药学，2015，12(8)：85-87.

[7] 王悦，姜雪，丁菲，等，中药苦参药理作用及应用研究进展[J].山东化工，2017，46(15)：66-67，69.

[8] 孙晶，王立艳.苦参药理作用及临床应用综述[J].黑龙江医药，2003，16(6)：526-527.

[9] 李金陵，程爱明.中药苦参抗肿瘤作用的实验研究[J].中国肿瘤临床与康复，2002，9(2)：28-29.

[10] 王晓敏.苦参的药理作用及临床应用[J].中国社区医师：医学专业，2008(24)：18.

（山西大学中医药现代研究中心　秦雪梅　高丽　王珂欣）

43. 刺黄连

Cihuanglian

BERBERIDIS VIRGETORI RADIX

【**别名**】黄疸树、树黄连、土黄连、黄根刺。

【**来源**】为小檗科植物庐山小檗*Berberis virgetorum* Schneid.的根。

【**本草考证**】历代本草无记载，始见于《广西中药志》（1959）[1]。

【**原植物**】落叶灌木，高1.5～2m。幼枝紫褐色，老枝灰黄色，具条棱，无疣点；茎刺单生，偶有三分叉，腹面具槽。叶薄纸质，长圆状菱形，长3.5～8cm，宽1.5～4cm，先端急尖，短渐尖或微钝，基部楔形，渐狭下延，上面暗黄绿色，中脉稍隆起，侧脉显著，孤曲斜上至近叶缘连结，背面灰白色，中脉和侧脉明显隆起，叶缘平展，全缘，有时稍呈波状。总状花序具3～15朵花；花梗细弱，无毛；苞片披针形，先端渐尖；花黄色；萼片2轮，外萼片长圆状卵形，先端急尖，内萼片长圆状倒卵形，先端钝；花瓣椭圆状倒卵形，先端钝，全缘，基部缢缩呈爪，具2枚分离长圆形腺体；雄蕊长约3mm，药隔先端不延伸，钝形；胚珠单生，无柄。浆果长圆状椭圆形，熟时红色，顶端不具宿存花柱，不被白粉。花期4～5月，果期6～10月。（图43-1）

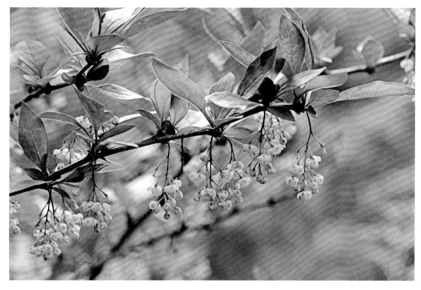

图43-1　庐山小檗（吴棣　摄）

生于海拔250～1800m的山坡、山地灌丛中、河边、林中或村旁。分布于江西、浙江、福建、安徽、湖北、湖南、广东、广西、陕西、贵州等省区。

【主产地】主产于江苏、浙江、江西、福建、湖北、湖南、广东、广西等地。

【采收与加工】春季及秋季采挖，剪除枝叶及须根，刮去部分栓皮，晒干。

【药材鉴别】

（一）性状特征

根粗壮，根头直径可达7cm，上端有茎基及芽痕，主根直径4～5cm。表面土黄色或灰棕色，栓皮甚厚，粗糙，有横裂缝，易呈片状脱落而露出棕黄色的内皮。质地坚硬，断面裂片状，强纤维性，鲜黄色。气微，味极苦。（图43-2）

（二）理化鉴别

薄层色谱　本品粉末1g，加甲醇20ml，超声处理20分钟，滤过，取滤液作为供试品溶液。另取盐酸小檗碱对照品，加甲醇制成每1ml含0.5mg的溶液，作为对照品溶液。照薄层色谱法试验，吸取上述两种溶液各1μl，分别点于同一硅胶G薄层板上，以正丁醇–乙酸–水（2：0.5：1）的上层溶液为展开剂，展开，取出，晾干，置紫外光灯（365nm）下检视。供试品色谱中，在与对照品色谱相应的位置上，显相同颜色的荧光斑点。（图43-3）

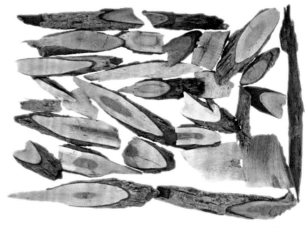

图43-2　刺黄连药材图

【质量评价】本品以色黄、苦味浓者为佳。

【化学成分】主要成分为生物碱类化合物。主要有小檗碱（berberine）、小檗胺（berbamine）、药根碱（jatrorrhizine）、异粉防己碱（isotetrandrine）等[1-2]。

【性味归经】苦，寒。归肝、胃经。

【功能主治】清湿热，解毒。主治湿泻痢，黄疸，胆囊炎，口疮，咽喉肿痛，火眼目赤，湿热淋浊，湿疹，丹毒，疮疡肿毒，烫火伤。

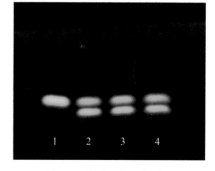

图43-3　刺黄连薄层色谱图

1. 盐酸小檗碱对照品
2～4. 刺黄连样品

【药理作用】

保肝作用　庐山小檗煎剂对治疗传染性肝炎、恢复肝功能有明显作用。

【附注】同属植物长柱小檗*Berberis lempergiana* Ahrendt分布于浙江、安徽等地。功效与庐山小檗基本相同。

主要参考文献

[1] 肖培根，宋万志，刘国声，等. 中国产小檗属药用植物资源的研究-分类、分布和药用价值.植物分类学报，1974，12(4)：383-407.

[2] 刘国声，陈碧珠，宋万志，等. 细叶小檗的综合利用-小檗胺的药用价值及其在22种小檗属植物中的含量. 植物学报，1978，20(03)：255-259.

（北京中医药大学　刘春生　杨瑶珺　陈秀芬）

44. 郁李仁

Yuliren

PRUNI SEMEN

【别名】郁子、李仁肉、小李仁。

【来源】为蔷薇科植物欧李*Prunus humilis* Bge.、郁李*Prunus japonica* Thunb.或长柄扁桃*Prunus pedunculata* Maxim.的干燥成熟种子。前两种习称"小李仁"，后一种习称"大李仁"。夏、秋二季采收成熟果实，除去果肉和核壳，取出种子，干燥。

【本草考证】本品始载于《神农本草经》，载："郁李仁，味酸，平。主大腹水肿，面目四肢浮肿，利小便水道。木高五、六尺，枝条、花、叶皆若李，惟子小若樱桃，赤色，核随子熟。六月采根并实，取核中仁用。"《名医别录》中以"郁核"记载，描述为"子熟赤色。五月、六月采根。"《本草乘雅半偈》载："唐棣，薁李也，一名雀梅，一名夫移，又云车下李，其叶或赤或白，六月中熟，大如李子。"经考证其外观及名称描述与郁李仁不符；且《本草纲目》载："或以唐棣，误矣。唐棣乃扶栘、白杨之类也。其花粉红色，实如小李。"故《神农本草经》《名医别录》与《本草纲目》等古籍中所记载为今所用郁李仁。

【原植物】

1. 欧李　灌木，高0.4~1.5m。小枝灰褐色或棕褐色，被短柔毛。冬芽卵形，疏被短柔毛或几无毛。叶片倒卵状长椭圆形或倒卵状披针形，长2.5~5cm，宽1~2cm，中部以上最宽，先端急尖或短渐尖，基部楔形，边缘有单锯齿或重锯齿，上面深绿色，无毛，下面浅绿色，无毛或被稀疏短柔毛，侧脉6~8对；叶柄长2~4mm，无毛或被疏短柔毛；托叶线形，长5~6mm，边缘有腺体。花单生或2~3朵簇生；花梗长5~10mm，被稀疏短柔毛；萼筒长宽近相等，约3mm，外面被稀疏短柔毛，萼片三角卵圆形，先端急尖或圆钝；花瓣白色或粉红色，长圆形或倒卵形；雄蕊30~35枚；花柱与雄蕊近等长，无

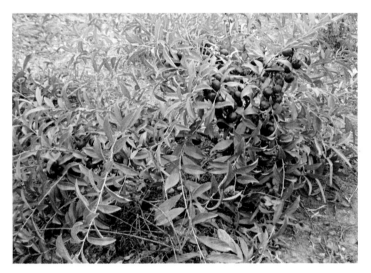

图44-1　欧李

毛。核果，成熟后近球形，红色或紫红色，直径1.5~1.8cm；核表面除背部两侧外无棱纹。花期4~5月，果期6~10月。（图44-1）

生于海拔100~1800m的阳坡砂地、山地灌木丛中，或庭院栽培。分布于黑龙江、吉林、辽宁、内蒙古、山西、河北、山东、河南。

2. 郁李　灌木，高1~1.5m。小枝灰褐色，嫩枝绿色或绿褐色，无毛。冬芽卵形，无毛。叶片卵形或卵状披针形，长3~7cm，宽1.5~2.5cm，先端急尖，基部圆形，边缘有缺刻状尖锐重锯齿，上面深绿色，无毛，下面浅绿色，无毛或脉被上有稀疏柔毛，侧脉5~8对；叶柄长2~3mm，无毛或被疏柔毛；托叶线形，长4~6mm，边缘有腺齿。花1~3朵，簇生，花叶同开或先叶开放；花梗长5~10mm，无毛或被稀疏柔毛；萼筒陀螺形，长宽近相等，2.5~3mm，无毛，萼片椭圆形，比萼筒略长，先端圆钝，边缘有细齿；花瓣白色或粉红色，倒卵状椭圆形；雄蕊约32；花柱与雄蕊近等长，无毛。核果近球形，深红色，直径约1cm；核表面光滑。花期5月，果期7~8月。（图44-2）

生于海拔100~200m的山坡林下、灌丛中。分布于黑龙江、吉林、辽宁、河北、山东、浙江。

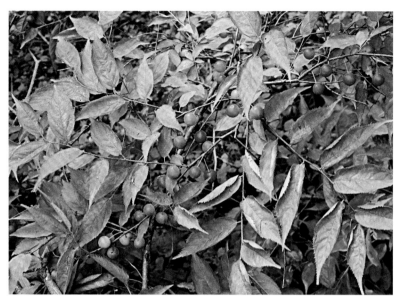

图44-2 郁李

3. 长柄扁桃　灌木，高1～2m，枝开展，具大量短枝；小枝浅褐色至暗黑褐色，幼时被短柔毛；冬芽短小，在短枝上常3个并生，中间为叶芽，两侧为花芽。短枝上的叶密集簇生，一年生枝上的叶互生；叶片椭圆形、近圆形或倒卵形，长1～4cm，宽0.7～2cm，先端急尖或圆钝，基部宽楔形，上面深绿色，下面浅绿色，两面疏生短柔毛，叶边缘具不整齐粗锯齿，侧脉4～6对；叶柄长2～5mm，被短柔毛。花单生，稍先于叶开放，直径1～1.5cm；花梗长4～8mm，具短柔毛；萼筒宽钟形，长4～6mm，无毛或微聚柔毛；萼片三角状卵形，先端稍钝，有时边缘疏生浅锯齿；花瓣近圆形，直径7～10mm，有时先端稍凹，粉红色；雄蕊多数；子房密被短柔毛，花柱稍长或几与雄蕊等长。果实近球形或卵球形，直径10～15mm，顶端具小尖头，成熟时暗紫红色，密被短柔毛；果梗长4～8mm；果肉薄而干燥，成熟时开裂，离核；核宽卵形，直径8～12mm，顶端具小尖头，基部圆形，两侧稍扁，浅褐色，表面平滑或稍有皱纹；种仁宽卵形，棕黄色。花期5月，果期7～8月。（图44-3）

生于丘陵地区向阳石砾质坡地或坡麓，也见于干旱草原或荒漠草原。分布于陕西、内蒙古、宁夏。

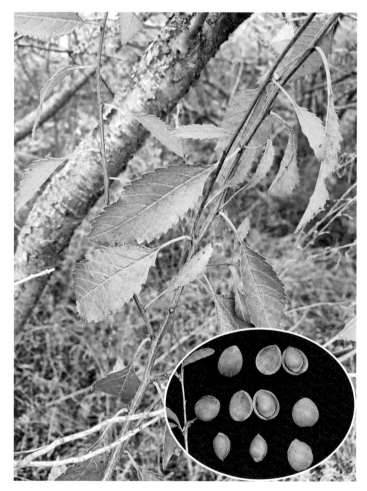

图44-3　长柄扁桃

【主产地】欧李仁主产于内蒙古、山西、河北、辽宁；郁李仁主产于山东、辽宁、河北；长柄扁桃仁主产于陕西、内蒙古、宁夏。

【栽培要点】

1. 生物学特性　适应性很强，有极强的抗旱性能、耐贫瘠、耐寒冷。在年降雨量300mm区域能正常生长。在冬季最低温-35℃的地区可正常越冬。对土地环境条件要求不高，以在pH 6.6～7.5的石灰岩土壤上生长最好。

2. 栽培技术　种子直播。种子繁殖为果实成熟后，除去果肉，洗净，晒干。11月取出与湿沙混合，露地埋藏，次春播种，开沟撒种，覆土2cm左右。栽培过程中，合理密植，以带状栽培为宜，每带2行。带内密度0.6m×0.8m，带间距离以1.5m为宜。每亩施入2000～3000kg土杂肥。多以春季栽植。栽时要压紧根部泥土，浇透水。生长期间应加强水肥管理，增加树体营养。适宜调整枝类比：基生枝7～8个，2年生枝2～3个。每年必须选留和培养新的基生枝作为更新枝。

3. 病虫害　病害：白粉病、褐腐病。虫害：蚜虫、桃小食心虫。

【采收与加工】 果实成熟后采收。将果实堆放在阴湿处，待果肉腐烂后，取其果核，清除杂质，稍晒干，将果核压碎去壳，即得种仁。

【商品规格】 市场上流通的郁李仁共两个规格。

1. 统货　类卵型，外皮呈金黄色或淡黄色，籽粒饱满，无撞皮。种壳及破碎瓣重量占比不超过3%。

2. 选货　类卵型，外皮呈金黄色或淡黄色，籽粒饱满，无撞皮。种壳及破碎瓣重量占比不超过1%。

【药材鉴别】

（一）性状特征

1. 欧李仁　种子卵形至长卵形，少数圆球形，长6～7mm，直径3～4mm。种皮黄棕色。合点深棕色，直径约0.7mm。（图44-4）

2. 郁李仁　种子卵形或圆球形，长约7mm，直径约5mm。种皮淡黄白色至浅棕色。先端尖，基部钝圆，尖端处有一线性种脐，合点深棕色，直径约1mm，自合点处散出多条棕色维管束脉纹。种脊明显。种皮薄，温水浸泡后，种皮脱落，内面贴有白色半透明的残余胚乳；子叶2片，乳白色，富油脂。气微，味微苦。（图44-5）

3. 长柄扁桃仁　种子圆锥形，长8～9mm，直径约6mm。种皮红棕色，具皱纹。合点深棕色，直径约2mm。（图44-6）

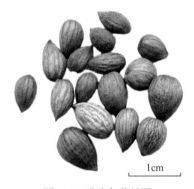

图44-4　欧李仁药材图

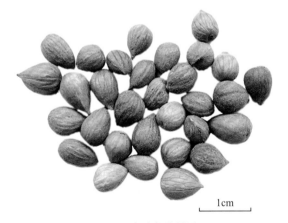

图44-5　郁李仁药材图

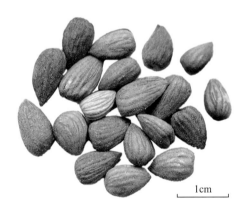

图44-6　长柄扁桃仁药材图

（二）显微鉴别

粉末特征　粉末黄棕色。种皮外表皮石细胞侧面观类圆形、长圆拱形、高盔帽形，径向长31～145μm，底部宽25～108μm，突出于表皮层部分呈弓形、类圆形、高盔帽形，顶端圆钝，壁厚7～24μm，层纹细密整齐，底部色较深，壁厚3～8μm，孔沟明显，较宽且较稀疏，有的壁厚至12μm，胞腔小，圆形；表面观圆形、椭圆形，有的两端稍尖，壁均匀增厚，侧壁孔沟较稀疏，宽窄不一，分布不均匀，形成大小不整齐的齿状壁。种皮外表皮细胞常与石细胞相连，类多角形，具细胞间隙。草酸钙簇晶直径13～23μm。子叶细胞含糊粉粒及细小草酸钙簇晶，直径5.5μm。另有种皮内表皮细胞、内胚乳细胞等（图44-7）。

（三）理化鉴别

薄层色谱　取本品粉末0.5g，加甲醇10ml，超声处理15分钟，滤过，滤液蒸干，残渣加甲醇2ml使溶解，作为供试品溶液。另取苦杏仁苷对照品，加甲醇制成每1ml含4mg的溶液，作为对照品溶液。照薄层色谱法试验，吸取上述两种溶液各2μl，分别点于同一硅胶G薄层板上，以三氯甲烷-乙酸乙酯-甲醇-水（3：8：5：2）10℃以下放置的下层溶液为展开剂，展开，取出，晾干，喷以磷钼酸硫酸溶液

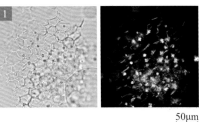 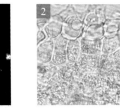

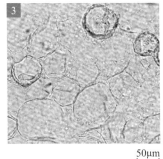 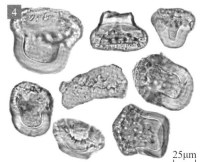

图44-7　郁李仁粉末图

1. 子叶细胞　2. 内胚乳细胞　3. 种皮外表皮细胞　4. 石细胞

（磷钼酸2g，加水20ml使溶解，再缓缓加入硫酸30ml，混匀），在105℃加热至斑点显色清晰。供试品色谱中，在与对照品色谱相应的位置上，显相同颜色的斑点。

【质量评价】以淡黄白色、饱满充实、整齐不碎、不泛油者为佳。本品按干燥品计算，含苦杏仁苷（$C_{20}H_{27}NO_{11}$）不得少于2.0%。

【化学成分】主要含有黄酮类、有机酸类、三萜类等化学成分。

1. 黄酮类　阿弗则林、山奈苷、郁李仁苷、营实苷等。

2. 氰苷类　苦杏仁苷等。

3. 蛋白质类　主要有亮氨酸、苯丙氨酸、缬氨酸、异亮氨酸。

4. 脂肪酸类　棕榈酸、棕榈烯酸、硬脂酸、油酸和亚油酸等。

【性味归经】辛、苦、甘、平。归脾、大肠、小肠经。

【功能主治】润肠通便，下气利水。用于津枯肠燥，食积气滞，腹胀便秘，水肿，脚气，小便不利。

【药理作用】

1. 促进肠蠕动、促进排便的作用　郁李仁中的郁李仁苷有强烈的泻下作用，其次是脂肪油。对于便秘的治疗作用以肠燥型便秘的疗效最显著[2]。

2. 抗炎止痛作用　从郁李仁中提取的两种蛋白质成分静脉注射，对大鼠足关节水肿均有抑制炎症的活性。给小鼠静脉注射时，有止痛的作用[3]。

3. 对呼吸系统的作用　郁李仁中的苦杏仁苷小剂量服用时对呼吸中枢具有镇静作用，从而达到镇咳平喘作用，大剂量服用时则易引起中毒。本品所含皂苷可促进支气管黏膜增厚，内服具有祛痰作用。另外有机酸亦有镇咳祛痰作用[3]。

4. 抗惊厥、扩张血管的作用　郁李仁制成的酊剂，对实验犬血压有显著降低作用[3]。

5. 补钙　郁李仁果肉含钙多，故亦有补钙作用。

【用药警戒或禁忌】尚未见此方面的报道。

【附注】北京中医药大学欧李课题组开展了欧李"野生变家种"研究工作，选育出京欧1号和京欧2号品种[4, 5]，2009年12月通过了北京市林木品种审定委员会的审定，2014年12月，通过了国家林业局林木品种审定委员会的审定。这是目前唯一通过国家级审定的林木良种，也是唯一在无霜期100天区域能够成熟的品种。

主要参考文献

[1] 刘星劫，张永清，李佳.中药郁李仁本草考证及化学成分研究[J].辽宁中医药大学学报，2017，19(12)：100-103.

[2] 元艺兰.郁李仁的药理作用与临床应用[J].现代医药卫生，2007，23(13)：1987-1988.

[3] 田硕，武晏屹，白明，等.郁李仁现代研究进展[J].中医学报，2018，33(11)：2182-2183+2190.

[4] 李卫东，刘志国，魏胜利，等.早熟欧李新品种'京欧1号'[J].园艺学报，2010，37(4)：679-680.

[5] 李卫东，刘志国，魏胜利，等.中熟欧李新品种'京欧2号'[J].园艺学报，2010，37(5)：847-848.

（北京中医药大学　李卫东　成婧荷　赵梓邯）

45. 知母

Zhimu

ANEMARRHENAE RHIZOMA

【**别名**】蒜瓣子草、羊胡子根、地参、肥知母。

【**来源**】为百合科植物知母*Anemarrhena asphodeloides* Bge.的干燥根茎。

【**本草考证**】本品始载于《神农本草经》，列为中品。《本草经集注》云："生河内川谷。二月、八月采根，曝干。今出彭城。形似菖蒲而柔润，叶至难死，掘出随生，须枯燥乃止"。《图经本草》所载与《本草经集注》基本一致，但提到"根黄色……四月开青花如韭花；八月结实……"，第一次描述了知母的花果期及花的形态。本草记载与现今所用知母基本一致[1]。

【**原植物**】多年生草本，根状茎粗0.5～1.5cm，为残存的叶鞘所覆盖。叶长15～60cm，宽1.5～11mm，向先端渐尖而成近丝状，基部渐宽而成鞘状，具多条平行脉，没有明显的中脉。花葶比叶长得多；总状花序通常较长，可达20～50cm；苞片小，卵形或卵圆形，先端长渐尖；花粉红色、淡紫色至白色；花被片条形，长5～10mm，中央具3脉，宿存。蒴果狭椭圆形，长8～13mm，宽5～6mm，顶端有短喙。种子长7～10mm。花果期6～9月。（图45-1）

生于海拔1450m以下的山坡、草地或路旁较干燥或向阳的地方。分布于东三省、内蒙古、河北、山西、山东、陕西、甘肃。

【**主产地**】主产于河北、山西、陕西、内蒙古、河南等地。道地产区为河北易县、涞源一带，习称"西陵知母"。以河北易县产者质量最好。

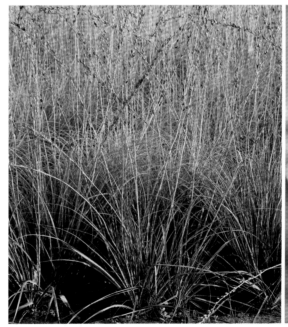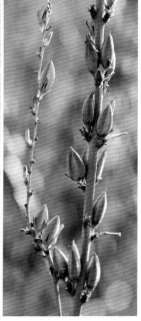

图45-1　知母（屠鹏飞　摄）

【栽培要点】

1.生物学特性　喜光、耐寒、耐旱、怕涝，适应性很强。以土质疏松、肥沃、排水良好的腐殖质壤土和砂质壤土栽培为宜。在阴坡地、黏土及低洼地生长不良，且根茎易腐烂。

2.栽培技术　育苗移栽、直播和分株繁殖三种种植方法，有大田栽培和仿野生栽培两种栽培方式。一般山区或丘陵地区进行仿野生栽培。

3.病虫害　病害：根腐病。虫害：蚜虫、蛴螬（金龟子）等。

【采收与加工】春季在3月上旬知母未发芽之前，秋季在10月下旬至11月上旬生长停止后，根茎采挖后洗净泥土，晒干或烘干。种子繁殖4～5年采收，根茎繁殖3～4年采收。将采挖根茎摊开晾晒在阳光充足的晒台上，晒干后去掉须根，习称毛知母。采挖后趁鲜剥去外皮，再晒干，习称知母肉。

【商品规格】因加工方法不同，知母商品分为毛知母和知母肉两种，均为统货。

1.毛知母　干货，长6cm以上，扁宽0.6cm以上；无杂质、虫蛀、霉变。

2.知母肉　干货，长短不分，扁宽0.5cm以上；无烂头、杂质、虫蛀、霉变。

【药材鉴别】

（一）性状特征

本品呈长条形，微弯曲，略扁，偶有分枝，长3～15cm，直径0.8～1.5cm，一端有浅黄色的茎叶残痕，表面黄棕色至棕色，上面有一凹沟，具紧密排列的环状节，节上密生黄棕色的残存叶基，由两侧向根茎上方生长；下面隆起而略皱缩，并有凹陷或凸起的点状根痕，质硬，易折断，断面黄白色。气微，味微甜、略苦，嚼之带黏性。（图45-2）

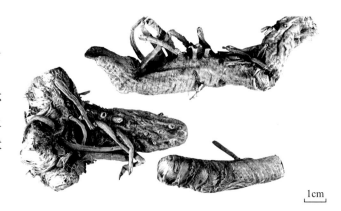

1cm

图45-2　知母药材图

（二）显微鉴别

横切面　栓化皮层由数层多角形和10～20余层长方形的木栓化细胞组成（知母肉仅有少量残存）；栓化皮层及皮层薄壁组织中散有少数叶迹维管束。内皮层不明显，中柱分布有外韧型维管束，薄壁组织中分布有众多黏液细胞，内含草酸钙针晶束[2]。（图45-3）

（三）理化鉴别

薄层色谱　取本品粉末0.5g，加稀乙醇10ml，超声处理20分钟，取上清液作为供试品溶液。另取芒果苷对照品，加稀乙醇制成每1ml含0.5mg的溶液，作为对照品溶液。照薄层色谱法试验，吸取上述两种溶液各4μl，分别点于同一聚酰胺薄膜上，以乙醇–水（1∶1）为展开剂，展开，取出，晾干，置紫外光灯（365nm）下检视。供试品色谱中，在与对照品色谱相应的位置上，显相同颜色的荧光斑点。

【质量评价】以条粗、质硬、断面色黄白者为佳。采用高效液相色谱法测定，本品按干燥品计算，含芒果苷（$C_{19}H_{18}O_{11}$）不得少于0.70%；含知母皂苷BⅡ（$C_{45}H_{76}O_{19}$）不得少于3.0%。

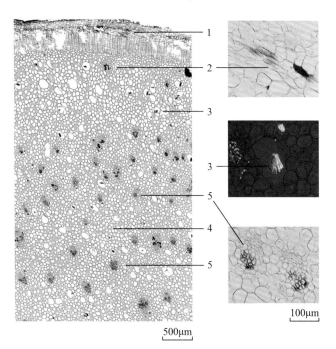

100μm

500μm

图45-3　知母横切面图

1.栓化皮层　2.叶迹维管束　3.草酸钙针晶束　4.中柱
5.外韧型维管束

【化学成分】 主要含皂苷、双苯吡酮、木质素等成分，其中皂苷和双苯吡酮是其主要有效成分。

1. 皂苷类 有知母皂苷A（Ⅰ、Ⅱ、Ⅲ、Ⅳ），知母皂苷B（Ⅰ、Ⅱ、Ⅲ、Ⅳ、Ⅵ），知母皂苷E（E₁、E₂），知母皂苷（anemarsaponin）C₁、C₂，知母皂苷D₁、D₂、知母皂苷F、知母皂苷G、知母皂苷H（H₁、H₂）、知母皂苷I（I₁、I₂），知母皂苷N和知母皂苷O等。苷元有菝葜皂苷元（sarsasapogenin）、马尔可皂苷元（markosapogenin）、新吉托皂苷元（negitogenin）、薯蓣皂苷元（diosgenin）及其他5种结构相似的螺甾皂苷元等。单体知母皂苷BⅡ、AⅢ和菝葜皂苷元是治疗阿尔茨海默病、心血管疾病、癌症等疾病的有效成分。

2. 双苯吡酮类 有芒果苷（mangiferin）、新芒果苷（neomangiferin）和异芒果苷（ismangiferin）等，芒果苷可用于治疗非胰岛素依赖性糖尿病，还具有保肝利胆、平喘镇咳、抗病毒、抗肿瘤等作用。异芒果苷有较好的祛痰镇咳疗效，还有强心、利尿和抗抑郁作用。

3. 木质素类 有顺-扁柏树脂酚（cis-hinokiresinol，R₁=OH，R₂=H），单甲基-顺-扁柏树脂酚（monomethyl-cis-hinokiresinol，R₁=OCH₃，R₂=H），氧化-顺-扁柏树脂酚（oxy-cis-hinokiresinol，R₁=OH，R₂=OH）等。

4. 其他类 糖类有知母多糖（anemaran）A、B、C、D等，具有抗炎作用，黄酮类有宝藿苷-Ⅰ和淫羊藿苷-Ⅰ，可改善心脑血管系统功能，增强机体免疫力及调节内分泌等。

【性味归经】 苦、甘，寒。归肺、胃、肾经。

【功能主治】 清热泻火，滋阴润燥。用于外感热病，高热烦渴，肺热燥咳，骨蒸潮热，内热消渴，肠燥便秘。

【药理作用】

1. 降血糖作用 知母有效组分（总皂苷∶多糖=1∶1）灌胃给药最大耐受剂量为35g/kg，对2型糖尿病大鼠（T2DM）模型心血管及呼吸系统无显著作用，表明知母有效组分安全性好，且能显著降低T2DM大鼠模型血糖，改善胰岛素抵抗及血脂紊乱[4]。

2. 抗衰老、预防老年痴呆 知母皂苷AⅢ和BⅡ在抗老年痴呆方面有较好的疗效，连续给药老年大鼠不同浓度的知母总皂苷，老年大鼠的学习记忆能力显著增强[5]。

3. 抗肿瘤作用 知母皂苷AⅢ能诱导乳腺癌细胞、HeLa细胞、结肠癌细胞、黑色素瘤、脑胶质瘤及胰腺癌细胞的凋亡[5]。

4. 其他作用 知母皂苷灌胃30天，高脂血症大鼠血中低密度脂蛋白迅速清除。知母皂苷AⅢ对血小板聚集具有较强的抑制作用。知母还具有抗炎、抗抑郁、改善甲亢症状、防止骨质疏松等作用[6]。

【用药警戒或禁忌】 给大鼠连续灌胃给药知母皂苷（100mg/kg）7天后，能够致使肝损伤，是由于给药导致肝胆酸淤积的发生，继而引发ROS的产生，造成了干细胞的凋亡[7]。

【分子生药】

遗传标记 基于DNA条形码序列的分子鉴定：psbA-trnH是知母种子鉴定的适合条形码序列，可用于知母种子的真实性鉴定[8]。利用RAPD技术和ITS序列对不同产地的知母进行研究，表明不同产地的知母和同一产地不同形态类型知母均具有丰富的遗传多样性[9]。

主要参考文献

[1] 陈万生，乔传卓. 知母本草学研究. 中药材，1997，20(1)：53-54.

[2] 刘志芳，林翠琴. 知母及其伪品的鉴别[J]. 海峡药学，2006(06)：71-72.

[3] 张宇伟，赵云芳，商婷婷，等. 中药知母化学成分研究. 亚太传统医药，2017，13(11)：16-18.

[4] 钟艳梅，钟静君，朱建成，等. 知母有效组分的安全性及其对2型糖尿病大鼠血糖血脂水平的影响[J]. 中药新药与临床药理，2017(05)：43-48.

[5] 刘艳平. 知母皂苷成分的药理活性及作用机制研究进展. 药学实践杂志，2018，36(1)：24-29.

[6] 赵春草，吴飞，张继全，等. 知母的药理作用研究进展. 中国新药与临床杂志，2015，34(12)：898-902.

[7] 武之涛，盛晶晶，戚新明，等.中药知母皂苷组分A3的肝毒性机制[C]//中国毒理学会全国毒理学大会.2013.

[8] 石林春，金越，赵春颖，等.基因DNA条形码技术的知母种子基原鉴定.中国实验方剂学杂志，2018，24(12)：21-27.

[9] 李秋静.知母种质资源类型与遗传多样性研究[D].北京：北京中医药大学，2009.

（中国医学科学院药用植物研究所　王文全　陈彩霞）

46. 委陵菜

Weilingcai

POTENTILLAE CHINENSIS HERBA

【别名】翻白菜、根头菜、虎爪菜、老鸦翎、老鸹爪。

【来源】为蔷薇科植物委陵菜 *Potentilla chinensis* Ser.的干燥全草。

【本草考证】本品始载于《救荒本草》，谓"一名翻白菜""苗初塌地生，后分茎叉。茎节稠密，上有白毛，叶仿佛类柏叶而极阔大，边如锯齿形，面青背白，又似鸡腿儿叶面却窄，又类似鹿蕨叶亦窄，茎叶梢间开五瓣黄花"。结合附图，本草记载与现今所用委陵菜基本一致。

【原植物】多年生草本。根粗壮，圆柱形，稍木质化。花茎直立或上升，高20～70cm，被稀疏短柔毛及白色绢状长柔毛。基生叶为羽状复叶，有小叶5～15对，间隔0.5～0.8cm，连叶柄长4～25cm，叶柄被短柔毛及绢状长柔毛；小叶片对生或互生，上部小叶较长，向下逐渐减小，无柄，长圆形、倒卵形或长圆披针形，长1～5cm，宽0.5～1.5cm，边缘羽状中裂，裂片三角卵形，三角状披针形或长圆披针形，顶端急尖或圆钝，边缘向下反卷，上面绿色，被短柔毛或脱落几无毛，中脉下陷，下面被白色绒毛，沿脉被白色绢状长柔毛，茎生叶与基生叶相似，唯叶片对数较少；基生叶托叶近膜质，褐色，外面被白色绢状长柔毛，茎生叶托叶草质，绿色，边缘锐裂。

伞房状聚伞花序，花梗长0.5～16cm，基部有披针形苞片，外面密被短柔毛；花直径通常0.8～1cm，稀达1.3cm；萼片三角卵形，顶端急尖，副萼片带形或披针形，顶端尖，比萼片短约1倍且狭窄，外面被短柔毛及少数绢状柔毛；花瓣黄色，宽倒卵形，顶端微凹，比萼片稍长；花柱近顶生，基部微扩大，稍有乳头或不明显，柱头扩大。瘦果卵球形，深褐色，有明显皱纹。花果期4～10月。（图46-1）

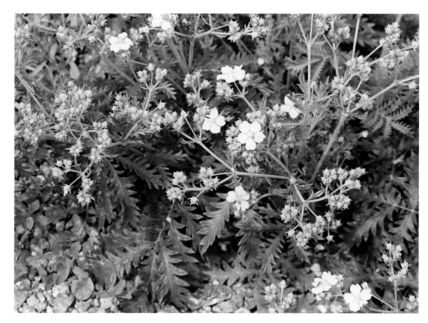

图46-1　委陵菜（张英涛　摄）

生于海拔400～3200m的山坡草地、沟谷、林缘、灌丛或疏林下。

【主产地】全国各地均有分布，主产于辽宁、山东、安徽等地。

【采收与加工】春季未抽茎时采挖，除去泥沙，晒干。

【药材鉴别】

（一）性状特征

根呈圆柱形或类圆锥形，略扭曲，有的有分枝，长5～17cm，直径0.5～1.5cm；表面暗棕色或暗紫红色，有纵纹，粗皮易成片状剥落；根茎部稍膨大；质硬，易折断，断面皮部薄，暗棕色，常与木部分离，射线呈放射状排列。叶基生，单数羽状复叶，有柄；小叶12～31对，狭长椭圆形，边缘羽状深裂，下表面和叶柄均灰白色，密被灰白色绒毛。气微，味涩、微苦。（图46-2）

（二）显微鉴别

粉末特征 粉末灰褐色。非腺毛极多，单细胞两种：一种薄壁，极细长，长约至4000μm，直径3～6μm，缠结成团；另一种厚壁，长短不一，长者多碎断，平直或略有弯曲，胞腔较大，短者多弯曲或扭曲，或成钩状或平直，长多在20～200μm，直径6～72μm。草酸钙簇晶存在于叶肉组织或薄壁组织中，直径6～65μm。木纤维长梭形，直径7～14μm，壁稍厚，孔沟明显。木栓细胞类多角形或扁长方形，内含黄棕色物。（图46-3）

（三）理化鉴别

薄层色谱 取本品粉末2g，加乙醇20ml，浸润10分钟，加热回流1小时，放冷，滤过，滤液浓缩至3ml，作为供试品溶液。另取委陵菜对照药材2g，同法制成对照药材溶液。再取没食子酸对照品，加乙醇制成每1ml含0.5mg的溶液，作为对照品溶液。照薄层色谱法试验，吸取上述三种溶液各2～4μl，分别点于同一硅胶G薄层板上，以甲苯-甲酸乙酯-甲酸（5:4:1）为展开剂，展开，取出，晾干，喷以2%三氯化铁溶液与铁氰化钾试液等量的混合溶液。供试品色谱中，在与对照药材色谱和对照品色谱相应的位置上，显相同的蓝色斑点。

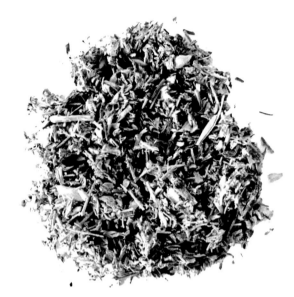

图46-2 委陵菜药材图

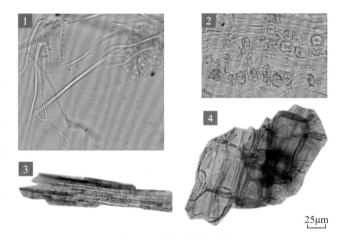

图46-3 委陵菜粉末图

1. 非腺毛 2. 草酸钙簇晶 3. 木纤维 4. 木栓细胞

【质量评价】以无花茎杂质、味苦者为佳。水分不得过13.0%，总灰分不得过14.0%，酸不溶性灰分不得过4.0%。用稀乙醇作溶剂，浸出物不得少于19.0%，采用高效液相色谱法测定，按干燥品计算，含没食子酸不得少于0.030%。

【化学成分】根主要含有黄酮类、三萜类和鞣质类成分。

1. 黄酮类 从委陵菜分离得到了槲皮素-3-O-α-L-阿拉伯呋喃糖苷（quercetin-3-O-α-L-arabinofuranoside），槲皮素-3-O-α-L-鼠李糖苷（quercetin-3-O-α-L-rhamnoside），山奈酚-3-O-α-L-阿拉伯呋喃糖苷（kaempferol-3-O-α-L-arabinofuranoside），山奈酚-3-O-β-D-（6-O-cis-p-香豆酰基）葡萄糖苷［kaempferol-3-O-β-D-（6-O-cis-p-coumaroyl）glucopyranoside］，山奈酚-3-O-β-D-（6-O-trans-p-香豆酰基）葡萄糖苷［kaempferol-3-O-β-D-（6-O-trans-p-coumaroyl）glucopyranoside］和4',5,7-三甲氧基黄酮醇等黄酮类成分[1]。

2. 三萜类 自委陵菜的脂溶性部位中分离鉴定了6个三萜化合物，分别是3-羟基-11-烯-11,12-脱氢-28,13-乌苏酸内酯、3-O-乙酰坡模醇酸、白桦酸、3-氧代-12-烯-28-乌苏酸、乌苏酸和齐墩果酸[2]。

3.鞣质类　委陵菜中含有较多的鞣质类成分，包括以儿茶素及其衍生物构成的缩合鞣质，以及可水解鞣质。

【性味归经】苦，寒。归肝、大肠经。

【功能主治】清热解毒，凉血止痢。用于赤痢腹痛，久痢不止，痔疮出血，痈肿疮毒。

【药理作用】

1.降血糖作用　委陵菜中的粗黄酮类组分、粗生物碱类组分、水提液均有降低糖尿病小鼠血糖的功能，控制糖尿病小鼠血糖值与改善胰岛素抵抗存在一定的关系，并且其各个组分是通过不同的途径来改善糖尿病小鼠血糖状况[3]。

2.保肝作用　委陵菜浸膏能明显降低四氯化碳致小鼠的血清转氨酶、肝脂质过氧化物的含量，对试验动物肝脏的化学损伤具有保护作用[4]。对四氯化碳所致大鼠肝纤维化模型，具有延缓肝纤维化形成的作用[5]。

【分子生药】不同种委陵菜间trnl-F、ITS序列有明显差异，采用trnl-F、ITS序列分析及其衍生的方法，均有可能用于不同委陵菜的种属鉴别[6, 7]。

【附注】同属药用植物较多，如翻白草、蛇含、三叶委陵菜等，在性状和显微特征上存在差异，可以据此进行鉴别[8]。

主要参考文献

[1] 刘普，邓瑞雪，段宏泉，等.委陵菜化学成分的研究[J].中国药学杂志，2009，44(7)：493-495.

[2] 王庆贺，李志勇，沈阳，等.委陵菜三萜类化学成分研究[J].中国中药杂志，2006，31(17)：1434-1436.

[3] 陆璐，李素君，刘宗林，等.委陵菜降血糖成分的机理研究[J].食品科学，2008，29(6)：387-391.

[4] 李贞，张铁权，叶亮，等.委陵菜对四氯化碳致小鼠肝损伤保护作用[J].辽宁中医杂志，2004，31(5)：422-423.

[5] 李贞，程留芳，张铁权，等.委陵菜防治四氯化碳致大鼠肝纤维化实验研究[J].辽宁中医杂志，2007，34(8)：1157-1159.

[6] 张绍轩，邓明鲁，金刚，等.吉林省常见的几种委陵菜ITS序列比对这[J].吉林医药学院学报，2011，32(6)：328-330.

[7] 王伯川，金刚，刘春明，等.吉林省常见的5种委陵菜trnL-F序列比对[J].吉林医药学院学报，2013，34(5)：320-331.

[8] 杨滨，乐崇熙.委陵菜属6种药用植物地上部分的性状和显微鉴定[J].中草药，1994，15(1)：32-34，55.

（北京市药品检验所　郭洪祝　赵一懿　陈有根）

47. 乳香

Ruxiang

OLIBANUM

【别名】天泽香、摩勒香、多伽罗香、浴香、乳头香。

【来源】为橄榄科植物乳香树*Boswellia carterii* Birdw.及同属植物鲍达乳香树*Boswellia bhaw-dajiana* Birdw.树皮渗出的树脂。

【本草考证】本品始载于《名医别录》，但无形态及来源记载。《本草拾遗》云："盖薰陆之类也。"《海药本草》云："乳头香，谨按《广志》云：生南海是波斯松树脂也，紫赤如樱桃者为上。"《梦溪笔谈》云："薰陆即乳香也，本名'薰陆'，以其滴下如乳头者，谓之'乳头香'，熔塌在地上者，谓之'塌香'，如腊茶之有'滴香''白乳'之品，岂可各是一物？"由以上记载可知，古代本草认为乳香与薰陆为一类，但所述产地来源均不够准确，故难考定其原植物属于何种。对其树脂形态和色泽的描述却与现今所用乳香药材相似。

【原植物】

1. 乳香树　矮小乔木，高4～5m，罕达6m。树干粗壮，树皮光滑，淡棕黄色，纸状，粗枝的树皮鳞片状，逐渐剥落。奇数羽状复叶互生，长14～24cm；小叶15～22，基部者由下到上渐大，长卵形，长达3.5cm，顶端者长达7.5cm，宽1.5cm，先端钝，基部圆形、近心形或截形；边缘有不规则的圆锯齿或近全缘，两面均被白毛，或仅下面有毛。花小，排列成稀疏的总状花序；花萼杯状，5裂，裂片三角状卵形；花瓣5，淡黄色，卵形，长约为萼片的2倍，先端锐尖；雄蕊10，着生于花盘外侧，花丝短；子房上位，3～4室，柱头头状，略3裂。果实小，长约1cm，倒卵形，具3棱，钝头，果皮肉质，肥厚，每室具种子1颗。花期4月。

2. 鲍达乳香树　小乔木，枝条被白毛或无毛。小叶15～21，长方披针形至长方形，长2～4cm，宽1～2cm，基部圆形或截形，全缘或有锯齿，两面均具白毛，或仅下面呈灰色毡状。总状花序；花白色或绿色，具浅钟状被密毛的花盘，半包围子房。果实未成熟时近锤形，基部变成窄柄状。

【主产地】　主产于索马里、埃塞俄比亚和阿拉伯半岛南部。

【采收与加工】　春夏两季均可采收，通常以春季为盛产期。采收时，于树干的皮部由下向上顺序切伤，并开一狭沟，使树脂从伤口处渗出，流入沟中，数天后聚结坚硬的块状，即可采收。落于地面者常黏附砂土等杂质，品质较次，宜密闭防尘；遇热易软化变色，宜贮于阴凉处。

【药材鉴别】

（一）性状特征

干燥胶树脂，多呈小型乳头状、泪滴状颗粒或不规则的小块，长0.5～3cm，有时粘连成团块。淡黄色，有时微带绿色或棕红色。半透明，有的表面无光泽，常有一层类白色粉尘。质坚脆，断面蜡样，无光泽，亦有少数呈玻璃样光泽。气微芳香，味极苦。嚼之软化成胶块。（图47-1）

（二）理化鉴别

1. 化学鉴别　本品燃烧时显油性，冒黑烟，有香气；加水研磨成白色或黄白色乳状液。

2. 薄层色谱　取本品粉末0.25g，加甲醇15ml，超声提取60分钟，滤过，滤液蒸干，残渣加甲醇1ml溶解，即得供试品溶液；另取乳香对照药材粉末0.25g，同法制成对照药材溶液。照薄层色谱法试验，吸取上述两种溶液各8μl，分别点于同一硅胶G薄层板，以正己烷-乙酸乙酯（8∶1）为展开剂，上行展开，取出，晾干。喷以香草醛试液，在105℃加热至斑点显色清晰。供试品色谱中，在与对照药材色谱相应的位置上，显相同颜色的斑点。（图47-2）

【质量评价】　以淡黄色、颗粒状、半透明、无砂石、无树皮等杂质、粉末黏手、气芳香者为佳。照挥发油测定法测定，索马里乳香含挥发油不得少于6.0%（ml/g），埃塞俄比亚乳香含挥发油不得少于2.0%（ml/g）。

【化学成分】　主要成分为萜类（terpenes）、挥发油（volatile oils）、糖类（saccharides）、甾醇等，其中五环三萜、四环三萜和大环二萜居多，五环三萜类化合物是其特征成分和有效成分。

1. 五环三萜类　11-羰基-β-乳香酸（11-keto-β-boswellic

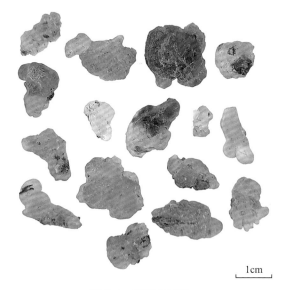

1cm

图47-1　乳香药材图

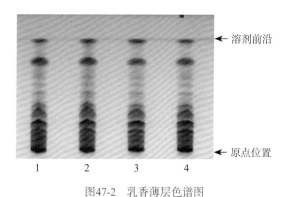

←溶剂前沿

←原点位置

1　　2　　3　　4

图47-2　乳香薄层色谱图

1、4. 对照药材　2、3. 乳香（购自埃塞俄比亚）

acid）、α-乳香酸（α-boswellic acid）、β-乳香酸、乙酰基-α-乳香酸（acetyl-α-boswellic acid）、乙酰基-11-羟基-乳香酸（acetyl-11-hydroxy-boswellic acid）等。

2. 四环三萜类　甘遂醇（kanziol）、3α-乙酰氧基-羊毛甾-8,24-二烯-21-酸（3α-acetoxy-lanosta-8,24-dien-21-oic acid）、3β-羟基甘遂-8,24-二烯-21-酸（3β-hydroxy-tirucalla-8,24-dien-21-oic acid）、3α-羟基甘遂-7,24-二烯-21-酸（3α-hydroxy-tirucal-la-7,24-dien-21-oic acid）、3,4-secours-12-en-3-oic acid、乙酰基-α-榄香醇酸（acetyl-α-elemolic acid）等。

3. 大环二萜类　西柏烯（cembrane）及西柏烯C、A、incensole、acetyl incensole、incensole-oxide、acetyl incensole-oxide等。

4. 挥发油　肉豆蔻醇（1-tetradecanol）、顺-澳白檀醇（cis-lanceol）、桉油精（eucalyptol）、α-蒎烯（α-pinene）、1-辛醇（1-octanol）等。

5. 其他类化合物　树脂、鞣酐、树胶、β-谷甾醇等成分。

【性味归经】辛、苦，温。归心、肝、脾经。

【功能主治】活血定痛，消肿生肌。用于胸痹心痛，胃脘疼痛，痛经经闭，产后瘀阻，癥瘕腹痛，风湿痹痛，筋脉拘挛，跌打损伤，痈肿疮疡。

【药理作用】

1. 抗肿瘤作用　乳香提取物中的乳香酸类化合物以及挥发油成分具有抑制肿瘤细胞增殖、促进并诱导其肿瘤细胞凋亡等作用[1-3]。

2. 抗炎、抗菌作用　乳香具有良好的抗炎、抗菌作用。乳香的乙醇提取物能对角叉菜胶引起的小鼠和大鼠足趾肿胀产生显著的抑制作用，同时还可抑制组胺诱导的大鼠后肢肿胀和葡聚糖引起的大鼠足肿胀。

3. 抗哮喘作用　乳香对过敏性豚鼠模型和正常豚鼠都具有良好的平喘作用。

4. 临床应用　乳香类药物可用于单复方制剂。临床多用于痛经、闭经、胃脘疼痛、风湿痹痛、跌打伤痛及疮痈肿痛、肠痈等症[4]。

5. 其他作用　乳香中乳香树脂具有抗氧化作用，乳香酸类化合物具有抗衰老作用。乳香还具有抗胃溃疡、改善记忆、加速伤口愈合、抗凝血、止泻、止痛和保肝等作用[5-6]。此外，它还可降胆固醇和影响细胞和体液免疫。

【用药警戒或禁忌】妊娠期妇女忌服乳香；痈疽已溃不宜服乳香，诸疮脓多时，未宜遽用乳香；胃弱勿用乳香。

【附注】据《全国中草药汇编》载：薰陆香原植物为漆树科植物黏胶乳香树（Pistacia lentiscus L.），其皮部渗出的树脂也为乳香。主产于希腊、土耳其及地中海南岸等地。

主要参考文献

[1] 李玉红、邹全明、郭刚、等.天然植物乳香胶体外抗幽门螺杆菌有效成分筛选[J].中国药业，2006(16)：8-9.

[2] 张玉柱.中药乳香的化学成分及生物活性研究[D].上海：东华大学，2014.

[3] 赵万洲.乙酰乳香酸（Bc-4）抗肿瘤作用的分子机制及黑色素瘤细胞基本生物学特性的研究[D].北京：中国协和医科大学，2001.

[4] 柳云湘.乳香和乳香酸的药理作用与临床[J].国外医药·植物药分册，1997，12(5)：211-214.

[5] 常允平、韩英梅、张俊艳.乳香的化学成分和药理活性研究进展[J].现代药物与临床，2012，27(01)：52-59.

[6] 赵小勇、邹全明、郭刚、等.乳香胶治疗幽门螺杆菌感染的实验研究[J].中国药业，2006，15(14)：6-7.

（北京中医药大学　王超超　李军）

48. 京大戟

Jingdaji

EUPHORBIAE PEKINENSIS RADIX

【别名】邛钜、紫大戟、下马仙。

【来源】为大戟科植物大戟*Euphorbia pekinensis* Rupr的干燥根。

【本草考证】大戟始载于《神农本草经》，只有功能主治的记载，无形态记录；《别录》载："生常山。十二月采根，阴干"，《本草纲目》解释其名称曰："其根辛苦，戟人咽喉"，故称大戟。在形态描述上，《嘉祐本草》转载《蜀本草》云："（大戟）苗似甘遂，高大，叶有白汁，花黄，根似细苦参皮黄黑，肉黄白。五月采苗，二月、八月采根用"。在《本草纲目》中载："大戟生平泽甚多，直茎高二三尺，中空，折之有白浆。叶长狭如柳叶而不团，其梢叶密攒而上。"待征与大戟属植物相符。《植物名实图考》所载大戟图，亦与今用之京大戟相吻合。《江苏南部种子植物手册》将大戟又名京大戟，以与其他大戟属药用植物相区别，明确了京大戟的来源。此后，《中国药典》等都以"京大戟"为正名。

【原植物】多年生草本。根圆柱状，长20～30cm。直径6～14mm，分枝或不分枝。茎单生或自基部多分枝，每个分枝上部又4～5分枝，高40～80（90）cm，直径3～6（7）cm，被柔毛或被少许柔毛或无毛。叶互生，常为椭圆形，少为披针形或披针状椭圆形，变异较大，先端尖或渐尖，基部渐狭或呈楔形或近圆形或近平截，边缘全缘；主脉明显，侧脉羽状，不明显，叶两面无毛或有时叶背具少许柔毛或被较密的柔毛，变化较大且不稳定；总苞叶4～7枚，长椭圆形，先端尖，基部近平截；伞幅4～7，长2～5cm；苞叶2枚，近圆形，先端具短尖头，基部平截或近平截。花序单生于二歧分枝顶端，无柄；总苞杯状，高约3.5mm，直径3.5～4.0mm，边缘4裂，裂片半圆形，边缘具不明显的缘毛；腺体4，半圆形或肾状圆形，淡褐色。雄花多数，伸出总苞之外；雌花1枚，具较长的子房柄，柄长3～5（6）mm；子房幼时被较密的瘤状突起；花柱3，分离；柱头2裂。蒴果球状，长约4.5mm，直径4.0～4.5mm，被稀疏的瘤状突起，成熟时分裂为3个分果爿；花柱宿存且易脱落。种子长球状，长约2.5mm，直径1.5～2.0mm，暗褐色或微光亮，腹面具浅色条纹；种阜近盾状，无柄。花期5～8月，果期6～9月。（图48-1）

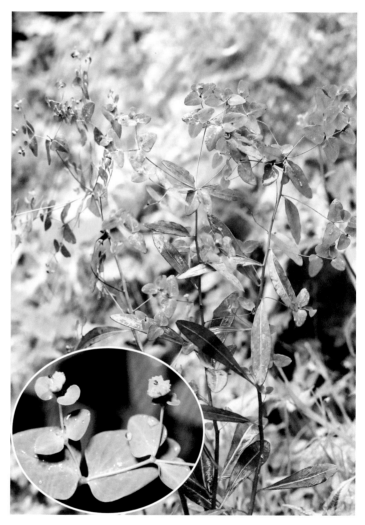

图48-1 大戟（屠鹏飞 摄）

【主产地】其药用历史以江苏、安徽、山西等地比较悠久，为京大戟的主产区。

【采收与加工】秋、冬二季采挖。洗净，晒干。

【商品规格】通货。

【药材鉴别】

（一）性状特征

本品呈不整齐的长圆锥形，略弯曲，常有分枝，长10～20cm，直径1.5～4cm。表面灰棕色或棕褐色，粗糙，有纵皱纹、横向皮孔样突起及支根痕。顶端略膨大，有多数茎基及芽痕。质坚硬，不易折断，断面类白色或淡黄色，纤维性。气微，味微苦涩。（图48-2）

（二）显微鉴别

粉末特征　粉末淡黄色。淀粉粒单粒类圆形或卵圆形，直径3～15μm，脐点点状或裂缝状；复粒由2～3分粒组成。草酸钙簇晶直径19～40μm。具缘纹孔导管和网纹导管较多见，直径26～50μm。纤维单个或成束，壁较厚，非木化。无节乳管多碎断，内含黄色微细颗粒状乳汁。

（三）理化鉴别

1.薄层色谱　取本品粉末0.5g，加石油醚（60～90℃）5ml，浸渍1小时，滤过，滤液浓缩至1ml，作为供试品溶液。另取京大戟对照药材1g，同法制成对照药材溶液。再取大戟二烯醇对照品，加甲醇制成每1ml含1mg的溶液，作为对照品溶液。照薄层色谱法试验，吸取上述三种溶液各2μl，分别点于同一硅胶G薄层板上，以石油醚（30～60℃）-丙酮（5：1）为展开剂，展开，取出，晾干，喷以10%硫酸乙醇溶液，在105℃加热至斑点显色清晰。分别置日光及紫外光灯（365nm）下检视。供试品色谱中，在与对照药材和对照品色谱相应的位置上，显相同颜色的斑点或荧光斑点。（图48-3）

2.特征/指纹图谱

（1）色谱条件　Kromat Universil XB C_8色谱柱（150mm×2.1mm，1.8μm），流动相：乙腈（A）-水（B），梯度洗脱（φ）：0～11分钟，50%～62%A；11～17分钟，62%～72% A；17～30分钟，72%～83% A；30～35分钟，83%～93% A；35～65分钟，93% A，检测波长：203nm，流速：0.2ml/min，柱温：30℃，进样量：5μl。

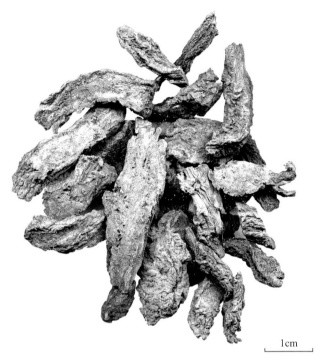

1cm

图48-2　京大戟

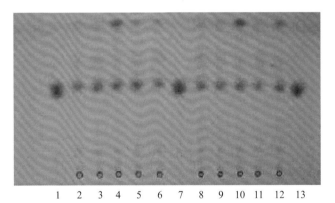

1　2　3　4　5　6　7　8　9　10　11　12　13

图48-3　京大戟薄层色谱图

7.大戟二烯醇对照品，其他为京大戟药材

（2）供试品溶液的制备　取京大戟粗粉约4g，精密称定，置索氏提取器中，精密加入石油醚100ml，水浴提取2小时，蒸干，残渣加甲醇溶解并定量转移至10ml量瓶中，加甲醇至刻度，摇匀，滤过，取续滤液，即得。

（3）参照物溶液的制备　取胡萝卜苷和大戟二烯醇对照品适量，精密称定。用甲醇溶解并定量稀释制成胡萝卜苷和大戟二烯醇浓度分别为0.34g/L和0.29g/L的混合对照储备液。精密量取上述混合对照储备液1ml，置于10ml量瓶中，加甲醇定容至刻度，摇匀，即得胡萝卜苷和大戟二烯醇浓度分别为34mg/L和29mg/L的对照品溶液。

（4）测定法　分别精密吸取参照物溶液和供试品溶液各5μl，注入液相色谱仪，测定，记录色谱图，即得。

京大戟供试品溶液色谱图中18号峰为大戟二烯醇峰，与其他色谱峰基本达到基线分离，且峰面积稳定，故定为内参比峰，以各色谱峰保留时间与内参比峰的保留时间比值作为各色谱峰的相对保留时间。标定京大戟共有指纹峰为23个并指认出2个色谱峰，分别为胡萝卜苷（14号峰）、大戟二烯醇（18号峰）。（图48-4）

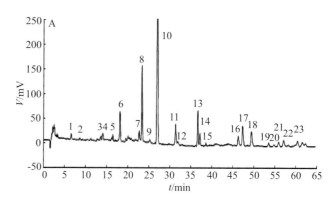

图48-4　京大戟指纹图谱

【质量评价】 本品按干燥品计算，含大戟二烯醇（$C_{30}H_{50}O$）不得少于0.60%。

【化学成分】 主要含单萜和倍半萜类、二萜类、三萜类、黄酮类、鞣质类等成分，此外，还含挥发油、有机酸、树胶、树脂等成分，其中萜类成分为京大戟的主要活性成分[1]。

1. 萜类化合物　京大戟含有京大戟素（euphpekinensin）、千金二萜烷（ingol）型3,12-*O*-diacetyl-7-*O*-benzoyl-8-methoxyingol、ingol、pekinenal（5α-hydroxy-1βH, 2αH-casba-3*Z*,7*E*,11-triene-18-al）、pekinenin A（18-hydroxy-1βH, 2αH-casba-3*E*,7*E*,11*E*- trien-5-one）和pekinenin B（5α-methoxy-1βH, 2αH -casba-3*Z*,7*E*,11*E*-trien-18-oic acid）、pekinenin C（5α-hydroxy-1βH,2αH-casba-3*Z*,7*E*,11*E*-trien-18-al）、pekinenin D（11α,12β-epoxy-5α-hydroxy-1βH,2αH-casba-3*Z*,7*E*-dien-18-al）、pekinenin E（11α,12β-epoxy-5α-hydroxy-1βH,2αH-casba-3*Z*,7*E*-dien-18-oic acid）、pekinenin F（1βH,2αH-casba-3*E*,7*E*,11*E*-trien-18-al）、pekinenin G（11α,12β-epoxy-18-hydroxy-1βH,2αH-casba-3*E* and 7*E*-dien-5-one）[2]等casbane烷型二萜，含有沉香螺旋醇（agarospirol）和四甲基环癸二烯异丙醇（hedycaryol）[3]等倍半萜类化合物。

京大戟含有大戟醇、24-亚甲基-环阿尔廷醇（24-methene-cycbartenol）、甘遂甾醇、地榆皂苷I（ziyu glycoside I）和3β-α-L-阿拉伯糖基-12,19（29）-二烯乌苏酸-28-β-D-葡萄糖酯［3β-α-L-arabinopyranosyloxyurs-12,19（29）-dien-28-oic acid 28-β-D-glucopyranosyl ester］、neomotiol、羊毛脂甾烷型三萜3β,25-dihydroxylanosta-8,23-diene、大戟烷型三萜25-methoxy-eupha-8,23-diene-3β-ol、羽扇豆烷型三萜28-hydrozylup-20（29）-en-3one、27-hydroxy-3-oxolup-12-ene、羊毛甾醇（lanosterol）、钝叶甾醇（obtusifoliol）[4]等三萜类化合物。

2. 黄酮类化合物　槲皮素、槲皮素-3-*O*-（2″-*O*-没食子酰)-α-L-鼠李糖苷［quercetin-3-*O*-（2″-*O*-galloyl)-α-L-rhamnopyranoside］、槲皮素-3-*O*-（2″-*O*-没食子酰)-芦丁糖苷［quercetin-3-*O*-（2″-*O*-galloyl）-rutinoside］和山奈酚-3-*O*-（2″-*O*-没食子酰）-β-D-葡萄糖苷［kaempferol-3-*O*-（2″-*O*-galloyl）-β-D-glucopyranoside］[5]等。

3. 鞣质类成分　京大戟植物中分离得到的鞣质多为可水解鞣质，水解后生成没食子酸、鞣花酸等酚酸性成分，也从京大戟中分离得到3,3′-二甲氧基鞣花酸、3,3′-二甲氧基鞣花酸-4′-*O*-β-D-吡喃木糖苷、3,3′-二甲氧基鞣花酸-4′-*O*-β-D-吡喃葡萄糖苷等化合物[6]。

4. 挥发油成分　京大戟的挥发油成分中分离鉴定出29种化学成分，其中以萜类及其衍生物为主，占80%以上。主要成分为沉香螺旋醇（agarospirol）49.23%、四甲基环癸二烯异丙醇（hedycaryol）20.66%，还包括2-甲基-3β-羟基-5α-甾醇（2-methylene-5α-cholestan-3β-ol）、3-乙基-3-羟基-5α-雄甾烷-17酮（3-ethyl-3-hydroxy-5α-androstan-17-one）、（3β,5α）-2-亚甲基-3-羟基胆甾烷［cholestan-3-ol, 2-methylene-（3β,5α）］等化学成分[2]。

【性味归经】 苦，寒；有毒。归肺、脾、肾经。

【功能主治】 泻水逐饮，消肿散结。用于水肿胀满，胸腹积水，痰饮积聚，气逆咳喘，二便不利，痈肿疮毒，瘰疬痰核。

【药理作用】

1. 泻下作用　京大戟可诱导炎症反应，并明显促进肠推进运动，产生强烈的泻下作用，醋制后致炎及肠推进作用显著减弱，进而缓和京大戟的泻下作用。

2. 抗癌作用　京大戟中主要的活性成分二萜类化合物，尤其在抗癌作用方面效果显著。京大戟素（euphpekinensin）、千金二萜烷（ingol）型3,12-*O*-diacetyl-7-*O*-benzoyl-8-methoxyingol、ingo等四种二萜类化合物均对人鼻咽癌细胞

KB具有毒性作用。

3.**抗白血病作用**　通过观察大戟注射液对KY821白血病细胞株（属髓性急性粒系人白血病细胞株）及12例正常人骨髓细胞集落产率的影响，与高三尖杉酯碱组及空白组进行比较，结果表明大戟注射液具有抗癌作用，对于正常人骨髓粒单细胞集落的抑制作用明显低于高三尖杉酯碱的抑制作用，即大戟注射液的毒副作用较低。

4.**毒性作用**　京大戟为有毒中药，其毒性主要表现为肝毒性、肾毒性及肠细胞毒性。

5.**其他作用**　通过离体蛙心灌注法实验表明京大戟提取液可以扩张末梢血管，拮抗肾上腺素的升压作用。研究发现KIOM-79（京大戟、葛根、厚朴和甘草等4种药材提取得到的一种混合物）通过Akt-Nrf2-ARE信号通路诱导血红素加氧酶-1（heme oxygenase-1, HO-1），增强胰岛B细胞抗氧化防御功能，从而保护细胞抵御氧化应激。

【**用药警戒或禁忌**】　妊娠期妇女禁用；不宜与甘草同用。

主要参考文献

[1] 王宝丽，邹迪新，程钱，等.京大戟化学成分及药理作用研究概述[J].环球中医药，2016(07)：896-900.

[2] WANG K, YU H, WU H, et al. A new casbane diterpene from Euphorbia pekinensis[J]. Natural product research, 2015, 29(15): 1456-1460.

[3] 李雪飞，白根本，王如峰，等.京大戟挥发油化学成分分析[D].北京：北京中医药大学，2013.

[4] 孔令义，闵知大.大戟根化学成分的研究[D].南京：中国药科大学，1996.

[5] AHN M-J, KIM C Y, LEE J S, et al. Inhibition of HIV-1 integrase by galloyl glucoses from Terminalia chebula and flavonol glycoside gallates from Euphorbia pekinensis[J]. Planta medica, 2002, 68(05): 457-459.

[6] 姜禹，金永日，张昌壮，等.京大戟的化学成分[J].吉林大学学报（理学版），2010，48(5)：868-870.

（北京大学药学院　王弘　黄亚卓）

49. 贯叶金丝桃

Guanyejinsitao

HYPERICI PERFORATI HERBA

【**别名**】　贯叶连翘、小叶金丝桃、千层楼、小旱莲草、女儿茶。

【**来源**】　为藤黄科植物贯叶金丝桃*Hypericum perforatum* L.的干燥地上部分。

【**本草考证**】　连翘始载于《神农本草经》，列为下品。考察连翘的历史沿革，可以发现该味药材经历了从藤黄科植物向木犀科植物的转变，药用部位也发生了由地上部分向果实的转变。考之于宋代之前的本草典籍（《新修本草》《图经本草》），据其形态的简略描述，可推断为藤黄科金丝桃属贯叶连翘组（*Sect. Hypericum*）的多种植物。《图经本草》之后才出现了木犀科连翘［*Forsythia suspensa*（Thunb.）Vahl］。"小连翘"之名出现于《本草纲目》鳢肠项下："旱莲有两种，一种苗似旋覆花而花白细者，是鳢肠；一种花黄紫而结房如莲房者，乃是小连翘也。"此处所述"小连翘"即为《新修本草》等典籍中连翘项下所记载的"小翘"，为贯叶连翘组植物，一般认为是湖南连翘（黄海棠*H. ascyron*）。古代典籍记载药材原植物多语焉不详，近缘物种均可能入药，贯叶连翘组约有10种，该组内的贯叶连翘（*H. perforatum*）、赶山鞭（*H. attenuatum*）和湖南连翘等均曾被认为是连翘的原植物，而小连翘（*H. erectum* Thunb.）与上述植物形态相似，且自然分布区重叠，也可能为早期药材连翘的基原植物之一。

【原植物】多年生草本，高20～60cm。茎直立，多分枝。叶无柄，彼此靠近密集，椭圆形至线形，长1～2cm，宽0.3～0.7cm，先端钝，基部近心形抱茎，边缘全缘，全面散布淡色但有时黑色腺点。花序顶生，5～7花两歧状的聚伞花序再组成圆锥花序；苞片及小苞片线形，长达4mm。萼片长圆形或披针形，长3～4mm，宽1～1.2mm，边缘有黑色腺点，全面有2行腺条和腺斑。花瓣黄色，两侧不相等，长约1.2mm，宽0.5mm，边缘及上部常有黑色腺点。雄蕊3束，花丝长短不一，花药具黑腺点。子房卵珠形；花柱3，长4.5mm。蒴果长圆状卵珠形。种子长约1mm，两侧无龙骨状突起，表面有细蜂窝纹。花期7～8月，果期9～10月。（图49-1）

生于海拔500～2100m的山坡、路旁、草地、林下及河边等处。分布于河北、山西、陕西、甘肃、新疆、山东、江苏、江西、河南、湖北、湖南、四川及贵州。

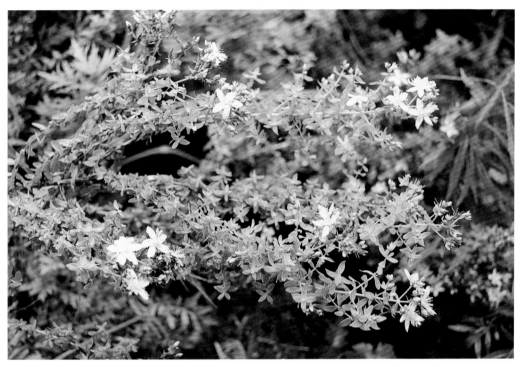

图49-1　贯叶金丝桃

【主产地】主产于四川、河北、山西、陕西、甘肃、新疆、山东、江苏、江西、河南、湖北、湖南及贵州等。

【栽培要点】[1, 2]

1.生物学特性　生于山地草原、灌丛，喜温暖湿润和阳光充足的气候条件，也耐半阴和潮湿，耐寒性稍差，宜种植于排水良好的富含腐殖质的沙壤土上。

2.栽培技术　多用种子播种法或分株法繁殖，亦可营养钵（块）扦插育苗繁殖。种子繁殖一般在3～5月播种，撒播或条播，于翌年4月上旬移栽。贯叶金丝桃分蘖能力较强，分株繁殖可在秋季或春季从母株边挖取带根的分蘖苗栽种。营养钵（块）扦插育苗繁殖需要在头年10～12月做营养钵（块），贯叶金丝桃苗剪成5cm长，蘸上生根粉，每个营养块上扦插2根，扦插后用茅草或树枝遮阳，直到发出新根，第2年2～3月，在栽前3～4天揭膜炼苗。

【采收与加工】夏、秋二季开花时采割，阴干或低温烘干[1, 2]。

1.采收　植株盛花期含有金丝桃素，所以，在盛花期收获。收割时将花尖割下20cm长。药材一般每年可采收2次，第1茬在6～7月花前期采收，第2茬在10月中、下旬采收，具体时间随气候和海拔、温度不同而定。一般以蕾期至将开放时质量最好，花后质量下降。采收时要注意戴好手套，避免眼睛和外露的皮肤与植株接触。

2.加工　新鲜植株必须在采集之后立即加工。应防止光照，将植株打成捆，然后干燥，以微温干燥为好。天气温和条件下，可将植株铺在平板上干燥或通风处阴干。打捆后用布袋包装，放于干燥通风处，注意防潮、防蛀。

【药材鉴别】

（一）性状特征

本品茎呈圆柱形，长10～100cm，多分枝，茎和分枝两侧各具一条纵棱，小枝细瘦，对生于叶腋。单叶对生，无柄抱茎，叶片披针形或长椭圆形，长1～2cm，宽0.3～0.7cm，散布透明或黑色的腺点，黑色腺点大多分布于叶片边缘或近顶端。聚伞花序顶生，花黄色，花萼、花瓣各5片，长圆形或披针形，边缘有黑色腺点；雄蕊多数，合生为3束，花柱3。气微，味微苦涩。（图49-2）

（二）显微鉴别

叶表面观特征　叶上表皮细胞多角形，细胞壁连珠状增厚；叶下表皮细胞多角形，垂周壁波状弯曲，略呈连珠状增厚，气孔平轴式或不定式。黑色腺点由一团分泌细胞组成，细胞内容物红色；半透明腺点为分泌囊结构，由1层上皮细胞包围圆形腔隙构成，内含油状物。（图49-3）

（三）理化鉴别

薄层色谱　（1）取本品粉末0.1g，加甲醇10ml，超声处理10分钟，滤过，滤液蒸干，残渣加甲醇1ml使溶解，作为供试品溶液。另取贯叶金丝桃对照药材0.1g，同法制成对照药材溶液。照薄层色谱法试验，吸取上述两种溶液各2μl，分别点于同一硅胶G薄层板上，以乙酸乙酯-甲酸（25：1）为展开剂，展开，取出，立即置紫外光灯（365nm）下检视。供试品色谱中，在与对照药材色谱相应的位置上，显相同颜色的荧光斑点。

（2）取金丝桃苷对照品、芦丁对照，分别加甲醇制成每1ml各含0.5mg的溶液，作为对照品溶液。照薄层色谱法试验，吸取上述（1）下的供试品溶液和上述对照品溶液各2μl分别点于同一硅胶G薄层板上，以乙酸乙酯-甲酸-水（8：1：1）为展开剂，展开，取出，晾干，喷以5%三氯化铝乙醇溶液，置紫外光灯（365nm）下检视。供试品色谱中，在与对照品色谱相应的位置上，显相同颜色的荧光斑点。

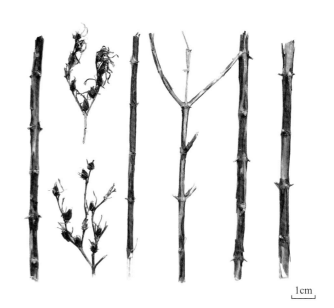

图49-2　贯叶金丝桃药材图

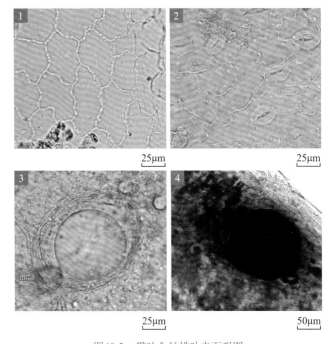

图49-3　贯叶金丝桃叶表面观图

1. 上表皮细胞　2. 下表皮细胞　3. 分泌囊　4. 分泌细胞

【质量评价】 采用高效液相色谱法测定，本品按干燥品计算，含金丝桃苷（$C_{21}H_{20}O_{12}$）不得少于0.10%。

【化学成分】 贯叶金丝桃含有多种生物活性成分，主要包括二蒽酮衍生物、黄酮类化合物、间苯三酚类等[3]。

1. 苯并二蒽酮类　全草含量为0.05%～3.0%，包括金丝桃素（hypericin）和伪金丝桃素（pseudohypericin）、异金丝桃素（isohypericin）、原金丝桃素（protohypericin）、环伪金丝桃素（cyclopseudohypericin）等，结构为两分子大黄素的缩合物。

2. 黄酮类　贯叶金丝桃中的黄酮类化合物相当丰富，属于五羟基黄酮（quercetin）及其苷类化合物，含量为9.25%；

花中含量为11.71%，以金丝桃苷和槲皮素为主；叶和叶柄为7.4%，以金丝桃苷和芦丁为主。

3.间苯三酚类　由间苯三酚的异戊二烯基的衍生物组成，如贯叶金丝桃素（hypreforin）、加贯叶金丝桃素（adhyperforin）、百矢车菊素（leueocyanidin）。前两者为抗菌和愈伤的有效成分。含量分别为2.0%～4.5%和0.2%～1.9%。

4.其他成分　挥发油类、2-甲基庚烷、单萜、倍半萜、丁子香烯（caryophyllene）、蛇麻烯（humulene）、香豆素类、原花青素、鞣质、多种氨基酸、环氧叶黄素等。

【性味归经】辛，寒。归肝经。

【功能主治】疏肝解郁，清热利湿，消肿通乳。用于肝气郁结，情志不畅，心胸郁闷，关节肿痛，乳痈，乳少。

【药理作用】[4]

1.抗抑郁作用　贯叶金丝桃提取物是多种神经递质包括5-羟色胺（5-HT）、多巴胺（DA）、去甲肾上腺素（NA）、γ-氨基丁酸（GABA）和L-谷氨酸的非竞争性重吸收抑制剂，能够通过竞争转运蛋白的结合位点选择性地抑制神经递质的重吸收，从而达到抗抑郁的作用。

2.抗病毒作用　贯叶金丝桃是一种内源性的光敏剂，具有显著地抗DNA、RNA病毒作用，对于艾滋病病毒、乙肝病毒、流感病毒及疱疹病毒等均有抑制作用。

3.抗肿瘤作用　贯叶金丝桃素通过激活半胱氨酸天冬氨酸蛋白酶诱导肿瘤细胞凋亡，能够抑制胶质瘤、神经细胞瘤、腺瘤、间皮瘤、黑色素瘤等细胞的生长。

4.抗菌作用　贯叶金丝桃总提取物对常见的11种革兰阳性菌株均有较强的抑菌和杀菌作用。

5.其他作用　还具有抗阿尔茨海默病、镇静催眠、免疫调节、增强记忆、延缓衰老、心肌保护等作用。

主要参考文献

[1] 甘国菊.贯叶连翘栽培技术[J].农业百事通，2013(17)：38-39.

[2] 李永升，赵化玉，刘敏.贯叶连翘高产栽培技术[J].药用植物，2006(3)：28-29.

[3] 刘发，斯拉甫·艾白.维药贯叶金丝桃的研究进展(上)[J].中国民族医药杂志，2008(9)：53-54.

[4] 尹兴斌，翟玉静，曹飒丽，等.贯叶金丝桃药理作用研究进展[J].中华中医药学刊，2013，31(8)：1634-1637.

（北京中医药大学　柴兴云　张水英　张和新歌）

50. 珍珠菜

Zhenzhucai

LYSIMACHIAE CLETHROIDIS HERBA

【别名】矮桃、红丝毛、红根草、狼尾草、珍珠草。

【来源】为报春花科植物矮桃*Lysimachia clethroides* Duby的干燥根或全草。

【本草考证】本品始载于《南京民间草药》,《植物名实图考》在扯根菜项下载:"按此草,湖南坡陇上多有之,俗名矮桃,以其叶似桃叶,高不过二三尺故名。俚医以为散血之药。"此按语所涉及扯根菜形态、生境及其功用与现今的珍珠菜基本一致。

【原植物】多年生草本,高40~100cm。全株被黄褐色卷曲柔毛。根茎横走,淡红色。茎基部带红色,不分枝。叶互生,长椭圆形或阔披针形,长6~16cm,宽2~5cm,两面散生黑色粒状腺点。总状花序顶生,花密集,常转向一侧,后渐伸长;苞片线状钻形;花萼分裂近基部,裂片卵状椭圆形,先端圆钝,周边膜质,有腺状缘毛;花冠白色,长5~6mm,基部合生部分长约1.5mm,裂片狭长圆形,先端圆钝;雄蕊内藏,花丝基部合并贴生于花冠基部,被腺毛;子房卵珠形,花柱稍粗,长3~3.5mm。蒴果近球形,直径2.5~3mm。花期5~7月;果期7~10月。(图50-1)

生于山坡林缘和草丛中。广泛分布于全国各省区。

【主产地】主产于河北、浙江、江苏、贵州、江西、陕西、四川等省。

【采收与加工】夏、秋季采收,除去杂质,洗净,晒干。

【药材鉴别】

（一）性状特征

本品根呈圆柱形,下部多有侧根,主根直径2~5mm;根上部表面粉红色,下部渐变至黄棕色或棕色,须根或须根断裂后的痕迹明显。茎少分枝,少数上部有分枝,长30~50cm,主茎直径2~5mm,黄绿色至黄棕色,表面被黄褐色卷曲柔毛。叶互生,长椭圆形至阔披针形,长6~16cm,宽2~5cm,两面散生黑色粒状腺点。总状花序或果序可见,顶生,长5~40cm,花或果密集,常偏向一侧。花梗长4~6mm,花萼长2.5~3mm,5分裂近达基部;花冠长5~6mm,5分裂,基部合生。蒴果近球形,直径2.5~3mm。气微,味微苦、甘。(图50-2)

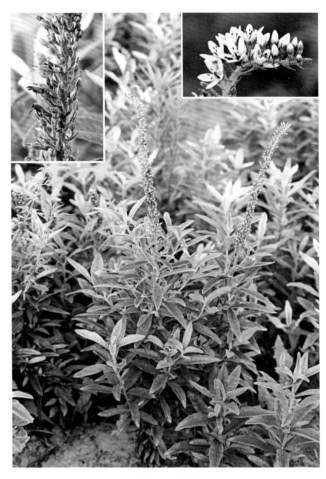

图50-1 矮桃

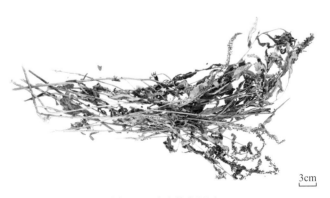

3cm

图50-2 珍珠菜药材图

（二）理化鉴别

薄层色谱　取本品粉末2.0g，置索氏提取器中，加石油醚80ml，回流提取2小时，弃去石油醚液；药渣转移到三角烧瓶中，加入25ml甲醇超声提取30分钟，离心，取上清液减压蒸干，残渣加入甲醇10ml使溶解，滤过，滤液作为供试品溶液。另取异槲皮苷对照品，加甲醇制成每1ml含0.5mg的对照品溶液。照薄层色谱法，吸取上述两种溶液各1μl，分别点于同一聚酰胺薄膜上，以乙醇–水–甲酸（4∶1∶0.1）为展开剂，展开，取出，晾干，喷三氯化铝试液，晾干，在紫外光灯（365nm）下检视。供试品色谱中，在与对照品色谱相应的位置上，显相同颜色的斑点。（图50-3）

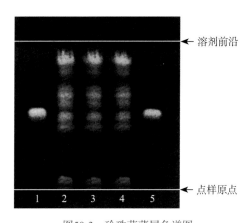

图50-3　珍珠菜薄层色谱图

1、5.异槲皮苷　2～4.珍珠菜供试品

【化学成分】主要成分为三萜皂苷和黄酮，另外还有少量有机酸、香豆素等成分[1-3]。

1. 三萜皂苷类　有primulagin A、ardisimamilloside E、3β,16α-二羟基-13,28-环氧-齐墩果烷-3-O-{α-L-鼠李糖基-（1→2）-O-β-D-葡萄糖-（1→4）-［β-D-葡萄糖-（1→2）］-α-L-阿拉伯糖苷}等。

2. 黄酮类　有山奈酚、槲皮素、江户樱花苷、紫云英苷、银椴苷、芦丁、槲皮苷等。

3. 三萜类　根含报春花皂苷元A（primulagenin A, $C_{30}H_{50}O_3$）、二氢报春花皂苷元A（dihydropriverogenin A）即山茶苷元（camelliagenin）。

【功能主治】清热利湿，活血散瘀，解毒消痈。主治水肿，热淋，黄疸，痢疾，风湿热痹，带下，经闭，跌打骨折，外伤出血，乳痈，疔疮，蛇咬伤。

【药理作用】

1. 抗肿瘤作用　珍珠菜提取物对人白血病细胞HL-60和K562、肝癌细胞株SMMC-7721、人脑胶质瘤SWO-38、人乳腺癌MCF-7等多种肿瘤细胞系有明显的肿瘤抑制作用[4-6]。珍珠菜黄酮苷在小鼠宫颈癌U14模型中能显著抑制肿瘤细胞的增殖[7]。

2. 抗氧化作用　珍珠菜甲醇提取物具有较高的抗氧化能力[8]。

主要参考文献

[1] 梁东，刘彦飞，郝志友，等. 珍珠菜中黄酮及Megastigmane类化学成分[J]. 2015，27(7)：1171-1175+1139.

[2] 邹海燕，屠鹏飞. 珍珠菜化学成分的研究[J]. 中草药，2009，40(5)：704-708.

[3] D.Liang, Z. Hao, D. Yu. Cytotoxic triterpenoid saponins from Lysimachia clethroides [J]. J. Nat. Prod., 2011, 74(10): 2128-2136.

[4] 张威，唐丽华，梁中琴，等. 珍珠菜提取物对白血病细胞的抑制作用[J]. 抗感染药学，2007(2)：62-65.

[5] Y. L. Liu, L. H. Tang, Z. Q. Liang, et al. Studies on the anti-leucemia effect of the extract from Lysimachia clethroides Duby [J]. J. Ethnopharmacol, 2010, 131(1): 1-9.

[6] 唐丽华，王祎茜，游本刚，等. 珍珠菜提取物ZE4对SMMC-7721肿瘤细胞凋亡的诱导作用[J]. 上海中医药杂志，2010，44(3)：58-62.

[7] 空间汉口医院肿瘤防治小组. 珍珠菜黄酮苷抗肿瘤作用的实验研究[J]. 新医学，1977，8(3)：112.

[8] 李彩芳，宋艳丽，刘瑜新，等. 珍珠菜的抗氧化活性[J]. 精细化工，2008，25(12)：1191-1193.

（北京大学药学院　刘扬　屠鹏飞）

51. 荆芥

Jingjie

SCHIZONEPETAE HERBA

【别名】假苏、线芥、香荆芥。

【来源】为唇形科植物荆芥*Schizonepeta tenuifolia* Briq.的干燥地上部分。

【本草考证】本品始载于《神农本草经》。《吴普本草》最早记载了荆芥的形态特征，谓："其叶似落藜而细"。《救荒本草》描述荆芥为"茎方，叶似独帚叶而狭小，淡黄色，结小穗，有细小黑子，锐圆，多野生，以香气似苏故名假苏"。《本草纲目》除上述形态描述外更有"多栽莳，二月布子生苗，八月开小花，作穗成房，房如苏，房内有细子，如葶苈子状，黄赤色，连穗收采之"。《植物名实图考》载："假苏（荆芥），形状与醒头草无异，惟梢头不红，气味不烈为别，野生者叶尖瘦。"本草记载与现今所用荆芥基本一致[1-2]。

【原植物】一年生草本。茎高0.3~1m，四棱形，多分枝，被灰白色疏短柔毛，茎下部的节及小枝基部通常微红色。叶通常为指状三裂，大小不等，长1~3.5cm，宽1.5~2.5cm，先端锐尖，基部楔状渐狭并下延至叶柄，裂片披针形，宽1.5~4mm，中间较大，两侧较小，全缘，上面暗橄榄绿色，被微柔毛，下面带灰绿色，被短柔毛，脉上及边缘较密，有腺点；叶柄长2~10mm。花序为多数轮伞花序组成的顶生穗状花序，长2~13cm，通常生于主茎上的较长大而多花，生于侧枝上的较小而疏花，但均为间断的；苞片叶状，下部较大，与叶同形，上部渐变小，乃至与花等长，小苞片线形，极小。花萼管状钟形，长约3mm，径1.2mm，被灰色疏柔毛，具15脉，齿5，三角状披针形或披针形，先端渐尖，长约0.7mm。花冠青紫色，长约4.5mm，外被疏柔毛，内面无毛，冠筒向上扩展，冠檐二唇形，上唇先端2浅裂，下唇3裂，中裂片最大。雄蕊4，后对较长，均内藏，花药蓝色。花柱先端近相等2裂。小坚果长圆状三棱形，长约1.5mm，径约0.7mm，褐色，有小点。花期7~9月，果期9~10月。（图51-1）

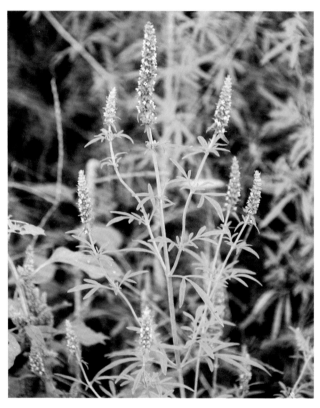

图51-1 荆芥

生于海拔540~2700m的山坡路边或山谷、林缘。黑龙江、辽宁、河北、河南、山西、陕西、甘肃、青海、四川（城口、南川）、贵州诸省均有野生，浙江、江苏、福建、云南等省均有栽培。

【主产区】主产于河北、江苏、浙江、安徽、江西、湖北等地[3]。江西省吉水、新余为道地产区[4]。《本草蒙荃》记载"近道多生，真定独胜"。真定即今天河北正定，和现在的荆芥主产区河北安国接近。

【栽培要点】

1.生物学特性 性喜温暖、湿润、阳光充足的环境，对土壤要求不严。一般土地均可种植，但在中等肥沃的地块上生长较好。如果土壤中含氮过多，茎叶易徒长，结果少，产量低。涝洼积水土壤过黏的地块生长不良。

2.栽培技术 采用种子繁殖，春秋两季均可播种。荆芥根系再生能力强，也可采用育苗移栽。生长过程中适当浇水，保持土壤潮湿[5]。

3.病虫害　病害：立枯病、茎枯病、黑斑病等。虫害：地老虎、蝼蛄、银纹夜蛾等[6]。

【采收与加工】夏、秋二季花开到顶时、穗绿时采收，除去杂质，晒干。

【商品规格】商品均为统货。无变色、无虫蛀、无霉变，杂质不得过3%[7]。

【药材鉴别】

（一）性状特征

茎呈方柱形，上部有分枝，长50～80cm，直径0.2～0.4cm；表面淡黄绿色或淡紫红色，被短柔毛；体轻，质脆，断面类白色。叶对生，多已脱落，叶片3～5羽状分裂，裂片细长。穗状轮伞花序顶生，长3～15cm，直径7mm。花冠多脱落，宿萼黄绿色，钟形，质脆易碎，内有棕黑色小坚果。气芳香，味微涩而辛凉[8]。（图51-2）

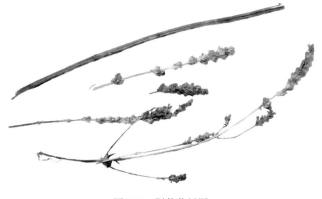

图51-2　荆芥药材图

（二）显微鉴别

粉末特征　粉末黄棕色。外果皮细胞表面观多角形，壁黏液化，胞腔含棕色物；断面观细胞类方形或类长方形，胞腔小。小腺毛头部1～2细胞，柄单细胞。内果皮石细胞淡棕色，表面观垂周壁深波状弯曲，密具纹孔。宿萼表皮细胞垂周壁深波状弯曲。纤维直径14～43μm，壁平直或微波状。非腺毛1～6细胞，大多具壁疣。腺鳞头部8细胞，直径96～112μm，柄单细胞，棕黄色。（图51-3）

（三）理化鉴别

薄层色谱　取本品粗粉0.8g，加石油醚（60～90℃）20ml，密塞，时时振摇，放置过夜，滤过，滤液挥至1ml，作为供试品溶液。另取荆芥对照药材0.8g，同法制成对照药材溶液。照薄层色谱法试验，吸取上述两种溶液各10μl，分别点于同一硅胶H薄层板上，以正己烷-乙酸乙酯（17∶3）为展开剂，展开，取出，晾干，喷以5%香草醛的5%硫酸乙醇溶液，在105℃加热至斑点显色清晰。供试品色谱中，在与对照药材色谱相应的位置上，显相同颜色的斑点。

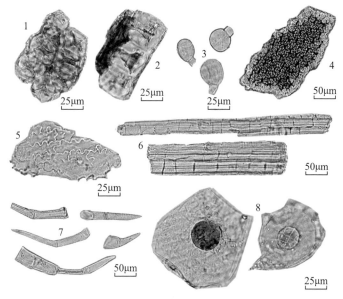

图51-3　荆芥粉末图

1.外果皮细胞表面观　2.外果皮细胞断面观　3.小腺毛　4.内果皮石细胞
5.宿萼表皮细胞　6.纤维　7.非腺毛　8.腺鳞

【质量评价】照高效液相色谱法测定，本品按干燥品计算，含胡薄荷酮（$C_{10}H_{16}O$）不得少于0.020%。照挥发油测定法测定，本品含挥发油不少于0.60%（ml/g），饮片含挥发油不少于0.30%（ml/g）。本品及饮片贮藏不超过一年。

【化学成分】荆芥中所含化学成分种类较多，主要有挥发油类、单萜类、单萜苷类、黄酮类、酚酸类等成分，其中以挥发油为主要活性成分[9]。

1.挥发油类　胡薄荷酮（pule-gone），薄荷酮（menthone），异薄荷酮（isomenthone）和异胡薄荷酮（isopulegone），乙基戊基醚（1-ethoxypentane），3-甲基环戊酮（3-methylcyclopentanone），3-甲基环己酮（3-methylcy-clohexanone），苯

甲醛（benzaldehyde），1-辛烯-3-醇（1-octen-3-ol），3-辛酮（3-octanone），3-辛醇（3-octanol），聚伞花素（cymene），柠檬烯（limonene），新薄荷醇（neomenthol），薄荷醇（menthol），辣薄荷酮（piperitone），辣薄荷烯酮（piperitenone），葎草烯（humulene），丁香烯（caryophyllene），β-蒎烯（β-pinene），3,5-二甲基-2-环己烯-1-酮（3,5-dimethyl-2-cyclohex-en-1-one），乙烯基二甲苯（ethenyl dimethyl benzene），桉叶素（cineole），葛缕酮（carvone），二氢葛缕酮（dihydrocarvone），马革命草烯酮（verbenone）。

2. 单萜类　荆芥苷（schizoneptoside）A、B、C、E，荆芥醇（schizonol），荆芥二醇（schizoneodiol）等。

3. 黄酮类成分　香叶木素（diosmetin），橙皮苷即橙皮素-7-O-芸香糖苷（hesperidin,hesperetin-7-O-rutinoside），木犀草素（luteolin），芹菜素-7-O-葡萄糖苷（apigenin-7-O-β-D-glucoside），木犀草素-7-O-葡萄糖苷（luteolin-7-O-D-gluco-side）等。

4. 酚酸类成分　咖啡酸（caffeic acid），迷迭香酸（rosmarinic acid），迷迭香酸单甲酯（rosmarinic monomethyl ester），荆芥素（schizotenuin）A，1-羧基-2-（3,4-二羟苯基）乙基-（E）-3-［3-羟基-4-［（E）-1-carboxy-2-（3,4-dihydroxyphenl）ethenoxy］propenoate］，（E）-3-［3［1-羟苯-2-（3,4-二羟苯基）乙氧基羰基］-7-羟基-2-（3,4-二羟苯基）苯并呋喃-5-基］丙烯酸[10-11]。

【性味归经】辛，微温。归肺、肝经。

【功能主治】解表散风，透疹，消疮。用于感冒，头痛，麻疹，风疹，疮疡初起。

【药理作用】

1. 解热镇痛作用　用伤寒混合菌苗使家兔发热，给予荆芥煎剂或乙醇浸剂2g/kg灌胃，仅有微弱的解热作用。荆芥煎剂有镇痛作用。荆芥中的d-薄荷酮为镇痛的主要成分，3-甲基环己酮亦有镇痛作用。

2. 抗病原微生物作用　荆芥煎剂对金黄色葡萄球菌和白喉杆菌有较强的抑制作用。其次对炭疽杆菌、乙型链球菌、伤寒杆菌、痢疾杆菌、铜绿假单胞菌、人型结核杆菌等均表现一定的抑制作用。50%荆芥煎剂每鸡胚0.1ml对甲型流感病毒PR8株无抑制作用。

3. 止血作用　小鼠按Akohob法测定出血时间，兔毛细管法测定凝血时间，比较生品荆芥与荆芥炭的止血时间。药物均用生理盐水配制灌胃，兔2g/kg，小鼠5g/kg，用生理盐水作对照。结果表明，生品荆芥不能明显缩短出血时间，而荆芥炭则使出血时间缩短72.6%；生品荆芥使凝血时间缩短30%，而荆芥炭缩短77.7%，说明荆芥经炒炭后有止血作用。

4. 其他作用　体外试验证明荆芥有弱的抑制癌细胞作用。荆芥煎剂有明显抑制小鼠耳廓肿胀作用，对醋酸引起的炎症亦有明显抗炎作用[11]。

【分子生药】

分子鉴定　基于DNA条形码序列进行分子鉴定，其中ITS2序列可以准确鉴别荆芥与伪品[12]。

主要参考文献

[1] 陈晨，王鹏，谢欢欢. 中药荆芥的本草考证[J]. 中药材，2018，41(03)：248-251.

[2] 袁久荣，丁作超，袁浩，等. 荆芥的本草考证[J]. 中药材，1996(5)：258-260.

[3] 刘红彬. 基于ITS序列的不同产地裂叶荆芥系统发育分析[J]. 植物遗传资源学报，2012，13(6)：1073-1077.

[4] 熊梦，王龙骧，温而良. 江西中药——荆芥[J]. 江西中医药，1957(4)：50-52.

[5] 韩学俭. 荆芥栽培技术[J]. 中国农村科技，2003，6(6)：13-14.

[6] 王文敏. 荆芥栽培技术[J]. 北京农业，2007(4)：18.

[7] 中华中医药协会T/CACM 1021. 155-2018. 中药材商品规格等级荆芥. 北京：2018.

[8] 海银梅，彩霞. 蒙药材荆芥定性鉴别研究[J]. 中国民族医药杂志，2008，14(11)：54-55.

[9] 钱雯，单鸣秋，丁安伟. 荆芥饮片HPLC指纹图谱研究[J]. 中成药，2011(5)：733-737.

[10] 张丽，冯有龙，丁安伟. 荆芥化学成分的研究[J]. 中药材，2001，24(3)：183-184.

[11] 黄晓巍，刘玥欣，刘轶蔷，等. 荆芥化学成分及药理作用研究进展[J]. 吉林中医药，2017，37(8)：817-819.

[12] 周建国，邬兰，马双姣，等.基于ITS2序列的荆芥及其混伪品的DNA条形码鉴定[J].环球中医药，2016，9(8)：923-927.

（中国医学科学院药用植物研究所　刘杨　王秋玲　魏建和）

52. 荆芥穗

Jingjiesui

SCHIZONEPETAE SPICA

【别名】芥穗。

【来源】为唇形科植物荆芥*Schizonepeta tenuifolia* Briq.的干燥花穗。

【本草考证】【原植物】【主产地】【栽培要点】【采收与加工】【商品规格】参见"荆芥"。

【药材鉴别】

（一）性状特征

穗状轮伞花序呈圆柱形，长3～15cm，直径7mm。花冠多脱落，宿萼黄绿色，钟形，质脆易碎，内有棕黑色小坚果。气芳香，味微涩而辛凉。（图52-1）

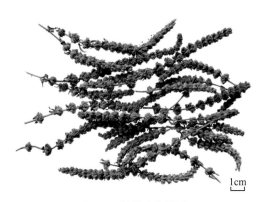

图52-1　荆芥穗药材图

（二）显微鉴别

粉末特征　粉末黄棕色。外果皮细胞表面观多角形，壁黏液化，胞腔含棕色物；断面观细胞类方形或类长方形，胞腔小。小腺毛头部1～2个细胞，柄单细胞。内果皮石细胞淡棕色，表面观垂周壁深波状弯曲，密具纹孔。宿萼表皮细胞垂周壁深波状弯曲。纤维成束，壁平直或微波状。非腺毛1～6细胞，大多具壁疣。腺鳞头部8细胞，直径95～110μm，柄单细胞，棕黄色。（图52-2）

（三）理化鉴别

薄层色谱　取本品粗粉0.8g，加石油醚（60～90℃）20ml，密塞，时时振摇，放置过夜，滤过，滤液挥至约1ml，作为供试品溶液。另取荆芥穗对照药材0.8g，同法制成对照药材溶液。再取胡薄荷酮对照品，加石油醚（60～90℃）制成每1ml含4mg的溶液，作为对照品溶液。照薄层色谱法试验，吸取供试品溶

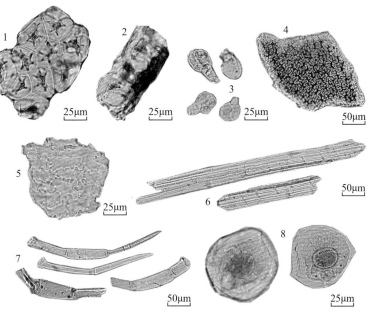

图52-2　荆芥穗粉末图

1.外果皮细胞表面观　2.外果皮细胞断面观　3.小腺毛　4.内果皮石细胞
5.宿萼表皮细胞　6.纤维　7.非腺毛　8.腺鳞

液3μl、对照药材溶液和对照品溶液各10μl分别点于同一硅胶G薄层板上，以石油醚（60～90℃）–乙酸乙酯（37：3）为展开剂，展开，取出，晾干，喷以1%香草醛硫酸溶液，加热至斑点显色清晰。供试品色谱中，在与对照药材色谱和对照品色谱相应的位置上，显相同颜色的斑点。（图52-3）

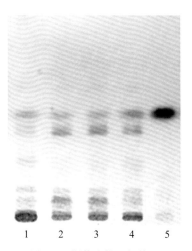

图52-3　荆芥穗薄层色谱图
1. 对照药材溶液　2～4. 供试品溶液
5. 对照品溶液

【质量评价】以穗密而长、香气浓郁者为佳。照高效液相色谱法测定，本品按干燥品计算，含胡薄荷酮（$C_{10}H_{16}O$）不得少于0.080%。照挥发油测定法测定，本品含挥发油不少于0.40%（ml/g）。

【化学成分】主要含挥发油、单萜糖苷、黄酮和酚酸等。其中挥发油和黄酮是其主要特征成分和活性成分。

1. 挥发油类　胡薄荷酮、薄荷酮、荆芥醇、荆芥二醇等。

2. 单萜糖苷类　荆芥苷A、B、C、D、E等。

3. 黄酮类　香叶木素、橙皮苷、橙皮素、木犀草素、木犀草素-7-O-葡萄糖苷、甘草苷、芹菜素等。

4. 酚酸类　对-香豆酸、咖啡酸等[1]。

【性味归经】【功能主治】参见"荆芥"。

【药理作用】

1. 抗炎作用　荆芥穗挥发油中的胡薄荷酮抗炎作用强度与氨基比林相当，其他成分如橙皮苷、芹菜素等成分也具有抗炎作用[2]。

2. 解痉、抗胃溃疡作用　荆芥穗提取物有解痉、抗胃溃疡作用[3]。

3. 止血作用　荆芥穗炒炭长于理血止血，可用于多种出血症。

4. 抗病毒作用　荆芥穗中的黄酮、田蓟苷、橙皮素-7-O-葡萄糖苷、熊果酸、β-谷甾醇、桂皮酸、木犀草素和橙皮苷可抑制流感病毒唾液酸酶的活性和抑制膜融合作用，具有抗H1N1病毒作用，且对甲型流感病毒感染的小鼠具有一定的保护作用[4]。

5. 抗补体作用　荆芥穗有明显的抗补体作用[2]。

主要参考文献

[1] Wagner H，Stefanie Püls，Barghouti T，et al. Spica Schizonepetae-Jingjiesui[J]. 2017.

[2] 吴婷，丁安伟，张丽. 荆芥现代研究概况[J]. 江苏中医药，2004，25(10)：64-67.

[3] 孙斌，瞿伟菁，张晓玲. 芹菜素的药理作用研究进展[J]. 中药材，2004，27(7)：531-534.

[4] 彭勇，梁少伟. 国外抗流感病毒植物药研究近况[J]. 现代药物与临床，1999(1)：7-9.

（中国医学科学院药用植物研究所　肖梦君　王秋玲　魏建和）

53. 茜草

Qiancao

RUBIAE RADIX ET RHIZOMA

【别名】茜根、染绯草、地苏木、活血丹、红内消[1]。

【来源】为茜草科植物茜草*Rubia cordifolia* L.的干燥根和根茎。

【本草考证】本品始载于《神农本草经》，原名"茜根"，列为中品。为常用中药。历代本草对其品种均有论述，古时除药用外，尚作为染料。《名医别录》《蜀本草》《救荒本草》《本草纲目》《本草纲目拾遗》及《植物名实图考》等诸本草，对其形态及产地等描述如下："茜根生山阴谷中，蔓草木上，茎有刺，实如椒""染绯草叶如枣叶，头尖下阔，茎叶俱涩，四五叶对生节间，蔓延草木上，根紫赤色""土茜草西土出者佳，今北处处有之，名土茜根""纹脉坚直，茎方，茎叶俱涩。四五叶对生节间，茎蔓延附草本，开五瓣淡银褐花，结子小如绿豆粒，生青熟红，根紫赤色""蔓延数尺，方茎中空有筋，外有细刺，数寸一节，每节五叶，叶如乌药叶而糙涩，面青背绿。七八月开花，结实如小椒大，中有细子""土茜草，一名地苏木、过山龙、风车草，此南方所产茜草也""叶四五瓣成一丛，攒茎而生，方梗柔蔓，皮糙涩，棘人指，独茎直上一二尺，乃有分歧，叶如箭镞，风吹能环转如车轮，又名八仙草，以其叶相对攒簇枝叶问生也"[2]。本草记载与现今所用茜草基本一致。

【原植物】草质攀援藤木，长通常1.5～3.5m；根状茎和其节上的须根均红色；茎数至多条，从根状茎的节上发出，细长，方柱形，有4棱，棱上生倒生皮刺，中部以上多分枝。叶通常4片轮生，纸质，披针形或长圆状披针形，长0.7～3.5cm，顶端渐尖，有时钝尖，基部心形，边缘有齿状皮刺，两面粗糙，脉上有微小皮刺；基出脉3条，极少外侧有1对很小的基出脉。叶柄长通常1～2.5cm，有倒生皮刺。聚伞花序腋生和顶生，多回分枝，有花10余朵至数十朵，花序和分枝均细瘦，有微小皮刺；花冠淡黄色，干时淡褐色，盛开时花冠檐部直径为3～3.5mm，花冠裂片近卵形，微伸展，长约1.5mm，外面无毛。果球形，直径通常4～5mm，成熟时橘黄色。花期8～9月，果期10～11月。（图53-1）

生于海拔570～1800m的山坡下、路旁草丛、山谷或河边。全国各地都有分布，以西南地区种类最多。主要分布于陕西、江苏、安徽、河南、山东，药用茜草以陕西、山西和河南为主产区[3]。

【主产地】主产于陕西、河南、安徽、河北、山东、湖北、江苏、浙江、江西、甘肃、辽宁、山西、广东、广西、四川等地。以陕西、河南为道地产区。

【栽培要点】

1. 生物学特性　喜凉爽而湿润的环境，耐寒，怕积水，以在气候凉爽、土壤疏松肥沃、深厚湿润、富含有机质的壤土中生长为好。而在地势高、阳光强烈、土壤贫瘠、低洼积水等地生长不良[1]。

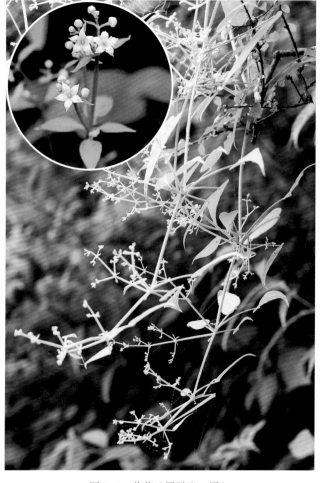

图53-1　茜草（屠鹏飞　摄）

2. 栽培技术　茜草的种苗繁育方式主要有播种、分株繁殖、扦插繁殖等。各地农户可根据种源禀赋、种植规模、生产条件等，合理选用或配合使用种苗繁育方法。茜草栽种在一年中除夏季（高温季节）外均可进行，但以春季（3～4月）栽种最为适宜[1]。

3. 病虫害　病害：根腐病、褐斑病、白粉病等。虫害：蚜虫、红蜘蛛、斜纹夜蛾等[1]。

【采收与加工】春、秋二季采挖，除去泥沙，干燥。

【商品规格】统货。

【药材鉴别】

（一）性状特征

根茎呈结节状，丛生粗细不等的根。根呈圆柱形，略弯曲，长10～25cm，直径0.2～1cm；表面红棕色或暗棕色，具细纵皱纹和少数细根痕；皮部脱落处呈黄红色。质脆，易折断，断面平坦皮部狭，紫红色，木部宽广，浅黄红色，导管孔多数。气微，味微苦，久嚼刺舌。（图53-2）

（二）显微鉴别

根横切面　木栓细胞6～12列，含棕色物。栓内层薄壁细胞有的含红棕色颗粒。韧皮部细胞较小。形成层不甚明显。木质部占根的主要部分，全部木化，射线不明显。薄壁细胞含草酸钙针晶束。（图53-3）

（三）理化鉴别

1. 薄层色谱　取本品粉末0.5g，加甲醇10ml，超声处理30分钟，滤过，滤液浓缩至1ml，作为供试品溶液。另取茜草对照药材0.5g，同法制成对照药材溶液。再取大叶茜草素对照品，加甲醇制成每1ml含2.5mg的溶液，作为对照品溶液。照薄层色谱法试验，吸取上述三种溶液各5μl，分别点于同一硅胶G薄层板上，以石油醚（60～90℃）–丙酮（4∶1）为展开剂，展开，取出，晾干，置紫外光灯（365nm）下检视。供试品色谱中，在与对照药材色谱和对照品色谱相应的位置上，显相同颜色的荧光斑点。（图53-4）

2. 特征图谱

（1）色谱条件　岛津LC-10A液相色谱系统：LC-10ADvp泵；CTO-10ASvp柱温箱；DAD光电二极管阵列检测器；BKL-3010色谱工作站。色谱柱：Diamonsil TM C$_{18}$柱（4.6mm×250mm，5μm）；流动相：甲醇–乙腈–0.2%磷酸（1∶2∶1），等度洗脱；检测波长250nm；进样量10μl；柱温：40℃；流速：1.0ml/min。

（2）供试品溶液的制备　取茜草粉末（过40目筛），精密称取0.5g，置具塞锥形瓶中，精密加入100ml甲醇，称定重量，浸泡过夜，次日超声处理（功率250W，频率40kHz）30分钟，静置放冷后称定重量，用甲醇补足减失的重

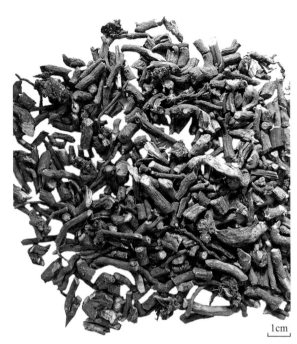

图53-2　茜草药材图

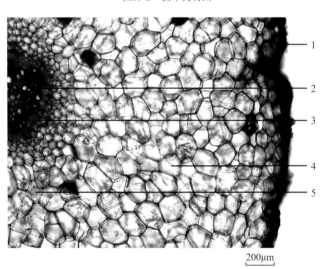

图53-3　茜草根横切面图（余丽莹　摄）

1. 木栓层　2. 木质部　3. 韧皮部　4. 薄壁细胞　5. 草酸钙针晶束

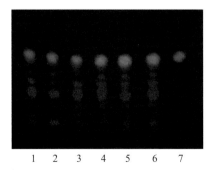

图53-4　茜草薄层色谱图

1. 茜草对照药材　2～6. 茜草商品药材
7. 大叶茜草素对照品

量，滤过，取续滤液75ml，蒸干，残余物用甲醇–25%盐酸（4∶1）20ml溶解，加热回流水解30分钟，取出快速冷却（置冰水浴中），加入三乙胺调pH值至4，定量转移至25ml量瓶中，加甲醇至刻度，摇匀。使用前经0.45μm滤膜滤过，即得供试品溶液。

（3）对照品溶液的制备　精密称取大叶茜草素对照品适量，于10ml棕色容量瓶中，加甲醇溶解定容至10ml，使成为浓度为0.09mg/ml的对照品溶液。

（4）测定法　分别精密吸取对照品溶液与供试品溶液各10μl，注入液相色谱仪，测定，即得。

按中药色谱指纹图谱相似度评价系统，供试品指纹图谱与对照指纹图谱经相似度计算，相似度不得低于0.90。（图53-5）

【质量评价】以根茎粗壮，表面颜色为红棕色，质地较脆、易折断者为佳。采用高效液相色谱法测定，本品按干燥品计算，含大叶茜草素（$C_{17}H_{15}O_4$）不得少于0.40%，含羟基茜草素（$C_{14}H_8O_5$）不得少于0.10%。

【化学成分】主要成分为蒽醌及其苷类、萘醌类、环己肽类、多糖类、萜类、微量元素等，其中蒽醌及其苷类是其主要特征成分和活性成分。

1. 蒽醌及其苷类　茜草根的乙醇提取物中蒽醌类有：茜草素、1-羟基-2-甲基蒽醌、1,3,6-三羟基-2-甲基蒽醌-3-O-（6'-O-乙酰基）新橙皮苷、1,3,6-三羟基-2-甲基蒽醌-3-O-新橙皮糖苷、1,3,6-三羟基-2-甲基蒽醌-3-O-（6'-O-乙基）-β-D-吡喃葡萄糖苷、羟基茜草素、伪羟基茜草素[4]。

2. 萘醌及其苷类　从茜草根的乙醇提取物中分离得到的萘醌类化合物有：羟基-2H-萘骈［1,2-b］吡喃-2-酮-5-羧酸甲酯、茜草内酯、3'-甲氧羰基-4'-羟基-萘骈［1,2'2-2,3］呋喃、二氢大叶茜草素、2-（3'-羟基）异戊基-3-甲氧羰基-1H-萘氢醌-1-O-β-D-吡喃葡萄糖苷、萘酸双葡萄糖苷等。茜草的甲醇提取物中分离得到2-氨基甲酰基-3-甲基-1,4-萘醌、2-氨基甲酰基-3-羟基-1,4-萘醌、去氧α-拉帕醌、萘氢醌[5]。

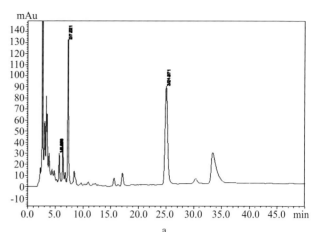

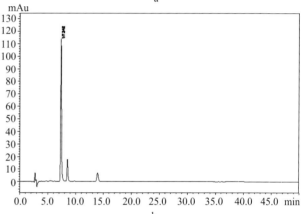

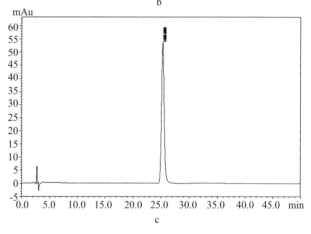

图53-5　茜草药材（a）和羟基茜草素（b）、大叶茜草素对照品（c）的色谱图

3. 环己肽类　RA系列单体：RA-Ⅰ、RA-Ⅱ、RA-Ⅲ、RA-Ⅳ、RA-Ⅴ、RA-Ⅵ、RA-Ⅶ、RA-Ⅷ、RA-Ⅸ、RA-Ⅹ、RA-Ⅺ、RA-Ⅻ、RA-ⅩⅢ、RA-ⅩⅣ、RA-ⅩⅤ、RA-ⅩⅥ[6]等。

4. 多糖类　多糖QC-Ⅰ、QC-Ⅱ、QC-Ⅲ、茜草多糖RPS-Ⅰ、RPS-Ⅱ、RPS-Ⅲ等。

5. 萜类　乔木烷型三萜是一类不常见的三萜类成分，迄今已发现乔木烷型三萜类化合物约22个。

6. 微量元素　茜草根中含有的微量元素有Fe、Zn、Cr、Mg、Ca、Mn、Cn、Pb、Cd、As、Ai等11种，其中Fe、Zn、Mg、Mn、Ca、Cu的含量较丰富，也含有Cr、Ni、Mo、Cd、Al等对人体必需的微量元素，而对人体有害的Pb、Ca、As的含量非常低。

【**性味归经**】苦，寒。归肝经。

【**功能主治**】凉血，祛瘀，止血，通经。用于吐血，衄血，崩漏，外伤出血，瘀阻经闭，关节痹痛，跌仆肿痛。

【**药理作用**】

1. 止血作用　动物实验表明，茜草有轻度的止血作用。家兔灌胃适量茜草温浸液2～4小时内或腹腔注射同等剂量的茜草液30～60分钟后均有明显的促进血液凝固作用，表现为复钙时间、凝血酶原时间及白陶土部分凝血活酶时间缩短[7]。

2. 对造血系统的作用　茜草双酯通过临床试验证明对放疗、化疗后引起的白细胞减少有防治作用，且服药过程中对心、肝、肾功能无影响。每只LACH雌性小鼠灌胃茜草双酯25mg，8小时后造血干细胞（CFU-S）明显增多，且CFU-S自杀率高于对照组的29倍，充分证明了茜草双酯具有促进机体造血功能的作用[8]。

3. 抗肿瘤作用　茜草根的甲醇提取物的氯仿部分可抑制人肝癌细胞株Hep3B细胞分泌乙型肝炎表面抗原（HBsAg），而对细胞株的活性无影响，不显示细胞毒性。

4. 抗抑制毒激素-L的作用　茜草提取物能显著抑制毒激素-L致脂肪酸释放量增加，能有效对抗毒激素-L致血铜水平升高，有效抑制毒激素-L致血糖、血锌水平降低，提示茜草提取物对毒激素-L所致恶病质样表现有明显抑制作用。

5. 止咳、祛痰作用　给小鼠灌胃茜草根煎剂，有明显的止咳、祛痰作用（氨水喷雾引咳法）。

6. 抗乙酰胆碱作用　茜草煎剂在离体兔回肠能对抗乙酰胆碱的收缩作用。

主要参考文献

[1] 雷俊勇，杜一新. 扩大茜草初始资源的技术思路[J]. 上海农业科技，2015(6)：101-102.

[2] 张琳. 陕产茜草的质量标准研究[D]. 西安：陕西中医学院，2006.

[3] 侯喜祥，李永亮. 茜草的生药学研究[J]. 中国新医药，2003(1)：34.

[4] 王素贤，华会明，吴立军. 茜草中新蒽醌苷的结构鉴定[J]. 沈阳药学院学报，1991，8(3)：211-223.

[5] 华会明，王素贤，吴立军，等. 茜草中萘酸酯类成分的研究[J]. 药学学报，1992，27(4)：279-282.

[6] 李鹏，胡正海. 茜草的生物学及化学成分与生物活性研究进展[J]. 中草药，2013，26(1)：139.

[7] 宋善俊. 茜草对动物凝血过程的影响及作用机理[J]. 武汉医学院学报，1979(2)：86-88.

[8] 宋书元，丁琳茂，陈鹰. 茜草双酯对造血功能的影响及其毒性研究[J]. 中西医结合杂志，1985(10)：625-626.

（北京大学药学院　陈世忠　王弯弯）

54. 南沙参

Nanshashen

ADENOPHORAE RADIX

【**别名**】沙参、泡参、空沙参、泡沙参、山沙参。

【**来源**】为桔梗科植物轮叶沙参Adenophora tetraphylla（Thunb.）Fisch.或沙参Adenophora stricta Miq.的干燥根。

【**本草考证**】本品始载于《神农本草经》，列为上品。《吴普本草》云："三月生如葵，叶青，实白如芥，根大，白如芜菁。三月采。"《图经本草》详细记载了沙参的产地、形态，并附图，云："沙参，生河内川谷及冤句、般阳续山。今出淄、齐、潞、随州，而江、淮、荆、湖州郡或有之。苗长一、二尺以来，丛生崖壁间，叶似枸杞而有义牙。七月开紫花，根如葵根，筋许大，赤黄色，中正白实者佳。"《本草纲目》载："处处山原有之。二月生苗，叶如出生小葵叶而团扁不光。八、九月抽茎，高一二尺。……秋月叶间开小紫花，长二三分，状如铃铎，五出，白蕊，亦有白花者。"根据历代本草描述，沙参都指桔梗科沙参属（*Adenophora*）植物；《图经本草》所附的随州沙参为轮叶沙参*A. tetraphylla*（Thunb.）Fisch.。《本草纲目》《救荒本草》和《植物名实图考》记载的沙参为*A. stricta* Miq.；《救荒本草》记载的杏叶沙参为*A. hunanensis Nannf.*[1]。本草记载与现今所用南沙参基本一致。

【原植物】

1. 轮叶沙参　多年生草本，有白色乳汁，茎高30～150cm，不分枝。茎生叶3～7枚轮生，少对生或互生，无柄或有不明显叶柄，叶片卵圆形至条状披针形，长2～14cm，边缘有锯齿，两面疏生短柔毛。花序狭圆锥状，花序分枝（聚伞花序）大多轮生，细长或很短，生数朵花或单花。花萼无毛，筒部倒圆锥状，裂片钻状，长1～3mm，全缘；花冠筒状细钟形，口部稍缢缩，蓝色、蓝紫色，长7～13mm，裂片短，三角形，长2mm；花盘细管状，高2～4mm，顶端无毛；花柱长9～19mm。蒴果球状圆锥形或卵圆状圆锥形，长6～9mm，直径3～5mm。种子黄棕色，矩圆状圆锥形，稍扁，有一条棱，并由棱扩展成一条白带，长1mm。花期7～9月，果期8～10月。（图54-1）

生于草地、灌丛或路旁，南方可至海拔2000m。分布于东北、内蒙古东部、河北、山西（灵空山）、山东（牟平）、华东各省、广东、广西（南宁）、云南（砚山）、四川（峨边、峨眉山）、贵州（兴仁、安龙、普安、毕节）。

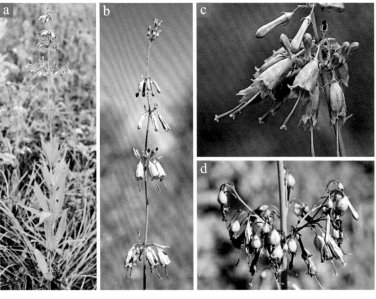

图54-1　轮叶沙参

a. 植株　b. 花序　c. 花　d. 果实

2. 沙参　多年生草本，有白色乳汁。根粗壮，圆锥形，黄褐色，有皱纹。茎高50～150cm，不分枝，基生叶心形，大而具长柄；茎生叶互生，狭卵形或矩圆状狭卵形，长3～11cm，宽1.5～8cm，基部楔形，顶端急尖或短渐尖，边缘有不整齐锯齿，无柄或近无柄。花序为假总状花序或圆锥花序；花梗常极短，小于5mm；萼钟状，先端5裂，裂片披针形，有毛，长6～10mm，宽0.5～3mm；花冠宽钟状，紫蓝色，长1.5～2.3cm，5浅裂，裂片三角形，外面披毛；花盘短筒状，高1～2.2mm，无毛；雄蕊5，花丝基部扩大，有密柔毛；子房下位，3室，花柱细长，被毛，略伸出花冠外，柱头膨大，3裂；蒴果球形，长6～10mm。花期8～11月，果期9～12月。（图54-2）

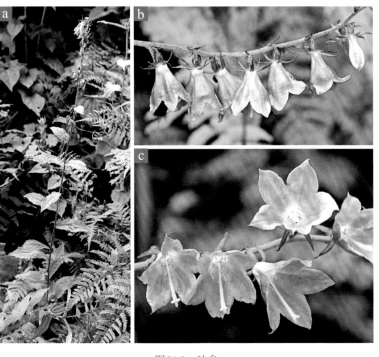

图54-2　沙参

a. 植株　b. 花序　c. 花

生于海拔3300m以下的山坡草丛、林缘草地路边。分布于四川、贵州、广西、湖南、湖北、江西、浙江、江苏、安徽、山东、河南、陕西。

【主产地】轮叶沙参主产于贵州、河南、黑龙江、内蒙古、江苏；沙参主产于安徽、江苏、浙江。

【栽培要点】

1.生物学特点　喜温暖或凉爽气候，耐寒，虽然耐干旱，但是在生长期中也需要适量水分，幼苗时期，干旱往往会引起死苗。当年播种的沙参，一般不开花结果，需至翌年6月开花，花期为6～9月，9月种子成熟。以土层深厚肥沃、富含腐殖质、排水良好的砂质土壤栽培为宜。

2.栽培技术　用种子繁殖，分春播与冬播，北方春播4月，冬播需在11月上冻以前。整地施足基肥。整地后，做畦宽1m，按行距40cm开浅沟，将种子均匀撒入沟内，覆土1～1.5cm，稍稍镇压，浇水，并经常保持土壤湿润，春播后种子约两周后出苗，冬播后种子于第二年春季出苗。

3.病虫害　病害：根腐病、褐斑病等。虫害：蚜虫、地老虎等。

【采收与加工】春、秋二季采挖，以早春发芽前和秋冬地上部分枯萎后采收为好[2]。除去须根，洗后趁鲜刮去粗皮，洗净，干燥。

【药材鉴别】

（一）性状特征

本品呈圆锥形或圆柱形，略弯曲，长7～27cm，直径0.8～3cm。表面黄白色或淡棕黄色，凹陷处常有残留粗皮，上部多有深陷横纹，呈断续的环状，下部有纵纹和纵沟。顶端具1或2个根茎。体轻、质松泡，易折断，断面不平坦，黄白色，多裂隙。气微，味微甘。（图54-3）

（二）显微鉴别

横切面　落皮层由厚化木栓细胞和木栓细胞组成。厚化木栓细胞1～8环，每环厚1～2列细胞；细胞长方形，长52～191μm，宽28～64μm，外壁增厚，厚3～19μm，少数两侧壁也增厚而稍呈马蹄形，有的可见纹孔，椭圆形，径向，外壁偶见向内突起；表面观类长方形、长方形、类椭圆形或类多边形，长74～241μm，宽22～78μm，内表面可见条状纹理，细密，极少数可见乳头状突起。木栓细胞环厚3～7列细胞；木栓细胞长方形，排列整齐，长12～31μm，宽14～17μm，壁平直或稍波状弯曲。栓内层厚2～6列细胞。异常构造一侧发达。木质部束较狭长，少数较宽，单束，偶见分叉；次生构造偏心，维管束长条形。乳汁管稀少，多聚集在筛管群附近，壁略增厚[3]。（图54-4）

（三）理化鉴别

薄层色谱　取本品粉末2g，加入二氯甲烷60ml，超声处理30分钟，滤过，滤液蒸干，残渣加二氯甲烷1ml使溶解，作为供试品溶液。另取南沙参对照药材2g，同法制成对照药材溶液。再取蒲公英萜酮对照品，加二氯

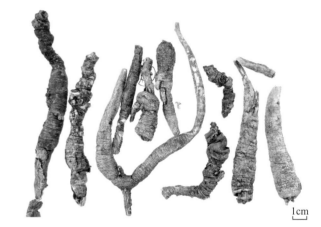

图54-3　南沙参药材图

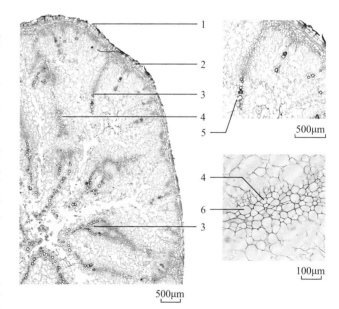

图54-4　南沙参（轮叶沙参）横切面图

1.落皮层　2.皮层　3.异常维管束　4.韧皮部筛管群
5.木质部导管　6.乳汁管

甲烷制成每1ml含0.2mg的溶液，作为对照品溶液。照薄层色谱法试验，吸取上述三种溶液各5μl，分别点于同一硅胶G薄层板上，以正己烷–丙酮–甲酸（25∶1∶0.05）为展开剂，置于展开剂预饱和20分钟的展开缸内，展开，取出，晾干，喷以2%香草醛硫酸溶液，在105℃加热至斑点显色清晰。供试品色谱中，在与对照药材色谱和对照品色谱相应的位置上，显相同颜色的斑点。

【质量评价】以根粗大、饱满、无栓皮、色黄白者为佳。浸出物照醇溶性浸出物测定法项下的热浸法测定，用稀乙醇作溶剂，不得少于30.0%。

【化学成分】主要成分为多糖、三萜、酚酸及酚苷、香豆素、甾体、挥发油等[2]，其中多糖类是其特征成分和有效成分。

1. 多糖类　葡聚糖、杂多糖、南沙参多糖等[4]。

2. 三萜类　环阿屯醇乙酸酯（cycloartenol acetate）、羽扇豆烯（lupenone）、蒲公英萜酮（taraxerone）、羽扇豆烯醇乙酸酯（lupeol acetate）、木栓酮（friedelin）、异蒲公英萜酮（iso-taraxerone）等[4]。

3. 酚酸及酚苷类　苯甲酸、香草酸和3-甲氧基-苯甲酸-4-β-D-葡萄糖苷[1]。

4. 香豆素类　白花前胡素A（＋）-praeruptorin A和3′-angeloy-4′-iscvaleryl-（3′S,4′S）-cis-khellactone等[4]。

5. 甾体类　十六酸-3-β-谷甾醇酯、十八-β-谷甾醇酯、胡萝卜苷等[4]。

6. 挥发油　甲基丙烯酸甲酯、反-2-辛烯-1-醇、N-甲基哌啶、花侧柏烯等[4]。

【性味归经】甘，微寒。归肺、胃经。

【功能主治】养阴清肺，益胃生津，化痰，益气。用于肺热燥咳，阴虚劳咳，干咳痰黏，胃阴不足，食少呕吐，气阴不足，烦热口干。

【药理作用】

1. 抗衰老作用　南沙参多糖对老龄小鼠具有明显的抗衰老以及清除自由基的作用[5]。

2. 镇咳、祛痰作用　沙参乙醇提取物和乙酸乙酯提取物对抗由枸橼酸引起豚鼠的咳喘时具有显著效果[6]。

3. 免疫调节作用　南沙参多糖及水提取物能够明显增加碳粒廓清指数K以及吞噬指数α，使得单核巨噬细胞的吞噬功能增强。

4. 抗辐射作用　南沙参总多糖对经过^{60}Co γ射线照射的小鼠的遗传损伤有一定的拮抗作用[6]。

5. 保肝作用　南沙参总多糖在治疗慢性乙型病毒性肝炎时，表现出了具有保护肝脏、降低转氨酶以及一定的抗病毒作用[7]。

【分子生药】基于DNA序列的分子鉴定：ITS2和5S-rRNA的间隔区序列可以准确区分南沙参及其同属近缘种以及珊瑚菜属植物[8-9]。

主要参考文献

[1] 屠鹏飞，徐国钧，徐珞珊，等.沙参和荠苨的本草考证[J].中国中药杂志，1991，16(4)：200-201.

[2] 屠鹏飞，徐珞珊，徐国钧，等.沙参属沙参组和筒花组12种植物根的组织学研究[J].药学学报，1998，33(6)：469-476.

[3] 刘彩虹.南沙参的栽培技术[J].现代中药研究与实践，2000(6)：43-43.

[4] 徐谦.南沙参化学成分及质量评价研究[D].南京：南京中医药大学，2016.

[5] 孙亚捷，李新芳.南沙参多糖对小鼠的抗衰老及清除氧自由基作用研究[J].中国药师，2005，8(9)：713-716.

[6] 龚晓健，季晖，李萍，等.沙参提取物镇咳祛痰及免疫增强作用研究[J].中国现代应用药学，2000，17(4)：258-260.

[7] 梁莉，乔华，王婷，等.南沙参多糖治疗慢性乙型肝炎30例疗效观察[J].中国药师，2008，11(3)：261-263.

[8] Zhu X, Zhang Y, Liu X, et al. Authentication of commercial processed Glehniae Radix (Beishashen) by DNA barcodes[J]. Chinese Medicine, 2015, 10(1): 35.

[9] Zhao K J, Dong T T X, Cui X M, et al. Genetic Distinction of Radix Adenophorae From Its Adulterants by the DNA Sequence of

5S-rRNA Spacer Domains[J]. The American Journal of Chinese Medicine, 2003, 31(06): 919-926.

（北京大学药学院　花一鸣　屠鹏飞）

55. 枳椇子

Zhijuzi

SEMEN HOVENIAE

【别名】鸡距子、鸡椇子、拐枣[1]。

【来源】为鼠李科植物枳椇*Hovenia acerba* Lindl.、北枳椇*Hovenia dulcis* Thunb.和毛果枳椇*Hovenia trichocarpa* Chun et Tsiang.的干燥成熟种子[1]。

【本草考证】本品在《诗疏》中已有记载，称为木蜜，入药始载于《新修本草》，云："其树径尺，木名白石，叶如桑柘，其子作房似珊瑚，核在其端。"《本草纲目》收载于果部，谓："枳椇木高三四丈，叶圆大如桑柘，夏月开花，枝头结实，如鸡爪形，长寸许，纽曲，开作，俨若鸡之足距，嫩时青色，经霜乃黄，嚼之味甘如蜜，每开歧尽处，结一小子，状如蔓荆子，内有扁核赤色，如酸枣仁形"。本草记载与现今所用枳椇子基本一致。

【原植物】

1. 枳椇　高大乔木，高10～25m；小枝褐色或黑紫色，被棕褐色短柔毛或无毛，有明显白色的皮孔。叶互生，厚纸质至纸质，宽卵形、椭圆状卵形或心形，长8～17cm，宽6～12cm，顶端长渐尖或短渐尖，基部截形或心形，稀近圆形或宽楔形，边缘常具整齐浅而钝的细锯齿，上部或近顶端的叶有不明显的齿，稀近全缘，上面无毛，下面沿脉或脉腋常被短柔毛或无毛；叶柄长2～5cm，无毛。二歧式聚伞圆锥花序，顶生和腋生，被棕色短柔毛；花两性，直径5～6.5mm；萼片具网状脉或纵条纹，无毛，长1.9～2.2mm，宽1.3～2mm；花瓣椭圆状匙形，长2～2.2mm，宽1.6～2mm，具短爪；花盘被柔毛；花柱半裂，稀浅裂或深裂，长1.7～2.1mm，无毛。浆果状核果近球形，直径5～6.5mm，无毛，成熟时黄褐色或棕褐色；果序轴明显膨大；种子暗褐色或黑紫色，直径3.2～4.5mm。花期5～7月，果期8～10月。（图55-1）

2. 北枳椇　高大乔木，稀灌木，高达10m；小枝褐色或黑紫色，无毛，有不明显的皮孔。叶纸质或厚膜质，卵圆形、宽矩圆形或椭圆状卵形，长7～17cm，宽4～11cm，顶端短渐尖或渐尖，基部截形，少有心形或近圆形，边缘有不整齐的锯齿或粗锯齿，稀具浅锯齿，无毛或仅下面沿脉被疏短柔毛；叶柄长2～4.5cm，无毛。花黄绿色，直径6～8mm，排成不对称的顶生，稀兼腋生的聚伞圆锥花序；花序轴和花梗均无毛；萼片卵状三角形，具纵条纹或网状脉，无毛，长2.2～2.5mm，宽1.6～2mm；花瓣倒卵状

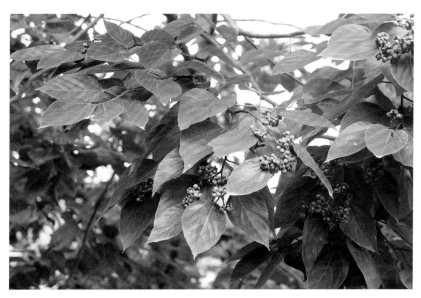

图55-1　枳椇

匙形，长2.4～2.6mm，宽1.8～2.1mm，向下渐狭成爪部，长0.7～1mm；花盘边缘被柔毛或上面被疏短柔毛；子房球形，花柱3浅裂，长2～2.2mm，无毛。浆果状核果近球形，直径6.5～7.5mm，无毛，成熟时黑色；花序轴结果时稍膨大；种子深栗色或黑紫色，直径5～5.5mm。花期5～7月，果期8～10月。（图55-2）

3. 毛果枳椇　高大落叶乔木，高达18m；小枝褐色或黑紫色，无毛，有明显的皮孔。叶纸质，矩圆状卵形、宽椭圆状卵形或矩圆形，稀近圆形，长12～18cm，宽7～15cm，顶端渐尖或长渐尖，基部截形、近圆形或心形，边缘具圆齿状锯齿或钝锯齿，稀近全缘，两面无毛，或仅下面沿脉被疏柔毛；叶柄长2～4cm，无毛或有疏柔毛。二歧式聚伞花序，顶生或兼腋生，被锈色或黄褐色密短茸毛；花黄绿色，直径7.5～8.5mm；花萼被锈色密短柔毛，萼片具明显的网脉，长2.8～3mm，宽2.1～2.6mm；花瓣卵圆状匙形，长2.8～3mm，宽1.8～2mm，具长0.8～1.1mm的爪，花盘被锈色密长柔毛；花柱自基部3深裂，长1～1.8mm，下部被疏长柔毛。浆果状核果球形或倒卵状球形，直径8～8.2mm，被锈色或棕色密绒毛和长柔毛；果序轴膨大，被锈色或棕色绒毛；种子黑色、黑紫色或棕色，近圆形，直径4～5.5mm，腹面中部有棱，背面有时具乳头状突起。花期5～6月，果期8～10月。（图55-3）

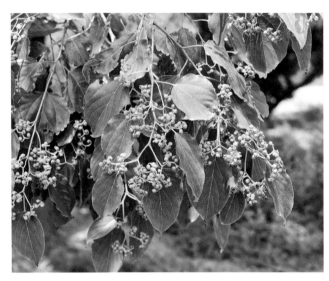

图55-2　北枳椇

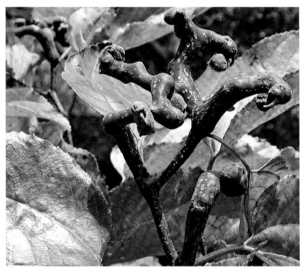

图55-3　毛果枳椇（刘演　摄）

【主产地】

1. 枳椇　主产于河北、山东、山西、河南、陕西、甘肃、四川北部、湖北西部、安徽、江苏、江西（庐山）[1]。

2. 北枳椇　主产于陕西、安徽、江苏、浙江、福建、广东、湖北[2]。

3. 毛果枳椇　主产于江西、湖北、湖南、广东北部、贵州[3]。

【采收与加工】10～11月份果实成熟时采收，晒干，除去果壳、果柄等杂质，收集种子。

【药材鉴别】

（一）性状特征

呈扁平圆形，背面稍隆起，腹面较平坦，直径3～5mm，厚1～1.5mm。表面红棕色、棕黑色或绿棕色，有光泽，于放大镜下观察可见散在凹点，基部凹陷处有点状淡色种脐，顶端有微凹的合点，腹面有纵行隆起的种脊。种皮坚硬，胚乳白色，子叶淡黄色，肥厚，均富油质。气微，味微涩[4]。（图55-4）

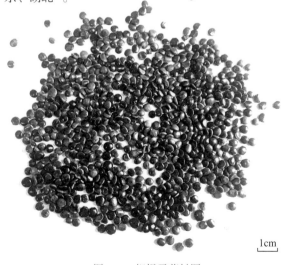

1cm

图55-4　枳椇子药材图

（二）显微鉴别

横切面　外表皮为1列栅状细胞，长约216μm，宽约14μm，侧壁厚，胞腔窄缝状，靠外壁处膨大，外侧有光辉带。色素层细胞3～5列，切向多角形，含棕色物质，内为薄壁细胞，较小，不含色素。内表面细胞仅在两头种脊处可见，不成环，排列整齐[5]。（图55-5）

【质量评价】以种子粒大、饱满肥厚、棕红色者为佳。采用高效液相色谱法检测指纹图谱，规定相似度不得少于0.81[1]。采用高效液相色谱法测定二氢杨梅素、二氢槲皮素、杨梅素和槲皮素4个黄酮类成分的含量，规定含量限度分别为6～600mg/L、2～200mg/L、1～100mg/L和0.5～50mg/L[1]。

【化学成分】主要含黄酮、三萜皂苷、蒽醌、苯丙素、生物碱等成分。

1. 枳椇和北枳椇　主要含有杨梅素（myricetin）、山奈酚（kaempferol）、槲皮素（quercetin）、洋芹素（apigenin）、柚皮素（naringenin）、异槲皮素（isoquercetin）、芦丁（rutin）等黄酮类成分；hovenidulcioside A$_1$、hovenidulcioside A$_2$、

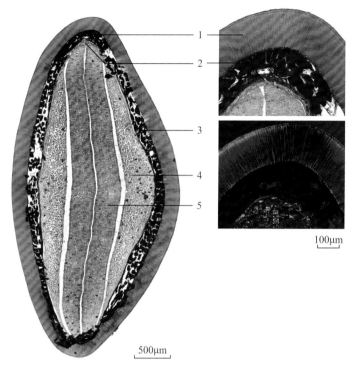

图55-5　枳椇子横切面图

1. 外表皮（栅状细胞）　2. 内表面细胞　3. 色素层　4. 内胚乳　5. 子叶

hovenidulcioside B$_1$、hovenidulcioside B$_2$、acerboside A、acerboside B等三萜皂苷类成分；大黄素（emodin）、大黄素甲醚（physcion）等蒽醌类成分；hovetrichoside A、hovetrichoside B、hovetrichoside C、hovetrichoside D、hovetrichoside E、hovetrichoside F、hovetrichoside G等苯丙素类成分；枳椇碱A（hovenine A）、枳椇碱B（hovenine B）、异欧鼠李碱（frangulanine）、黑麦草碱（perlolyrine）等生物碱类成分[6]。

2. 毛果枳椇　主要含有槲皮素（quecetin）、杨梅素（myricitin）、双氢槲皮素（dihydroquercetin）、（2R,3R）-二氢杨梅素［（2R,3R）-dihydromyricitin］、（－）-没食子儿茶素［（－）-gallocatechin］、当药黄素（swertish）、牡荆素2″-O-β-D-葡萄糖苷（vitexin 2″-O-β-D-glucopyranoside）、异牡荆素2″-O-β-D-葡萄糖苷（isovitexin 2″-O-β-D-glucopyranoside）、斯皮诺素（spinosin）等黄酮类成分[3]。

【性味归经】味甘、性平。入胃经。

【功能主治】用于醉酒，烦热，口渴，呕吐，二便不利[3]。

【药理作用】

1. 保肝作用　枳椇子提取物能加速肝脏损伤后的修复速度，减弱肝纤维化程度，降低脂质过氧化对肝组织的损伤，加快肝组织恢复，对大鼠酒精性脂肪肝具有预防和治疗作用[7]。

2. 解酒毒作用　枳椇子水提液通过抑制急性酒精中毒家兔小肠对乙醇的吸收，从而发挥其解酒毒的作用[8]。

3. 抗氧化作用　枳椇子乙酸乙酯提取物可通过抑制细胞内活性氧的产生而抑制细胞凋亡，从而促进肝细胞增殖，具有显著的抗氧化作用[9]。

4. 抗肿瘤作用　枳椇子醇提取物及其主要成分二氢杨梅素能够显著抑制H22荷瘤小鼠肿瘤的增殖，表现出较强的抑制肿瘤细胞活性作用[10]。

主要参考文献

[1] 杨雪艳，张楠，闫丽晔，等. 枳椇子药材HPLC指纹图谱及4种黄酮类成分的含量测定方法研究[J]. 沈阳药科大学学报，2019，36(2)：130-136.

[2] 唐晖慧，朱双良. 北枳椇的醒酒和保肝作用研究进展[J]. 中国食物与营养，2012，18(2)：69-72.

[3] 高美华，贺婷，张晓琦. 毛果枳椇子的黄酮类成分研究[J]. 药学研究，2016(35)：453-456.

[4] 刘以霞. 枳椇子的生药鉴定与研究[J]. 北方药学，2011，8(12)：5-6.

[5] 贵州省药品监督管理局. 贵州省中药材民族药材质量标准[M]. 贵州：贵州科技出版社，2003：276.

[6] 李欢，张德志. 枳椇属植物中的化学成分及提取技术研究进展[J]. 亚太传统医药，2010，6(11)：172-174.

[7] 刘佩莉，李楠，于云，等. 复方枳椇子对四氯化碳致大鼠急性肝损伤的保护作用[J]. 中国实验方剂学杂志，2012，18(15)：234-237.

[8] 钟宇萧，郑晓晗，覃兰妹，等. 枳椇子水提取液对急性酒精中毒家兔离体小肠运动的影响及其解酒机制探讨[J]. 中国民族民间医药，2018，27(21)：19-22.

[9] 张洪，詹慧，张福明，等. 枳椇子醋酸乙酯提取物的抗细胞氧化机制[J]. 中国医院药学杂志，2012，32(8)：617-620.

[10] 张奇. 枳椇子抗肿瘤活性化合物SIPI-ZQ2的分离、纯化及其体内、外抗肿瘤活性评价和急性毒性研究[D]. 上海：上海医药工业研究院，2017.

（中国医学科学院药用植物研究所　邹忠梅　于猛）

56. 枸骨叶

Gouguye

ILICIS CORNUTAE FOLIUM

【别名】苦丁茶、功劳叶、枸骨刺、老虎刺、八角刺。

【来源】为冬青科植物枸骨 *Ilex cornuta* Lindl. ex Paxt.的干燥叶。

【本草考证】本品始载于《本草拾遗》："木肌白似骨，故云枸骨。"《图经本草》记载于女贞项下。《本草纲目》记载，"猫耳刺，藏器曰：木肌白似骨，故云枸骨。时珍曰：叶有五刺，如猫之形，故名。枸骨树如女贞，肌理甚白。叶长二三寸，青翠而厚硬，有五刺角，四时不凋。五月开细白花，结实如女贞及菝葜子，九月熟时，绯红色，皮薄味甘，核有四瓣。"从叶形态、花色、果实颜色与形态、物候期分析，本草记载与现今所用与枸骨完全一致。本种因叶形态的缘故，极易与小檗科阔叶十大功劳（*Mahonia bealei*）相混淆，但花色、果实颜色和形态完全可以区分，故可排除本草记载中为阔叶十大功劳的可能。

【原植物】常绿灌木或小乔木。叶片厚革质，四角状长圆形或卵形，长4～9cm，宽2～4cm，先端具3枚尖硬刺齿，基部圆形或近截形，两侧各具1～2刺齿，有时叶片全缘；托叶胼胝质，宽三角形。花序簇生叶腋内，基部具宿存鳞片；苞片卵形，被短柔毛和缘毛；花淡黄色，4基数。雄花：花梗基部具1～2枚小苞片；花萼盘状，裂片膜质，阔三角形，疏被微柔毛，具缘毛；花冠直径约7mm，花瓣反折，基部合生；雄蕊与花瓣近等长或稍长；退化子房近球形。雌花：花梗基部具2枚小苞片；花萼与花瓣同雄花；退化雄蕊略长于子房；子房长圆状卵球形，柱头盘状，4裂。果球形，直径8～10mm，成熟时鲜红色，花萼与柱头宿存。分核4，内果皮骨质。花期4～5月，果期10～12月。（图56-1）

　　生于海拔150～1900m的灌丛、疏林中以及路边、溪旁。分布于江苏、上海、安徽、浙江、江西、湖北、湖南等省区，

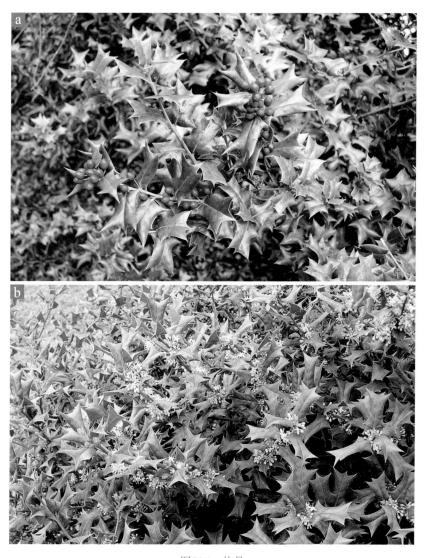

图56-1 枸骨
a. 果期　b. 花期

南方各地庭园常有栽培。

【主产地】主产于江苏、河南、湖北、安徽等地。

【栽培要点】

1. 生物学特性　喜阳光充足，也能耐阴，抗寒性差；在气候温暖及排水良好的酸性、中性肥沃土壤中生长良好。生长极慢，萌发力强，耐修剪，抗有害气体。

2. 栽培技术　用播种和扦插繁殖，但以扦插繁殖为主。播种：10月收种子，除去果皮，种子经低温层积沙藏，翌年3月条播，覆土1.5cm，出苗前宜遮荫保湿。因幼苗生长慢，需留床1年再分栽，入冬设暖棚防寒。扦插：于6月采长约1.5cm的嫩枝，带2～3片叶，插后需遮荫保湿，生根后逐渐去棚见光。以春季移栽成活率高，因其须根少，需带土球。

3. 病虫害　病害：漆斑病、叶斑病和白粉病。虫害：蚜虫、介壳虫[1]。

【采收与加工】8～10月采收，拣去细枝，除去杂质，晒干。

【药材鉴别】

（一）性状特征

本品呈类长方形或矩圆状长方形，偶有长卵圆形，长3～8cm，宽1.5～4cm。先端具3枚较大的硬刺齿，顶端

1枚常反曲，基部平截或宽楔形，两侧有时各具刺齿1～3枚，边缘稍反卷；长卵圆形叶常无刺齿。上表面黄绿色或绿褐色，有光泽，下表面灰黄色或灰绿色。叶脉羽状，叶柄较短。革质，硬而厚。气微，味微苦。（图56-2）

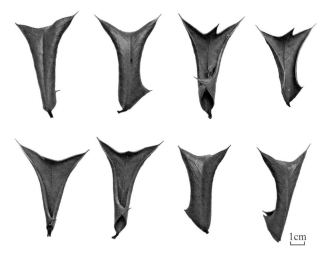

图56-2 枸骨叶药材图

（二）显微鉴别

近基部横切面　上表皮细胞类方形，壁厚，外被厚的角质层，主脉处有单细胞非腺毛；下表皮细胞略小，可见气孔。栅栏组织为2～4列细胞，海绵组织疏松；主脉维管束外韧型，其上、下方均具木化纤维群。叶缘表皮内常依次为厚角细胞和石细胞半环带，再内为木化纤维群；叶缘近叶柄处仅有数列厚角细胞，近基部以上渐无厚角组织。叶缘表皮内和主脉处下表皮内厚角组织中偶有石细胞，韧皮部下方的纤维群外亦偶见。薄壁组织和下表皮细胞常含草酸钙簇晶。（图56-3）

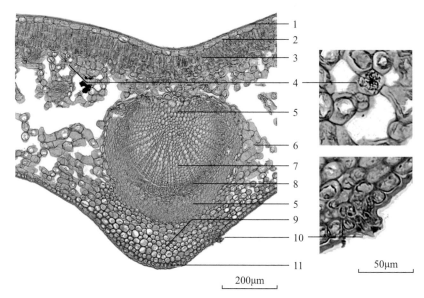

图56-3 枸骨叶横切面图

1. 角质层　2. 上表皮　3. 栅状组织　4. 草酸钙簇晶　5. 木化纤维群　6. 海绵组织
7. 木质部　8. 韧皮部　9. 厚角细胞　10. 非腺毛　11. 下表皮

（三）理化鉴别

薄层色谱　取本品粉末2g，加70%乙醇40ml，超声处理30分钟，滤过，滤液蒸干，残渣加水40ml使溶解，加三氯甲烷40ml振摇提取，弃去三氯甲烷液，水层加浓氨试液2ml，摇匀，再加水饱和的正丁醇40ml振摇提取，分取正丁醇液，回收溶剂至干，残渣加甲醇2ml使溶解，作为供试品溶液。另取枸骨叶对照药材2g，同法制成对照药材溶液。照薄层色谱法试验，吸取上述两种溶液各1μl，分别点于同一硅胶G薄层板上，以三氯甲烷-乙酸乙酯-甲醇-水（1∶3∶1∶0.3）为展开剂，展开，取出，晾干，喷以10%硫酸乙醇溶液，在105℃加热至斑点显色清晰。供试品色谱中，在与对照药材色谱相应的位置上，显相同颜色的斑点。

【质量评价】以叶大、色绿者为佳。采用高效液相色谱法测定，本品按干燥品计算，含冬青苷Ⅱ（$C_{53}H_{86}O_{22}$）不得少于0.01%[2]。

【化学成分】 主要含有三萜及其皂苷类、黄酮及其苷类，及其他成分[3-5]。

1. 三萜及其皂苷类　在生物体中以游离、成醚成酯及糖苷的形式存在。熊果酸、熊果醇、齐墩果酸、羽扇豆醇、2α-羟基-乌索酸（2α-hydroxy ursolic acid）、阿江榄仁酸（arjunolic acid）、积雪草酸（asiatic acid）、白桦酸、23-羟基-乌索酸（23-hydroxy ursolic acid）、α-香树脂醇棕榈酸酯、3, 28-乌索酸二醇、30-醛基羽扇豆醇、7,11-二羟基-α-香树醇-3β-棕榈酸酯、长梗冬青苷、常春藤皂苷、坡模酸-28-O-β-D-葡萄糖苷（pomolic acid-28-O-β- D-glucopyranoside）、23-羟基乌索酸-3-O-α-L-阿拉伯吡喃糖（1→2）β-D-葡萄糖醛酸-28-O-β-D-葡萄糖苷、地榆苷（Ⅰ、Ⅱ）、冬青苷Ⅰ甲酯（ilexoside methylester）、枸骨苷（Ⅰ～Ⅶ）、冬青苷Ⅱ（ilesoside Ⅱ）、毛冬青皂苷B（ilexsaponin B）、苦丁茶苷甲、乙、丙、丁等。

2. 黄酮及其苷类　七叶内酯、槲皮素、金丝桃苷、芒柄花素、柚皮素、大黄素甲醚、（2S）-5,4′-二羟基-7-甲氧基黄烷、山奈酚、山奈酚-3-O-β-D-葡萄糖苷、异鼠李素-3-O-β-D-葡萄糖苷、山奈酚-3-O-β-D-吡喃葡萄糖（1→2）-α-L-吡喃阿拉伯糖苷、槲皮素-3-O-β-D-吡喃葡萄糖（1→2）-α-L-吡喃阿拉伯糖苷、3′-甲氧基大豆苷等。

3. 其他成分　tanacetene、3,4-二羟基桂皮酸、2,4-二羟基苯甲酸、羟基苯甲酸、3,4-二羟基桂皮酸、植酮、二氢猕猴桃内酯、壬醛、六氢假紫罗酮、对苯二酚等。

【性味归经】 苦，凉。归肝、肾经。

【功能主治】 清热养阴，益肾，平肝。用于肺痨咯血，骨蒸潮热，头晕目眩。

【药理作用】[3-5]

1. 心血管作用　枸骨叶乙醇提取物能增加离体豚鼠的冠脉流量和心肌收缩力，甲醇提取物能促进释放前列腺环素和凝聚抗血小板。枸骨苷Ⅳ可明显降低心肌收缩力，对心肌缺血有保护作用。

2. 降血糖作用　枸骨叶的水提物能显著抑制大鼠肾上腺素失调导致的血糖突发性升高。

3. 抗生育作用　枸骨叶的水提和醇提液均有抑制怀孕作用。高剂量枸骨叶水提物能明显抑制怀孕母鼠体重增长，并易导致死胎、流产等。枸骨叶可终止小白鼠早期、中期和晚期妊娠，且黄体酮不能对抗其对小白鼠的抗早孕作用。

4. 免疫抑制作用　枸骨叶对ConA刺激引起的淋巴细胞增殖有明显的抑制作用。

5. 其他作用　枸骨叶提取物具有广泛的抗菌作用，对酪氨酸酶有抑制与抗氧化作用，总皂苷提取物有较好的抗氧化作用。枸骨叶中对苯二酚、（2S）-5,4′-二羟基-7,3′-二甲氧基黄烷对人肝癌细胞HuH7具有较强的细胞毒活性，熊果酸等对Caco-2细胞有弱的细胞毒作用；熊果酸具有镇静、消炎、抗菌、抗糖尿病、抗溃疡、降低血糖等多种生物效应。

主要参考文献

[1] 苏继海，马正民. 药用植物枸骨人工栽培技术[J]. 中国林副特产，2013，124(3)：78-79.

[2] 姚志容，李军，赵明波，等. HPLC-ELSD测定枸骨叶中的冬青苷Ⅱ的含量[J]. 中国中药杂志，2010，35(7)：2312-2314.

[3] 陈熙. 枸骨叶质量标准提高研究[D]. 成都：西南交通大学，2016.

[4] 李路军，杜鹏，孙珂焕，等. 华中枸骨叶的化学成分及其肿瘤细胞毒作用[J]. 中国中药杂志，2013，38(3)：354-357.

[5] 刘衬，杨志刚. 枸骨叶提取物对酪氨酸酶的抑制与抗氧化作用[J]. 天然产物研究与开发，2018(30): 114-119.

（北京中医药大学　柴兴云　张水英　焦顺刚）

57. 牵牛子

Qianniuzi

PHARBITIDIS SEMEN

【别名】二丑、黑丑、白丑、草金铃、金铃。

【来源】为旋花科植物裂叶牵牛*Pharbitis nil*（L.）Choisy或圆叶牵牛*Pharbitis purpurea*（L.）Voigt的干燥成熟种子。

【本草考证】本品始载于《名医别录》，被列为下品，标明其"味苦，寒，有毒。主下气，治脚满水肿，除风毒，利小便。"《本草经集注》卷五，草木下品中丰富了《名医别录》的记载，记载了药名的来源"此药始出田野，人牵牛易药，故以名之。"《图经本草》载："牵牛子旧不著所出州土，今处处有之……其叶青，有三尖角……有黑白二种，九月后收之"。《本草纲目》载："牵牛有黑、白两种，黑者处处，野生尤多……叶有三尖，如枫叶……白者人多种之……叶团有斜尖，并如山药茎叶"。还详细记载了牵牛子功能主治、炮制方法以及附列方剂等。记载牵牛子主治"大便不通、水蛊胀满、水肿尿涩、浮肿气促、脚肿、风热赤眼、小儿肿病、脸上粉刺和一切痈疽等"，并指出"病在血分，及脾胃虚弱而痞满者，则不可取快一时，及常服暗伤元气也。"说明其"有毒"，同时认为用药时要配伍不同的药味，配合不同的炮制方法，如治疗大便不通要求牵牛子半生半熟，治疗浮肿气满要微炒等。根据以上古文献对牵牛的植物描述，大多数符合裂叶牵牛的植物特征，本草记载与现今所用牵牛子基本一致[1]。

【原植物】

1. 裂叶牵牛　一年生缠绕草本，茎左旋，茎上被倒向的短柔毛及杂有倒向或开展的长硬毛，多分枝，被短毛。叶互生；具长叶柄；叶片心状卵形或近圆形，深或浅的3裂，偶5裂，长4~15cm，常3裂至中部，呈戟形，先端急尖或骤尖，基部心形，两面均被伏生毛。夏季开花，花1~3朵腋生于长短不一的花序梗顶，总梗一般较叶柄短，毛被同茎；萼5深裂，裂片条状披针形，近等长，先端长尖，基部被长毛，外展；花冠漏斗状，形似喇叭，蓝色、紫色或白色，边缘5浅裂，早晨开放，日中渐萎；雄蕊5枚内藏，不等长，花丝基部有毛，子房3室无毛，每室有2胚珠，柱头头状。蒴果近球形，3瓣裂，基部有外层或反卷的宿萼。种子三棱形卵状，长约6mm，黑褐色或米黄色，被褐色短绒毛，花色浅的种子黄褐色，入药称"白丑"，花色深的种子多黑褐色。（图57-1）

2. 圆叶牵牛　一年生攀援草本，具白色长毛。叶片呈宽卵状心形或圆心形，通常全缘。花腋生，单一或1~5朵成伞形，花梗等长；花萼裂片呈卵状，披针形，基部均被伏刺毛；花冠呈漏斗状，通常为白色、蓝紫色后粉红色。蒴果球形，种子黄白色或黑色，无毛。花期7~8月[2]，果期9~10月。（图57-2）

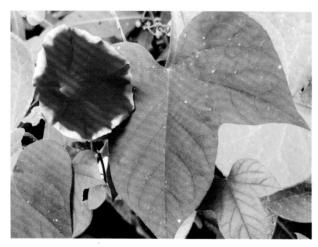

图57-1　裂叶牵牛

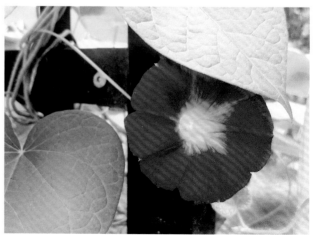

图57-2　圆叶牵牛

我国除西北和东北的一些省外，大部分地区都有分布。生于海拔100～200（～1600）m的山坡灌丛、干燥河谷路边、园边宅旁、山地路边，或为栽培。

【主产地】原产于热带美洲，现今在我国各地均有栽培，主要分布于黑龙江、吉林、辽宁、河北、河南、山东等地。牵牛子（黑丑）主产于河南郑州，黄河边一带沙质土壤中，以及沂蒙山区的临沂、微山、沂水、日照一带，其他地方也有分布。牵牛子（白丑）主要以种植为主，主产于豫西、洛宁、宜阳、嵩县一带，其他地方均为野生，产量寥寥无几。

【栽培要点】

1.**生物学特性** 顺应性较强，喜阳光充足，亦可耐半遮荫。喜暖和凉，亦可耐暑热高温，但不耐寒，怕霜冻。喜肥美疏松土壤，能耐水湿和干旱，较耐盐碱。种子发芽适合温度18～23℃，幼苗在10℃以上气温即可生长。

2.**栽培技术** 播种繁殖：育苗，按品种分行播种，温度适中时大约十天萌发，再过十天，子叶张开，待真叶刚刚萌发时，移栽小盆，过早苗弱，过迟伤根。

以种子繁殖，于4～5月播种。播种前翻土作畦（如利用篱边、墙边、田埂等地种植，则不需作畦），畦宽约1.3m，按株距23～33cm、行距30～50cm开穴，每穴播种子4～5粒。播后覆细土一层，以种子不露出为宜。种子发芽后，幼苗生长真叶2～3片时，便需间苗、补苗，亦可进行移植。以每穴保留2～3株即可。

3.**病虫害** 病害：炭疽病、灰霉病、根腐病、白霉病、叶斑病和病毒病等，主要病害是苗期猝倒病和茎腐病。虫害：菜蛾、蚜虫、卷叶蛾、粉虱、潜叶蝇等。

【采收与加工】秋末果实成熟、籽粒饱满且果壳未开裂时采割植株，晒干，打下种子，除去杂质。若待果实完全成熟，则蒴果开裂，种子散失，难以收集，须稍提早采收。

【商品规格】由于颜色不同，牵牛子商品分为黑丑、白丑、黑白丑等。根据个头大小分为统货（指中药的个头，有大有小）和选货（几乎所有的形状都一致）。

牵牛子黑丑统货，表面黑色；干瘪子重量占比不超过1%；风选杂质在0.2cm以下；灰渣重量占比不超过1%；无虫蛀、霉变；杂质1%左右；9.9成干；质量等级：上等货，中等货，普通货。

牵牛子白丑统货，表面黄棕色，干瘪子重量占比不超过1%，风选杂质在0.2cm以下；灰渣重量占比不超过1%；无虫蛀、霉变；杂质1%左右；9.9成干；质量等级：上等货，中等货，普通货。

黑丑选货，灰黑色、淡红色，卵形而具三棱状，杂质不超货物的1%；9.8成干。

白丑选货，白色，卵形而具三棱状，杂质不超货物的1%；9.8成干。

黑白丑统货，黑白混合，杂质0.5%左右，主要是加工及运输过程中产生的挤压破碎；全干。

【药材鉴别】

（一）性状特征

呈三棱状卵形，形似橘瓣状，两侧稍平坦，背面弓状隆起，长4～8mm，宽3～5mm，表面灰黑色（黑丑）或淡黄白色（白丑），背面正中有一条纵直凹沟，腹面棱线的下端有一点状种脐，微凹。质硬，横切面可见淡黄色或黄绿色皱缩折叠的子叶，微显油性。（水浸后种皮呈龟裂状，有明显黏液）。无臭，气微，味辛、苦，有麻舌感[3]。

本品有黑、白两种，黑者名黑丑，白者名白丑，两种的混合品名二丑。一般花色较深，呈紫红等色者，其种子多黑；花色较浅，呈白色、粉红等色者，其种子多白，种子的颜色与植物的品种无关。（图57-3）

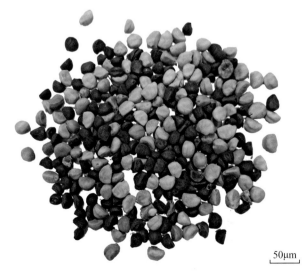

50μm

图57-3 牵牛子

（二）显微鉴别

横切面　表皮细胞1列，略呈切向延长，有的含棕色物，有分化成单细胞的非腺毛，表皮下方为1列扁小的下皮细胞。种皮栅状细胞淡黄棕色，断面层由2～3列细胞纵向排列，最外列细胞上端具有光辉带。营养层由数列切向延长的细胞及颓废细胞组成，有细小维管束，薄壁细胞中含细小淀粉粒。内胚乳最外1～2列细胞类方形，壁稍厚，内侧细胞的壁黏液化。子叶薄壁组织中散有多数圆形的分泌腔，直径约至106μm，薄壁细胞中充满糊粉粒及脂肪油滴，并含草酸钙簇晶，直径10～25μm。（图57-4）

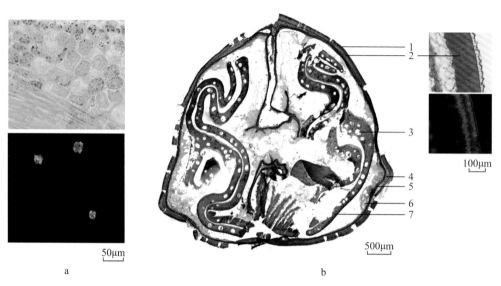

图57-4　牵牛子（圆叶牵牛）横切面图

a. 草酸钙簇晶　b. 横切面

1. 表皮及下皮　2. 栅状细胞层　3. 分泌腔　4. 营养层　5. 内胚乳　6. 黏液化内胚乳　7. 子叶

（三）理化鉴别

薄层色谱　取本品粉末1g，置索氏提取器中，用石油醚（60～90℃）适量，加热回流提取2小时，弃去石油醚液，药渣挥干溶剂，加入二氯甲烷–甲醇（3∶1）混合溶液提取6小时，回收溶剂至5ml，作为供试品溶液。另取牵牛子对照药材1g，同法制成对照药材溶液。再取咖啡酸对照品，加甲醇制成每1ml含1mg的溶液，作为对照品溶液。照薄层色谱法试验，吸取供试品溶液和对照药材溶液各10～20μl、对照品溶液3μl，分别点于同一高效硅胶G薄层板上，以二氯甲烷–甲醇–甲酸（93∶9∶4）为展

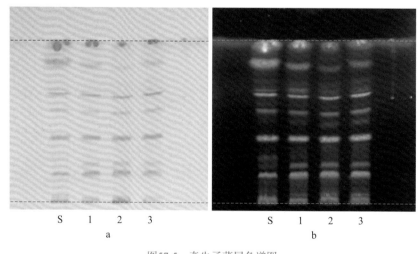

图57-5　牵牛子薄层色谱图

a. 白光　b. 366nm紫外光

S. 对照药材　1. 样品1　2. 样品2　3. 样品3

开剂，展开，取出，晾干，喷以10%硫酸乙醇试液，在110℃加热至斑点显色清晰。供试品色谱中，在与对照药材色谱和对照品色谱相应的位置上，显相同的蓝黑色斑点。（图57-5）

【**质量评价**】以颗粒饱满、无果皮杂质者为佳。

【**化学成分**】主要成分为苷类、生物碱类、肽类、酚酸类、脂肪油类等。

1. 苷类　纯树脂糖苷酸（pharbitic acid），含牵牛子苷（pharbitin）约2%，既是活性成分又是毒性成分，下泄的主要成分之一。碱水解后可得牵牛子酸。圆叶牵牛中还存在苯素-7-*O*-β-D-吡喃木糖基-*O*-β-D-吡喃阿拉伯糖（eviodivtyol-7-*O*-β-D-xylopyvanosyl-*O*-β-D-arabinopyranoside）[4]。裂叶牵牛未成熟的种子中发现含有多种赤霉素及其葡萄糖苷等[5]。

2. 生物碱类　含有多种生物碱，其中包括麦角辛宁（ergosinine）、麦角醇（lysegrol）、裸麦角碱（chanoelavine）和野麦角碱（elymoelavine）、尼棒麦角碱（pennielavine）和异喷尼棒麦角碱（isopenni-elavine）等[5]，麦角碱和异麦角碱具有中枢神经效应，结构与致幻剂麦角酸二乙酰胺相似，因此受到关注。

3. 肽类　分离出两种肽类（Pn-AMP1和Pn-AMP2），结果表明当Pn-AMP1浓度在2.5～3μg/ml，Pn-AMP2在0.6～75μg/ml范围时，表现出显著的抑制真菌效果，破坏菌丝细胞质的效果非常明显，同时也被证明橡胶蛋白具有抑菌活性[6]。

4. 酚酸类　含有阿魏酸（ferulic acid）、绿原酸（chlorogenic acid）、咖啡酸（caffeic acid）、咖啡酸甲酯（caffeic acid methylester）等[7]。

5. 脂肪油类　采用超临界CO_2萃取法提取脂肪油，GC-MS分析测定了39种成分，鉴定了其中的36种成分[8]，其主要包括油酸、亚油酸及棕榈酸等。

【**性味归经**】苦、寒；有毒。归肺、肾、大肠经。

【**功能主治**】泻水通便，消痰涤饮，杀虫攻积。用于水肿胀满，二便不通，痰饮积聚，气逆喘咳，虫积腹痛。

【**药理作用**】

1. 泻下利尿作用　牵牛子所含牵牛子苷在肠腔中和肠液胆汁反应分解出牵牛子素，增进肠蠕动，刺激肠道，致使泻下。由此推断牵牛子可以加快糖类在肾脏中的排出，有利尿的功效[9]。

2. 抗癫痫作用　牵牛子苷可用来治疗癫痫，牵牛子苷分解出的水溶性物质作用于中枢神经系统[9, 10]。

3. 毒副作用　牵牛子苷直接刺激胃肠，除引起腹泻，呕吐外，还可能对肾脏产生刺激，加剧肾脏充血，进而损伤肾脏而导致肾功能衰竭，出现血尿和蛋白尿等[10]。药理实验显示炮制后的炒牵牛子与生品相比，其泻下作用明显减弱，毒性降低[11]。

4. 兴奋子宫作用　提取牵牛子中有效成分，稀释成不同浓度。观察不同浓度的牵牛子提取物对子宫收缩的影响，结果对动情期离体小鼠子宫具有明显的兴奋作用[12]。

5. 杀虫及抑菌作用　牵牛子对绦虫和蛔虫有一定的杀灭效果。牵牛子甲醇提取物对小菜蛾表现出明显的触杀及拒食等多种活性。牵牛子乙醇提取物浓度为0.02g/ml时，对灰霉菌和链格孢菌均表现出明显的抗菌作用[13]。

【**用药警戒或禁忌**】

1. 妊娠期妇女及胃弱气虚者忌服。

2. 不宜与巴豆，巴豆霜同用。

3. 不宜多服、久服（以免引起头晕头痛、呕吐、剧烈腹痛腹泻、心率加快、心音低钝、语言障碍、突然发热、血尿、腰部不适，甚至高热昏迷、四肢冰冷、口唇发绀、全身皮肤青紫、呼吸急促短浅等中毒反应）。

【**附注**】

1. 贮藏时需要保持干燥。

2. 采用《中国药典》中方法薄层鉴别时，发现《中国药典》所用的对照品咖啡酸溶液与供试品溶液及对照药材溶液未在同一位置且斑点颜色也不相同，但供试品溶液和对照药材溶液在色谱同一位置出现相同颜色的斑点。据实验过程中显色情况来看，10%硫酸乙醇显色剂的情况要优于磷钼酸试液的显色。

主要参考文献

[1] 贺晓丽，于蕾，杨秀颖，等.中药牵牛子毒的历史考证与现代研究[J].中药药理与临床，2018，34(04)：194-196.

[2] 刘艳鑫.牵牛子及其化学拆分组分对大鼠膜性肾病的药理作用研究[D].哈尔滨：黑龙江中医药大学，2015.

[3] 洪俐.牵牛子的真伪鉴别[J].中国药业，2007(12)：57.

[4] 张丹宇，季宇彬，许旭东，等.牵牛子的化学成分和药理作用研究进展[J].科学技术创新，2018(30)：13-14.

[5] 马超.中药牵牛子肾毒性代谢组学研究[D].沈阳：沈阳药科大学，2011.

[6] 郝冰.牵牛子杀灭鱼类指环虫活性成分的研究[D].咸阳：西北农林科技大学，2012.

[7] 钮婧杰，孙延平，王秋红，等.牵牛子药理作用最新研究进展[J].辽宁中医杂志，2020，47(05)：201-204.

[8] 陈立娜，李萍，张重义，等.牵牛子脂肪油类成分分析[J].中草药，2003(11)：26-27.

[9] 邝玲玲，徐霞.牵牛子的临床应用及安全性研究进展[J].现代中医药，2018，38(02)：96-100.

[10] 敖冬梅，魏群.牵牛子研究进展[J].中国中医药信息杂志，2003(04)：77-80.

[11] 杨世红.炮制对牵牛子有效成分及药效的影响研究[J].当代医学，2016，22(09)：27-28.

[12] 孙延平，王艳宏，杨炳友，等.牵牛子化学拆分组分的性味药理学评价及药味归属研究[J].世界中医药，2015，10(12)：1837-1846+1853.

[13] 田连起，张振凌，张本山.牵牛子药理、毒副作用及临床应用的研究进展[J].光明中医，2008(11)：1864-1865.

（山西大学中医药现代研究中心　秦雪梅　田俊生　赵映霞）

58. 韭菜子

Jiucaizi

ALLII TUBEROSI SEMEN

【别名】韭子、韭菜仁。

【来源】为百合科植物韭菜*Allium tuberosum* Rottl. ex Spreng的干燥成熟种子。

【本草考证】本品始载于《名医别录》，列为中品。《本草纲目》载："韭丛生丰本，长叶青翠。可以根分，可以子种。叶高三寸便剪，剪忌日中。一岁不过五剪，收子者只可一剪。八月开花成丛，收取腌藏供馔，谓之长生韭，九月收子，其子黑色而扁，须风处阴干，勿令浥郁"。本草记载与现今所用韭菜子基本一致。

【原植物】多年生草本，具倾斜的横生根状茎。鳞茎近圆柱状，簇生；外皮暗黄色至黄褐色，呈网状或近网状纤维。叶基生，条形，扁平，比花葶短，宽1.5～8mm，边缘平滑。花葶圆柱状，常具2纵棱，下部被叶鞘；总苞单侧开裂，或2～3裂，宿存；伞形花序半球状或近球状，多花；小花梗近等长，比花被片长2～4倍，基部具小苞片；花白色，矩圆状卵形至矩圆状披针形，先端具短尖头，长4～7（～8）mm，宽1.8～3mm；花丝等长，为花被片长度的2/3～4/5，基部合生并与花被片贴生，分离部分狭三角形，内轮稍宽；子房倒圆锥状球形，外壁具细的疣状突起。蒴果具倒心形的果瓣。花果期7～9月。（图58-1）

全国广泛栽培，亦有野生植株。在世界各地广泛栽培。

【主产地】全国各地均产，主产于河北、山西、吉林、江苏、山东、安徽、河南等地。

【栽培要点】

1.生物学特性　抗寒，耐热适应性强，全国各地普遍栽培，对土壤要求不严，但以耕作层深厚、富含有机质、保水力强、透气性好的壤土为最适宜。

2.栽培技术　育苗地选择砂壤土、干燥地块，播前深耕晒垡；种子处理前晒种1～2天。播前1～2天，将选好的

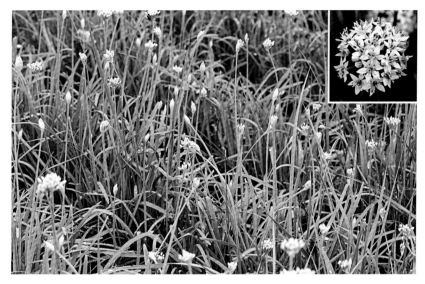

图58-1 韭菜（屠鹏飞 摄）

种子，放入40℃温水中，用力搅拌，捞出搓洗干净，换30℃温水浸种8～10小时，放在18～20℃条件下催芽，每天用清水淘洗2次。60%胚根伸出时立即播种；浇水施肥。齐苗后至苗高16cm，根据墒情7～10天浇水一次，结合浇水，每亩冲施腐熟的人粪尿或腐殖酸生态肥50kg。播苗前，用33%的施田补250倍液喷于地表出苗后，人工拔草2～3次；及时定植，加强肥水，积累养分；科学收割果序。

3. **病虫害** 病害：灰霉病、疫病等。虫害：韭蛆、潜叶蝇、葱蓟马等。

【采收与加工】秋季果实成熟时采收果序，晒干，搓出种子，除去杂质。

【药材鉴别】

（一）性状特征

本品呈半圆形或半卵圆形，略扁，长2～4mm，宽1.5～3mm。表面黑色，一面突起，粗糙，有细密的网状皱纹，另一面微凹，皱纹不甚明显。顶端钝，基部稍尖，有点状突起的种脐。质硬。气特异，味微辛。（图58-2）

（二）显微鉴别

粉末特征 粉末灰黑色。种皮表皮细胞棕色或棕褐色，长条形、多角形或不规则形，表面具有网状纹理。胚乳细胞众多，多破碎，有较多大的类圆形或长圆形纹孔，壁增厚。可见油滴。（图58-3）

（三）理化鉴别

薄层色谱 取本品粉末1g，加20ml甲醇超声提取30分钟，滤过，取滤液作为供试品溶液。精密称定亚

图58-2 韭菜子药材图

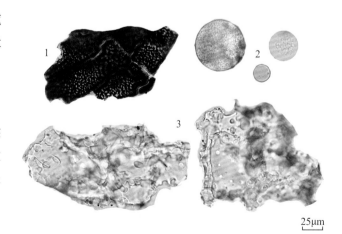

图58-3 韭菜子粉末图

1.种皮表皮细胞 2.油滴 3.胚乳细胞

油酸对照品，用甲醇溶解并制备成1ml/mg的溶液，作为对照品溶液。照薄层色谱法试验，取供试品溶液40μl、对照品溶液2μl，分别呈条带状点样于同一高效硅胶F$_{254}$板上，以石油醚（60～90℃）–丙酮（2：1，V/V）为展开剂，上行展开，展距7cm，取出，挥干后喷以10%硫酸乙醇溶液，105℃加热至斑点显色清晰，置于紫外光灯（366nm）下检视。供试品溶液色谱中，在与对照品溶液色谱相应位置上显相同的斑点。（图58-4）

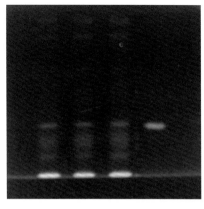

图58-4　韭菜子薄层色谱图
从左到右依次为三批不同产地韭菜子药材
及亚油酸对照品

【质量评价】以颗粒饱满、色黑、干净无杂质者为佳。

【化学成分】主要含有生物碱、甾体皂苷、挥发油以及核苷等成分。

1. 生物碱类　韭子碱甲（tuberosine A）、韭子碱乙（tuberosine B）、3-甲酰吲哚（3-formylindole）、3-吡啶羟酸（3-pyridine-carboxylic acid）、N-反式-阿魏酰基-3-甲基多巴胺（N-trans-feruloyl-3-methyldopamine），N-反式-香豆酰酪胺（N-trans-coumaroyl tyramine）[1]

2. 甾体皂苷类　烟草苷（nicotianoside C）、（22S)-cholest-5-ene-1β,3β,16β,22-tetraol-1-O-α-L-rhamnopy-ranosyl-16-O-β-D-gluco-pyranoside、26-O-β-D-吡喃葡糖基-（25R）-3β,22ξ,26-三羟基-5α-呋甾烷-3-O-β-马铃薯三糖苷、26-O-β-D-吡喃葡糖基-（25S)-3β,5β,6α,22β,26-五羟基-5β-呋甾烷-3-O-α-L-吡喃鼠李糖基-（1→4）-β-D-吡喃葡糖苷、3-O-α-L-吡喃鼠李糖基-3β,5β,6α,16β-四羟基孕烷16-［5-O-β-D-吡喃葡糖基-4（S)-甲基-5-羟基戊酸脂］[2]。

3. 挥发油　含硫化合物较多，其中含量较高的7种依次是：3-异丙基硫代丙酸、二烯丙基硫醚、二烯丙基二硫醚、1,3-二噻烷、糠基甲基硫醚、2,2-二甲硫基丙烷、双乙基硫代甲烷。除此之外，其他成分如正己醇、2-正戊基呋喃等含量也相对较高[3]。

4. 核酸及核苷类　腺嘌呤（adenine），尿嘧啶（uracil）、胸腺嘧啶（thymine）、胸腺嘧啶核苷（thymidine）、腺嘌呤核苷（adenosine）、2-羟基嘌呤核苷（2-hydroxyadenosine）。

5. 脂肪酸类　韭菜子油中不饱和脂肪酸以亚油酸和油酸为主；饱和脂肪酸以棕榈酸为主。

6. 其他　韭菜子中含有丰富的氨基酸与微量元素，以及粗纤维、维生素等。

【性味归经】辛、甘，温。归肝、肾经。

【功能主治】滋补肝肾，壮阳固精。用于肝肾亏虚，腰膝酸痛，阳痿遗精，遗尿尿频，白浊带下。

【药理作用】

1. 改善性功能的作用　韭菜子醇提取物有一定的温肾助阳作用，韭菜子提取物有温肾助阳的作用，可提高去势大鼠阴茎对外界刺激的兴奋性，并增加其耐寒、耐疲劳和自主活动的作用[4]；同样可增加去势小鼠体重，并且睾丸、精囊腺、包囊腺体重也增加[5]。

2. 改善免疫调节作用　韭菜子煎液可使环磷酰胺所致的免疫功能低下的小鼠巨噬细胞的吞噬功能和溶血空斑形成细胞数恢复正常，从而提高其非特异性免疫与体液免疫功能[6]。对于衰老小鼠，韭菜子煎液可整体调节衰老个体T淋巴细胞亚群的失调，提高IL-2、IgG水平，增强衰老小鼠的体液免疫与细胞免疫[7]。

3. 抗氧化与抗衰老作用　韭菜子生物碱浓度与其·OH自由基的清除及对铁氰化钾的还原能力呈线性正相关，总黄酮也有较强的体外抗氧化作用，能够有效清除DPPH自由基和·OH自由基。韭菜子水煎液可提高衰老小鼠红细胞膜SOD活性，显著降低血清过氧化脂质水平、脑组织脂褐素含量和肝单胺氧化酶活性，进而延缓机体衰老。

4. 其他　韭菜子水提取物能够延长小鼠的游泳时间和缺氧状况下的存活时间，增加正常小鼠的力竭时间，具有增强小鼠耐缺氧及抗疲劳作用的功效[8]。此外，韭菜子蛋白除具有较强的抗氧化活性，对大肠埃希菌、枯草芽孢杆菌等有一定的抑菌作用[9]，口服韭菜子煎剂治疗顽固性呃逆临床疗效佳[10]，采用韭菜子熏烟可治疗牙痛。

主要参考文献

[1] 桑圣民，毛士龙，劳爱娜，等.中药韭子中一个新酰胺成分[J].中草药，2000(04)：6-7.

[2] 肖苏萍.韭子中的孕烷型和呋甾烷型寡糖苷[J].国外医学（中医中药分册），2005(06)：45.

[3] 王雯萱，葛发欢，张湘东.韭菜子挥发油的GC-MS分析[J].中药材，2015，38(06)：1223-1224.

[4] 王成永，时军，桂双英，等.韭菜子提取物的温肾助阳作用研究[J].中国中药杂志，2005(13)：1017-1018.

[5] 何娟，李上球，刘戈，等.韭菜子醇提物对去势小鼠性功能障碍的改善作用[J].江西中医学院学报，2007(02)：68-70.

[6] 于艳.韭子增强非特异性免疫和体液免疫作用的实验研究[J].黑龙江医药科学，2006(01)：19-20.

[7] 王建杰，于艳，翟丽，等.韭子对老年小鼠免疫功能影响的实验研究[J].中国老年学杂志，2007(14)：1360-1361.

[8] 陶永梅，陈凤杰，胡爽，等.韭菜子水提取物耐缺氧和抗疲劳作用的实验研究[J].中国中医药科技，2015，22(04)：391-392.

[9] 孙婕，尹国友，吴郭杰，等.韭菜籽蛋白抑菌作用研究[J].中国食品添加剂，2015(03)：77-83.

[10] 彭小兰，李政文，肖萧.韭菜子治疗顽固性呃逆疗效观察[J].西南国防医药，2013，23(11)：1201-1202.

（中国中医科学院　周严严　樊小瑞　边宝林）

59. 禹州漏芦

Yuzhouloulu

ECHINOPSIS RADIX

【**别名**】华州漏芦、蓝刺头、火绒草、牛蔓头。

【**来源**】为菊科植物驴欺口*Echinops latifolius* Tausch.或华东蓝刺头*Echinops grijisii* Hance的干燥根。

【**本草考证**】本品始载于《神农本草经》，列为上品。《新修本草》载："茎叶似白蒿，花黄，生荚，长似细麻，如箸许，有四、五瓣，七月、八月后皆黑，异于众草蒿之类也"。本草记载与现今所用禹州漏芦基本一致[1]。

【**原植物**】

1. 驴欺口　多年生草本。茎直立，基部有残存的褐色纤维状撕裂叶柄，被蛛丝状绵毛。基生叶与下部茎叶长椭圆形或披针状椭圆形，长15～35cm，二回羽状分裂，一回侧裂片4～8对，二回为深裂或浅裂，裂片长椭圆形或斜三角形，顶端针刺状长渐尖。上部茎叶羽状半裂或浅裂。叶纸质，两面异色，上面绿色，下面灰白色，被密厚的蛛丝状绵毛。复头状花序多单生茎顶。头状花序长1.9cm。总苞片14～18个，外层苞片线状倒披针形，外面被稍稠密的短糙毛及腺点，边缘有长缘毛；中层倒披针形，自最宽处向上突然收窄成针刺状，长渐尖，边缘有稀疏短缘毛；内层长椭圆形，上部边缘有短缘毛，顶端刺芒状渐尖。小花蓝色，花冠裂片线形，花冠管上部有多数腺点。瘦果被淡黄色长直毛。冠毛量杯状，长1.2mm。花果期6～9月。（图59-1）

生于海拔120～2200m的山坡草地及山坡疏林下。分布于东北、内蒙古、甘肃（东部）、宁夏，河北、山西及陕西。

2. 华东蓝刺头　全部叶两面异色，上面绿色，下面白色或灰白色，被密厚的蛛丝状绵毛。复头状花序单生枝端或茎顶。头状花序长1.5～2cm。全部苞片24～28个。小花长1cm，花冠5深裂，花冠管外面有腺点。瘦果倒圆锥状，长1cm，被密厚的顺向贴伏的棕黄色长直毛，不遮盖冠毛。冠毛量杯状，长3mm。花果期7～10月。（图59-2）

生于海拔100～800m山坡草地。分布于辽宁（南部）、浙江、山东、安徽、江苏、福建等地。

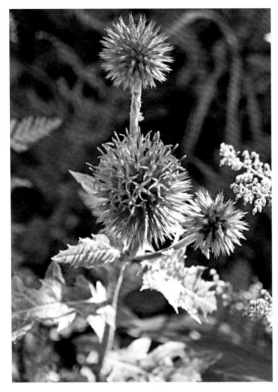

图59-1　驴欺口

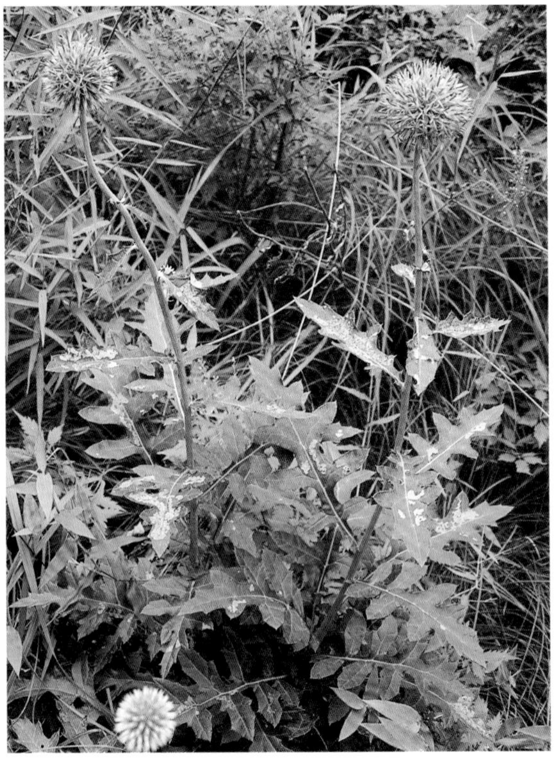

图59-2　华东蓝刺头（刘冰　摄）

【**主产地**】主产于辽宁（南部）、河南、浙江、山东、安徽、江苏、福建、内蒙古、山西等地区。禹州漏芦道地产区古代记载有乔山（今子午岭）、秦州（今甘肃天水）、海州（今江苏连云港）、单州（今山东单县）等地。今以河南禹州为道地产区[1]。

【**栽培要点**】

1.**生物学特性**　喜温暖低湿气候，怕热雨、忌涝。以向阳坡地或沙质土壤为宜，黏质土不宜。适宜生长温度18～22℃[2]。

2.**栽培技术**　种系繁殖为主。6月下旬开始育苗，选择傍晚或阴天穴栽；当年不开花，次年清明后返青出苗。第3年选择粗壮植株留种，其余打去花顶，促进根系发达[2]。

3.**病虫害**　病害：根腐病等。虫害：蛴螬、蝼蛄等[2]。

【**采收与加工**】禹州漏芦生长3年（实际2年半）后可以采收。10月中下旬待地上部分枯萎时采挖。采挖前割去枯叶，再深挖出根，除净残留叶柄，洗净泥土即成。晒至6～7成干后，捆扎成1kg的小把，继续晒干。或趁鲜切片，片厚2～3mm，再晒干或烘干[2]。

【**药材鉴别**】

（一）性状特征

本品呈类圆柱形，稍扭曲，长10～25cm，中部直径0.5～1.5cm。表面灰黄色或灰褐色，具纵皱纹，顶端有纤维状棕色硬毛。质硬，不易折断，断面皮部褐色，木部呈黄黑相间的放射状纹理。气微，味微涩[3]。（图59-3）

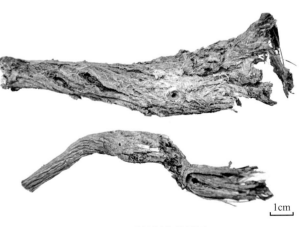

图59-3　禹州漏芦药材图

（二）显微鉴别

横切面　后生皮层为10余列细胞，细胞类长方形或多边形，略切向延长，细胞壁薄，木栓化或微木化。皮层由2~8层薄壁细胞组成，类圆形或不规则形；有数十个呈切向延长的长圆形树脂道，树脂道为裂生式，周围有多个小细胞。中柱鞘由2~3层薄壁细胞组成。韧皮部外侧有多数径向延长的裂隙，并有类圆形分泌腔，直径46~180μm；可见少数石细胞，多单个散在或多个相聚，木化；纤维众多，单个或数十个成束，排列成放射状，木化。射线由2~5列薄壁细胞组成，韧皮射线外侧弯曲。形成层明显，呈环状。木质部由导管、管胞、木纤维和木薄壁细胞组成；纤维存在于木射线中，排列呈放射状[4]。（图59-4）

（三）理化鉴别

薄层色谱　取本品粉末1g，加甲醇10ml，超声处理30分钟，滤过，滤液作为供试品溶液。另取α-三联噻吩对照品，加甲醇制成每1ml含0.8mg的溶液，作为对照品溶液。照薄层色谱法试验，吸取供试品溶液5μl、对照品溶液2μl，分别点于同一硅胶G薄层板上，以石油醚（60~90℃）为展开剂，展开，取出，晾干，喷以10%硫酸乙醇溶液，在105℃加热至斑点显色清晰。供试品色谱中，在与对照品色谱相应的位置上，显相同颜色的斑点。

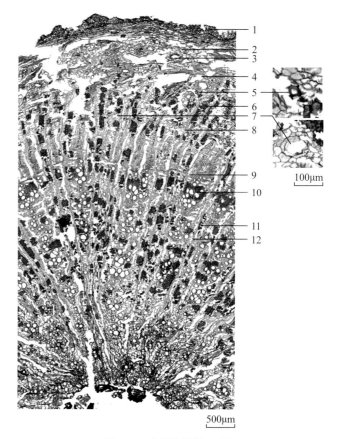

100μm

500μm

图59-4　禹州漏芦横切面图

1. 后生皮层　2. 皮层　3. 树脂道　4. 裂隙
5. 石细胞　6. 纤维束　7. 分泌腔　8. 韧皮射线
9. 形成层　10. 木质部　11. 木质部纤维　12. 木射线

【质量评价】以条粗大、质坚实、色灰黄者为佳。采用高效液相色谱法测定，本品按干燥品计算，含α-三联噻吩（$C_{12}H_8S_3$）不得少于0.20%。

【化学成分】

1. 驴欺口　主要成分为噻吩、萜、甾体、芳香化合物、黄酮、生物碱和糖等，其中噻吩是其特征成分和有效成分[5, 6]。噻吩主要有三联噻吩、二联噻吩及单噻吩三类，目前已有报道的噻吩包括5-（丁烯-3-炔-1）-2,2'-联噻吩［5-（but-3-en-1-ynyl）-2,2'-bithiophene］、5-氨甲酰基-2,2'-联噻吩（5-carbamoyl-2,2'-bithiophene）、5-（3-异戊酰氧基-4-羟基丁炔-1）-2,2'-联噻吩[5-（3-isovaleroyloxybut-4-hydroxybut-1-ynyl）-2,2'-bithiophene]、α-三联噻吩（α-terthienyl）、5-{4-[2-（1,3-戊二炔基）-5-（4-羟基丁炔-1）-噻吩]-2,2'-联噻吩[5-{4-[4-（5-pent-1,3-diynyl-thiophen-2-yl）-but-3-ynyloxy]-but-1-ynyl}-2,2'-bithiophene]、卡多帕亭（cardopatine）、异卡多帕亭（isocardopatine）等。

2. 华东蓝刺头　主要成分为噻吩、苯丙素、挥发油、萜、甾体等，其中噻吩是其特征成分和有效成分[7, 8]。目前已有报道的噻吩包括2-（3,4-二羟基丁炔-1）-5-（丙炔-1）噻吩[2-（3,4-dihydroxybut-1-ynyl）-5-（prop-1-ynyl）thiophene]、2-（丙炔-1）-5-（5,6-二羟基己二炔-1,3）噻吩[2-（prop-1-ynyl）-5-（5,6-dihydroxypenta-1,3-diynyl）thiophene]、5-乙酰基-2,2'-联噻吩（5-acetyl-2,2'-bithiophene）、2-（丙炔-1）-5-乙二醇-2,2'-联噻吩（arctinol-b）、α-三联噻吩（α-terthienyl）、5-乙酰基-α-三联噻吩（5-acetyl-α-terthienyl）、5-羧基-α-三联噻吩（5-carboxyl-α-terthienyl）、echinothiophene、echinothiophenegenol、卡多帕亭（cardopatine）、异卡多帕亭（isocardopatine）等。

【性味归经】苦、寒。归胃经。

【功能主治】清热解毒，消痈，下乳，舒筋通脉。用于乳痈肿痛，痈疽发背，瘰疬疮毒，乳汁不通，湿痹拘挛。

【药理作用】

1. 抗肿瘤活性　禹州漏芦脂溶性部位可诱导癌细胞凋亡，抑制癌细胞G_0/G_1期增殖，具有抗肿瘤作用。禹州漏芦能诱导人多发性骨髓瘤U266细胞凋亡[9]。

2. 保肝作用　蓝刺头及华东蓝刺头醇提部位能改善CCl_4所致的大鼠肝坏死和肝功能紊乱[6, 8]。

3. 抗炎作用　α-三联噻吩对二甲苯所致实验小鼠耳肿胀具有抑制作用。华东蓝刺头及蓝刺头醇提液对角叉菜胶所致的小鼠足部肿胀具有明显的改善作用[6, 8]。

4. 抗菌作用　禹州漏芦乙酸乙酯和正丁醇部位对金黄色葡萄球菌、枯草芽孢杆菌和铜绿假单胞菌有抑菌作用。蓝刺头粗多糖成分对大肠埃希菌有一定抑菌作用。禹州漏芦的三联噻吩成分具有强抗真菌活性[6]。

5. 其他作用　禹州漏芦对糖尿病小鼠胰腺组织具有保护作用。蒙药蓝刺头可以改善骨质量，预防骨质疏松[6]。

【用药警戒或禁忌】禹州漏芦成分α-三联噻吩的发光值与照射剂量（$1.0 \times 10^{-9} \sim 2.5 \times 10^{-2}$g/L）存在量效关系，提示禹州漏芦在临床应用时存在导致光毒性的风险，应谨慎合理用药[6, 9]。

【分子生药】

遗传标记　基于DNA条形码的分子鉴定：ITS2序列和GenBank中20条禹州漏芦相关近缘混伪品序列，建立禹州漏芦及漏芦混伪品的DNA条形码鉴定方式，准确鉴别禹州漏芦与漏芦药材的混淆品[10]。

主要参考文献

[1] 李喜凤，余云辉，邱天宝，等.禹州漏芦的本草考证[J].时珍国医国药，2011，22(11)：2750-2751.

[2] 孙伟.漏芦栽培技术[J].特种经济动植物，2000(2)：20.

[3] 陈士林，林余霖.中国药用植物原色图鉴[M].福州：福建科学技术出版社，2016，1620-1626.

[4] 陈代贤，郭月秋.中药真伪质量快速影像检定:下册[M].北京：人民卫生出版社，2012：268.

[5] 汪毅.禹州漏芦化学成分及其生物活性研究[D].沈阳：沈阳药科大学，2008.

[6] 张冬艳，杨雷，薛培凤，等.药用植物蓝刺头的研究进展[J].中国药师，2015，18(11)：1966-1967.

[7] 金文荣.华东蓝刺头化学成分及其生物活性研究[D].杭州：浙江大学，2008.

[8] 刘叶冠，崔亚君，张爱岩，等.华东蓝刺头地上部分化学成分研究[J].中草药，2002，33(1)：18-20.

[9] Lin CC, Yen MH, Chiu HF, et al. The pharmacological and pathological studies on Taiwan folk medicine（Ⅳ）: The effect s of Echinops grijisii and E. latifolius [J]. Am J Chin Med, 1990, 18(3-4): 113-120.

[10] 陈江平，侯典云，严绪华，等.基于ITS2序列的禹州漏芦和漏芦药材基因识别[J].世界科学技术-中医药现代化，2016，18(2)：202-208.

（中国医学科学院药用植物研究所　邹忠梅　贾红梅）

60. 洋地黄叶

Yangdihuangye

DIGITALIS PURPUREAE FOLIUM

【别名】毛地黄、地钟花、紫花洋地黄。

【来源】为玄参科植物紫花洋地黄*Digitalis purpurea* L.的干燥叶。

【原植物】二年或多年生直立草本，高60～120cm，茎单生或数条成丛。除花冠外，全体被灰白色短柔毛及腺毛，有时茎上几无毛。基生叶多数成莲座状，叶柄具狭翅，长2～8cm；叶片呈卵状披针形至宽卵形，先端尖或钝，基部渐狭，叶缘具带短尖的圆齿，少锯齿，叶片下面网状脉明显；下部茎生叶与基生叶同形，向上渐小，叶柄短至无柄而成为苞片。总状花序顶生。花萼呈钟状，长约1cm，果期略增大，5裂几达基部；裂片呈矩圆状卵形，先端钝至急尖；花冠多呈紫红色，内面具深色斑点，长3～4.5cm，筒状钟形，檐部短，上唇2浅裂，下唇3裂，先端被白色柔毛；雄蕊4，2强；柱头2裂。蒴果呈卵形，长约1.5cm；种子短棒状，被蜂窝状网纹及极细柔毛。花期5～6月，果期6～7月。（图60-1）

原产于欧洲，我国多地有栽培。

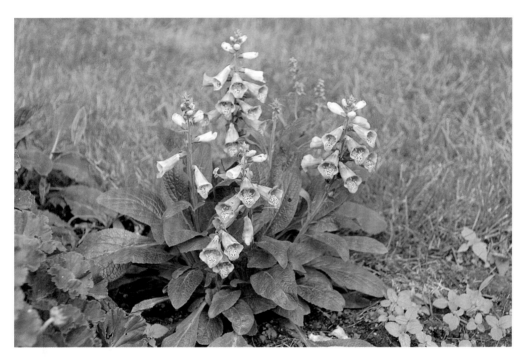

图60-1　紫花洋地黄（李敏　摄）

【主产地】主产于浙江杭州。

【栽培要点】

1.生物学特性　喜温暖湿润及阳光充足的环境，耐寒，生长适温为13～15℃。畏多雨、积水和高温，耐半阴、干旱[1]。

2.栽培技术　可采用大棚或温室育苗移栽，或露天直播。南方采用平畦或高畦育苗，北方多采用阳畦育苗。需肥量较大，喜持续100～150mg/kg的液态氮肥，湿度宜保持在2～4标准水平之间（标准4是指基质的湿度保持在接触时可感知潮湿但没有浸透）；梅雨季节时注意排水，防止因积水受涝而烂根。生长期每半个月施肥1次，注意肥液勿沾污叶片，抽苔时增施1次磷、钾肥[1]。

3.病虫害　病害：枯萎病和花叶病；虫害：蚜虫。

【采收与加工】一般从栽培后第二年6月开始陆续采摘叶子，宜在晴天中午后采收，采收后在55～60℃以下迅速干燥。

【药材鉴别】

（一）性状特征

本品多皱缩、破碎，完整叶片展平后呈卵状披针形至宽卵形，长5～30cm，宽4～10cm。叶端钝圆或较尖；叶缘有圆齿，上表面暗绿色，微有毛，叶脉下陷；叶下表面淡灰绿色，多毛，叶脉显著突出呈网状。基生叶有翅状长柄，茎生叶有短柄或无柄，横切面呈扁三角形。质脆，气微，味苦。

（二）显微鉴别

1. 横切面　上表皮细胞类长方形，大小不一；下表皮细胞扁小，有时与海绵组织脱离；上下表皮均有非腺毛和腺毛分布；栅栏细胞1列，较短，少有2列；海绵细胞5～8列，两者区别不甚明显；主脉上面凹陷，下面显著突出；维管束外韧型，木质部呈新月形，导管排列成行，韧皮部细胞细小；维管束四周有厚角组织，以韧皮部下侧较为发达；主脉上、下表皮内方有厚角细胞2～5列。（图60-2）

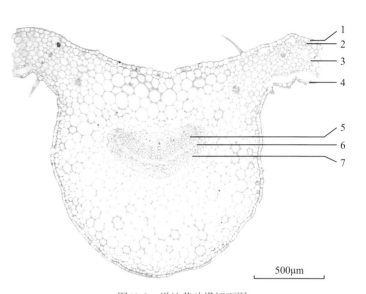

图60-2　洋地黄叶横切面图

1. 上表皮　2. 栅栏组织　3. 海绵组织　4. 下表皮　5. 木质部
6. 韧皮部　7. 厚角组织

2. 粉末特征　粉末黄绿色或灰绿色。上表皮细胞垂周壁略弯曲至波状弯曲，下表皮细胞垂周壁波状弯曲；气孔不定式，下表皮较多；腺毛有两种：一种头部为2细胞，柄部为1～2细胞；另一种头部单细胞，柄部为1～4细胞；非腺毛由2～7个细胞组成，表面有细小疣状突起，顶端细胞钝圆或较尖，中部常有1～2细胞缢缩。（图60-3）

（三）理化鉴别

1. 显色反应　对一般强心苷类成分的化学试验均呈阳性反应。

2. 薄层色谱　取本品粉末1g，加水3ml，置35℃水浴中浸泡1.5小时，加60%乙醇20ml与醋酸铅试液10ml，混匀，加热回流10分钟，放冷，离心，取上清液，用三氯甲烷提取2次，每次15ml，合并三氯甲烷液，用2%氢氧化钠溶液5ml洗涤，静置，弃去氢氧化钠液，再用水10ml洗涤，取三氯甲烷液（必要时离心）加无水硫酸钠

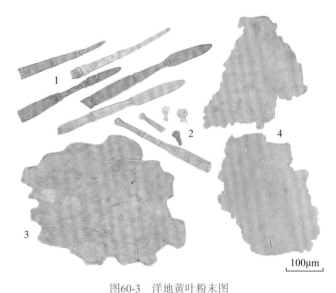

图60-3　洋地黄叶粉末图

1. 非腺毛　2. 腺毛　3. 上表皮细胞及气孔　4. 下表皮细胞及气孔

脱水，滤过，滤液蒸干，残渣加三氯甲烷2ml使溶解，作为供试品溶液。另取洋地黄毒苷与羟基洋地黄毒苷对照品，加三氯甲烷制成每1ml中含洋地黄毒苷1mg与羟基洋地黄毒苷0.4mg的混合溶液，作为对照品溶液。照薄层色谱法试验，吸取供试品溶液10～20μl，对照品溶液10μl，分别点于同一硅胶G薄层板上，以乙酸乙酯-甲醇-水（16∶1∶1）为展开剂，展开，取出，晾干，喷以25%三氯醋酸乙醇溶液与1%氯胺T溶液（8∶2）的混合溶液，在105℃烘约10分钟，置紫外光灯（365nm）下检视。供试品色谱中，在与对照品色谱相应的位置上，显相同颜色的斑点。

【质量评价】效价测定：照洋地黄生物检定法测定。每1g的效价不得少于10个洋地黄单位。

【化学成分】主要成分为强心苷、甾醇及甾体皂苷、苯乙醇苷等，其中强心苷是其特征成分和主要有效成分。

1. 强心苷类　有紫花洋地黄苷（purpurea glycoside）A和B、洋地黄毒苷（digitoxin）、16-羟基洋地黄毒苷（gitoxin）、地高辛（digoxin）、洋地黄次苷（strospeside）、吉他洛苷（gitatoxin）、吉他洛次苷（verodoxin）、葡吉他洛苷（glucogitaloxin）等[2]。

2. 甾醇及甾体皂苷类　有谷甾醇（sitosterol）、胆固醇（cholesterol）等。除了常见的植物甾醇外，洋地黄叶还含有稀有甾醇、甾醇酯和甾醇糖苷，如洋地黄富林苷（digifolein）、F-芰皂苷（F-gitonin）、紫花芰皂苷（purpureagitoside）、洋地黄皂苷（digitonin）、提果皂苷（tigonin）等[2]。

3. 苯乙醇及其苷类　主要是咖啡酰苯乙醇葡萄糖苷（caffeoyl phenylethanoid glycosides）类，如cornoside、plantamajoside、purpureaside B等[2]。

此外，洋地黄叶中还含有黄酮类、蒽醌类等成分[2]。

【功能主治】强心，利尿。适用于心力衰竭，水肿。仅供生产制剂用。

【药理作用】

1. 强心作用　强心苷可抑制膜结合的Na^+，K^+-ATP酶活性，促进Na^+-Ca^{2+}交换，增强心肌收缩力，称为正性肌力作用。

2. 抗炎作用　给予视网膜病变大鼠洋地黄双苷眼用凝胶后，其IL-6和TNF-α表达水平明显降低且具有显著性差异（$P<0.01$），推测可能是洋地黄毒苷及七叶亭苷通过抑制炎症介质的生成和VEGF、bFGF介导的血管内皮细胞增殖，从而发挥保护及治疗作用[3]。

3. 抗病毒作用　洋地黄毒苷可抑制HSV-1病毒复制，EC_{50}为50nmol/L。对65种甾醇苷进行了抗疱疹筛选，发现glucoevatromonoside的活性最强，在纳摩尔浓度下可抑制HSV-1病毒和HSV-2病毒复制[2]。

4. 抗癌作用　地高辛对不同肿瘤细胞的生长具有抑制作用，其机制为通过线粒体和NADPH氧化酶两条途径诱导肿瘤细胞活性氧明显升高，引起肿瘤细胞DNA损伤、坏死和自噬[4]。

【用药警戒或禁忌】洋地黄叶含有洋地黄毒苷、地高辛等强心苷，安全范围狭窄，具有蓄积中毒作用。同时有实验表明低血钾状态下应用强心苷容易引起心律失常，低血钾患者应慎用强心苷类药物[5]。免疫组织化学研究表明，给予1mg/（kg·d）及5mg/（kg·d）地高辛的健康小鼠的NF-κB和CaV1.2表达水平提高，且5mg/（kg·d）剂量组在第7天时心肌坏死和细胞浸润更严重，提示地高辛具有一定的心脏毒性[6]。

主要参考文献

[1] 李艳杰. 毛地黄的栽培与管理[J]. 吉林蔬菜，2011(5)：92.

[2] Kreis W. The Foxgloves (Digitalis) Revisited[J]. Planta Medica, 2017, 83(12/13): 962-976.

[3] 李凤华，刘春娜，刘新宇，等. 洋地黄双苷眼用凝胶对大鼠糖尿病视网膜病变中细胞因子及炎症介质的影响[J]. 中成药，2015，37(7)：1570-1573.

[4] 王慧慈. 氧化应激介导地高辛诱导的肺癌细胞死亡[D]. 石家庄：河北医科大学，2015.

[5] 汤依群，许昊男，李云，等. 低血钾家兔模型中洋地黄心脏毒性的观察[J]. 医学理论与实践，2017，30(20)：2973-2974 + 2989.

[6] Farghaly H. S., Ashry I. E., Hareedy M. S. High doses of digoxin increase the myocardial nuclear factor-κB and CaV1.2 channels in healthy mice. A possible mechanism of digitalis toxicity[J]. Biomedicine & Pharmacotherapy, 2018(105): 533-539.

（北京大学药学院　黄熙凯　李耀利　蔡少青）

61. 桃仁

Taoren

PERSICAE SEMEN

【别名】大桃仁、毛桃仁、扁桃仁、桃花、桃核仁[1]。

【来源】为蔷薇科植物桃*Prunus persica*（L.）Batsch或山桃*Prunus davidiana*（Carr.）Franch.的干燥成熟种子。

【本草考证】本品始载于《神农本草经》，列为下品。《本草衍义》载："桃品亦多，京畿有白桃，光，小于众桃，不益脾。有赤点斑而光如涂油。山中一种，正是《月令》中桃始华者，但花多子少，不堪啖，惟堪取仁。《唐文选》谓'山桃，发红萼'者，是矣。"《本草纲目》载："时珍曰：桃品甚多，易于栽种，且早结实。五年宜以刀其皮，出其脂液，则多延数年。其花有红、紫、白、千叶、二色之殊，其实有红桃、绯桃、碧桃、细桃、白桃、乌桃、金桃、银桃、胭脂桃，皆以色名者也。有绵桃、油桃、御桃、方桃、匾桃、偏核桃，皆以形名者也。有五月早桃、十月冬桃、秋桃、霜桃，皆以时名者也。并可供食。惟山中毛桃，即《尔雅》所谓桃者，小而多毛，核粘味恶。其仁充满多脂，可入药用，盖外不足者内有余也。"这里表现了桃树品种众多，其命名主要依据果实颜色、形态和结果时期而分。本草记载与现今所用桃仁基本一致。

【原植物】

1. 桃　落叶小乔木，高达3～8m。树皮暗红褐色，老时粗糙呈鳞片状；小枝细长，无毛，有光泽，绿色，向阳处转变成红色，具大量小皮孔；叶片长圆披针形、椭圆披针形或倒卵状披针形，长7～15cm，宽2～3.5cm，先端渐尖，基部宽楔形，上面无毛，下面在脉腋间具少数短柔毛或无毛，叶边具细锯齿或粗锯齿；花单生，先于叶开放，直径2.5～3.5cm；花梗极短或几无梗；花瓣长圆状椭圆形至宽倒卵形，粉红色，罕为白色；果实形状和大小均有变异，卵形、宽椭圆形或扁圆形，直径（3）5～7（12）cm，长几与宽相等，色泽变化由淡绿白色至橙黄色，常在向阳面具红晕，外面

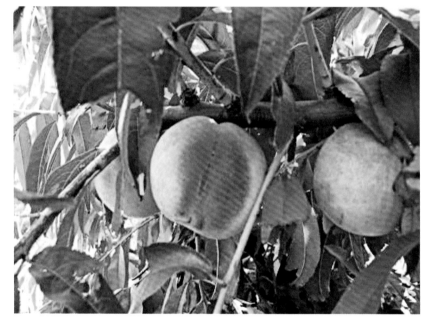

图61-1　桃

密被短柔毛，稀无毛，腹缝明显；果梗短而深入果洼；果肉白色、浅绿白色、黄色、橙黄色或红色，多汁有香味，甜或酸甜；核大且硬，离核或粘核，椭圆形或近圆形，两侧扁平，顶端渐尖，表面具纵、横沟纹和孔穴；种子1枚，扁卵状心形，种仁味苦，稀味甜。花期3～4月，先叶开放。果实成熟期因品种而异，通常为6～7月。（图61-1）

全国各地普遍栽培。

2. 山桃　落叶小乔木，高5～9m。树皮暗紫色，光滑；小枝细长，直立，幼时无毛，老时褐色。叶互生，托叶早落，叶片卵状披针形，长5～13cm，宽1.5～4cm，先端渐尖，基部楔形，两面无毛，叶边具细锐锯齿；叶柄长1～2cm，无毛，常具腺体。花单生，先于叶开放，直径2～3cm；花梗极短或几无梗；花萼无毛；萼筒钟形；萼片卵形至卵状长圆形，紫色，先端圆钝；花瓣倒卵形或近圆形，长10～15mm，宽8～12mm，粉红色，先端圆钝，稀微凹；

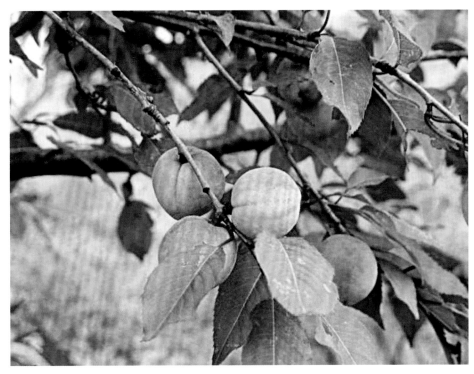

图61-2　山桃

雄蕊多数，几与花瓣等长或稍短；子房被柔毛，花柱长于雄蕊或近等长。果实近球形，直径2.5～3.5cm，淡黄色，外面密被短柔毛，果梗短而深入果洼；果肉薄而干，不可食，成熟时不开裂；核球形或近球形，两侧不压扁，顶端圆钝，基部截形，表面具纵、横沟纹和孔穴，与果肉分离。种子1枚，棕红色。花期3～4月，果期6～7月。（图61-2）

多生于石灰岩的山谷中。分布于辽宁、河北、河南、山东、山西、四川、云南、贵州、陕西等地。

【主产地】桃仁主产于甘肃、山东、山西、河北、安徽等地，山桃仁主产于甘肃、河南、山东、陕西等地。

【栽培要点】

1. 生物学特性　桃树喜光性很强，若是光照不足将会影响根系的发育和花芽的生长，严重的甚至会造成落花落果率高、果品质量差。桃树对土壤的要求不是很高，只需要保证排水性好、砂质通透即可。桃树的温度适应范围较广，从平原到海拔3000m的高山都能种植，只要年平均气温能够保证在12～17℃，桃树都能够正常的生长发育[2]。

2. 栽培技术　以嫁接为主，也可用播种、扦插和压条法繁殖。秋播者翌年发芽早，出苗率高，生长迅速且强健。春季用硬枝扦插，梅雨季节用软枝扦插。扦插枝条必须生长健壮，充实。

3. 病虫害　病害：桃流胶病、桃细菌性穿孔病、桃疮痂病、桃炭疽病等。虫害：桃蚜、桃蛀螟、桃潜叶蛾、小绿叶蝉等[3]。

【采收与加工】夏季6～7月桃子成熟后采收。除去果肉和核壳，取出种子，晒干。

【商品规格】根据不同基原，将桃仁药材分为"桃仁""山桃仁"两个规格。在各规格下，根据种仁大小、整仁率划分为3个等级。

【药材鉴别】

（一）性状特征

1. 桃仁　呈扁长卵形，长1.2～1.8cm，宽0.8～1.2cm，厚0.2～0.4cm。表面黄棕色至红棕色，密布颗粒状突起。一端尖，中部膨大，另端钝圆稍偏斜，边缘较薄。尖端侧有短线形种脐，圆端有颜色略深不甚明显的合点，自合点处散出多数纵向维管束。种皮薄，子叶2，类白色，富油性。气微，味微苦。（图61-3）

2. 山桃仁　呈类卵圆形，较小而肥厚，长约0.9cm，宽约0.7cm，厚约0.5cm。（图61-4）

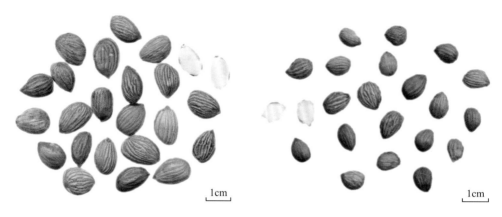

图61-3　桃仁药材图　　　　　　　　　图61-4　山桃仁药材图

（二）显微鉴别

横切面　种皮由数列薄壁细胞组成，石细胞散在。维管束通过种皮。外胚乳在种皮下，由一列颓废细胞组成。内胚乳为1至数列长方形至方形细胞，含糊粉粒及油滴。子叶由多角形薄壁细胞组成，含糊粉粒、草酸钙结晶及油滴。初生维管束散布于子叶中。草酸钙结晶玫瑰状，散在种皮及子叶中[4]。（图61-5）

（三）理化鉴别

薄层色谱　取本品粗粉2g，加石油醚（60～90℃）50ml，加热回流1小时，滤过，弃去石油醚液，药渣再用石油醚25ml洗涤，弃去石油醚，药渣挥干，加甲醇30ml，加热回流1小时，放冷，滤过，取滤液作为供试品溶液。另取苦杏仁苷对照品，加甲醇制成每1ml含2mg的溶液，作为对照品溶液。照薄层色谱法试验，吸取上述两种溶液各5μl，分别点于同一硅胶G薄层板上，

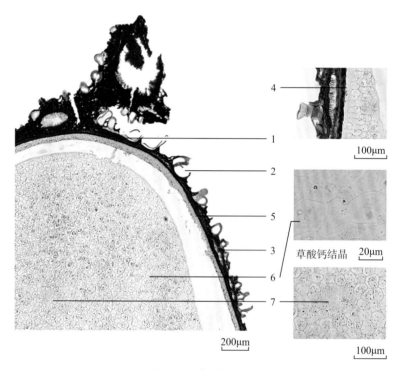

图61-5　桃仁横切面图

1. 种皮细胞　2. 种皮外石细胞　3. 种皮内维管束
4. 外胚乳颓废细胞　5. 内胚乳细胞　6. 子叶　7. 初生维管束

以三氯甲烷–乙酸乙酯–甲醇–水（15：40：22：10）5～10℃放置12小时的下层溶液为展开剂，展开，取出，立即喷以磷钼酸硫酸溶液（磷钼酸2g，加水20ml使溶解，再缓缓加入硫酸30ml，混匀），在105℃加热至斑点显色清晰。供试品色谱中，在与对照品色谱相应的位置上，显相同颜色的斑点。

【质量评价】以粒大、饱满、种皮完整者为佳。采用高效液相色谱法测定，本品按干燥品计算，含苦杏仁苷（$C_{20}H_{27}NO_{11}$）不得少于2.0%。

【化学成分】主要含脂肪油45%，苦杏仁苷约3.6%，挥发油0.4%。脂肪油中主含油酸甘油酯和少量亚油酸甘油酯。另含苦杏仁酶等[5]。

1. 苷类　氰苷。其中，苦杏仁苷的量为1.5%～3%，还含有微量的野樱苷。

2. 脂肪酸类　棕榈酸、硬脂酸、油酸、亚油酸4种。其中，不饱和脂肪酸（油酸和亚油酸）的含量为85%～93%。

3. 其他成分　蛋白质、甾醇及其糖苷、黄酮及其糖苷、维生素类成分等。

【性味归经】苦、甘，平。归心、肝、大肠经。

【功能主治】活血祛瘀，润肠通便，止咳平喘。用于经闭痛经，癥瘕痞块，肺痈肠痈，跌扑损伤，肠燥便秘，咳嗽气喘。

【药理作用】

1. 抗凝血作用　桃仁的醇提取物有抗凝血作用和弱的溶血作用，其所含三油酸甘油酯具有抗凝血活性，凝血时间延长率37%，其对改善血液流变性有一定作用[6]。

2. 润肠通便作用　桃仁中含45%脂肪油，可润滑肠道，利于排便[7]。

3. 保护呼吸系统　桃仁和杏仁均含有苦杏仁苷，因此常常联用以发挥止咳平喘的作用。桃仁中所含的苦杏仁苷水解生成的氢氰酸小剂量可镇静呼吸中枢，使呼吸运动趋于平缓而止咳[8]。

4. 抗炎作用　从桃仁中分离出的蛋白质F、蛋白质G、蛋白质B成分对二甲苯所致的小鼠耳部急性炎症反应有显著抑制作用。

【用药警戒或禁忌】桃仁中含有苦杏仁苷，水解生成的苦杏氰不稳定，遇热可分解生成苯甲酸和氢氰酸（HCN），HCN有剧毒，可与细胞线粒体内的细胞色素氧化酶三价铁起反应，引起组织细胞呼吸的抑制，严重者可导致死亡[9]。所以，食用桃仁切记不宜过量。

主要参考文献

[1] 颜永刚. 桃仁质量研究[D]. 成都：成都中医药大学，2008.

[2] 唐黎标. 大棚桃树高产栽培技术[J]. 烟台果树，2016(3)：42-43.

[3] 刘新芸. 桃树栽培技术与病虫害管理的相关分析[J]. 农家参谋，2018(23)：80.

[4] 中华人民共和国香港特别行政区卫生署，香港中药材标准[M]. 中华人民共和国香港特别行政区卫生署，2005：281.

[5] Koprivica MR, Trifkovic JD, Dramicanin AM, et al. Determination of the phenolic profile of peach (*Prunus persica* L.) kernels using UHPLC-LTQ OrbiTrap MS/MS technique [J]. European Food Research and Technology, 2018, 244(11): 2051-2064.

[6] 林小明. 桃仁化学成分和药理作用研究进展[J]. 蛇志，2007(2)：130-132.

[7] 赵强，李莹，孔令升，等. 桃仁化学成分及药理作用研究进展[J]. 天水师范学院学报，2008(02)：56-59.

[8] 许筱凰，李婷，王一涛，等. 桃仁的研究进展[J]. 中草药，2015，46(17)：2649-2655.

[9] 吾热娅提古丽·克维尔，艾百拉·热合曼，依米提·热合曼. 苦杏仁苷研究进展[J]. 绿色科技，2015(10)：286-288.

（天津大学药物科学与技术学院　高文远　李霞　许馨丹）

62. 桃枝

Taozhi

PERSICAE RAMULUS

【别名】桃树枝。

【来源】为蔷薇科植物桃*Prunus persica*（L.）Batsch的干燥枝条。夏季采收，切段，晒干。

【本草考证】【原植物】【栽培要点】参见"桃仁"。

【主产地】主产于河北、山西、甘肃、山东、四川、云南等地。

【采收与加工】桃枝于夏季6～7月采收。加工方法为切段，晒干。

【药材鉴别】

（一）性状特征

本品呈圆柱形，长短不一，直径0.2～1cm，表面红褐色，较光滑，有类白色点状皮孔。质脆，易折断，切面黄白色，木部占大部分，髓部白色。气微，味微苦、涩。（图62-1）

（二）显微鉴别

横切面 表皮细胞有时残留，木栓细胞数列至10余列。皮层由10多层排列疏松的类圆形薄壁细胞组成。韧皮纤维断续排列成环。形成层明显。木质部射线单列；导管常单个散在，类圆形，呈放射状排列；木纤维较发达。髓部细胞壁略厚，木化。薄壁细胞含棕色物和草酸钙簇晶，簇晶棱角钝，直径18～80μm。（图62-2）

（三）理化鉴别

薄层色谱 取本品粉末0.5g，加乙醇30ml，加热回流1小时，放冷，滤过，滤液浓缩至5ml，加水25ml，用乙酸乙酯振摇提取2次，每次20ml，合并乙酸乙酯液，蒸干，残渣加甲醇1ml使溶解，作为供试品溶液。另取桃枝对照药材0.5g，同法制成对照药材溶液。照薄层色谱法试验，吸取上述两种溶液各5μl，分别点于同一用4%醋酸钠溶液制备的硅胶G薄层板上，以甲苯–乙酸乙酯–甲酸（5∶4∶1）为展开剂，展开，取出，晾干，喷以3%三氯化铝乙醇溶液，置紫外光灯（365nm）下检视。供试品色谱中，在与对照药材色谱相应的位置上，显相同颜色的荧光斑点。

【质量评价】以表面红褐色，较光滑，有类白点状皮孔，质脆，断面黄白色者为佳。水分不得过15.0%，总灰分不得过2.0%。照醇溶性浸出物测定法项下的热浸法测定，用稀乙醇作溶剂，浸出物不得少于5.0%。

【化学成分】主要含有糖类、黄酮类、苯甲醛等成分[1-2]。

1. 糖类 糖类成分包括酰化蔗糖、酰化葡萄糖。

2. 黄酮类 桃枝中分离纯化的化合物中含有黄酮类物质。

3. 其他成分 苯甲醛、鞣质、有机酸、挥发油、甾体等成分[3]。

【性味归经】苦，平。归心、肝经。

【功能主治】活血通络，解毒杀虫。用于心腹刺痛，风湿痹痛，跌打损伤，疮癣。

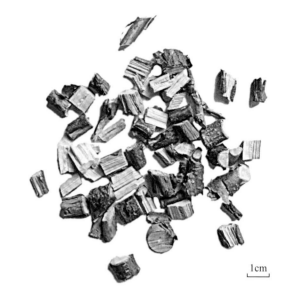

图62-1 桃枝药材图

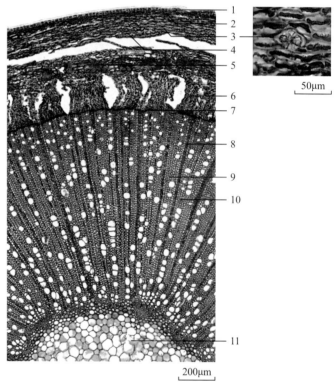

图62-2 桃枝横切面图

1. 表皮细胞 2. 木栓细胞 3. 草酸钙簇晶 4. 皮层 5. 韧皮纤维
6. 韧皮部 7. 形成层 8. 木射线 9. 导管 10. 木纤维 11. 髓

【药理作用】桃枝有祛除风寒湿痹、治疗四肢麻木寒冷阴疽等症之功。桃枝熏疗法又名桃枝灸法，在《本草纲目》中称"神针火"。其方法是将干枯桃枝截成八九寸长，将一头点燃患处灸之，以皮肤熏灼成桃红色有温热感为度。在临床上有治疗下肢瘫痪的实例[4]。

主要参考文献

[1] 高磊.独子藤种子和桃枝化学成分及其生物活性研究[D].北京：中国科学院大学，2017.

[2] 郝俊杰，王祥培，李雨生，等.桃枝挥发油化学成分的GC-MS分析[J].中国实验方剂学杂志，2010，16(16)：45-48.

[3] 杨立勇，李欣灿，罗楷，等.桃枝的化学成分定性研究[J].贵阳中医学院学报，2014，36(2)：9-11.

[4] 承邦彦.桃枝熏疗法治下肢瘫痪[J].中医外治杂志，1998(2)：3-5.

（天津大学药物科学与技术学院　高文远　李霞　许馨丹）

63. 柴胡

Chaihu

BUPLEURI RADIX

【别名】地熏、山菜、菇草、柴草。

【来源】为伞形科植物柴胡*Bupleurum chinense* DC.或狭叶柴胡*Bupleurum scorzonerifolium* Willd.的干燥根。按性状不同，分别习称"北柴胡"和"南柴胡"。

【本草考证】本品始载于《神农本草经》，列为上品，在唐朝之前，中医使用的柴胡应为功效相似的一类柴胡属植物，《雷公炮炙论》是详细描述柴胡生境和形态特征的最早本草典籍，"芘胡，出平州平县，即今银州银县也，……、皮赤、黄髭须"。《证类本草》中附有丹州柴胡、襄州柴胡、寿州柴胡、淄州柴胡、江宁府柴胡图五幅，其中丹州柴胡与现今的狭叶柴胡*Bupleurum scorzonerifolium* Willd.完全一致；襄州柴胡的描述与现今开花期的柴胡*Bupleurum chinense* DC.一致。

【原植物】

1. 柴胡　为多年生草本，高50～85cm。主根较粗大，棕褐色，质坚硬。茎单一或数茎，表面有细纵槽纹，实心，上部多回分枝，微作之字形曲折。基生叶倒披针形或狭椭圆形，长4～7cm，宽6～8mm，顶端渐尖，基部收缩成柄，早枯落；茎中部叶倒披针形或广线状披针形，长4～12cm，宽6～18mm，有时达3cm，顶端渐尖或急尖，有短芒尖头，基部收缩成叶鞘抱茎，脉7～9，叶表面鲜绿色，背面淡绿色，常有白霜；茎顶部叶同形，但更小。复伞形花序很多，花序梗细，常水平伸出，形成疏松的圆锥状；总苞片2～3，或无，甚小，狭披针形，长1～5mm，宽0.5～1mm，3脉，很少1或5脉；伞辐3～8，纤细，不等长，长1～3cm；小总苞片5，披针形，长3～3.5mm，宽0.6～1mm，顶端尖锐，3脉，向叶背凸出；小伞直径4～6mm，花5～10；花柄长1mm；花直径1.2～1.8mm；花瓣鲜黄色，上部向内折，中肋隆起，小舌片矩圆形，顶端2浅裂；花柱基深黄色，宽于子房。果广椭圆形，棕色，两侧略扁，长约3mm，宽约2mm，棱狭翼状，淡棕色，每棱槽油管3，很少4，合生面4条。花期9月，果期10月。（图63-1）

生于向阳山坡路边、岸旁或草丛中。分布于东北、华北、西北、华东和华中各地。

2. 狭叶柴胡　狭叶柴胡形态与北柴胡相似，也为多年生草本，高50～85cm。复伞形花序多，花序梗细，常水平伸出，形成疏松的圆锥状；总苞片2～3。狭披针形，长1～5mm，宽0.5～1mm，1～3脉；伞辐3～8，纤细；花柄

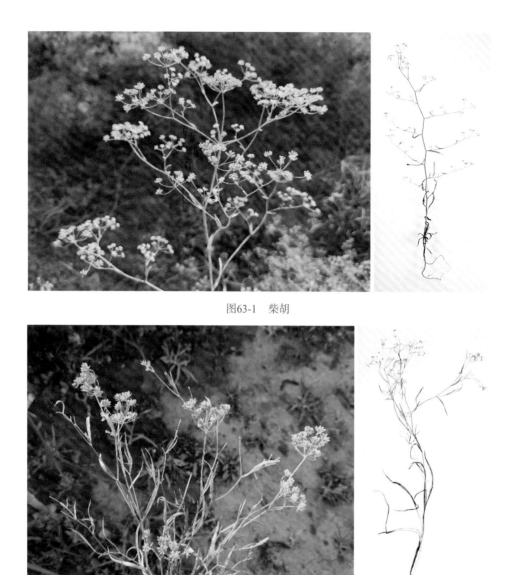

图63-1 柴胡

图63-2 狭叶柴胡

长1mm；花直径1.2～1.8mm；花瓣鲜黄色，上部向内折，中肋隆起，小舌片矩圆形，顶端2浅裂；花柱基深黄色，宽于子房，双悬果广椭圆形，棕色，两侧略扁，长约3mm，宽约2mm，棱狭翼状，淡棕色。花期9月，果期10月。（图63-2）

生于海拔160～2250m干燥的草原及向阳山坡上，灌木林边缘。分布于我国黑龙江、吉林、辽宁、河北、山东、山西、陕西、江苏、安徽、广西及内蒙古、甘肃等地。

柴胡与狭叶柴胡的区别：柴胡叶呈披针形，根头部膨大、无毛刷状叶纤维，根表面黑褐色或浅灰棕色；狭叶柴胡叶呈狭条状，根头部具密环纹、具毛刷状叶纤维，表面红棕色。

【主产地】野生柴胡主产于黑龙江、甘肃、河北、河南、安徽、山西、陕西、山东、江苏、四川、湖北、内蒙古等地。栽培柴胡主产于甘肃、山西和陕西，其次是黑龙江、内蒙古、河南、河北。陕西安定，甘肃陇西、漳县为道地产区[1]。

【栽培要点】

1.生物学特性　喜温暖湿润的气候，野生于较干燥的山坡、林中空隙地、草丛、沟旁等地。耐旱、耐寒、怕涝，其适应性较强，土壤以壤土为宜，黏土、低洼地不宜种植[2]。

2. 栽培技术　采用种子繁殖。柴胡直播春秋两季都可进行，种植期间从8月上旬至10月上旬的花期可进行摘蕾以提高柴胡产量和品质[2]。

3. 病虫害　病害：立枯病、根腐病、锈病、斑枯病等。虫害：蚜虫、黄凤蝶、蛴螬等[2]。

【采收与加工】柴胡播种后生长2年即可采挖。秋季植株开始枯萎时，春季新梢未长出前采收。采挖时挖出全根，除去残茎，抖去泥土，晒干或切断后再晒干。

【商品规格】中华中药学会团体标准中，将柴胡按照来源、加工方式，将家种北柴胡分为选货和统货，野生北柴胡和南柴胡均为统货[3]。

北柴胡家种选货与统货的共同点为干货，呈圆柱形或长圆锥形，上粗下细，顺直或弯曲，多分枝，头部膨大，呈疙瘩状，下部多分枝。表面黑褐色至浅棕色，有纵皱纹，质硬而韧，断面黄白色，显纤维性。微有香气，味微苦辛，无须毛、杂质、虫蛀、霉变。区别在于选货中部直径＞0.4cm，无残茎；统货中部直径＞0.3cm，偶见残茎。

北柴胡野生统货标准为干货，呈圆柱形或长圆锥形，上粗下细，顺直或弯曲，多分枝。表面黑褐色，有纵皱纹、支根痕及皮孔。质硬而韧，不易折断，断面纤维性较强，皮部浅棕色，木部黄白色。气微香，味微苦辛。无须毛、杂质、虫蛀、霉变。

南柴胡统货标准为干货，呈类圆锥形，少有分支，略弯曲。顶端有多数细毛状枯叶纤维。表面浅棕色或红褐色，有纵皱纹及须根痕。断面淡棕色。微有香气。味微苦辛。大小不分。残留苗茎不超过0.5cm。无须根、杂质、虫蛀、霉变。具败油气，不显纤维性，质稍软，易折断等明显特征。

【药材鉴别】

（一）性状特征

1. 北柴胡　外观呈圆柱形，部分有分支，直径0.3～0.8cm。根头部的膨大不明显，顶端留有茎基和叶基。饮片外表面为浅棕色或黑褐色，外表皮可见纵皱纹和支根痕。质地较硬，有韧性，因此不易折断，断面可见片状纤维性。气微香，味微苦[4]。（图63-3）

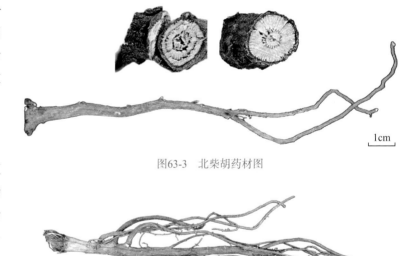

图63-3　北柴胡药材图

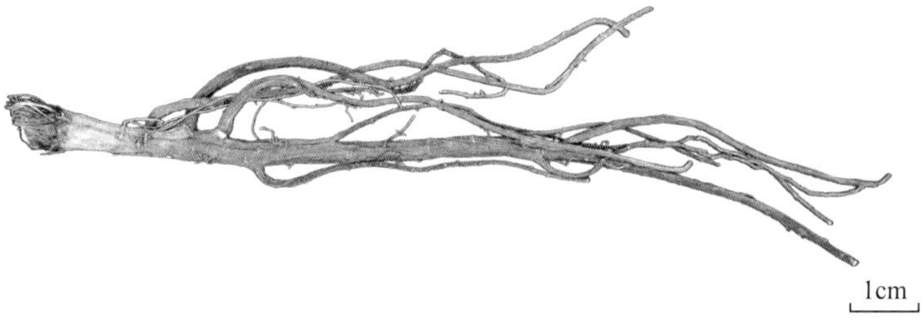

图63-4　南柴胡药材图

2. 南柴胡　主根发达，圆锥形，直径0.4～0.8cm，红棕色或深红棕色，上端有横环纹，下部有纵纹，茎基部密覆残余的毛刷状叶柄纤维叶鞘，质疏松而脆，易折断，断面平坦，黄白色，具败油气[5]。（图63-4）

（二）显微鉴别

横切面

（1）北柴胡　木栓层为7～8列木栓细胞，皮层窄，有油室7～11个，类圆形，略扁，径向40～80μm，切向48～68μm，周围分泌细胞6～8个，韧皮部油室较小，直径约27μm，形成层环状，木质部大部分，大型导管切向排列，木纤维与木薄壁细胞聚集成群，排成环状；粉末中具有大量导管，多数为网纹导管，木纤维较多，且长。（图63-5a）

（2）南柴胡　木栓层6～8列细胞，皮层油室切向约至102μm，含黄色油状物，木质部小型导管多径向排列，老根中木纤维及木薄壁细胞群有时连成圆环；粉末中导管多为网纹及螺纹，也有孔纹，木纤维较少，含有石细胞。（图63-5b）

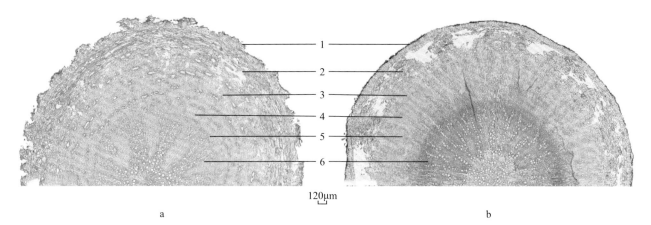

图63-5　柴胡横切面显微图

a. 北柴胡　b. 南柴胡

1. 木栓层　2. 皮层　3. 韧皮部　4. 形成层　5. 木质部　6. 油管

（三）理化鉴别

1. 薄层色谱　称取柴胡根5g，分别加70%乙醇50ml，水浴回流（保持微沸）1小时，滤过，滤液挥去乙醇，用石油醚（60～90℃）洗3次（每次10ml），弃去石油醚液。水液用饱和的乙酸乙酯萃取3次（每次10ml），合并，挥去乙酸乙酯，残渣加甲醇制成每1ml含0.5mg的混合溶液，作为供试品溶液。另取柴胡皂苷a、d对照品，分别加甲醇溶解，制成1ml含4mg的溶液，作为对照品溶液。吸取供试品溶液各10μl、对照品溶液各5μl，分别点于同一硅胶G薄层板上，以乙酸乙酯-乙醇-水（8∶2∶1）为展开剂展开，取出，晾干，喷以2%对二甲氨基苯甲醛40%硫酸试液加热至斑点显色清晰[6]。供试品色谱中，在与对照品色谱相应位置显相同颜色的斑点。（图63-6）

2. 特征/指纹图谱

（1）色谱条件　以十八烷基硅烷键合硅胶为填充剂（柱长25cm，内径4.6mm，粒径5μm）；以乙腈为流动相A，以0.1%磷酸溶液为流动相B，按表63-1中的规定进行梯度洗脱；检测波长为210nm；柱温为30℃；流速为每分钟1.0ml；进样体积20μl。

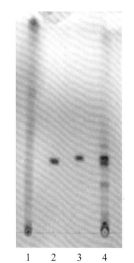

图63-6　柴胡薄层色谱图

1. 狭叶柴胡药材　2. 柴胡皂苷a
3. 柴胡皂苷d　4. 北柴胡药材

表63-1　柴胡高效液相法流动相参数

时间（分钟）	流动相A（%）	流动相B（%）
0～5	15→25	85→75
5～40	25→55	75→45
40～55	55→60	45→40
55～65	60→75	40→25
65～75	75→85	25→15
75～85	85→100	150
85～95	100	0

（2）供试品溶液的制备　取柴胡粉末（过4号筛）约0.5g，精密称定，置具塞锥形瓶中，加入含5%浓氨试液的甲醇25ml，密塞，30℃超声（功率200W、频率40kHz）30分钟，滤过，用20ml甲醇分2次洗涤容器及药渣，洗液与滤液合并，水浴挥干，残渣加甲醇溶解，转移至5ml量瓶中，加甲醇至刻度，摇匀，滤过，取续滤液，即得。

（3）参照物溶液的制备　精密称取柴胡皂苷a 1.87mg、柴胡皂苷c 0.76mg、柴胡皂苷d 1.28mg，置2ml棕色量瓶中，加甲醇溶解，定容，摇匀，滤过备用。

（4）测定法　分别精密吸取参照物溶液和供试品溶液各20μl，注入液相色谱仪，测定，记录色谱图，即得。

【质量评价】以身干、根粗长、无茎苗、须根少者为最佳。采用高效液相色谱法测定，本品按干燥品计算，含柴胡皂苷a（$C_{42}H_{68}O_{13}$）和柴胡皂苷d（$C_{42}H_{68}O_{13}$）的总量不得少于0.30%。

【化学成分】主要成分为皂苷类、挥发油类、黄酮类、糖类、香豆素类等。其中，皂苷类和挥发油类是其特征性成分和活性成分。

1. 皂苷类　柴胡皂苷a和柴胡皂苷d为柴胡皂苷中主要成分，另外还有柴胡皂苷b_1、柴胡皂苷b_2、柴胡皂苷b_3、柴胡皂苷b_4、柴胡皂苷c等150种柴胡皂苷[7]。

2. 挥发油类　己醛、戊酸、己酸、庚酸、辛酸、2,4-癸二烯醛、8-甲基-1-十一烯、3-壬酸-2-酮、二氢化-5-戊基-2（3H）呋喃酮、百里氢醌二甲醚、反-4-十一烯醛、n-十六烷酸、油酸等[8]。

3. 黄酮类　芦丁（5,7,3',4'-四羟基黄酮醇-3-O-芸香糖苷）、异鼠李素、异鼠李素-3-O-葡萄糖苷、异鼠李素-3-O-β-D-葡萄糖苷、异鼠李素-3-O-β-D-芸香糖苷、山奈苷（山奈酚-3,7-双鼠李糖苷）、山奈酚、山奈酚-7-鼠李糖苷、山奈酚-3-O-β-L-阿拉伯糖苷、山奈酚-3-O-等[9]。

4. 糖类　1-D-核糖、2-L-阿拉伯糖、3-D-木糖、4-D-半乳糖、5-D-甘露糖、6-D-葡萄糖、鼠李糖等[10]。

【性味归经】辛、苦、微寒。归肝、胆、肺经。

【功能主治】疏散退热，疏肝解郁，升举阳气。用于感冒发热，寒热经外，胸胁胀痛，月经不调，子宫脱垂，脱肛。

【药理作用】

1. 解热镇痛作用　柴胡中丁香酚、己酸、β-十一酸内酯以及对甲氧基苯乙酮等挥发油类成分和皂苷类成分具有解热作用，柴胡中挥发油成分具有抗炎，解热，镇痛作用[8]。

2. 免疫调节作用　从柴胡根系中分离出来的多糖可减弱脂多糖引起的小鼠急性肺损伤，同时在BALA/c小鼠中对弯曲杆菌诱导的自身免疫性疾病有影响。

3. 抗抑郁作用　总皂苷产生抗抑郁和抗焦虑作用，增加突触蛋白的表达，而突触蛋白的表达通过AMPA受体的诱导和随后的mTOR信号通路进行调节。

4. 保肝作用　柴胡皂苷可下调BMP-4表达，抑制肝星状细胞活化。

5. 抗肿瘤作用　柴胡丙酮提取物A54人肺癌细胞的增殖具有剂量依赖性的抑制作用，柴胡丙酮的提取物可以通过抑制端粒酶活性和激活细胞凋亡来抑制肺癌细胞的增殖。

【分子生药】

1. 遗传标记辅助育种　遗传标记辅助育种主要指同工酶标一记和标记。陈怀琼等采用磁珠富集法筛选出具有多态性、可重复的SSR引物[11]。隋春等建立并优化了柴胡的ISSR-PCR反应体系，对栽培柴胡种质遗传的混杂度进行了ISSR分析[12]。

2. 鉴定　隋春等建立了适于柴胡分析的反应体系并采用分子标记分析了北柴胡新品种"中柴1号"、三岛柴胡和山西柴胡。三份栽培种质个体间及种质间差异程度[13]。梁之桃等通过随机引物多态技术对柴胡属五种植物北柴胡、竹叶柴胡、大叶柴胡、小叶黑柴胡、狭叶柴胡进行了分析，发现该法可以有效地区分物种柴胡的亲缘关系[14]。

【附注】

1.《中国药典》规定柴胡药材来源于伞形科植物柴胡B. chinense DC.或狭叶柴胡B. scorzonerifolium Willd.的干燥根。但目前市场上柴胡种类繁多，如竹叶柴胡、藏柴胡、小叶黑柴胡等均在流通，且目前常用的DNA条形码如ITS、psbA-trnH、rbcL和matK均不能很好地将其区分，亟待新方法的开发。

2. 柴胡以种子繁殖，发芽率低，发芽时间长，直接影响播种出苗和幼苗的健壮程度，进而影响药材产量和质量，使用$KMnO_4$和赤霉素对柴胡种子进行处理对其发芽有促进作用。

主要参考文献

[1] 魏建和，陈士林，魏淑秋，等.北柴胡适生地分析及数值区划研究[J].世界科学技术-中医药现代化，2005，7(6)：125-129.

[2] 李少华，史德伏，侯永刚，等.柴胡栽培技术[J].吉林林业科技，2015(3)：56-56.

[3] 中华中药学会.T/CACM 1021.71，中药材商品规格等级柴胡[S].北京：2018.

[4] 张朝民.柴胡常见伪品的鉴别检验方法探析[J].光明中医，2016，31(9)：1339-1343.

[5] 何斜.银柴胡、北柴胡、南柴胡的鉴别[J].海峡药学，2006，18(5)：108-109.

[6] 黄帅.柴胡质量研究及2010年版《中国药典》柴胡质量标准制定[D].新疆：石河子大学，2010.

[7] EBATA N, NAKAJIMA K, HAYASHI K, et al. Saponins from the root of Bupleurum falcatum[J]. Phytochemistry, 1996, 41(3): 895-901.

[8] 李秀琴，孙秀燕，何仲贵，等.柴胡挥发油提取方法的研究[J].中国药学杂志，2004，39(2)：103-105.

[9] 潘婷，黄亚婷，温静，等.柴胡中黄酮类成分研究现状[C].中华中医药学会中药化学分会学术年会.2014.

[10] 陈亚双，孙世伟.柴胡的化学成分及药理作用研究进展[J].黑龙江医药，2014，21(3)：630-633.

[11] 陈怀琼，郑亭亭，魏建和，等.磁珠富集法开发北柴胡多态性简单序列重复标记[J].生物技术通讯，2010，21(2)：186-191.

[12] 隋春，魏建和，陈士林，等.柴胡ISSR-PCR反应体系的建立与优化[J].时珍国医国药，2008，8(19)：1837-1839.

[13] 隋春，魏建和，王跃虎，等.柴胡栽培种质遗传混杂的ISSR分析[J].新疆大学学报（自然科学版），2007，7(24)：227-230.

[14] 梁之桃，秦民坚，王峥涛，等.柴胡属5种植物RAPD分析与分类鉴定[J].中草药，2002，33(12)：1117-1119.

（中国医学科学院药用植物研究所　魏建和　余翠翠　王秋玲　张改霞）

64. 铁苋菜

Tiexiancai

ACALYPHAE HERBA

【别名】血见愁、海蚌念珠、叶里藏珠。

【来源】为大戟科植物铁苋菜*Acalypha australis* L.的全草或地上部分。

【本草考证】本品始载于《本草纲目拾遗》，在本书"黄麻叶"条下记载："三月生苗如麻，叶有微毛，取叶嚼之，味如苦萝，久嚼微辛，大叶旁两小叶如杏叶，至八九月每叶生子三粒，状如粟米子，内一粒如菜子，嫩时青色，老即黑色……开花细紫红色，自五月起，至十月止，处处有之。"《植物名实图考》对原植物做了更加形象的展示。上述描述都与《中国高等植物》上铁苋菜描述较为相符，是为大戟科铁苋菜[1]。

【原植物】一年生草本，高0.2～0.5m。小枝细长，被贴毛为柔毛，毛逐渐稀疏。叶膜质，长卵形、近菱状卵形或阔披针形，长3～9cm，宽1～5cm，顶端短渐尖，基部楔形，稀圆钝，边缘呈圆锯形，上面无毛，下面沿中脉具柔毛；基出脉3条，侧脉3对；叶柄长2～6cm，具短柔毛；托叶披针形，长1.5～2mm，具短柔毛。雌雄花同序，花序腋生，稀顶生，长1.5～5cm，花序梗长0.5～3cm，花序轴具短毛，雌花苞片1～2（～4）枚，卵状心形，花后增大，长1.4～2.5cm，宽1～2cm，边缘具三角形齿，外面沿掌状脉具疏柔毛，苞腋具雌花1～3朵；花梗无；雄花生于花序上部，排列呈穗状或头状，雄花苞片卵形，长约0.5mm，苞腋具雄花5～7朵，簇生；花梗长0.5mm；雄花：花蕾时近球形，无毛，花萼裂片4枚，卵形，长约0.5mm；雄蕊7～8枚；雌花：萼片3枚，长卵形，长0.5～1mm，具疏毛；子房具疏毛，花柱3枚，长约2mm，撕裂5～7条。蒴果直径4mm，具3个分果爿，果皮具疏生毛和毛基变厚的小瘤体；

种子近卵状，长1.5～2mm，种皮平滑，假种阜细长。种子黑色。花期5～7月，果期7～12月。（图65-1）

生于海拔20～1200（～1900）m平原或山坡较湿润耕地和空旷草地，有时石灰岩山疏林下。我国除西部高原或干燥地区外，大部分省区均产。

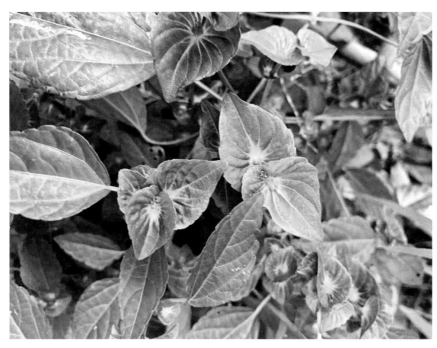

图64-1　铁苋菜

【主产地】我国除西部高原或干燥地区外，大部分省区均产。

【栽培要点】

1. 生物学特性　铁苋菜对土壤要求不严格，但以土壤疏松，肥沃，保肥、保水性能好为佳。

2. 栽培技术　可采用催芽繁殖方法，铁苋菜种子在凉水中浸种24小时，浸种过程中需搓洗几遍，以利吸水。当有30%～50%的种子露白时，即可播种。宜选择杂草少的地块。铁苋菜的种子较小，播种掺些细沙或细土可以使播种均匀。可平畦撒播或条播，冬季、早春加盖薄层稻草保湿，再盖上一层地膜保温，大棚遮挡严实、升温。夏季加盖防晒网。冬季、早春要经常保持土壤湿润，浇水要小水勤浇。夏季适当加大浇水量，一般在早晨、傍晚浇水。及时进行人工除草。播后约7～10天出苗，出苗前后应注意防治杂草。

3. 病虫害　病害：白锈病。虫害：蚜虫。

【采收与加工】5～7月间采收，除去泥土，晒干或鲜用。

【药材鉴别】

（一）性状特征

为不规则的短段，茎、叶、花、果、种子混合。茎类圆形，切面黄白色，有髓，表面棕色，有纵条纹；叶多皱缩，破碎，黄绿色；花序腋生，苞片三角状肾形，合时如蚌；蒴果小，三角状扁圆形，种子黑色。气微，味淡。（图64-2）

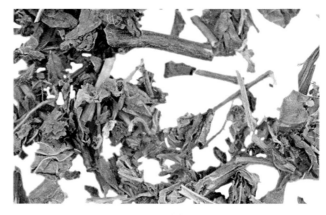

图64-2　铁苋菜药材图

（二）显微鉴别

粉末特征 粉末黄绿色。叶上表皮细胞垂周壁略平整，下表皮细胞垂周壁波状弯曲，气孔平轴式。非腺毛长80～200μm，由3～4（5）个细胞组成。草酸钙簇晶散在，直径26～56μm。（图64-3）

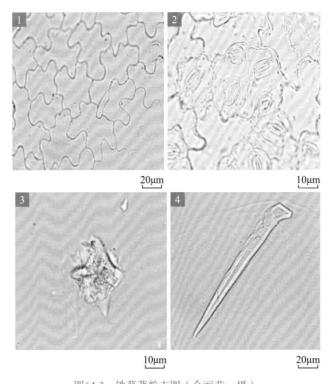

20μm　10μm

10μm　20μm

图64-3　铁苋菜粉末图（余丽莹　摄）

1. 上表皮细胞　2. 下表皮细胞及气孔　3. 草酸钙簇晶　4. 非腺毛

（三）理化鉴别

1.**薄层色谱** 取本品粉末1g，加入乙醇20ml溶解，滤过，滤液用水饱和的正丁醇提取3次（20ml、10ml、10ml），合并正丁醇液，置水浴蒸干，残渣用甲醇溶解，转移至2ml量瓶中，作为供试品溶液。另取铁苋菜对照药材1g，同法制成对照药材溶液。吸取上述两种溶液各3μl，分别点于同一含CMC-Na硅胶G薄层板上，以甲苯-乙酸乙酯–甲酸（5：4：1）为展开剂，展开，取出，晾干，喷以1% FeCl₃/乙醇液显色。供试品色谱中，在与对照药材色谱相应的位置上，显相同颜色的斑点[2]。（图64-4）

2.**特征/指纹图谱**

（1）**仪器条件** 超高效液相色谱仪为Waters ACQUITY UPLC；质谱检测器为Waters ACQUITY™ SQD系统，Waters Milford，MA，USA；电喷雾离子源；m/z 50～1000Da全扫描；毛细管电压为3.5kV；锥孔电压为30V；离子源温度为100℃；脱溶剂气温度为300℃；脱溶剂气流量为500L/h。

（2）**色谱条件** 以ACQUITY UPLC HSS T3（100mm×2.1mm id，1.8μm，Waters）为色谱柱，配有ACQUITY UPLC HSS T3（10mm×2.1mm id，1.8μm，Waters）为保护柱；以0.2%甲酸水为流动相A，以乙腈为流动相B；按表64-1中的规定进行梯度洗脱。流速：0.3ml/min；柱温：30℃；自动进样器温度为20℃；进样量为5μl。

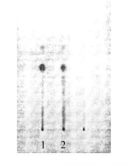

图64-4　铁苋菜薄层色谱图

1. 供试品　2. 对照药材

表64-1　HPLC梯度洗脱条件

时间（分钟）	流动相A（%）	流动相B（%）
0～5	100	0
5～10	100→95	0→5
10～15	95→90	5→10
15～30	90→85	10→15
30～40	85→75	15→25

（3）供试品溶液的制备　称取铁苋菜样品粉末25g，置圆底烧瓶，加水300ml浸泡30分钟，回流提取15分钟，滤过，残渣再加水300ml提取一次，滤过，合并滤液后，浓缩至相当于原药浓度1g/ml，-80℃冷冻干燥，即得供试品溶液。准确称取铁苋菜粗提物冻干粉用去离子水溶解至5mg/ml，用于指纹图谱分析。

（4）对照品溶液的制备　取芦丁、没食子酸标准品，加水溶解，制备成10μg/ml备用；准确称取槲皮素标准品用20%甲醇溶解，制备成浓度为10μg/ml的溶液。

（5）测定法　将10个批次铁苋菜样品分别在上述制备及仪器条件下进行指纹图谱分析。

10批样品的UPLC/MS指纹图谱共有19个特征指纹峰在标准指纹图谱R中标出。指纹图谱主要特征峰于35分钟内获得较好的分离[3]。

【化学成分】　主要成分为鞣质、黄酮类、有机酸（包括没食子酸、咖啡酸、原儿茶酸）、萜类和甾体化合物、醌类、挥发性成分。

1. 鞣质　牻牛儿鞣素、柯里拉京、短叶苏木酚酸、没食子酸酰化的花青素。

2. 黄酮类　芦丁、表儿茶精、槲皮素、黄芩素、没食子儿茶精、水飞蓟素、（+）-儿茶素5,7,4c-三羟（基）黄酮、刺槐乙素、紫铆花素、柚皮素、山柰酚、（+）-表没食子儿茶精、杨梅黄酮、鹰嘴豆素、山柰酚黄酮、山柰酚3-O-芸香糖苷、槲皮素-3-O-芸香糖苷。

3. 有机酸　原儿茶酸、咖啡酸和没食子酸，还包括三萜类有机酸、水杨酸、4-羟基-3-甲氧基苯甲酸、对羟基苯甲酸甲酯、烟酸、对羟基苯甲酸、琥珀酸等。

4. 萜类和甾体化合物　麦角甾醇、油菜甾醇、胆固醇、豆甾醇、β-谷甾醇、胡萝卜苷、二氢胆甾醇、5-燕麦甾醇、大戟素A和B等。还含有多个五环三萜类化合物，如齐墩果酸、木栓酮、8-香树酯醇、白桦酯酸、表木栓醇、新型倍半萜类姜黄烯衍生物7,8-didy-droxy-A-姜黄烯。两种新型的二萜类化合物：3A-OH-7-O-15,16-epoxyfriedolabda-5,13（16），14-三烯；18-OH-7-O-15,16-epoxyfriedolabda-5,13（16），14-三烯及四萜化合物。

5. 醌类　大黄素、2,6-二氧甲基-1,4-苯醌。

6. 挥发性成分　棕榈油酸乙酯、龙脑、棕榈乙酸龙脑酯、柏木烷酮、B-石竹烯等。

【功能主治】　清热解毒，利湿，收敛止血。用于肠炎，痢疾，吐血，衄血，便血，尿血，崩漏；外治痈疖疮疡，皮炎湿疹。

【药理作用】

1. 抗炎作用　铁苋菜的水提部位及乙酸乙酯部位能有效治疗三硝基苯磺酸诱导的大鼠慢性溃疡结肠炎。

2. 抗氧化作用　铁苋菜的水提液具有高的超氧阴离子自由基O_2^-和活性OH^-，有效抑制细胞脂质过氧化，并能有效保护紫外线光解H_2O_2导致的DNA损伤。

3. 抗癌作用　铁苋菜根部的甲醇和四氢呋喃提取物可抑制MCF-7乳腺癌细胞、内皮细胞的原癌基因、CEM白血病癌细胞和TNF-A引起的E-选择蛋白（CD62E）的表达。

4. 抑制微生物作用　铁苋菜提取物有较广的抗菌谱，如对万古霉素肠球菌、氯喹敏感的疟原虫、大肠杆菌和霍乱弧菌、铜绿假单胞菌、金黄色葡萄球菌及宋氏志贺菌、氯霉素、氨苄西林及磺胺甲基异噁唑耐药性的沙门氏菌等都具有不同程度的抑制和杀灭作用。

5. 止血作用　铁苋菜具有良好的止血作用，有利于血栓的形成，能够治疗多种疾病引起的子宫出血，如子宫肌瘤、慢性盆腔炎、慢性再生障碍性贫血等。

6. 解蛇毒作用　腹腔注射铁苋菜叶提取物可中和蛇毒，并可显著降低中毒大鼠肾组织的红细胞脂质过氧化反应，降低GsH和过氧化酶水平，明显降低大鼠死亡率，以及中毒引起的出血、坏死，肥大细胞脱颗粒作用以及蛙离体组织的心脏毒性和神经毒性[4]。

主要参考文献

[1] 李平生，吴秋芳，杨青. 血见愁使用现状及多基源原因探讨[J]. 安徽中医学院学报，2013，32(5)：82-85.

[2] 方进波，杨巧容，何再安. 灯心止血糖浆的质量标准研究[J]. 中国中医药信息杂志，2003，10(3)：36.

[3] 肖遂. 基于谱效关系的中药铁苋菜抑菌物质辨识方法研究[D]. 北京：中国农业科学院，2013.

[4] 梁建丽，韦丽富，周婷婷. 铁苋菜有效成分及药理作用研究概况[J]. 亚太传统医药，2015，11(3)：45-47.

（北京大学药学院　陈世忠　颜晨嘉）

65. 黄芩

Huangqin

SCUTELLARIAE RADIX

【别名】山茶根、土金茶根、黄金茶根。

【来源】为唇形科植物黄芩*Scutellaria baicalensis* Georgi的干燥根。

【本草考证】本品始载于《神农本草经》，列为中品。《本草纲目》载："宿芩乃旧根，多中空，外黄内黑，即今所谓片芩……子芩乃新根，多内实，即今所谓条芩。"本草记载与现今所用黄芩基本一致。

【原植物】多年生草本。根茎肥厚，肉质，直径达2cm，伸长而分枝。茎基部伏地，上升，高15～120cm，基部直径2.5～3mm，钝四棱形，具细条纹，近无毛或被上曲至开展的微柔毛，绿色或带紫色，自基部多分枝。叶坚纸质，披针形至线状披针形，长1.5～4.5cm，宽0.3～1.2cm，顶端钝，基部圆形，全缘，上面暗绿色，无毛或疏被贴生至开展的微柔毛，下面色较淡，无毛或沿中脉疏被微柔毛，密被下陷的腺点，侧脉4对；叶柄短，长2mm，腹凹背凸，被微柔毛。花序在茎及枝上顶生，总状，长7～15cm，常再于茎顶聚成圆锥花序；花梗长3mm，与序轴均被微柔毛；苞片下者似叶，上者较小，卵圆状披针形至披针形，长4～11mm，近于无毛。花萼开花时长4mm，盾片高1.5mm，外面密被微柔毛，萼缘被疏柔毛，内面无毛，果时花萼长5mm，有高4mm的盾片。花冠紫色、紫红色至蓝色，长2.3～3cm，外面密被具腺短柔毛，内面在囊状膨大处被短柔毛；冠筒近基部明显膝曲，中部直径1.5mm，至喉部宽达6mm；冠檐2唇形，上唇盔状，先端微缺，下唇中裂片三角状卵圆形，宽7.5mm，两侧裂片向上唇靠合。雄蕊4，稍露出，前对较长，具半药，退化半药不明显，后对较短，具全药，药室裂口具白色髯毛，背部具泡状毛；花丝扁平，中部以下前对在内侧后对在两侧被小疏柔毛。花柱细长，先端锐尖，微裂。花盘环状，高0.75mm，前方稍增大，后方延伸成极短子房柄。子房褐色，无毛。小坚果卵球形，高1.5mm，直径1mm，黑褐色，具瘤，腹面近基部具果脐。花期7～8月，果期8～9月。（图65-1）

生于海拔60～1300（1700～2000）m的向阳草坡地、休荒地上。分布于黑龙江、辽宁、内蒙古、河北、河南、甘肃、陕西、山西、山东、四川等地。江苏有栽培。

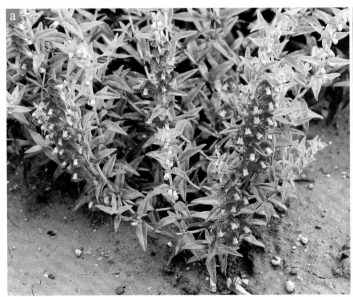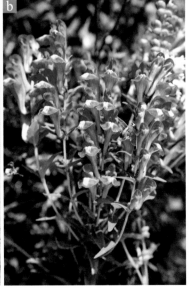

图65-1 黄芩（屠鹏飞 摄）

a. 植株　b. 花序

【主产地】主产于河北、山西、陕西、河南、内蒙古和东北等地。传统认为，黄芩的道地产区在河北承德，因此承德所产黄芩也被称为"热河黄芩"。人工栽培黄芩产地主要有山东、陕西、山西、甘肃。

【栽培要点】

1.生物学特性　黄芩喜温暖，耐严寒，适宜在中性或微碱性壤土和砂质壤土中种植，多生于山顶、山坡、林缘、路旁等向阳较干燥的地块。黄芩为直根系，主根较长，其主根长度、粗度逐年增加，采挖比较困难，主根中黄芩苷含量较高。播种前需要对种子进行浸泡处理，贮存1年后种子发芽率较低。出苗移栽后3个月开始现蕾，现蕾后10天左右开花，40天左右果实成熟。成年植株在-35℃低温环境下，地下部分可安全越冬；35℃高温不会枯死，但不能耐受连续40℃以上高温天气。耐旱怕涝，排水不良地块易患根腐病，甚至导致烂根死亡。

2.栽培技术　选择阳光充足，土层深厚，排水良好，疏松肥沃的砂质壤土为宜。常用种子直播与育苗移栽法。

3.病虫害　病害：黄芩叶枯病、黄芩茎基腐病。虫害：黄芩舞蛾。

【采收与加工】黄芩生长2年后便可采挖，三年生黄芩最佳。一般在9月下旬采挖。通过对比发现，三年生鲜根和干根产量均比二年生增加1倍左右，商品根产量高出2~3倍，而且主要有效成分黄芩苷的含量也较高，故以生长3年为收获最佳期。为了避免伤根，多采用机械方式采挖，首先用镰刀割去茎杆，挖出后除去残茎根须和泥土，晾晒至全干，然后扎把压条。

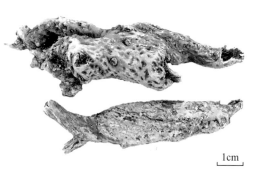

图65-2　承德野生黄芩药材图

【药材鉴别】

（一）性状特征

根圆锥形，扭曲，长8~25cm，直径1~3cm。表面棕黄色或深黄色，有稀疏的疣状细根痕，上部较粗糙，有扭曲的纵皱纹或不规则的网纹，下部有顺纹和细皱纹。质硬而脆，易折断，断面黄色，中心红棕色；老根中心呈枯朽状或中空，暗棕色或棕黑色。气微，味苦。（图65-2）

栽培品较细长，多有分枝。表面浅黄棕色，外皮紧贴，纵皱纹较细腻。断面黄色或浅黄色，略呈角质样。味微苦。（图65-3）

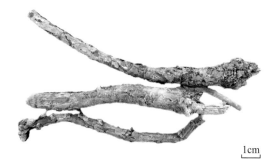

图65-3　内蒙古栽培黄芩药材图

（二）显微鉴别

横切面　木栓层外部多破裂，有石细胞散在。皮层与韧皮部界限不明显，有多数石细胞与韧皮纤维；石细胞多分布于外侧，韧皮纤维多分布于内侧。形成层成环。木质部老根中央，有栓化细胞环形成，栓化细胞有单环的，有成数个同心环的。薄壁细胞含淀粉粒[1]。（图65-4）

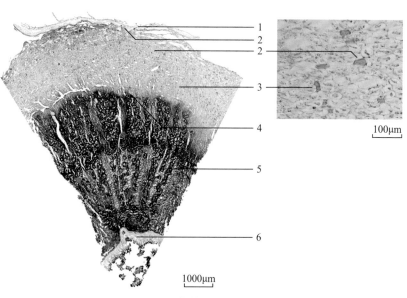

图65-4　黄芩横切面显微图

1.木栓层　2.石细胞　3.韧皮纤维　4.形成层　5.木质部　6.栓化细胞层

（三）理化鉴别

薄层色谱　取本品粉末1g，加乙酸乙酯–甲醇（3∶1）的混合溶液30ml，加热回流30分钟，放冷，滤过，滤液蒸干，残渣加甲醇5ml使溶解，取上清液作为供试品溶液。另取黄芩对照药材1g，同法制成对照药材溶液。再取黄芩苷对照品、黄芩素对照品、汉黄芩素对照品，加甲醇分别制成每1ml含1mg、0.5mg、0.5mg的溶液，作为对照品溶液。照薄层色谱法试验，吸取上述供试品溶液、对照药材溶液各2μl及上述三种对照品溶液各1μl，分别点于同一聚酰胺薄膜上，以甲苯–乙酸乙酯–甲醇–甲酸（10∶3∶1∶2）为展开剂，预饱和30分钟，展开，取出，晾干，置紫外光灯（365nm）下检视。供试品色谱中，在与对照药材色谱相应的位置上，显相同颜色的斑点；在与对照品色谱相应的位置上，显三个相同的暗色斑点。

【质量评价】　以条长、质坚实、色黄者为佳。采用高效液相色谱法测定，本品按干燥品计算，含黄芩苷（$C_{21}H_{18}O_{11}$）不得少于9.0%。

【化学成分】　主要成分为黄酮类、挥发油类、多糖类以及其他成分。

1. 黄酮类化合物　黄芩苷、黄芩素、汉黄芩素、汉黄芩苷等。

2. 挥发油　苯二酸类化合物、β-广藿香烯、异戊二烯、抗氧化剂BHA、α-/β-愈创木烯及乙酰苯等。

3. 多糖　主要是由单糖链接而成的多聚糖。

4. 其他成分　多种二萜苷类及铁、锌、铜、锰、铅、镉等元素，同时还包含了多种氨基酸、苯甲酸、黄芩酶等。

【性味归经】　苦，寒。归肺、胆、脾、大肠、小肠经。

【功能主治】　清热燥湿，泻火解毒，止血，安胎。用于湿温、暑湿，胸闷呕恶，湿热痞满，泻痢，黄疸，肺热咳嗽，高热烦渴，血热吐衄，痈肿疮毒，胎动不安。

【药理作用】

1. 抗菌、抗病毒作用　对金黄色葡萄球菌、大肠埃希菌、铜绿假单胞菌等均具有较强的抑制作用[2]。黄芩素对HIV具有较强的抑制作用。

2. 抗炎作用　黄芩具有良好的抗炎作用[3, 4]，且该作用会随着黄芩提取物浓度的增大而增强。且研究认为，黄芩提取物主要是通过抑制脂质过氧化物的形成及影响炎症介质的释放而发挥抗炎作用。

3. 抗过敏作用　黄芩中的有效成分黄芩素具有良好的抗过敏作用。有研究表明，黄芩素对Ⅰ、Ⅱ、Ⅳ型变态反应都有非常好的治疗效果。

4. 清热镇痛作用　黄芩具有良好的清热镇痛作用[5]。黄芩中的黄芩素和黄芩苷有解热镇痛抗炎的作用。

5. 抗肿瘤作用　黄芩中的黄芩苷具有抗肿瘤的作用。黄芩对于肺癌、宫颈癌、乳腺癌、肝癌等多种肿瘤均具有一定的抑制作用。

6. 抗氧化作用　黄芩中的黄酮类化合物具有显著的清除自由基、抗氧化作用。

主要参考文献

[1] 王喜军.中药鉴定学[M].北京：人民卫生出版社，2016：123.

[2] 方涛.植物抗菌剂-黄芩甙的提取及其抗菌性研究[J].染整技术，2008(01)：1-6+1.

[3] 吉晓丽.黄芩的化学成分与药理作用研究进展[J].中医临床研究，2017，9(09)：128-129.

[4] 王斌，赵晓静，吕腾，等.黄芩提取物对小鼠耳肿胀和足肿胀的抗炎作用研究[J].陕西中医学院学报，2014，37(5)：70-72.

[5] 韦小白，董竞成.黄芩苷对人肺腺癌LTEP-A2细胞的抑制作用及机制研究[J].世界中医药，2014，9(2)：213-217.

（北京中医药大学　周文卷　姜秦　高晓燕）

66. 黄芪

Huangqi

ASTRAGALI RADIX

【别名】绵芪、独根、北芪、西黄芪、白皮芪。

【来源】为豆科植物蒙古黄芪*Astragalus membranaceus*（Fisch.）Bge. var. *mongholicus*（Bge.）Hsiao或膜荚黄芪*Astragalus membranaceus*（Fisch.）Bge.的干燥根。

【本草考证】本品始载于《神农本草经》。《图经本草》载："根长二三尺已来。独茎，或作丛生，枝秆去地二、三寸；其叶扶疏作羊齿状，又如蒺藜苗；七月中开黄紫花；其实作荚子，长寸许。八月中采根用。"苏颂谓："其皮折之如绵，谓之绵黄耆。"《本草纲目》载："黄耆，叶似槐叶而微尖小，又似蒺藜叶而微阔大，青白色。开黄紫花，大如槐花。结小尖角，长寸许。根长二、三尺，以紧实如箭秆者为良。……其子收之，十月下种，如种菜法亦可。"《本草蒙筌》载："绵者出山西沁州绵上，此品极佳……。"清《植物名实图考》载："黄芪西产也……有数种，山西、蒙古产者佳。"本草记载与现今所用黄芪基本一致。

【原植物】

1.膜荚黄芪　多年生草本。主根肥厚，木质。茎直立，被白色柔毛。羽状复叶有13～27片小叶，长5～10cm；托叶离生，卵形，披针形或线状披针形；小叶椭圆形或长圆状卵形，背面被伏贴白色柔毛。总状花序稍密，有10～20朵花；苞片线状披针形；小苞片2；花萼钟状，外面被白色或黑色柔毛，有时仅萼齿有毛；花冠黄色或淡黄色，旗瓣倒卵形，长12～20mm，翼瓣较旗瓣稍短，瓣片长圆形，基部具短耳，龙骨瓣与翼瓣近等长，瓣片半卵形；子房有柄，被细柔毛。荚果薄膜质，稍膨胀，半椭圆形，长20～30mm，宽8～12mm，顶端具刺尖，两面被白色或黑色细短柔毛；种子3～8颗。花期6～8月，果期7～9月。

生于林缘、灌丛或疏林下，亦见于山坡草地或草甸中，全国各地多有栽培，为常用中药材之一。分布于我国东北、华北及西北。

2.蒙古黄芪　植株较原变种矮小，小叶亦较小，长5～10mm，宽3～5mm，荚果无毛。（图66-1）

生于向阳草地及山坡上。分布于黑龙江、内蒙古、河北、山西、内蒙古、山西、甘肃、宁夏、陕西广为种植。

【主产地】主产于山西、甘肃、黑龙江、内蒙古等地。此外，吉林、河北、陕西、四川、青海、新疆等地亦产。道地产区为山西浑源、应县、繁峙等地[1]。

【栽培要点】

1.生物学特性　性喜凉爽，耐寒耐旱，怕热怕涝，适宜在土层深厚、富含腐殖质、透水力强的砂壤土种植。强盐碱地不宜种植。根垂直生长可达1m以上，俗称"鞭竿芪"。土壤黏重，根生长缓慢带畸形；土层薄，根

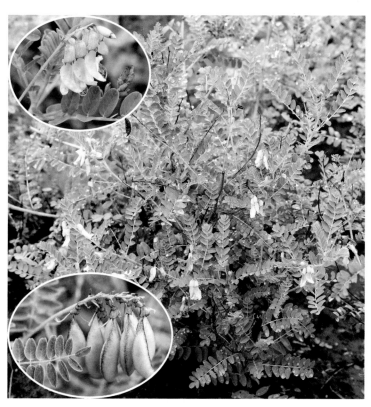

图66-1　蒙古黄芪（屠鹏飞　摄）

多横生，分支多，呈"鸡爪形"，质量差。忌连作，不宜与马铃薯、胡麻轮作。种子硬实率可达30%～60%，直播当年只生长茎叶而不开花，第二年才开花结实并能产籽。

2.栽培技术　黄芪用种子繁殖，在山区、半山区选地势向阳，土层深厚、土质肥活的砂壤土域或棕色森林土；平地选地势较高、渗水力强、地下水位低的砂壤土或积土，忌白浆土、盐碱土、黏壤土及积水草甸土[2]。

3.病虫害　病害：白粉病、根腐病、霜霉病。虫害：蚜虫、小地老虎、蛴螬、豆荚螟[2]。

【采收与加工】

1.采收　10月底至11月初土壤封冻前，先割去地上茎蔓，然后人工或机械挖掘采收黄芪根，适当深挖，防止损伤、挖断黄芪根。

2.加工　将采收的黄芪根去净泥土，趁鲜切去芦头及侧根，剔除破损、腐烂变质和有虫害的部分，再放在太阳下暴晒至含水量50%时，每次取1.5～2.0kg黄芪，用无毒编织袋包好，放在干净的木板上来回揉搓，直到条直、皮紧实为止，最后晾晒至干燥，保持外观性状整齐一致，便于进一步加工和储运[2]。

【商品规格】根据栽培方式不同，将黄芪药材分为仿野生黄芪与移栽黄芪两个规格。仿野生黄芪常分4等，移栽黄芪常分3等。

仿野生黄芪按长度及头部斩口下3.5cm处直径将其分为四个等级。特等：长≥40cm，头部斩口下3.5cm处直径≥1.8cm；一等：长≥45cm，头部斩口下3.5cm处直径1.4～1.7cm；二等：长≥45cm，头部斩口下3.5cm处直径1.2～1.4cm；三等：长≥30cm，头部斩口下3.5cm处直径1.0～1.2cm。

移栽黄芪按长度及头部斩口下3.5cm处直径将其分为三个等级。大选：长≥30cm，头部斩口下3.5cm处直径≥1.4cm；小选：长≥30cm，头部斩口下3.5cm处直径≥1.1cm；统货：长短不分，粗细不均匀，头部斩口下3.5cm处直径≥1.0cm。

【药材鉴别】

（一）性状特征

本品呈圆柱形，有的有分枝，上端较粗，长30～90cm，直径1～3.5cm。表面淡棕黄色或淡棕褐色，有不整齐的纵皱纹或纵沟。质硬而韧，不易折断，断面纤维性强，并显粉性，皮部黄白色，木部淡黄色，有放射状纹理和裂隙，老根中心偶呈枯朽状，黑褐色或呈空洞。气微，味微甜，嚼之微有豆腥味。

1.蒙古黄芪

（1）野生　根头较粗大，主根圆柱形，上端粗，下端渐细，主根下端有2～3条长度粗细相似的明显侧根，根长条顺直，属于鞭杆芪。药材全长29～56cm，粗端直径11～27mm。表面深褐色，有不规则的纵皱纹或纵沟，皮孔样突起多见。质脆，柔韧如棉易折，断面粉性强，有放射性纹理及裂隙。皮部淡黄白色，木部淡黄色。气微，味微甜，嚼后无渣或少渣，豆腥气强[3]。（图66-2）

（2）栽培　根头较粗大，主根圆柱形，上下端粗细相同，末端少数分支，属于直根型。药材全长34～69cm，粗端直径8～16mm。与野生品相比较，表面黄白色至淡棕褐色，偶见皮孔样突起。质韧，不易折断，断面粉性较弱，有放射性纹理及裂隙。皮部黄白色，木部淡黄白色。气微，味微甜，有豆腥气。（图66-3）

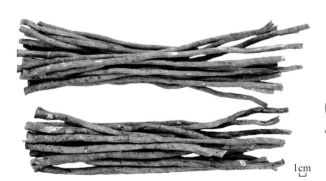
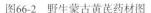

图66-2　野生蒙古黄芪药材图

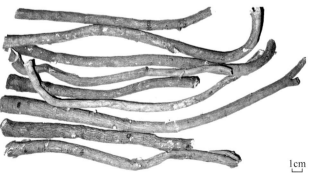

图66-3　栽培蒙古黄芪药材图

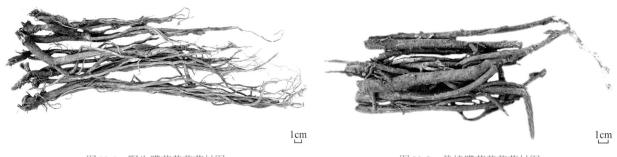

<table>
<tr><td>1cm</td><td>1cm</td></tr>
</table>

图66-4 野生膜荚黄芪药材图   图66-5 栽培膜荚黄芪药材图

2.膜荚黄芪

（1）野生 根头较粗大，主根圆柱形，上端粗，下端渐细，主根下端有明显分支，属于猪尾巴芪。药材全长23～46cm，粗端直径11～27mm。表面颜色呈黑褐色，有不规则的纵皱纹或纵沟，少量皮孔样突起。质硬，不易折断，断面纤维性强，柴性大，有放射性纹理及裂隙。皮部淡黄白色，木部淡黄色。气微，味微甜，嚼后多渣，豆腥气淡。（图66-4）

（2）栽培 根头较粗大，主根圆柱形，上下端粗细相同，末端有分支，属于直根型。药材全长19～38cm，粗端直径8～16mm。与野生品相比较，表面颜色较浅，淡褐色至深褐色，偶见皮孔样突起。质韧，不易折断，断面纤维性，有放射性纹理及裂隙。皮部黄白色，木部淡黄白色。气微，味微甜，嚼后多渣，豆腥气淡。（图66-5）

（二）显微鉴别

横切面 野生蒙古黄芪的根横切面：木栓细胞多列；栓内层为3～5列厚角细胞。韧皮部射线外侧常弯曲，有裂隙；纤维成束，壁厚，木化或微木化，与筛管群交互排

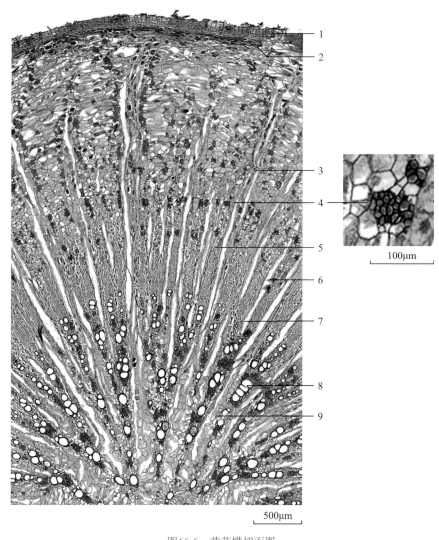

图66-6 黄芪横切面图

1.木栓层 2.栓内层 3.韧皮射线 4.纤维束 5.韧皮部 6.裂隙
7.形成层 8.木质部 9.木射线

列；近栓内层处有时可见石细胞。形成层成环。木质部导管单个散在或2～3个相聚；导管间有木纤维；射线中有时可见单个或2～4个成群的石细胞。薄壁细胞含淀粉粒。（图66-6）

（三）理化鉴别

薄层色谱 （1）取本品粉末3g，加甲醇20ml，加热回流1小时，滤过，滤液加于中性氧化铝柱（100～120目，5g，内径为10～15mm）上，用40%甲醇100ml洗脱，收集洗脱液，蒸干，残渣加水30ml使溶解，用水饱和的正丁醇振摇提取2次，每次20ml，合并正丁醇液，用水洗涤2次，每次20ml，弃去水液，正丁醇液蒸干，残渣加甲醇0.5ml使溶解，作为供试品溶液。另取黄芪甲苷对照品，加甲醇制成每1ml含1mg的溶液，作为对照品溶液。照薄层色谱法试验，吸取上述两种溶液各2μl，分别点于同一硅胶G薄层板上，以三氯甲烷–甲醇–水（13∶7∶2）的下层溶液为展开剂，展开，取出，晾干，喷以10%硫酸乙醇溶液，在105℃加热至斑点显色清晰。供试品色谱中，在与对照品色谱相应的位置上，日光下显相同的棕褐色斑点；紫外光灯（365nm）下显相同的橙黄色荧光斑点。

（2）取本品粉末2g，加乙醇30ml，加热回流20分钟，滤过，滤液蒸干，残渣加0.3%氢氧化钠溶液15ml使溶解，滤过，滤液用稀盐酸调节pH值至5～6，用乙酸乙酯15ml振摇提取，分取乙酸乙酯液，用铺有适量无水硫酸钠的滤纸滤过，滤液蒸干，残渣加乙酸乙酯1ml使溶解，作为供试品溶液。另取黄芪对照药材2g，同法制成对照药材溶液。照薄层色谱法试验，吸取上述两种溶液各10μl，分别点于同一硅胶G薄层板上，以三氯甲烷–甲醇（10∶1）为展开剂，展开，取出，晾干，置氨蒸气中熏后，置紫外光灯（365nm）下检视。供试品色谱中，在与对照药材色谱相应的位置上，显相同颜色的荧光主斑点。

【质量评价】 以气微，味微甜，豆腥味大，断面粉性者为佳。采用高效液相色谱法测定，本品按干燥品计算，含黄芪甲苷（$C_{41}H_{68}O_{14}$）不得少于0.080%，含毛蕊异黄酮葡萄糖苷（$C_{22}H_{22}O_{10}$）不得少于0.020%。

【化学成分】 主要化学成分有多糖、黄酮、皂苷以及氨基酸和微量元素等。

1.多糖类 由葡萄糖（glucose，Glc）、半乳糖（galactose，Gal）、树胶醛糖（arabinose，Ara）、鼠李糖（rhamnose，Rha）、甘露糖（mannose，Man）、木糖（xylose，Xyl）、岩藻糖（fucose，Fuc）、核糖（ribose，Rib）、葡萄糖醛酸（glucuronic acid，GlcA）和半乳糖醛酸（galacturonic acid，GalA）等连接组成。

2.黄酮类 毛蕊异黄酮（calycosin）、芒柄花素（formononetin）、山奈黄素、异鼠李素、鼠李异柠檬素、3-羟基-9，10-二甲氧基紫檀烷等[4]。

3.皂苷类 黄芪甲苷（astragaloside Ⅳ）、异黄芪皂苷Ⅰ、黄芪皂苷Ⅰ、黄芪皂苷Ⅲ、大豆皂苷Ⅰ等。

4.氨基酸和微量元素 谷氨酸（Glu）、甲硫氨酸（Met）、亮氨酸（Leu）、异亮氨酸（Ie）以及铜（Cu）、锰（Mn）、铝（Al）、锌（Zn）、硒（Se）、铁（Fe）等。

【性味归经】 甘，微温。归肺、脾经。

【功能主治】 补气升阳，固表止汗，利水消肿，生津养血，行滞通痹，托毒排脓，敛疮生肌。用于气虚乏力，食少便溏，中气下陷，久泻脱肛，便血崩漏，表虚自汗，气虚水肿，内热消渴，血虚萎黄，半身不遂，痹痛麻木，痈疽难溃，久溃不敛。

【药理作用】

1.保护心血管系统 黄芪及其有效成分可通过促进内皮细胞增殖，抑制细胞凋亡，促进血管生成，促进一氧化氮合成，干预细胞黏附，改善血管舒张功能，调节内皮活性物质分泌，抗氧化应激等作用，发挥保护血管内皮细胞功能[5]。

2.保护肾脏 黄芪通过调节肾小球疾病蛋白质代谢紊乱，提高血浆白蛋白水平，降低尿蛋白量；调解肾小球疾病脂质代谢紊乱、糖代谢紊乱，在肾小球疾病的治疗中发挥积极作用[6]。

3.保护消化系统 黄芪多糖可通过减少结肠组织炎症因子释放和改善肠道黏膜屏障功能对大鼠的结肠炎起到治疗作用[7]。

4.免疫调节作用 黄芪可以拮抗由环磷酰胺引起的免疫抑制作用。对非特异性和特异性免疫都有一定的增强作用，包括增强树突细胞和吞噬细胞的吞噬作用、提高NK细胞活性及杀伤作用、调节细胞因子含量、增加T细胞数量及活性等[8-9]。

5.抗肿瘤　黄芪可以增强宿主免疫功能，抑制肿瘤细胞增殖，促进肿瘤细胞凋亡[10]。

主要参考文献

[1] 刘振鹏，赵锐，温东，等.黄芪药材性状产地的文献研究[J].世界最新医学信息文摘，2017，17(02)：29-30.

[2] 谭根堂.黄芪栽培技术[J].农村百事通，2018(6)，30-32.

[3] 刘靖.内蒙古武川县大青山地区蒙古黄芪野生品与栽培品的比较研究[J].中国中药杂志，2011，36(12)：1577-1581.

[4] 温燕梅.黄芪的化学成分研究进展[J].中成药，2006，28(6)：879-83.

[5] 张小鸿，徐先祥，汪宁卿.黄芪保护血管内皮细胞作用机制研究进展[J].中国药学杂志，2013，48(18)：1526-1530.

[6] 周钦，等.黄芪对肾小球疾病物质代谢紊乱的调节作用[J].中草药，1999，30(5)：386.

[7] 臧凯宏，吴建军，秦红岩.黄芪多糖对溃疡性结肠炎大鼠肠道黏膜屏障的影响[J].中药材，2017，40(1)：208-211.

[8] 许鹏飞，孙京惠，高福云，等.黄芪颗粒对小鼠免疫调节功能的影响[J].中国中医药信息杂志，2007，14(4)：27-28.

[9] 聂紫雯，魏强华.黄芪免疫调节机制及临床应用进展[J].中国中医药信息杂志，2009，16(8)：103-105.

[10] 胡兵，沈克平.黄芪抗肿瘤作用及机制研究[J].中药材，2008，31(3)：461-465.

（山西大学中医药现代研究中心　秦雪梅　刘月涛　薛倩倩）

67. 梅花

Meihua

MUME FLOS

【别名】白梅花、绿萼梅、绿梅花。

【来源】为蔷薇科植物梅*Prunus mume*（Sieb.）Sieb. et Zucc.的干燥花蕾。

【本草考证】本品始载于《神农本草经》，载："梅实味酸平，主治下气，除热烦满，安心，止肢体痛，偏枯不仁，死肌，去青黑痣，蚀恶肉。"后魏贾思勰在《齐民要术》中即记载了梅果加工为白梅、乌梅的方法。明代著名药物学家李时珍认为：白梅则"治中风惊痫，喉痹痰厥僵仆，牙关紧闭者，取梅肉揩擦牙龈，涎出即开。又治泻痢烦渴，霍乱吐下，下血血崩。"清赵学敏《本草纲目拾遗》记载："开胃散邪，煮粥食，助清阳之气上升"。《饮片新参》记载："平肝和胃，止脘痛、头晕，进饮食"。《不良方》、《赤水玄珠》中都有对梅花治疗痘疹的记载[1]。清代《本草崇原》记载："故其味酸，其气温平而涩，涩附于酸也"。梅花为中国传统花卉，文献记载与《中国药典》收载品种一致。

【原植物】小乔木，稀灌木，高4～10m。树皮浅灰色或带绿色，平滑；小枝绿色，光滑无毛。叶片卵形或椭圆形，长4～8cm，宽2.5～5cm，先端尾尖，基部宽楔形至圆形，叶边常具小锐锯齿，灰绿色，幼嫩时两面被短柔毛，成长时逐渐脱落，或仅下面脉腋间具短柔毛；叶柄长1～2cm，幼时具毛，老时脱落，常有腺体。花单生或有时2朵同生于1芽内，直径2～2.5cm，香味浓，先于叶开放；花梗短，长约1～3mm，常无毛；花萼通常红褐色，但有些品种的花萼为绿色或绿紫色；萼筒宽钟形，无毛或有时被短柔毛；萼片卵形或近圆形，先端圆钝；花瓣倒卵形，白色至粉红色；雄蕊短或稍长于花瓣；子房密被柔毛，花柱短或稍长于雄蕊。果实近球形，直径2～3cm，黄色或绿白色，被柔毛，味酸；果肉与核粘贴；核椭圆形，顶端圆形而有小突尖头，基部渐狭成楔形，两侧微扁，腹棱稍钝，腹面和背棱上均有明显纵沟，表面具蜂窝状孔穴。（图67-1）

全国各地均有栽培，但以长江流域以南各省最多。

【主产地】全国各地有产。

【栽培要点】

1.生物学特性　梅花喜温暖而湿润的气候，以及阳光充足、通风良好的环境。较耐寒、耐旱、不耐涝，坡地、中性及偏碱性的黏土均可栽培，但不宜在土板结、排水不良的土壤、地下水位高的地段种植；土壤应以表土深厚而疏松，底土略带黏质的肥沃土壤为宜[1]。

2.栽培技术　分为露地栽培、切花栽培、盆栽和桩景栽培。梅花喜湿怕涝，从花芽分化到翌年花蕾开放期间，若遇旱可适当浇水。落叶后，若不太干燥，则不必浇水。但隆冬和初春花期不宜过分干旱[1]。

3.病虫害　病害：炭疽病、褐斑穿孔病、斑枯病、黑星病、流胶病、卷叶病、黄化病等。虫害：桃粉大蚜、蚧壳虫、桃红颈天牛、刺蛾、红蜘蛛等。

【采收与加工】初春花未开放时采摘，及时低温干燥。

【药材鉴别】

（一）性状特征

花蕾类球形，直径3～6mm，有短梗。苞片数层，鳞片状，棕褐色。花萼5，灰绿色或棕红色。花瓣5或多数，黄白色或淡粉红色，雄蕊多数，雌蕊1，子房密被细柔毛，质轻。气清香，味淡、涩。（图67-2）

（二）显微鉴别

粉末特征　粉末棕色。花粉粒近球形，极面观呈类圆三角形，直径35～45μm，3孔沟。非腺毛无色或黄棕色，由1～4细胞组成，单细胞多见，平直或稍弯曲，长短不一，直径10～28μm。草酸钙结晶存在于薄壁细胞中或散在，直径8～33μm，棱角不明显或宽钝，有的呈碎块状。苞片或萼片表皮细胞表面观类方形、长方形或不规则多角形，垂周壁略呈连珠状增厚，角质纹理隐约可见，气孔可见。花粉囊内壁细胞具细密网状增厚纹理，少见。（图67-3）

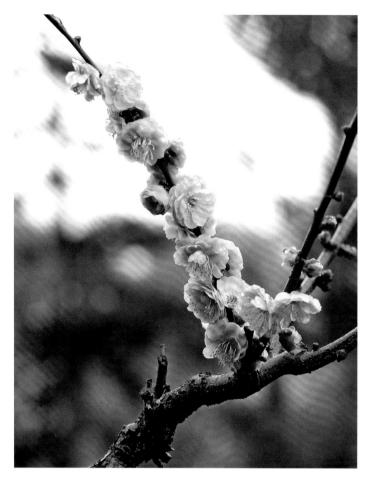

图67-1　梅

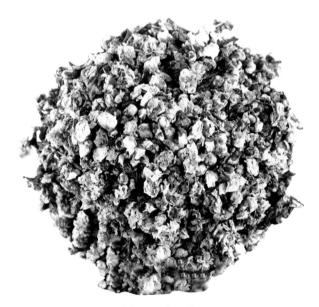

图67-2　梅花药材图

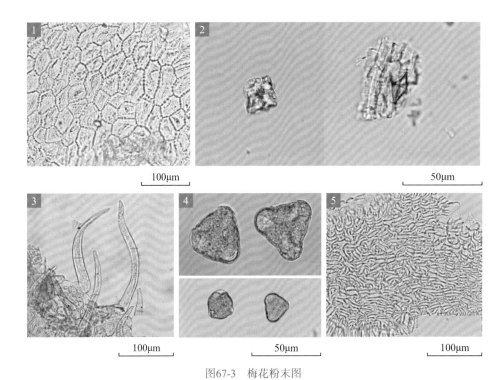

图67-3 梅花粉末图

1. 表皮细胞 2. 草酸钙结晶 3. 非腺毛 4. 花粉粒 5. 花粉囊细胞

（三）理化鉴别

1. 薄层色谱　取本品粉末0.5g，加50%甲醇15ml，超声处理30分钟，滤过，取滤液作为供试品溶液。另取梅花对照药材0.5g，同法制成对照药材溶液。再取绿原酸对照品、异槲皮苷对照品，加甲醇制成每1ml含绿原酸50μg、异槲皮苷25μg的混合溶液，作为对照品溶液。照薄层色谱法试验，吸取上述三种溶液各2～4μl，分别点于同一聚酰胺薄膜上，以正丁醇-醋酸-水（5：0.15：4）为展开剂，展开，取出，晾干，喷以3%三氯化铝乙醇溶液，热风加热至斑点清晰，置紫外光灯（365nm）下检视。供试品色谱中，在与对照药材色谱和对照品色谱相应的位置上，显相同颜色的荧光斑点。（图67-4）

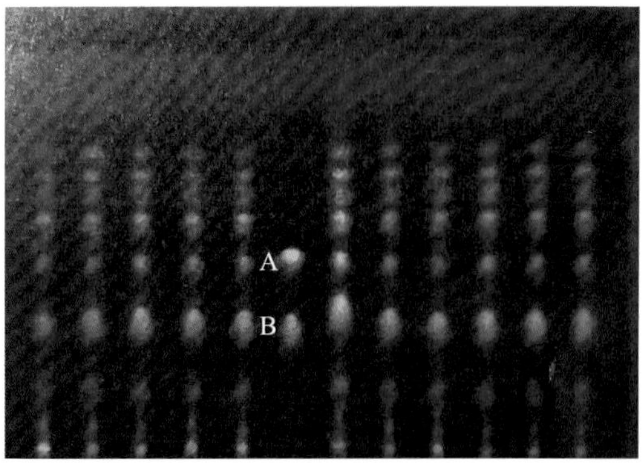

2. 特征/指纹图谱[4]

（1）色谱条件　以十八烷基硅烷键合硅胶为填充剂（柱长25cm，内径4.6mm，粒径5μm）；以0.1%甲酸水溶液为流动相A，以0.1%甲酸乙腈溶液为流动相B，按表67-1中的规定进行梯度洗脱；检测波长为355nm；柱温为40℃；流速为每分钟1.0ml；进样体积5μl。

图67-4 梅花药材薄层色谱图

S为对照品（A.异槲皮苷、B.绿原酸） S1为梅花
对照药材　1～10.梅花样品

表67-1 梯度洗脱的条件

时间（分钟）	流动相A（%）	流动相B（%）
0～15	88→85	12→15
15～20	85→83	15→17
20～40	83	17

时间（分钟）	流动相A（%）	流动相B（%）
40～41	83→88	17→12
41～45	88	12

（2）供试品溶液的制备　取梅花粉末（过四号筛）0.5g，精密称定，置于具塞的三角瓶中，精密加入50%甲醇5ml，密塞，称定，超声提取45分钟，静置冷却，加50%甲醇补足失重，摇匀，经0.22μm微孔滤膜滤过，取续滤液作为供试品溶液。

（3）对照品溶液的制备　取绿原酸对照品、芦丁对照品、金丝桃苷对照品、异槲皮苷对照品适量，精密称定，加50%甲醇制成每1ml各含0.2mg的混合溶液，作为对照品溶液。

（4）测定法　分别精密吸取参照物溶液和供试品溶液各5μl，注入液相色谱仪，测定，记录色谱图，即得。

供试品特征图谱中应有4个特征峰，应分别与相应的对照品溶液的保留时间一致。（图67-5）

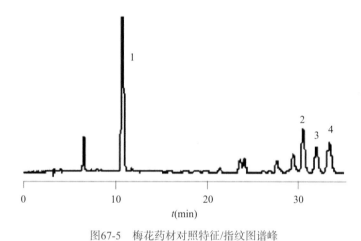

图67-5　梅花药材对照特征/指纹图谱峰

1.绿原酸峰　2.芦丁峰　3.金丝桃苷峰　4.异槲皮苷

按中药色谱指纹图谱相似度评价系统，供试品指纹图谱与对照指纹图谱经相似度计算，相似度不得低于0.90。

【质量评价】白梅花以花匀净、完整，含苞未放、颜色新鲜、气味清香者为佳。采用高效液相色谱法测定，本品按干燥品计算，含绿原酸（$C_{16}H_{18}O_9$）不得少于3.0%，含芦丁（$C_{27}H_{30}O_{16}$）不得少于0.45%，含金丝桃苷（$C_{21}H_{20}O_{12}$）不得少于0.35%，含异槲皮苷（$C_{21}H_{20}O_{12}$）不得少于0.35%。

【化学成分】主要成分为挥发油类、黄酮类等。

1.挥发油类　苯甲醛、苯甲醇、异丁香油酚、丁子香酚、异戊醇、乙酸己酯、丙酸丙酯、2-己烯醛、莰烯、α-蒎烯、β-蒎烯、己醇、苯甲酸甲酯、苯甲酸苄酯、乙酸苯甲酯、二十一烷、二十三烷、棕榈酸等[3]。

2.黄酮类　异鼠李素、槲皮素、异槲皮苷、金丝桃苷、芦丁、山奈酚-3-O-β-D-吡喃半乳糖苷、异鼠李素-3-O-β-D-吡喃葡萄糖苷、槲皮素-3-O-新橙皮苷、2''-乙酰基-3'-O-甲基芦丁等[4]。

3.其他类　白梅花中含有多酰化类、酚苷类、醇苷类、苯丙素类成分，分别为prunose Ⅰ、prunose Ⅱ、prunose Ⅲ、mumeose A～V、丁香酚葡萄糖苷、苄基吡喃葡萄糖苷、绿原酸等[5]。

【性味归经】微酸，平。归肝、胃、肺经。

【功能主治】疏肝和中，化痰散结。用于肝胃气痛，郁闷心烦，梅核气，瘰疬疮毒。

【药理作用】

1.抗氧化作用　梅花甲醇提取物及乙酸乙酯层、正丁醇层、水层均显示出较强的自由基清除活性。对梅花中的化学成分进行抗氧化活性筛选，结果表明，苯丙酸类衍生物和黄酮醇类化合物为两类主要的活性化合物。

2.抑制黑色素生成　梅花总黄酮提取液对蘑菇酪氨酸酶有抑制作用，干扰黑色素合成，从而减轻皮肤色素沉着，改善肤色[6]。梅花中的酰基化奎宁酸类化合物对黑色素瘤细胞的生长抑制效果较强，且无细胞毒性。

3.抑制血小板凝聚作用　不同浓度的prunose Ⅰ、prunose Ⅱ对Thrombin诱导的加图血小板凝聚均有不同程度的抑制作用，并随浓度增大抑制作用增强[4]。

4.其他作用　还有抗菌、抗病毒、抑制醛糖还原酶等其他作用[7]。

【分子生药】

遗传育种　梅花表型多样性丰富，变异较大。采用SSR、ISSR、SRAP分子标记，对多个自然群体的多批梅花样品进行了遗传多样性检查和群体结构分析，可将梅花分为不同品种群，每个品种群可再分为亚组，对梅花的起源与亲缘关系有一定的指导意义[8]。

【附注】梅花为蔷薇科植物梅*Prunus mume*（Sieb.）Sieb. et Zucc.的干燥花蕾，不能采收已经开放的花朵。

主要参考文献

[1] 许飞.浅谈梅花栽培与管理[J]. 现代园艺，2017(19)：87.

[2] Xiaoxia Zhang, Zongtao Lin, Jinggui Fang, et al.An on-line high-performance liquid chromatography-diode-array detector-electrospray ionization-ion-trap-time-of-flight-mass spectrometry-total antioxidant capacity detection system applying two antioxidant methods for activity evaluation of the edible flowers from Prunus mume[J]. Journal of Chromatography A, 2015(1414): 88-102.

[3] 苗婉清，李小花，何希荣，等.梅花挥发油化学成分研究[J]. 中国实验方剂学杂志，2013，19(22)：117-120.

[4] Seikou Nakamura, Katsuyoshi Fujimoto, Takahiro Matsumoto, et al.Acylated sucroses and acylated quinic acids analogs from the flower buds of Prunus mume and their inhibitory effect on melanogenesis [J]. Phytochemistry, 2013(92): 128-136.

[5] Katsuyoshi Fujimoto,Seikou Nakamura, Takahiro Matsumoto, et al. Structures of acylated sucroses from the flower buds of Prunus mume[J]. Journal of Natural Medicines, 2014(68): 481-487.

[6] 石嘉怿.青梅花提取物的酪氨酸酶抑制作用及机理研究[J]. 食品工业科技，2011，32(10)：205-207+211.

[7] Katsuyoshi Fujimoto, Seikou Nakamura, Takahiro Matsumoto, et al. Medicinal Flowers. Structures of Acylated Sucroses and Inhibitory Effects of Constituents on Aldose Reducatase from the Flower Buds of Prunus mume[J]. Chem. Pharm. Bull., 2016, 61: 445-451.

[8] 杨朝东.梅花种质资源的亲缘关系分析和遗传多样性分子评价[D]. 武汉：华中农业大学，2005.

（北京大学药学院　王弘　贾玮娟）

68. 旋覆花

Xuanfuhua

INULAE FLOS

【别名】金佛花、金佛草、金福花、全福花、六月菊。

【来源】为菊科植物旋覆花*Inula japonica* Thunb.和欧亚旋覆花*Inula britannica* L.的干燥头状花序。

【本草考证】始载于《神农本草经》，原名金沸草，当时仅以花入药。《本草纲目》载：其叶"治疗疮肿毒"。《图经本草》载："二月以后生苗，多近水旁，大似红蓝而无刺，长一二尺以来，叶似柳，茎细，六月开花如菊花，小铜钱大，深黄色。"所附的"随州旋覆花图"，叶长圆状披针形，基部渐窄，特征与旋覆花一致。《本草纲目》旋覆花图也与此种相似。《救荒本草》载："苗长二三尺以来，叶似柳叶，稍宽大，茎细如蒿杆，开花似菊花，如铜钱大，深黄色。" 所附旋覆花图中叶多为长圆形，基部宽而抱茎，特征与欧亚旋覆花相近。《植物名实图考》附图也与此种相似。本草记载与现今所用旋覆花基本一致。

【原植物】

1. 旋覆花　多年生草本，高30～70cm，被长伏毛。根状茎短，横走或斜升，须根较粗壮。茎单生，有时2～3个簇生，直立。基部叶花期枯萎；中部叶长圆形，长圆状披针形或披针形，长4～13cm，宽1.5～4cm，基部渐狭或有半抱茎的小耳，无柄，边缘具疏齿或全缘，上面有疏毛或近无毛，下面有疏伏毛和腺点。头状花序直径3～4cm，排列成疏散伞房状。总苞半球形，直径1.3～1.7cm，总苞片约6层，线状披针形，最外层常叶质而较长；外层基部革质，上部叶质，内层苞片干膜质，有腺点和缘毛。舌状花黄色，舌片线形，顶端有3小齿，长10～13mm；管状花花冠长约5mm，有三角状披针形裂片；冠毛白色，有20余个微糙毛，与管状花近等长。瘦果长1～1.2mm，圆柱形，有10条纵沟，被疏短毛。花期6～10月，果期9～11月。（图68-1）

生于海拔150～2400m的山谷、河滩、路边、田埂等较潮湿处。分布于东北部、北部、中部与东部各省，在四川、贵州、福建、广东也可见到。

2. 欧亚旋覆花　多年生草本，高20～70cm。根状茎短，横走或斜升。茎直立，被长柔毛。绿色或带紫红色。叶矩椭圆状披针形，长5～13cm，宽1～2.5cm，基部宽大，心形或有耳，半抱茎，边缘有疏浅齿或近全缘，上面具疏状毛，下面被密柔毛；有腺点。头状花序1～8个，直径2.5～5cm。总苞半球形，直径1.5～2cm，总苞片4～5层，条状披针形，具缘毛和腺点。舌状花黄色，舌片线形，长11～20mm，管状花有5个三角状披针形裂片，花冠长4～6mm，冠毛1轮，白色，有20～25条微糙毛。瘦果圆柱形，长1～1.5mm，有浅沟，被短毛。花期6～10月，果期9～11月。（图68-2）

生于河岸、田埂、路旁等潮湿处。主要分布于东北、华北及新疆、内蒙古。

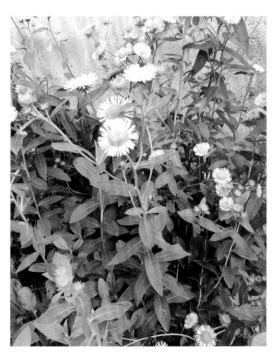

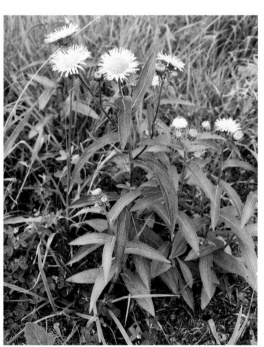

图68-1　旋覆花　　　　　　　　　　　　图68-2　欧亚旋覆花

【主产地】主产于河南信阳、洛阳，河北保定，浙江杭州、宁波等地，江苏南通、启东。以河南产量最大，浙江、江苏品质最佳。

【栽培要点】

1. 生物学特性　喜温暖潮湿，适宜栽种于土层深厚、疏松肥沃，富含腐殖质的砂质土壤。干燥地、重黏土地不宜栽培。忌连作。

2. 栽培技术　用种子繁殖或分株繁殖。种子繁殖：8月果实成熟时，分批采摘，脱粒，晒干。春播3～4月，每亩播种量0.75～1kg，条播，按行株距30cm开浅沟播种，覆土，浇水，保持土壤湿润，约2～3周出苗。穴播，行株距25cm×25cm，开穴播种。分株繁殖：3～4月挖掘植株的分药苗及根芽，穴栽，每次可栽分药苗3株或根芽4～5节，覆土。

3. 病害　根腐病。

【采收与加工】　8～9月夏、秋二季花开放时采收，除去杂质，阴干或晒干（不能暴晒）。

【药材鉴别】

（一）性状特征

呈扁球形或类球形，直径1～2cm。总苞由多数苞片组成，呈覆瓦状排列，苞片披针形或条形，灰黄色，长4～11mm；总苞基部有时残留花梗，苞片及花梗表面被白色茸毛。舌状花1列，黄色，长约1cm，多卷曲，常脱落，先端3齿裂；管状花多数，棕黄色，长约5mm，先端5齿裂；子房顶端有多数白色冠毛，长5～6mm。有的可见椭圆形小瘦果。体轻，易散碎。气微，味微苦。（图68-3）

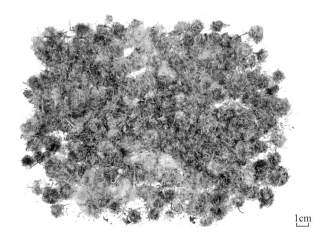

图68-3　旋覆花药材图

（二）显微鉴别

粉末特征　本品表面观：冠毛为多列性非腺毛，边缘细胞稍向外突出。苞片、花冠腺毛棒槌状，头部多细胞，多排成2列，围有角质囊，柄部多细胞，2列。子房非腺毛2列性，1列为单细胞，另列通常2细胞，长90～220μm；内层苞片另有2～3细胞并生的非腺毛；苞片非腺毛1～8细胞，多细胞者基部膨大，顶端细胞特长。子房表皮细胞含草酸钙柱晶，长约至48μm，直径2～5μm。花粉粒类球形，直径22～33μm，外壁有刺，长约3μm，具3个萌发孔。（图68-4）

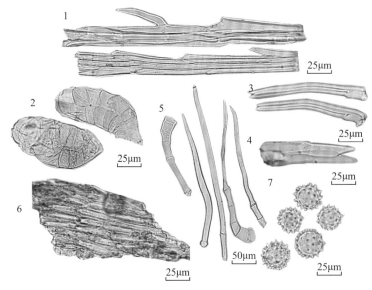

图68-4　旋覆花粉末图

1. 冠毛非腺毛　2. 腺毛　3. 子房非腺毛　4. 内层苞片非腺毛　5. 苞片非腺毛　6. 子房表皮细胞　7. 花粉粒

（三）理化鉴别

薄层色谱 取本品粉末2g，置具塞锥形瓶中，加石油醚（60～90℃）30ml，密塞，冷浸1小时，加热回流30分钟，放冷，滤过，滤液浓缩至近干，残渣加石油醚（60～90℃）2ml使溶解，作为供试品溶液。另取旋覆花对照药材2g，同法制成对照药材溶液。照薄层色谱法试验，吸取上述两种溶液各5μl，分别点于同一硅胶G薄层版上，以石油醚（60～90℃）–乙酸乙酯（5∶1）为展开剂，展开，取出，晾干，喷以5%香草醛硫酸溶液，加热至斑点显色清晰。供试品色谱中，在与对照药材色谱相应的位置上，显相同颜色的斑点。（图68-5）

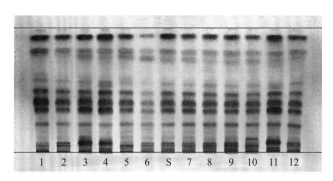

图68-5　旋覆花薄层色谱图

S. 对照药材　1～12. 样品

【质量评价】以头状花序完整、朵大、色黄绿者为佳[1]。按醇溶性浸出物测定法项下的热浸法测定，用乙醇作溶剂，浸出物不得少于16.0%。

【化学成分】主要成分为倍半萜、黄酮、甾醇、苯丙素、脂肪酸等。其中，倍半萜是其特征性成分和有效成分。

1. 倍半萜类　旋覆花素（inulicin）、去乙酰旋覆花素（deacetylinulicin）、天人菊内酯（gaillardin）、旋覆花内酯（britannin）、大花旋覆花内酯（britannilactone）、环醚大花旋覆花内酯（britannilide）、单乙酰大花旋覆花内酯（monoacetylbritannilactone）、二乙酰大花旋覆花内酯（diacetylbritan nilactone）、氧化大花旋覆花内酯（oxobritannilactone）、旋覆花佛术内酯（eremobritanilin）、旋覆花酸（inulalic acid）、inuchinenolides A～C、inujaponins A-I等[1, 2]。

2. 黄酮类　槲皮素（quercetin）、山柰酚（kaempferol）、槲皮黄苷（quercimeritrin）、异槲皮素（isoquercetin）、槲皮万寿菊苷（querceta gitrin）、柽柳素（tamarixetin）、红车轴草素（pratensein）、杜鹃黄素（azaleatin）、5,4′-二甲氧基槲皮素（5,4′-dimethoxyquercetin）、泽兰黄酮（nepetin）等[3]。

3. 甾醇类　蒲公英甾醇（taraxasterol）、蒲公英甾醇乙酸酯（taraxasterol acetate）、胡萝卜苷（daucosterol）。

4. 苯丙素类　对羟基桂皮酸（hydroxycinnamic acid）、咖啡酸（caffeic acid）等[3]。

5. 脂肪酸类　肉豆蔻酸（myristic acid）、甘油三硬脂酸酯（stearin）、棕榈酸（palmitic acid）。

【性味归经】苦、辛、咸，微温。归肺、脾、胃、大肠经。

【功能主治】降气，消痰，行水，止呕。用于风寒咳嗽，痰饮蓄结，胸膈痞闷，喘咳痰多，呕吐噫气，心下痞硬[4]。

【药理作用】

1. 镇咳作用　旋覆花水煎剂对二氧化硫引咳小鼠有显著的镇咳作用[3]。

2. 祛痰作用　腹腔注射旋覆花水煎剂可显著促进小鼠气管排泌酚红作用，显示较强的祛痰作用[3]。

3. 抗炎作用　旋覆花水煎剂对小鼠耳朵涂擦巴豆油诱发的炎症有明显的抑制作用[3]。

4. 其他作用　旋覆花具有抗糖尿病作用[4]、神经损伤保护作用[5]、抗肿瘤作用[4]，欧亚旋覆花具有抗疲劳[6]、肝保护[4]等作用。

【用药警戒或禁忌】小鼠灌胃旋覆花水煎剂的LD_{50}大于50g/kg，毒性较低。小鼠灌胃旋覆花次内酯的LD_{50}为1330mg/kg，腹腔注射的为467mg/kg。

【分子生药】基于DNA条形码序列的分子鉴定：对旋覆花和欧亚旋覆花及其同属近缘物种进行DNA提取、PCR扩增ITS2序列并双向测序，用CodonCode Aligner对测序峰图进行拼接后，用MEGA5.0软件进行相关数据分析，并构建NJ系统聚类树，基于ITS2序列的NJ树可准确鉴别旋覆花及其同属近缘混用品[7]。

【附注】同属植物在不同地区作旋覆花入药的有以下品种：

1. 水朝阳旋覆花*Inula helianthus-aquatilis* C.Y. Wu ex Ling，多年生草本，高30～80cm，被柔毛。茎直立，上部

有开展的伞房状分枝。叶卵状披针形或长椭圆形，长6～10cm，宽1.4～4cm，叶缘具不整齐疏锯齿。头状花序，总苞片5～6层，舌状花黄色，长约1.5cm，较总苞长2～3倍。冠毛白色，9～11条。瘦果圆柱形，无毛。主产于云南和贵州，当地作旋覆花入药。

2. 湖北旋覆花*Inula hupehensis*（Ling）Ling，多年生草本，高30～50cm。茎有较密的长柔毛和细沟，上部有少数伞房状分枝。叶长圆形或长圆状披针形，长5～10cm，宽1.5～2.5cm，叶缘有尖头状疏锯齿。头状花序直径2.5～3.5cm，总苞片5层，舌状花冠长1.5～2cm。冠毛白色，4～6条。瘦果近圆柱形，无毛。主产于湖北和四川，四川、湖北、湖南、内蒙古等地作为旋覆花使用。

3. 线叶旋覆花*Inula linariifolia* Turcz，多年生草本，高30～60cm。茎直立，叶线状披针形，全缘，长3～10cm，宽0.5～1cm，边缘反卷，半抱茎，无柄。头状花序直径1.5～2.5cm，总苞片4层；舌状花舌片线型，长8～11mm。冠毛1轮，白色。瘦果圆柱形，被短毛。广泛分布于我国东北、北部、中部与东部各省，江苏、福建、广东、湖北、上海等地作为旋覆花使用。

4. 山黄菊*Anisupappus chinensis* Hook. Et，一年生草本，高40～100cm。茎直立，被锈色密柔毛。中部叶卵状披针形或狭长圆形，纸质，两面被柔毛，长3～6cm，宽1～2cm，边缘有钝锯齿。头状花序单生或数个排列成顶生伞房花序，总苞片3层，舌状花舌片倒三角形，顶端有3齿。冠毛污白色，膜片状，4～5个，顶端有伸长的细芒。瘦果圆柱形，被疏柔毛，顶端截型。主产于广西、广东，当地作为旋覆花使用。

主要参考文献

[1] 郑虎占，董泽宏，佘靖.中药现代研究与应用[M].北京：学苑出版社，1997：4255.

[2] Wu Xing-De, Ding Lin-Fen, Tu Wen-Chao, et al. Bioactive sesquiterpenoids from the flowers of *Inula japonica* [J]. Phytochemistry, 2016, 129: 68-76.

[3] 朱虹，唐生安，秦楠，等.旋覆花中化学成分及其活性研究[J].中国中药杂志，2014，39(1)：83-88.

[4] 范丽丽，程江南，张涛，等.旋覆花属植物化学成分及药理活性研究进展[J].中医药导报，2017，23(13)：40-43.

[5] 李鹏涛，杨晓楠，张辉.旋覆花提取物对神经损伤后再生与修复作用研究进展[J].河北北方学院学报（自然科学版），2017，33(4)：57-60.

[6] 藏威，李国金，耿红梅.欧亚旋覆花多糖抗疲劳作用研究[J].时珍国医国药，2013，24(10)：2370-2372.

[7] 郭力城，胡志刚，涂媛，等.基于ITS2序列鉴定中药材金沸草、旋覆花及其近缘混伪品[J].世界科学技术-中医药现代化，2014，16(2)：307-312.

（北京大学药学院　黄艳菲　尚明英　蔡少青）

69. 葱白

Congbai

ALLII FISTULOSI BULBUS

【别名】葱茎白、葱白头。

【来源】为百合科植物葱*Allium fistulosum* L. 近根部的新鲜鳞茎。

【本草考证】葱始载于《名医别录》，列为中品。《本草纲目》载："葱从囱。外直中空，有囱通之象也。芤者，草中有孔也，故字从孔，芤脉象之。葱初生曰葱叶，叶曰葱青，衣曰葱袍，茎曰葱白，叶中涕曰葱苒，诸物皆宜，故曰菜伯，和事。汉葱，一名木葱，其茎粗硬，故有木名。"又云："汉葱春末开花成丛，青白色，其子味辛色黑，有皱纹，作三瓣状。"本草记载与现今葱白基本一致。

【原植物】多年生草本。簇生，折断后有辛味黏液。白色须根丛生。鳞茎圆柱形，先端稍肥大，鳞叶成层，膜质至薄革质，白色，具纵纹。叶基生；叶片圆柱形，中空，先端尖，具纵纹；叶鞘浅绿色。花葶约与叶等长；总苞白色，2裂；伞形花序球形，多花，密集；花梗与花被片等长或为其2/3长；花被钟状，白色，花被片6，狭卵形。蒴果三棱形。种子黑色，三角状半圆形。花期7～9月，果期8～10月。（图69-1）

【主产地】全国各地都产，以东北、华北各地为多。

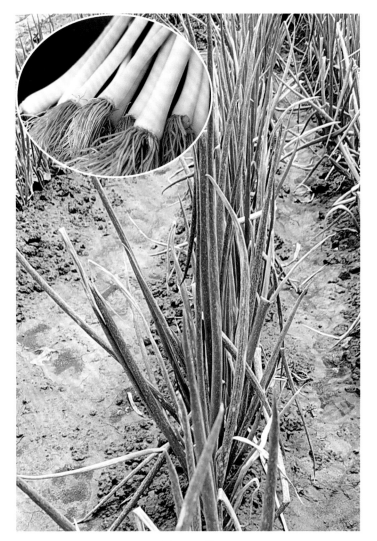

图69-1 葱

【栽培要点】

1. 生物学特性　耐寒、耐热性较强，四季均可种植。最适宜生长温度为18～23℃，不宜多年连作。

2. 栽培技术　以鳞茎种植为佳。一般育苗时间为3～4月或9～10月进行，亦可选用新鲜的种子，发芽适宜温度在13～20℃。每2～3个鳞茎为一份入土，间距10cm不宜种植过深，鳞茎稍露出土面为佳，浇透水，成活后按照日常管理即可，分蘖株数6～8株时可移栽。

3. 病虫害　病害：葱霜霉病、紫斑病、叶枯病、葱锈病、葱灰霉病、葱疫病、葱褐斑病、葱黑斑病、葱小菌核病等。虫害：葱地种蝇、葱斑潜蝇、斜文夜蛾、葱蓟马、甜菜夜蛾、小地老虎、蛴螬等。

【采收与加工】采挖鳞茎后，除去须根及叶，剥去外膜。

【药材鉴别】

（一）性状特征

本品为类圆柱形鳞茎，基部稍膨大，有白色须状细根，直径0.5～3.0cm，由多层膜质鳞片合裹而成。表面类白色，

光滑，具有纵纹，折断具辛辣黏液。气味具有刺激性，味辛辣。（图69-2）

（二）显微鉴别

鳞叶横切面　上下表皮类方形，排列紧密，外切向壁厚，外被角质层。薄壁细胞类圆形，外层薄壁细胞中含草酸钙晶体，多为方晶，其中散生有限外韧形维管束，木质部导管1～4个[1]。（图69-3）

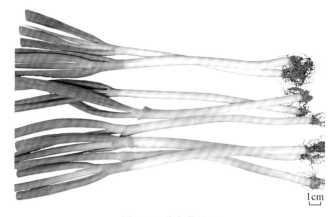

图69-2　葱白药材图

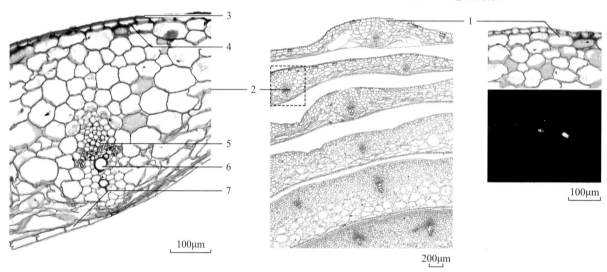

图69-3　葱白（鳞叶）横切面图（张媛　摄）

1. 草酸钙柱晶　2. 外韧维管束　3. 角质层　4. 上表皮　5. 韧皮部　6. 木质部　7. 下表皮

（三）理化鉴别

薄层色谱　取本品2g，研碎，加甲醇20ml，超声30分钟，滤过，滤液作为供试品溶液。另取β-谷甾醇对照品适量，加二氯甲烷-甲醇（1∶1）溶解，作为对照品溶液。照薄层色谱法试验，吸取上述两种溶液分别点于同一硅胶G薄层板上，以毛细管点样，以石油醚-乙酸乙酯-乙酸（5∶2∶0.01）为展开剂，展开，取出，晾干，喷洒10%磷钼酸乙醇试液，在105℃加热至斑点显色清晰[2]。供试品色谱中，在与对照品色谱相应位置上，显相同颜色的斑点。（图69-4）

【质量评价】以基部膨大，表面清洁者为佳。

【化学成分】主要成分为氨基酸、硫化物、甾体皂苷、黄酮和糖等。

1. 氨基酸类　甲基蒜氨酸（methylallin）、蒜氨酸（alliin）、环蒜氨酸（cyoloalliin）、丙基蒜氨酸（propylallin）、S-烯丙基巯基-半胱氨酸（S-allyllmercaptocysteine）、S-甲基巯基-半胱氨酸（S-methylmercocysteine）等。

2. 硫化物类　挥发油中含烯丙基二硫化物、二烯丙基二硫化物（DAS）等二硫化物及多硫化物。

3. 甾体皂苷类　丝兰皂苷类化合物、葱皂苷（fistuloside）A，B，C等。

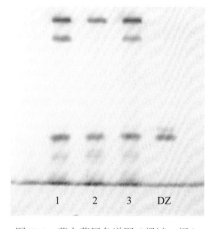

图69-4　葱白薄层色谱图（梁鸿　摄）

1～3. 三批不同产地葱白药材
DZ. β-谷甾醇对照品

4.黄酮类 异槲皮苷、槲皮素-3-O-（6″-O-乙酰基）-β-D-吡喃葡萄糖苷、槲皮素-3,4-二-O-β-D-吡喃葡萄糖等。

5.脂质类 碳酸二甲酯、碳酸二乙酯、（+/−）-3-羟基-γ-丁内酯、草氨酸乙酯、亚硫酸二丙酯、肼基甲酸乙酯、甲基硫代磺酸甲酯、亚硫酸二乙酯等。

6.葱醌类成分 红葱乙素和异红葱乙素[3]。

【性味归经】辛，温。归肺、胃经。

【功能主治】发汗解表，通阳，利尿。用于感冒头痛，鼻塞；外用治小便不利，痈疖肿痛。

【药理作用】

1.降血脂和护肝作用 葱白提取物能显著降低高脂血症大鼠血清TC、TG和LDL-C水平，同时能显著升高HDL-C水平，因而有显著的降血脂、护肝功能的作用[4]；可调控Bcl-2、PPARγ蛋白，改善脂质代谢，抑制动脉粥样硬化的形成[5]；也可通过活化PGC-1α增加肝糖异生，以改善NAFLD肝细胞脂肪变性[6]。

2.抗氧化和防止血栓形成作用 葱白提取物可有效防止脂质过氧化损伤，清除氧自由基对内皮细胞的攻击，有效防止血栓的形成[7]。

3.对心脑血管的作用 葱白具通阳的作用，其提取物可抑制血小板聚集，改善血液高凝状态，预防血栓的形成；可扩张冠状动脉，改善缺血心肌代谢；也可有效地改善血液流变学，增加脑血流量，从而改善脑缺血后脑组织的缺血、缺氧状态，进而达到保护局部神经细胞的作用[3]。

4.其他作用 大葱提取物大葱油对人胃癌移植瘤生长具有抑制作用，能使肿瘤细胞DNA指数下降，平均DNA质量较少，有一定的抗肿瘤作用[7]。大葱挥发油和醇提物及水提物具抗菌作用。

【附注】有记载葱白为分葱*Allium fistulosum* L. var. *caespitosum* Makino的鳞茎，功效同上。

主要参考文献

[1] 湖北省食品药品监督管理局.湖北中药材质量标准[M].武汉：湖北科学技术出版社，2009：133.

[2] 王琼.葱白的生药学研究[D].武汉：华中科技大学，2008.

[3] 李肖，蔡依，周天天，等.大葱的生物活性及化学成分研究进展[J].中国调味品，2018，43(08)：196-200.

[4] 贺清，赵勇，覃佐涛，等.葱白提取物对心脑血管疾病作用的现代研究概况[J].中西医结合心脑血管病杂志，2016，14(09)：970-972.

[5] 夏雯，雷杰，段刚峰，等.葱白提取物对动脉粥样硬化大鼠血管内膜脂质沉着及Bcl-2、PPARγ蛋白表达的影响[J/OL].中医药信息，2019(05)：13-16.

[6] 郑丁，时昭红，郭洁，等.葱白提取物对非酒精性脂肪肝模型大鼠PGC-1α和PEPCK，G6Pase表达的影响[J].中国实验方剂学杂志，2018，24(24)：128-133.

[7] 周晓娜，郭争荣.大葱提取物对人胃癌移植瘤生长的抑制作用[J].中国医疗前沿，2012，7(04)：2-3.

（中国中医科学院 樊小瑞 高文雅 边宝林）

70. 葶苈子

Tinglizi

DESCURAINIAE SEMEN、LEPIDII SEMEN

【别名】葶苈、大適、大室、蕈蒿、丁历。

【来源】为十字花科植物播娘蒿*Descurainia sophia*（L.）Webb. ex Prantl.或独行菜*Lepidium apetalum* Willd.的干燥成熟种子。前者习称"南葶苈子"，后者习称"北葶苈子"。

【本草考证】本品始载于《神农本草经》，列为草部下品，载："味辛，苦，寒。治癥瘕积聚，结气，饮食寒热，破坚逐邪，通利水道。一名大室，一名大适。生藁城平泽。"《图经本草》载："葶苈，生藁城平泽及田野，今京东、陕西、河北州郡皆有之，曹州者尤甚。初春生苗叶，高六、七寸，有似荠；根白，枝茎俱青；三月开花，微黄；结角，子扁小如黍粒微长，黄色。立夏后采实，暴干。"又载："葶苈单茎向上，叶端出角，角粗且短。又有一种苟芥草，叶近根下作奇，生角细长，取时必须分别此二种也。"《救荒本草》载："独行菜又名麦秸菜，生田野中。科苗高一尺许。叶似水棘针叶，微短小；又似水苏子，叶亦短小狭窄，作瓦陇样，梢出细葶，开小黪白花。结小青蒂葵，小如绿豆粒，叶味甜性温。"本草所载的葶苈子的原植物有两种，与现今的播娘蒿和独行菜基本一致，但《图经本草》所附曹州葶苈之图并非上述两种植物。

【原植物】

1. 播娘蒿　一年生草本。有叉状毛或无毛，下部茎生叶多。叶为三回羽状深裂，长2～12（～15）cm，末端裂片条形或长圆形，下部叶具柄，上部叶无柄。花序伞房状，果期伸长；萼片直立，早落，长圆条形，背面有分叉细柔毛；花瓣黄色，长圆状倒卵形，长2～2.5mm，或稍短于萼片，具爪；雄蕊6枚，长于花瓣。长角果圆筒状，长2.5～3cm，宽约1mm，无毛，稍内曲，与果梗不成1条直线，果瓣中脉明显；果梗长1～2cm。种子每室1行，种子形小，多数，长圆形，长约1mm，稍扁，淡红褐色，表面有细网纹。花期4～5月，果期5～7月。（图70-1）

生于山坡、田野。我国除华南外全国各地均产。

2. 独行菜　一年或二年生草本。茎直立，有分枝，无毛或具微小头状毛。基生叶窄匙形，一回羽状浅裂或深裂，长3～5cm，宽1～1.5cm；叶柄长1～2cm；茎上部叶线形，有疏齿或全缘。总状花序在果期可延长至5cm；萼片早落，卵形，外面有柔毛；花瓣不存或退化成丝状，比萼片短；雄蕊2或4。短角果近圆形或宽椭圆形，扁平，长2～3mm，宽约2mm，顶端微缺，上部有短翅；果梗弧形，长约3mm。种子椭圆形，长约1mm，平滑，棕红色。花期5～6月，果期6～7月。（图70-2）

生于海拔400～2000m的人为扰动大的生境中，为常见的田间杂草。分布于东北、华北、江苏、浙江、安徽、西北、西南。

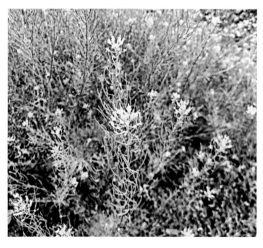

图70-1　播娘蒿

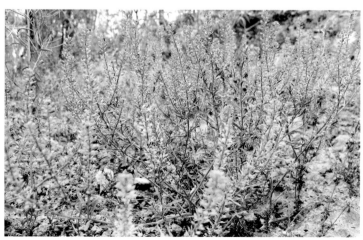

图70-2　独行菜

【主产地】主产于河北、河南、山东、辽宁、陕西等地。其中，播娘蒿主产于江苏邳县、淮阴、南通，山东聊城，安徽滁县、嘉山等地。独行菜主产于河北沧州、保定、承德，北京郊区，辽宁海城、凤城，内蒙古乌兰浩特等地。

【采收与加工】4月底5月上旬采收，果实呈黄绿色时及时收割，以免过熟种子脱落。晒干，除去茎、叶杂质，包装，贮放干燥处，防潮、黏结和发霉。

【商品规格】统货。

【药材鉴别】

（一）性状特征

1. 南葶苈子　呈长圆形略扁，长约0.8～1.2mm，宽约0.5mm。表面棕色或红棕色，微有光泽，具纵沟2条，其中1条较明显。一端钝圆，另端微凹或较平截，种脐类白色，位于凹入端或平截处。气微，味微辛、苦，略带黏性。（图70-3）

2. 北葶苈子　呈扁卵形，长1～1.5mm，宽0.5～1mm。一端钝圆，另一端尖而微凹，种脐位于凹入端。味微辛辣，黏性较强。（图70-4）

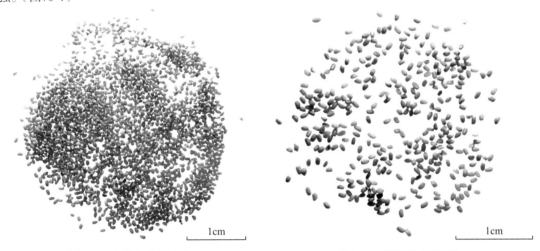

图70-3　南葶苈子药材图　　　　　　　　　　图70-4　北葶苈子药材图

（二）显微鉴别

横切面

（1）北葶苈子　表皮为1列黏液细胞，其外壁向外特化成黏液层，厚度可达216μm，内壁有纤维素沉积形成径向延伸的纤维素柱，长24～34μm，先端钝圆、偏斜或平截，周围可见黏液质纹理。栅状细胞1列，略呈方形，宽26～34μm，侧壁和内壁增厚，强木化。色素层细胞颓废状，其下方有1列扁平的内胚乳细胞，内含糊粉粒。子叶占大部分，细胞呈不规则多边形，壁稍厚，内含糊粉粒。（图70-5）

（2）南葶苈子　黏液细胞外壁的黏液层较薄，厚约100μm，内壁纤维素柱长8～28μm。余同北葶苈子。

（三）理化鉴别

薄层色谱　取南葶苈子粉末1g，加70%

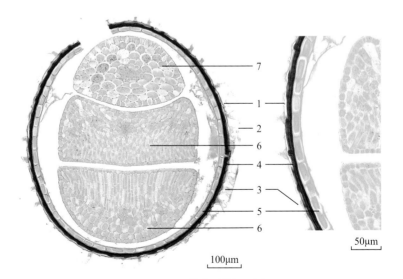

图70-5　北葶苈子横切面图

1. 黏液细胞　2. 黏液层　3. 纤维素柱　4. 栅状细胞
5. 内胚乳细胞　6. 子叶　7. 胚根

甲醇20ml，加热回流1小时，滤过，取滤液作为供试品溶液。另取槲皮素-3-*O*-*β*-D-葡萄糖-7-*O*-*β*-D龙胆双糖苷对照品，加30%甲醇制成每1ml含90μg的溶液，作为对照品溶液。照薄层色谱法试验，吸取上述两种溶液各1μl，分别点于同一聚酰胺薄膜上，以乙酸乙酯–甲醇–水（7：2：1）为展开剂，展开，取出，晾干，喷2%三氯化铝乙醇溶液，热风吹干，置紫外光灯（365nm）下检视。供试品色谱中，在与对照品色谱相应的位置上，显相同黄色的荧光斑点。

【质量评价】两种葶苈子均以颗粒均匀、饱满、色黄棕、无杂质者为佳。采用高效液相色谱法测定，本品按干燥品计算，南葶苈子含槲皮素-3-*O*-*β*-D-葡萄糖-7-*O*-*β*-D龙胆双糖苷（$C_{33}H_{40}O_{22}$）不得少于0.075%。

【化学成分】现已从独行菜和播娘蒿中分离得到硫苷、异硫氰酸和芥子苷、黄酮、强心苷、苯丙素、有机酸及脂肪油等85种化学成分[1]。

1. 硫苷类和异硫氰酸类　苯甲基硫苷（glucotropaeolin）、3-丁烯基硫苷（gluconapin）、3-甲硫丙基硫苷（glucoiberverin）、5-氧代辛基硫苷（glucocappasalin）等[2]。

2. 黄酮类　槲皮素（quercetin）、异鼠李素（isorhamnetin）、山柰酚（kaempferol）等[3-5]。

3. 苯丙素类　补骨脂素（psoralene）、东莨菪苷（scopoline）、异东莨菪醇（isoscopoline）等[6]。

4. 有机酸类　异香草酸（isovanillic acid）、对羟基苯甲酸（p-hydroxy benzoic acid）、对羟基苯甲醛（p-hydroxy benzaldehyde）[7]。

【性味归经】辛、苦，大寒。归肺、膀胱经。

【功能主治】泻肺平喘，行水消肿。用于痰涎壅肺，喘咳痰多，胸胁胀满，不得平卧，胸腹水肿，小便不利。

【药理作用】

1. 改善心血管作用　南葶苈子水提液具有抑制小鼠和大鼠心肌肥大、心室重构的作用[8]。

2. 止咳作用　北葶苈子总黄酮提取物具有拮抗PAF的作用[9]。

3. 利尿作用　南葶苈子具有显著的利尿作用[10]。

4. 其他作用　南葶苈子醇提取物和南葶苈子油具有一定的调血脂作用[11]；苄基芥子油具有广谱抗菌作用[12]。

【用药警戒或禁忌】肺虚喘咳、脾虚肿满者忌服。不宜久用。

【分子生药】

分子鉴定　基于DNA条形码序列的分子鉴定：ITS2序列能准确鉴别南北葶苈子药材及其混伪品[13]。

【附注】目前市场流通比较常见的是南葶苈子，主要是因为南葶苈子原植株播娘蒿植株大，分布较广且产量较大。而北葶苈子的原植株矮小，花序较短，果实较稀少，不好采收，所以市场并不多见。此外，南葶苈子商品均来源于野生资源。

主要参考文献

[1] 周喜丹.葶苈子化学成分及饮片鉴别研究[D].北京：中国中医科学院，2015.

[2] 陈健美，管荣展.播娘蒿种子中几种硫苷的提取和鉴定[J].西北植物学报，2006，26(6)：1231.

[3] Lee Jin You, Kim No Soo, Kim Haejin, et al. Cytotoxic and anti-inflammatory constituents from the seeds of *Descurainia Sophia*[J]. Arch Pharm Res, 2013(36): 536.

[4] 孙凯，李铣.南葶苈子的化学成分[J].沈阳药科大学学报，2003，20(6)：419.

[5] 赵海誉，范妙璇，石晋丽，等.北葶苈子化学成分研究[J].中草药，2010，41(1)：14.

[6] Mohamed Nawal H, Mahrous Atta E. Chemical constituents of *Descurainia Sophia* L. and its biological activity[J]. Rec Nat Prod, 2009, 3(1): 58.

[7] 陈滴，刘昕，杨晓虹，等.南葶苈子化学成分研究[J].特产研究，2010(2)：62.

[8] 郭娟，陈长勋，沈云辉.葶苈子水提液对动物实验性心室重构的影响[J].中草药，2007，38(10)：1519.

[9] 吴伟，金鸣，李金荣，等.葶苈子黄酮对血小板激活因子的拮抗作用[J].中草药，2006，37(10)：1539.

[10] 张晓丹，范春兰，余迎梅，等.葶苈子水提液对CHF大鼠利尿作用的影响[J].中国现代应用药学，2010，27(3)：210.

[11] 刘忠良.南葶苈子提取物调血脂作用的实验研究[J].药学实践杂志，2000，18(1)：15.

[12] 孟祥凤.葶苈子化学成分及药理作用的研究进展[J].黑龙江科技信息，2013(34)：71+63.

[13] 涂媛，赵博，温放，等.基于ITS2序列鉴定南北葶苈子药材及其混伪品[J].世界科学技术-中医药现代化，2014，16(02)：288-294.

（山西大学中医药现代研究中心　秦雪梅　张福生　张璇）

71. 紫花地丁

Zihuadiding

VIOLAE HERBA

【别名】犁头草、紫花菜、野堇菜[1]。

【来源】为堇菜科植物紫花地丁*Viola yedoensis* Makino的干燥全草。

【本草考证】本品以堇堇菜之名始载于《救荒本草》，载："堇堇菜，一名箭头草。生田野中。苗初塌地生。叶似铍箭头样，而叶蒂甚长。其后，叶间窜葶，开紫花。结三瓣荫儿，中有子如芥子大，茶褐色。"《本草纲目》载："紫花地丁，处处有之。其叶似柳而微细，夏开紫花结角。平地生者起茎；沟壑边生者起蔓。"本草记载与现今所用紫花地丁基本一致。

【原植物】多年生草本。根状茎短。叶基生，莲座状；叶片呈三角状卵形、狭卵形或长圆状卵形，长1.5～4cm，边缘具较平的圆齿；托叶膜质，2/3～4/5与叶柄合生，离生部分线状披针形。花紫堇色或淡紫色，稀呈白色，喉部色较淡并带有紫色条纹；花梗中部附近有2枚线形小苞片；萼片卵状披针形或披针形，基部附属物长1～1.5mm；花瓣倒卵形或长圆状倒卵形，侧方花瓣1～1.2cm，下方花瓣连距长1.3～2cm，里面有紫色脉纹；距细管状，末端圆；花药药隔顶部的附属物长约1.5mm，下方2枚雄蕊背部的距细管状；子房卵形，花柱棍棒状，柱头三角形，顶部略平。蒴果长圆形，长5～12mm；种子卵球形。花、果期4月中下旬至9月。（图71-1）

生于田间、荒地、山坡草丛、林缘或灌丛中，在庭园较湿润处常形成小群落。分布于东北、华北、华中、东南、西南各省。

【主产地】主产于江苏、浙江、安徽等地。

【栽培要点】

1.生物学特性　喜温暖或凉爽气候。忌涝，宜选择排水良好的砂质壤土、黏壤土栽培，不宜在低洼

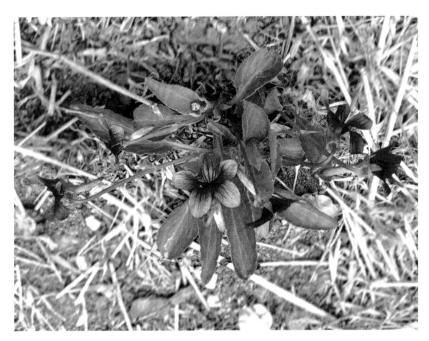

图71-1　紫花地丁

地或者易积水的地区栽培。

2.栽培技术　种子繁殖或分株繁殖。冬前或早春播种，撒播，播后覆一层薄细土。

3.虫害　红蜘蛛等。

【采收与加工】春、秋二季采收，5～6月间果实成熟时采收全草，洗净，晒干。

【药材鉴别】

（一）性状特征

全草皱缩成团，主根长圆锥形，淡黄棕色，有细纵皱纹。叶基生，灰绿色，呈披针形或卵状披针形，基部截形或稍心形，边缘具钝锯齿；叶柄细长，长2～6cm，上部有明显狭翅。花茎纤细；花瓣5，紫色；蒴果椭圆形或3裂，种子多数，淡棕色。气微，味微苦而稍黏。（图71-2）

（二）显微鉴别

粉末特征　粉末灰绿色。表皮细胞长方形或类圆形，垂周壁波状弯曲，有的具串珠状增厚。气孔不定式。非腺毛单细胞，略弯曲，壁稍厚，有明显的刺状疣突。草酸钙簇晶较小，直径15～40μm，可见晶细胞纵向成串排列，每个细胞内含1簇晶。（图71-3）

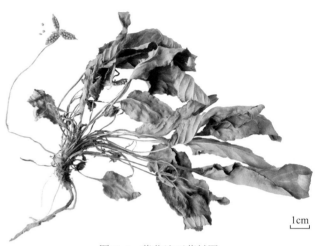

1cm

图71-2　紫花地丁药材图

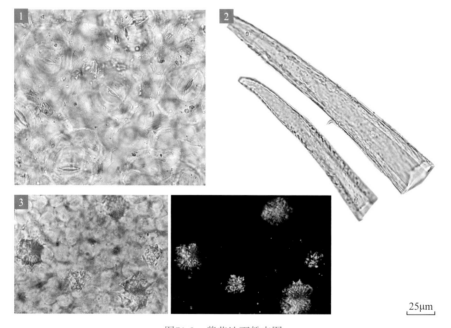

25μm

图71-3　紫花地丁粉末图

1.表皮细胞　2.非腺毛　3.草酸钙簇晶

（三）理化鉴别

薄层色谱　取本品粉末0.5g，加甲醇50ml，超声处理40分钟，滤过，滤液蒸干，残渣加甲醇1ml使溶解，作为供试品溶液。另取紫花地丁对照药材0.5g，同法制成对照药材溶液。吸取对照药材及供试品溶液各1μl，分别点于硅胶G薄层板上，以甲苯–乙酸乙酯–甲酸（5：4：2）为展开剂，展开，取出，晾干，置紫外光灯（365nm）下检视。

供试品色谱中，在与对照药材色谱相应的位置上，显相同的蓝色荧光斑点。（图71-4）

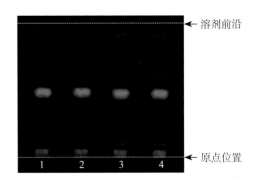

图71-4　紫花地丁薄层色谱图
1. 对照药材　2. 紫花地丁（市售）
3. 紫花地丁（采于北京）　4. 紫花地丁（市售）

【质量评价】以完整、色绿、花紫色、根黄者为佳。采用高效液相色谱法测定，本品按干燥品计算，含秦皮乙素（$C_9H_6O_4$）不得少于0.20%。

【化学成分】主要成分为黄酮及其苷、香豆素、生物碱等[2-3]。

1. 黄酮及其苷类　芹菜素（apigenin）、木犀草素（luteolin）、槲皮素（quercetin）、金圣草素（chrysoeriol）、柚皮素（naringenin）、异牡荆素（isovitexin）、芦丁（rutin）、金合欢素-7-*O*-*β*-D-葡萄糖苷（acacetin-7-*O*-*β*-D-glucopyranoside）、槲皮素-3-*O*-*β*-D-葡萄糖苷（quercetin-3-*O*-*β*-D-glucopyranoside）等[2-3]。

2. 香豆素类　秦皮甲素（aesculin）、秦皮乙素（aesculetin）、七叶内酯（esculetin）、东莨菪内酯（scopoletin）、异莨菪亭（isoscopoletin）、双七叶内酯（dimeresculetin）、6,7-二甲氧基香豆素（6,7-dimethoxycoumarin）、5-甲氧基-7-羟甲基香豆素（5-methoxy-7-hydroxymethylcoumarin）等[2-3]。

3. 生物碱　紫花地丁中的生物碱主要为环肽和酰胺类成分。环肽类成分如kalaa B1、varv A、varv E、cycloviolacin Y1、cycloviolacin Y2、cycloviolacin Y3、cycloviolacin Y4、cycloviolacin Y5、cycloviolacin VY1等；酰胺类成分如二十四酰对羟基苯乙胺、金色酰胺醇、金色酰胺醇酯等[2-3]。

【性味归经】苦、辛，寒。归心、肝经。

【功能主治】清热解毒，凉血消肿。用于疔疮肿毒，痈疽发背，丹毒，毒蛇咬伤。

【药理作用】

1. 抑菌作用　紫花地丁水煎剂和乙醇提取物的乙酸乙酯部位对大肠杆菌、金黄色葡萄球菌、表皮葡萄球菌和沙门氏菌有较强的抑菌作用。紫花地丁黄酮类化合物对沙门氏菌具有良好的抑制作用[2-3]。

2. 抗病毒作用　紫花地丁体内、体外均有抗乙型肝炎病毒（HBV）活性，体内试验发现6mg/（kg·d）紫花地丁水浸出物能够抑制乙型肝炎病毒DNA的复制；紫花地丁黄酮类提取物体外对鸡传染性支气管炎病毒具有直接的灭活作用；紫花地丁还具有抗呼吸道合胞病毒活性[2-3]。

3. 抗炎作用　紫花地丁水提物及醇提物均具有显著的抗炎作用，其抗炎作用机制可能与降低TNF-α、IL-1β及PGE2的表达有关[3]。

4. 抗肿瘤作用　紫花地丁提取物对U14宫颈癌细胞具有明显的抑制作用[3]。

5. 抗氧化作用　紫花地丁中黄酮类成分均有良好的清除羟自由基的能力，随着浓度的增加清除率亦逐渐增加[2]。

【用药警戒或禁忌】阴疽漫肿无头及脾胃虚寒者慎服。

【分子生药】

分子鉴定　基于DNA条形码序列的分子鉴定：ITS区序列可以准确鉴别紫花地丁与其亲缘关系很近的同属混伪品药材[4]。

主要参考文献

[1] 谢宗万，余友芩. 全国中草药名鉴[M]. 北京：人民卫生出版社，1996：225.

[2] 李永生，何希瑞，杨燕，等. 紫花地丁化学成分与药理活性研究新进展[J]. 环球中医药，2013，6(4)：313-318.

[3] 吴强，高燕萍. 紫花地丁化学成分和药理活性研究概况[J]. 中国民族民间医药，2017，26(22)：35-38.

[4] 朱烨，张春，庄元春，等. 基于ITS序列分析对紫花地丁的分子鉴别[J]. 中华中医药杂志，2013，28(4)：918-920.

（北京中医药大学　谢蕾　史社坡）

72. 紫菀

Ziwan

ASTERIS RADIX ET RHIZOMA

【别名】青菀、紫蒨、紫菀茸。

【来源】为菊科植物紫菀*Aster tataricus* L. f.的干燥根和根茎。

【本草考证】本品始载于《神农本草经》，列为中品。《名医别录》载："紫菀生汉中、房陵山谷及真定、邯郸，二月、三月采根，阴干。"陶弘景谓："紫菀，近道处处有之，其生布地，花亦紫，本有白毛，根甚柔细，有白者名白菀，不复用。"而后《开宝本草》《新修本草》等历代草本皆有收载，《本草纲目》载："其根色紫而柔宛，故名"。本草记载与现今所用紫菀基本一致。

【原植物】多年生草本。根状茎斜升，茎直立。基部叶花期枯落。下部叶匙状长圆形，下部渐狭或急狭成具宽翅的柄，边缘除顶部外有密锯齿；中部叶长圆形或长圆披针形，无柄，全缘或有浅齿，上部叶狭小；叶厚纸质，被短糙毛。头状花序多数，直径2.5～4.5cm，呈复伞房状；花序梗长，有线形苞叶。总苞半球形；总苞片3层，线形或线状披针形，外层长3～4mm，草质，被密短毛，内层长达8mm，边缘宽膜质且带紫红色，有草质中脉；舌状花约20余个；舌片蓝紫色，长15～17mm，有4至多脉；管状花长6～7mm且稍有毛；花柱附片披针形。瘦果倒卵状长圆形，紫褐色。冠毛白色或带红色，长6mm。花期7～9月，果期8～10月。（图72-1）

生于海拔400～2000m的低山阴坡湿地、山顶和低山草地及沼泽地。分布于黑龙江、吉林、辽宁、内蒙古东部及南部、山西、河北、河南西部、陕西及甘肃南部。

【主产地】主产于河北、安徽。道地产区为安徽亳州、河北安国。

【栽培要点】

1.生物学特性　适应性较强，喜湿怕旱，除盐碱、贫瘠砂土外均可种植。尤以土层深厚，疏松肥沃，富含腐殖质，排水良好的砂质壤土栽培为宜，黏性土不宜栽培。忌连作。

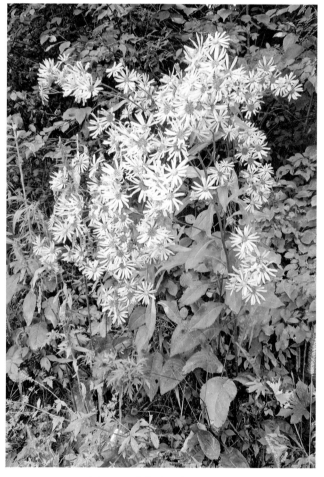

图72-1　紫菀（于俊林　摄）

2.栽培技术　用根茎、根头繁殖。根茎繁殖，于11月上旬至4月上旬，选粗壮、节密、具芽的紫色根茎状，截成5～7cm长的小段，按行株距33cm×17cm条播，沟深5～7cm，每亩种量约20kg。田间应保持土壤湿润，如有抽薹应及时剪除。

3.病虫害　病害：黑斑病、根腐病等。虫害：地老虎、蛴螬等[4]。

【采收与加工】春、秋二季采挖，除去有节的根茎（习称"母根"）和泥沙，编成辫状晒干，或直接晒干。

【药材鉴别】

（一）性状特征

本品根茎呈不规则块状，大小不一，顶端有茎、叶的残基；质稍硬。根茎簇生多数细根，长3～15cm，直径0.1～0.3cm，多编成辫状；表面紫红色或灰红色，有纵皱纹；质较柔韧。气微香，味甜、微苦。（图72-2）

（二）显微鉴别

1.根横切面　根表皮细胞多萎缩或有时脱落，内含紫红色色素。下皮细胞1列，略切向延长，侧壁及内壁稍厚，有的含紫红色色素。皮层宽广，有细胞间隙；分泌道4～6个，位于皮层内侧；内皮层明显。中柱小，木质部略呈多角形；韧皮部束位于木质部弧角间；中央通常有髓。薄壁细胞含菊糖，有的含草酸钙簇晶。（图72-3）

2.根茎横切面　根茎表皮有腺毛，皮层散有石细胞和厚壁细胞。薄壁细胞含菊糖，有的含草酸钙簇晶。

（三）理化鉴别

薄层色谱　取本品粉末1g，加甲醇25ml，超声处理30分钟，滤过，滤液挥干，残渣加乙酸乙酯1ml溶解，作为供试品溶液。另取紫菀酮对照品，加乙酸乙酯制成每1ml含1mg的溶液，作为对照品溶液。照薄层色谱法试验，吸取上述两种溶液各3μl，分别点于同一硅胶G薄层版上，以石油醚（60～90℃）-乙酸乙酯（9∶1）为展开剂，展开，取出，晾干，喷以10%硫酸乙醇试液，在105℃加热至斑点显色清晰，分别置日光和紫外光灯（365nm）下检视。供试品色谱中，在与对照品色谱相应的位置上，显相同颜色的斑点或荧光斑点。

【质量评价】 以根粗长、色紫红、质柔韧者为佳。采用高效液相色谱法测定，本品按干燥品计算，含紫菀酮（$C_{30}H_{50}O$）不得少于0.15%。

【化学成分】 主要成分为萜类及其皂苷类、肽类、香豆素类、黄酮类、有机酸等。其中，萜类及其皂苷类是紫菀的主要成分，也是紫菀属植物的主要特征性成分，肽类是紫菀中的特有成分[1-2]。

1.萜类及其皂苷类　紫菀酮、表紫菀酮（epishionol）、astertarone A、astertarone B、表木栓醇、木栓酮、friedel-3-ene、β-香树脂、β-香树脂醇醋酸酯、蒲公英醇醋酸酯、psi-taraxasterol等。紫菀酮（shionone）是紫菀的特有成分。萜类已经被证实是紫菀化痰止咳的主要活性成分。

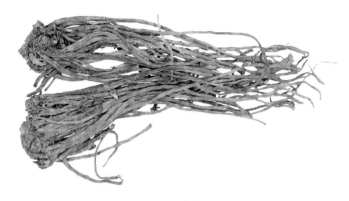

图72-2　紫菀药材图

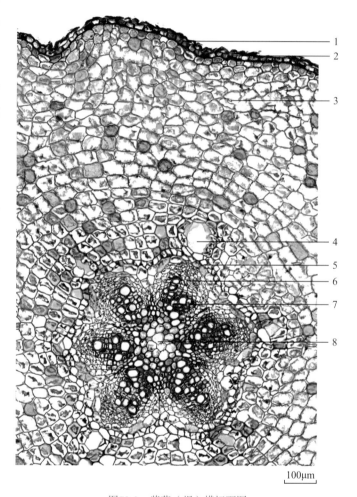

100μm

图72-3　紫菀（根）横切面图

1.表皮细胞　2.下皮细胞　3.皮层　4.分泌道　5.内皮层
6.韧皮部　7.木质部　8.髓

2. 肽类　asternin A～F、金色酰胺醇酯（aurantiamide acetate）、asterinin A～F、astin A～J。肽类为抗肿瘤活性的重要成分。

3. 香豆素类　东莨菪素（scopolctin）（6-甲氧基-7羟基香豆素）、praealtin A～D、伞形花内酯、marmin、epoxy-aurapten、6-hydroxy-β-cycloaurapten、3-甲氧基山奈酚等。东莨菪素有抗肿瘤、防治高尿酸血症、降血压、降血脂、抗炎、解痉等作用。

4. 黄酮类　槲皮素（quercetin）、木犀草素（luteolin）、芦丁（rutin）、橙皮苷（hesperidin）、山奈酚（kaempferol）、芹菜素（apigenin）等。槲皮素、山奈酚有显著的抗氧化作用。

5. 有机酸类　琥珀酸、二十二碳酸、对羟基苯甲酸、咖啡酸、阿魏酸、齐墩果酸、棕榈酸、苯甲酸、阿魏酸二十六烷酯等。琥珀酸有广谱的抗菌及镇咳祛痰作用。

【性味归经】辛、苦，温。归肺经。

【功能主治】润肺下气，消痰止咳。用于痰多咳喘，新久咳嗽，劳嗽咯血。

【药理作用】

1. 镇咳祛痰活性　紫菀的水煎剂具有祛痰作用，但镇咳效果稍差。紫菀挥发油中的1-乙酰基-反式-2-烯-4,6-癸二炔也具有祛痰功效。炮制方法影响紫菀的祛痰疗效，以蜜炙饮片祛痰效果最为明显。

2. 抗肿瘤活性　紫菀中的表木栓醇对小鼠的艾氏腹水癌及P388淋巴细胞、白血病细胞均有较明显的抑制作用。紫菀的水提物能选择性地抑制荷S180小鼠肿瘤生长。紫菀中环状五肽astin A、B、C对小鼠肉瘤180有抑制作用。卤代环状五肽asterin（2）也具有显著地抗salcoma-180肿瘤活性。

3. 抗菌活性　紫菀乙醇提取物对金黄色葡萄球菌、猪巴氏杆菌、链球菌、沙门氏杆菌均有较强的抑制作用。

4. 抗氧化活性　紫菀中的槲皮素和山奈酚对细胞溶血、脂质过氧化物和超氧化自由基的产生均有很高的抑制作用；紫菀中的东莨菪素和大黄素对超氧化自由基的产生有抑制作用；二肽aurantiamide acetate具有阻断超氧化自由基和羟基增加的作用。

5. 其他活性　紫菀能抑制气管痉挛，达到平喘的作用。紫菀还具有止痛作用。紫菀中一种活性酰胺物质具有钙拮抗活性。紫菀中的特有成分astin C还能够治疗T细胞介导的疾病，包括肠炎[2]。

【用药警戒或禁忌】紫菀皂苷有很强的溶血作用，其粗制剂不宜静脉注射。小鼠灌胃紫菀挥发油最小致死量约为333g/kg。

主要参考文献

[1] 牛倩，孙鹏，张慢慢，等.中药紫菀的化学成分研究进展[J].安徽农学通报，2016，22(13)：30-31.

[2] 房慧勇，单高威，秦桂芳，等.紫菀的化学成分及其药理活性研究进展[J].医学研究与教育，2012，29(05)：73-77.

（天津药物研究院　张铁军　张杨　许浚）

73. 黑芝麻

Heizhima

SESAMI SEMEN NIGRUM

【别名】胡麻、油麻、脂麻、狗虱、巨胜。

【来源】为脂麻科植物脂麻*Sesamum indicum* L.的干燥成熟种子。

【本草考证】本品以胡麻一名始载于《神农本草经》，载："胡麻，主伤中虚羸，补五内，益气力，长肌肉，填髓脑。久服，轻身不老。一名巨胜，叶名青蘘，生川泽。"书中未对胡麻作植物形态的描述，但从"巨胜"一名可知，应是指胡麻科植物"芝麻"无疑。《本草经集注》载："一名狗虱，一名方茎，一名鸿藏，生上党。又以茎方者为巨胜，圆者为胡麻。"又云："八谷之中，唯此为良。淳黑者名巨胜。巨者，大也，是为大胜。本生大宛，故名胡麻。又，茎方名巨胜，茎圆名胡麻……"已初步提出了胡麻的命名、来源及其特征、产地、炮制、功效等。肯定了胡麻即是巨胜，即今之芝麻。并说明了胡麻名称之由来。本草记载与现今所用黑芝麻基本一致。

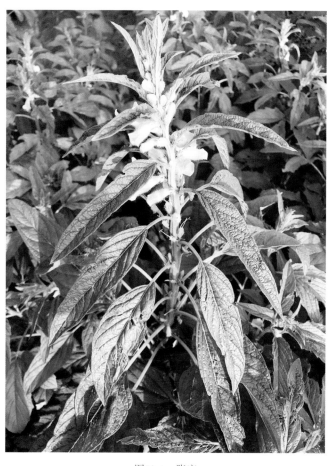

图73-1　脂麻

【原植物】一年生直立草本。高60～150cm，中空或具有白色髓部。叶矩圆形或卵形，长3～10cm，下部叶全缘、有锯齿或掌状3裂，中部叶有齿缺，上部叶近全缘。花单生或2～3朵同生于叶腋内。花萼裂片披针形，被柔毛。花冠长2.5～3cm，筒状，直径约1～1.5cm，长2～3.5cm，白色而常有紫红色或黄色的彩晕；雄蕊4，内藏；子房上位，多4室，被柔毛。蒴果矩圆形，长2～3cm，直径6～12mm，有纵棱，直立，被毛，分裂至中部或至基部。种子有黑白之分，黑色常作药用。花、果期夏末秋初。（图73-1）

分布于江淮夏芝麻区和华南春夏秋兼播区，特别是这些地区的丘陵山区[1]。

【主产地】主产于山东、河南、湖北、四川、安徽、江西、河北等省。

【栽培要点】

1.生物学特性　喜温暖气候，较耐热，较耐旱。选择阳光充足、地势相对较高、排水好的地块，以砂质壤土为佳，土质肥沃、地力强劲的地块更能促进黑芝麻的生长。黑芝麻忌重茬，前茬以麦茬、油菜茬为主。一般提倡4年两头种的轮作制度。芝麻常用来与矮秆作物混作[2-4]。

2.栽培技术　精选种子可以用水选法和风选法，根据实际情况酌情选择。黑芝麻种植有春播和夏播两种种植方式。春播多在谷雨前后进行，夏播选在芒种前后[4]。黑芝麻幼苗长齐后，应对其及时进行中耕除草。黑芝麻的苗期管理多采用"双茎栽培法"，也就是在芝麻幼苗第三对真叶半展开时进行摘除顶尖，促进第一（或第二）对真叶腋芽萌发生长，形成双茎[3]。

3.病虫害　病害：茎点枯病、枯萎病、病毒病。虫害：地老虎、蚜虫等[5]。在防治时可以根据不同的病虫害类型采取针对措施进行防治。

【采收与加工】红壤旱地区春黑芝麻一般在8月中下旬收获，夏黑芝麻在9月上旬可以收获，秋黑芝麻则于9月下旬收获。生产上一般在秋后地上部分成熟后脱离开始收割，将植株齐根割下做成小捆，晒干一段时间后再将其脱粒，晒干去除杂质后即可作为商品[3]。

【商品规格】黑芝麻应遵循GBT11761-2006的规定。各类芝麻以纯质率定等级，各等级芝麻应符合表73-1的规定。

表73-1　各等级芝麻的规定

等级	净籽纯质率（%）	千粒重（g）	水分（%）	蛋白质（%）	杂质（%）	色泽、气味
一	≥98.0%					
二	≥96.0%	≥2.2g	≤8.0%	≥19.0%	≤2.0%	正常
三	≥94.0%					

【药材鉴别】

（一）性状特征

种子扁卵圆形，长约3mm，宽约2mm。表面黑色，平滑或有网状皱纹。尖端有棕色点状种脐。种皮薄，子叶2，白色，富油性。气微、味甘，有油香气。（图73-2）

（二）显微鉴别

粉末特征　粉末灰褐色或棕黑色。种皮表皮细胞成片，胞腔含黑色色素，表面观呈多角形，内含球状结晶体；断面观呈栅状，外壁和上半部侧壁菲薄，大多破碎，下半部侧壁和内壁增厚。草酸钙结晶常见，球状或半球形结晶散在或存在于种皮表皮细胞中，直径14～38μm；柱晶散在或存在于颓废细胞中，长约至24μm，直径2～12μm。（图73-3）

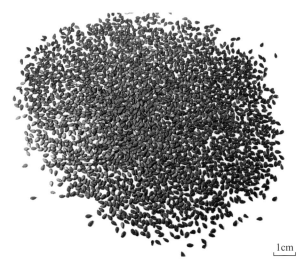

图73-2　黑芝麻药材图

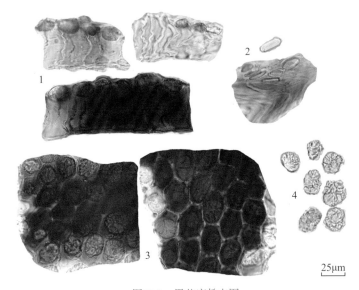

图73-3　黑芝麻粉末图

1. 种皮表皮细胞断面观　2. 草酸钙柱晶　3. 种皮表皮细胞表面观　4. 草酸钙结晶

（三）理化鉴别

薄层色谱　取本品0.5g，捣碎，加无水乙醇20ml，超声处理20分钟，滤过，滤液蒸干，残渣加无水乙醇1ml使溶解，静置，取上清液作为供试品溶液。另取黑芝麻对照药材0.5g，同法制成对照药材溶液。再取芝麻素对照品、β-谷甾醇对照品，加无水乙醇分别制成每1ml含1mg的溶液，作为对照品溶液。照薄层色谱法试验，吸取上述供试品溶液和对照药材溶液各8μl、对照品溶液各4μl，分别点于同一硅胶G薄层板上，以环己烷-乙醚-乙酸乙酯

（20：5.5：2.5）为展开剂，展开，取出，晾干，喷以10%硫酸乙醇溶液，加热至斑点显色清晰。供试品色谱中，在与对照药材色谱和对照品色谱相应的位置上，显相同颜色的斑点。（图73-4）

【质量评价】以粒大、色泽黑亮、有油香气、味甘为佳。

【化学成分】主要成分为油脂（grease）、蛋白质（protein）、黑色素（melanin）、木脂素类（lignans）等。

1. 油脂类　油酸（oleic acid）、亚油酸（linoleic acid）、棕榈酸（palmitic acid）、花生酸（arachidic acid）、硬脂酸（stearic acid）、β-谷甾醇（sterol）、木蜡酸、二十四烷酸、二十二烷酸（behenic acid）等[6]。

2. 木脂素类　芝麻素（sesamin）、芝麻素酚（sesaminol）、芝麻林素（sesamolin）、芝麻酚（sesamol）、芝麻林素酚（sesamolinol, P2）、松脂醇（terprineol）等。

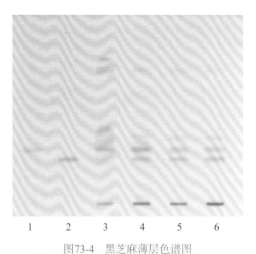

图73-4　黑芝麻薄层色谱图

1.芝麻素　2. β-谷甾醇　3.黑芝麻对照药材
4. 样品1　5. 样品2　6. 样品3

3. 维生素类　维生素A、维生素B_1、维生素B_2、维生素C、维生素D、维生素E、维生素K、叶酸、烟酸等。

4. 矿物质类　包括人体常量元素Ca、P、S、Mg、K、Na和微量元素Fe、Zn、Se、Cu、Mn、B、Cr、Sr、Si、Al等。

5. 其他类　蛋白质、黑色素等[6]。

【性味归经】甘，平。归肝、肾、大肠经。

【功能主治】补肝肾，益精血，润肠燥。用于精血亏虚，头晕眼花，耳鸣耳聋，须发早白，病后脱发，肠燥便秘。

【药理作用】

1. 保护肝脏和肾脏　黑芝麻黑色素提取物可降低乙醇或四氯化碳诱导的急性肝损伤小鼠血清ALT和AST活性，减小肝系数；降低肝脏MDA水平和升高肝脏SOD活性。黑芝麻喂饲大鼠，可增加肾上腺中抗坏血酸及胆固醇含量[7]。

2. 润肠通便　芝麻油具有润肠通便的作用，口服芝麻油有利于改善急性心肌梗死患者排便的情况[8]。

3. 调节血脂　用黑芝麻油加饲料给予动脉粥样硬化兔模型，证明黑芝麻油具有较明显的降血脂作用，其降脂作用主要表现在降低低密度脂蛋白胆固醇进而降低总胆固醇[7-9]。

4. 抗氧化、延缓衰老　黑芝麻能显著提高小鼠血液中的超氧化物歧化酶（SOD）活力，明显降低丙二醛（MDA）活力，说明黑芝麻具有抗衰老作用。芝麻素有一定的体外清除自由基的能力，在体内通过影响抗氧化酶和非酶系统发挥其抗氧化作用[7-8]。

5. 其他作用　芝麻素能明显抑制小鼠H22肝癌细胞和肝癌HepG2细胞的增殖，对它们有一定防治作用。芝麻素对二乙基亚硝胺诱发大鼠肝癌形成具有一定的抑制和延缓作用，能保护肝细胞免受损伤[7]。黑芝麻的水提液作用于B16黑素瘤细胞后，可促进黑色素瘤细胞酪氨酸酶活性、黑色素的形成和黑素细胞的增殖。黑芝麻还具有降压、抗炎等作用[7-9]。

【用药警戒或禁忌】患有慢性肠炎、便溏腹泻者忌食。

【分子生药】

1. 分子鉴定　基于DNA条形码序列的分子鉴定：选用内部转录间隔区2（int ernaltranscribed spacer, ITS2）为主体序列，psbA-trnH为辅可以对黑芝麻与同名异物进行鉴定[10]。如今已有研究将二维DNA条形码技术应用于中药材流通监管领域，建立中药材二维DNA条形码流通监管体系[11]。

2. 遗传育种　利用SRAP（sequence-related amplified polymorphism）和SSR（simple sequence repeat）标记技术对黑芝麻品种进行遗传多样性分析，研究表明黑芝麻核心种质虽然具有较丰富的遗传多样性，但是中国芝麻种质资源遗传多样性明显低于国外的芝麻资源，育成品种的遗传多样性也明显低于地方品种[12-13]。

【附注】

1.黑芝麻作为我国传统的滋补肝肾类中药，资源丰富，分布范围广，营养丰富，含有丰富的脂类、蛋白质、维生素和矿物质等，其营养保健价值为人们所共识，并于2002年列入"药食同源"名单。虽然我国的黑芝麻资源得到了一定程度的开发利用，但开发的深度仍有待进一步提高。对于黑芝麻在保健及药用价值方面的开发，具有广阔的前景，应把中华民族食疗食养的传统优势和黑芝麻的资源优势转化为商品优势，为人类造福[14]。

2.黑芝麻在生产过程中容易发生霉变，产生黄曲霉素，因此在储存过程中，一定要保持干燥（晒干或风干）、低温。此外，在药用方面没有深入研究黑芝麻的基础药理，其入药标准不够完善，应在此方面深入研究制定出明确标准[15]。

主要参考文献

[1] 肖唐华，冯祥运，张秀荣.中国黑芝麻资源的分布及主要性状分析[J].中国油料，1992(02)：33-36.

[2] 刘后利.芝麻生物学特性及其相应的栽培措施[J].中国农业科学，1961，2(4)：36-41.

[3] 吴金平.黑芝麻高产栽培技术要点[J].吉林农业，2012(7)：129-129.

[4] 蓝岚.黑芝麻高产栽培措施[J].吉林农业，2016(2)：106-106.

[5] 张英杰.黑芝麻高产栽培技术[J].河南农业科学，2006，35(12)：43-43.

[6] 李林燕，李昌，聂少平.黑芝麻的化学成分与功能及其应用[J].农产品加工（学刊），2013(21)：58-62.

[7] 梁国新.黑芝麻的药用研究进展[J].中国老年保健医学，2010，08(5)：41-41.

[8] 陈平，邓承颖.中药黑芝麻的研究概况及其应用[J].现代医药卫生，2014，30(4)：541-543.

[9] 周烨，董银华，易蔚.黑芝麻的药理作用及养生药膳研究进展[C].世界中联国际药膳食疗学术研讨会.2011.

[10] Chen S L, Pang X H, Song J Y, et al. A renaissance in herbal medicine identification: from morphology to DNA [J]. Biotechnol Adv, 2014(32): 1237-1244.

[11] 辛天怡，李西文，姚辉，等.中药材二维DNA条形码流通监管体系研究[J].中国科学：生命科学，2015，45(7)：695-702.

[12] 孙建，乐美旺，何才和，等.中国主要黑芝麻品种的遗传多样性分析[J].植物遗传资源学报，2015，16(02)：269-276.

[13] 车卓，张艳欣，孙建，等.应用SRAP标记分析黑芝麻核心种质遗传多样性[J].作物学报，2009，35(10)：1936-1941.

[14] 赖来展，池建伟.黑芝麻的营养功能及产品开发[J].广东农业科学，1997(5)：8-9.

[15] 封铧，张锦丽，李向阳，等.黑芝麻的营养成分及保健价值研究进展[J].粮油食品科技，2018，26(05)：36-41.

（山西大学中医药现代研究中心　秦雪梅　周玉枝　杨琳琳）

74. 椿皮

Chunpi

AILANTHI CORTEX

【别名】臭椿皮、椿根皮。

【来源】为苦木科植物臭椿*Ailanthus altissima*（Mill.）Swingle的干燥根皮或干皮。

【本草考证】本品始载于《新修本草》，苏恭谓："椿、樗二树形相似，但樗木疏，椿木实为别也。"苏颂谓："椿木实而叶香可啖，樗木疏而气臭。"李时珍谓："椿叶无毒，樗叶有小毒"，"椿、樗木皮、根皮，并刮去粗皮，阴干，临时切焙入用"。本草记载与现今所用椿皮基本一致。

【原植物】落叶乔木，树皮平滑而有直纹；嫩枝有髓，幼时被黄色或黄褐色柔毛，后脱落。叶为奇数羽状复叶，长40～60cm，叶柄长7～13cm，有小叶13～27；小叶对生或近对生，纸质，卵状披针形，长7～13cm，基部两侧各具1或2个粗锯齿，齿背有腺体1个，柔碎后具臭味。圆锥花序长10～30cm；花淡绿色；萼片5，覆瓦状排列；花瓣5，基部两侧被硬粗毛；雄蕊10，花丝基部密被硬粗毛，雄花中的花丝长于花瓣，雌花中的花丝短于花瓣；花药长圆形；心皮5，花柱黏合，柱头5裂。翅果长椭圆形，长3～4.5cm；种子位于翅的中间，扁圆形。花期4～5月，果期8～10月。（图74-1）

生于山坡、路旁，或栽培于庭院、村边。我国除黑龙江、吉林、新疆、青海、宁夏、甘肃和海南外，各地均有分布。

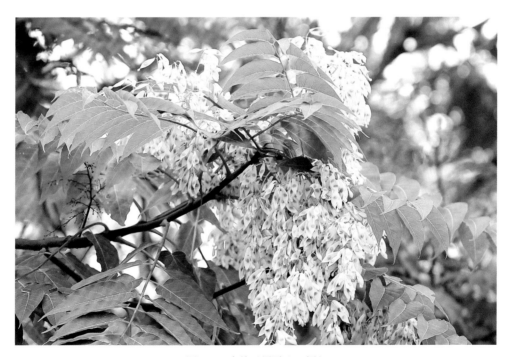

图74-1 臭椿（屠鹏飞 摄）

【主产地】主产于浙江、河北、湖北、江苏及北京、天津。

【采收与加工】全年可采，以春季为好。将树倒伐，剥取根皮或干皮，刮或不刮去外面粗皮，晒干。

【商品规格】商品有椿根皮与椿干皮之分，均为统货。习惯上认为根皮优于干皮。

【药材鉴别】

（一）性状特征

根皮呈不整齐的片状或卷片状，大小不一，厚0.3～1cm。外表面灰黄色或黄褐色，粗糙，有多数纵向皮孔样突起和不规则纵、横裂纹，除去粗皮者显黄白色；内表面淡黄色，较平坦，密布梭形小孔或小点。质硬而脆，断面外层颗粒性，内层纤维性。气微，味苦。干皮呈不规则板片状，大小不一，厚0.5～2cm。外表面灰黑色，极粗糙，有深裂。（图74-2）

（二）显微鉴别

粉末特征

（1）根皮　粉末淡灰黄色。石细胞甚多，类圆形、类方形或形状不规则，直径24～96μm，壁厚，或三面较厚，一面较薄，有的胞腔内含草酸钙方晶。纤维直径20～40μm，壁极厚，木化。草酸钙方晶直径11～48μm；簇晶直径约至48μm。淀粉粒类球形或卵圆形，直径3～13μm。（图74-3）

（2）干皮　粉末灰黄色。木栓细胞碎片较多，草酸钙簇晶偶见，无淀粉粒。

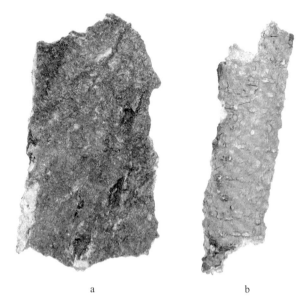

图74-2　椿皮药材图

a.根皮　b.干皮

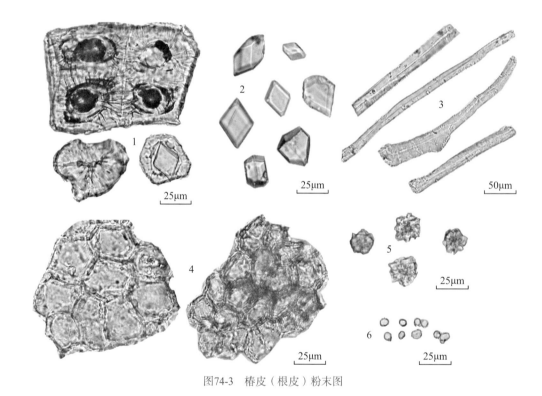

图74-3　椿皮（根皮）粉末图

1.石细胞　2.草酸钙方晶　3.纤维　4.木栓细胞　5.草酸钙簇晶　6.淀粉粒

（三）理化鉴别

薄层色谱　取本品细粉2g，加乙醚20ml，超声处理15分钟，滤过，滤液挥干，残渣加乙醇1ml使溶解，作为供试品溶液。另取椿皮对照药材2g，同法制成对照药材溶液。照薄层色谱法试验，吸取上述两种溶液各10μl，分别点于同一硅胶G薄层板上，以石油醚（60～90℃）-乙酸乙酯（4∶1）为展开剂，展开，取出，晾干，置紫外光灯（365nm）下检视。供试品色谱中，在与对照药材色谱相应的位置上，显相同颜色的荧光斑点。

【质量评价】以肉厚、块整齐、无粗皮、色黄白者为佳。照醇溶性浸出物测定法项下的热浸法测定，用稀乙醇作溶剂，浸出物不得少于5.0%。

【化学成分】 主要含苦木苦味素、生物碱、挥发性成分等。其中，苦木苦味素类是其特征性成分。

1. 苦木苦味素类　臭椿苦酮（ailanthone）、臭椿苦内酯（amarolide）、11-乙酰臭椿苦内酯（amarolide-11-aeetate）、苦木素（quassine）、新苦木素（neoquassine）、臭椿双内酯（shinjudilactone）等。

2. 生物碱类　1-（2′-hydroxyethyl）-4-methoxy-β-carboline、1-methoxycanthin-6-one、1-（1′,2′-dihydroxyethyl）-4-methoxy-β-carboline、1-methoxycanthin-6-one-3N-oxide、1-acetyl-4-methoxy-β-carboline、canthin-6-one、canthin-6-one-3N-oxide。

3. 挥发性成分　主要为酯类、脂肪酸、烯类等化合物：4-甲基十五酸、棕榈酸乙酯、棕榈酸、（E，E）-9,11-十八二烯酸、10-十八烯酸、（Z，Z）-9,12-十八二烯酸（亚油酸）、E-油酸乙酯、E-油酸等。

【性味归经】 苦、涩，寒。归大肠、胃、肝经。

【功能主治】 清热燥湿，收涩止带，止泻，止血。用于赤白带下，湿热泻痢，久泻久痢，便血，崩漏。

【药理作用】

1. 抗菌作用　椿皮醇提取物对金黄色葡萄球菌有较强的抑制作用，对绿脓杆菌、大肠杆菌亦有不同程度的抑制作用。臭椿生物碱Canthin-6-one对变形链球菌、放线菌和嗜血放线伴生杆菌三种口腔致病菌均有较强抗菌能力。

2. 抗病毒作用　椿皮乙醇提取物抗烟草花叶病毒作用好。苦木素及衍生物对EB病毒的活化有明显的抑制作用。臭椿生物碱1-（2′-hydroxyethyl）-4-methoxy-β-carboline对Ⅰ型单纯性疱疹病毒表现出较好的治疗作用。

3. 抗肿瘤作用　苦木苦味素类成分有治疗宫颈癌、结肠癌、直肠癌的作用。苦木苦味素A在最低浓度时，对人胃癌细胞和人肝癌细胞具有一定抑制作用。

4. 其他作用　椿皮提取物对烟草甲虫、小眼书虱、赤拟谷盗、锅谷盗、米象均表现出有较强的驱避作用。椿皮6α-tigloyloxychaparrinone对恶性拒疟疾的磷酸氯喹抗性和敏感性的株系有抑制活性。苦木苦味素类物质有抗阿米巴活性，但由于其细胞毒性较高，尚难应用于临床[1-2]。

【用药警戒或禁忌】 椿皮苦木苦味素类物质amarolide、ailanthone和acetyl-amarolide具有抗阿米巴活性，但由于其细胞毒性较高，尚难应用于临床。

采用水蒸气蒸馏法提取椿皮中挥发油，用GC-MS法测定和分析其化学组分，共鉴定了22个成分，其中邻苯二甲酸乙基己基酯占87%[3]。而邻苯二甲酸酯类有生殖内分泌毒性[4]，故应该限定椿皮中邻苯二甲酸乙基己基酯的含量，以确保椿皮的用药安全。

主要参考文献

[1] 钱娟，王瑞平，邹玺.椿皮的化学成分及抗肿瘤作用研究进展[J].江苏中医药，2012，44(04)：75-77.

[2] 麦景标.椿皮的化学成分研究[D].成都：成都中医药大学，2012.

[3] 李雪松，龚力民，盛文兵，等.椿皮挥发油成分的GC-MS分析.湖南中医药大学学报，2010，30(7)：31.

[4] 王玉邦，王心如.邻苯二甲酸酯类生殖内分泌毒性.环境与职业医学，2003，20(6)：457.

（天津药物研究院　张铁军　许浚）

75. 槐花

Huaihua

SOPHORAE FLOS

【别名】豆槐、白槐、细叶槐、金药树、护房树。

【来源】为豆科植物槐*Sophora japonica* L.的干燥花及花蕾。前者习称"槐花"，后者习称"槐米"。

【本草考证】本品始载于《神农本草经》，收载"槐实"，列其为上品。《嘉祐本草》据《日华子》资料另立"槐花"条。《淮南子》载："槐之生也，入季春五日而兔目，十日而鼠耳，更旬而始规，二旬叶成。"《图经本草》载："谨按《尔雅》，槐有数种，昼合夜开者名守宫槐，叶细而青绿者但谓之槐，其功用不言有别。四月、五月开花，六月、七月结实。"又《本草纲目》载："其花未开时，状如米粒，炒过煎水，染黄甚鲜。其实作荚连珠，中有黑子，以子连多者为好。"《神农本草经》载槐的果实、花、叶、枝、树皮、根白皮及槐胶均供药用。寇宗奭谓："槐花未开时采收，陈久者良，入药炒用。"以上述槐的特征描述及附图均与豆科植物槐一致，而所用槐花则以花未开者佳。

【原植物】落叶乔木，高达15～25m。树皮灰色或深灰色，粗糙纵裂，内皮鲜黄色，有臭味；枝棕色，幼时绿色，具毛，皮孔明显。单数羽状复叶互生，长达25cm，叶柄基部膨大；小叶7～15枚，卵状长圆形或卵状披针形，长2.5～5cm，宽1.5～2.6cm，先端尖，基部圆形，全缘，上面绿色，微亮，下面伏生白色短毛；小叶柄长2.5mm；托叶镰刀状，早落。圆锥花序顶生；花乳白色，长1.5cm；花萼钟形，5浅裂；花冠蝶形，旗瓣阔心形，有短爪，雄蕊10，分离，不等长；子房筒状，有细长毛，花柱弯曲。果实为荚果。花期7～8月，果期10～11月。（图75-1）

在我国分布较广，南北各地普遍栽培，常栽于街道两旁及庭院，尤以黄土高原及华北平原最为常见。集中分布于河南、天津、河北、山东、陕西、山西、江苏、安徽、辽宁、甘肃。

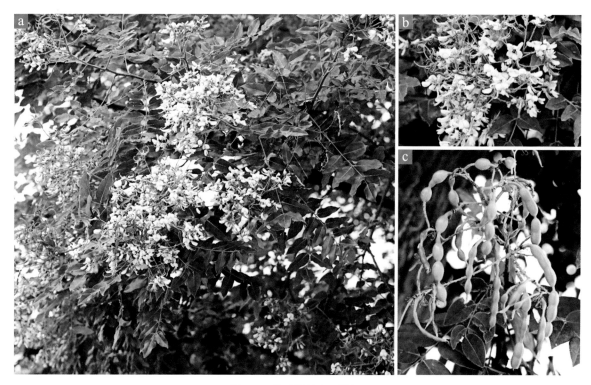

图75-1 槐（屠鹏飞 摄）

a.植株 b.花 c.果实

【主产地】主产于河北、山东、河南、江苏及天津、北京等地，以河北、山东、河南产量大。

【栽培要点】

1. 生物学特性　多生于温带，喜干冷气候条件，具有喜光、喜肥、稍耐阴、耐旱、耐寒、抗风、抗病虫害、抗污染的特性，适应性很强，对土壤要求不甚严格，pH 5～8，含盐量在0.4%以下生长良好。

2. 栽培技术

（1）有性繁殖　选种：一般于10月，选择健壮植株，采其成熟、饱满的果实，然后用水浸泡，擦去果皮，洗净阴干，备用。催芽：先用70～80℃温水浸种24小时，捞出后掺2～3倍细沙，拌匀，堆放在室内或向阳处；亦可沟藏，一般沟宽1m，深50cm，长不限，放种后，盖湿沙和塑料薄膜。待种子裂口25%～30%时，即可播种。育苗：一般于春、秋两季。出苗前要保持土壤湿润，注意虫害。

（2）无性繁殖　利用根蘖进行分株繁殖。挖取成龄树的根蘖苗，按行株距1.8m×1.3m开穴，每穴1株。栽植方法与有性繁殖方法相同。一般4～5年即可成株。对偏碱性土壤，在栽种处可采取换土形式，以确保成活。

3. 病虫害　病害：溃疡病等。虫害：槐尺蠖、潜叶蛾、蚜虫、红蜘蛛等[1]。

【采收与加工】夏季花蕾形成时采收，摘取花枝，打下花蕾，及时干燥，除去枝梗和杂质。亦可在花开放时，在树下铺布、席等，将花打落，收集晒干。

【商品规格】槐花及槐米商品均为统货，不分等级[2]。

【药材鉴别】

（一）性状特征

1. 槐花　皱缩卷曲，花瓣多散落。完整者花萼钟状，黄绿色，先端5浅裂；花瓣5，黄色或黄白色，1片较大，近圆形，先端微凹，其余4片长圆形。雄蕊10，其中9个基部连合，花丝细长。雌蕊圆柱形，弯曲。体轻。气微，味微苦。（图75-2）

2. 槐米　呈卵形或椭圆形，长2～6mm，直径约2mm。花萼下部有数条纵纹，上方为黄白色未开放的花瓣。花梗细小。体轻，手捻即碎。气微，味微苦涩。（图75-3）

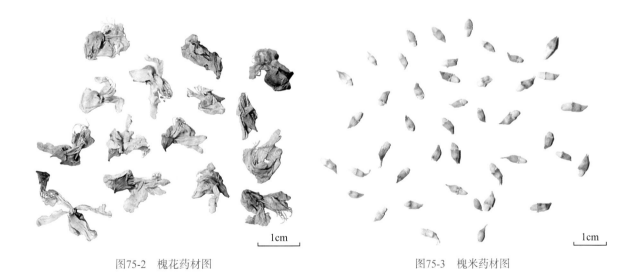

| 图75-2　槐花药材图 | 图75-3　槐米药材图 |

（二）显微鉴别

粉末特征

（1）槐花　粉末黄绿色。非腺毛1～3细胞，长86～660μm。萼片表皮表面观呈多角形；气孔不定式，副卫细胞4～8个。草酸钙方晶较多。花粉粒类球形或钝三角形，直径14～19μm。具3个萌发孔。（图75-4）

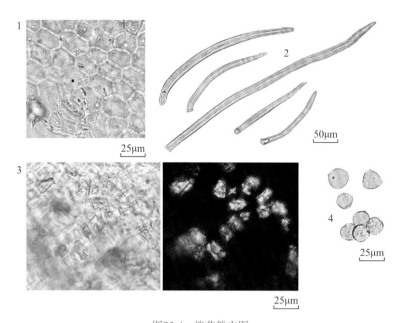

图75-4　槐花粉末图

1. 萼片表皮细胞及气孔　2. 非腺毛　3. 草酸钙方晶　4. 花粉粒

（2）槐米　粉末黄绿色。气孔不定式，副卫细胞4～8个。非腺毛1～3细胞，长86～660μm。花粉粒类球形或钝三角形，直径14～19μm。具3个萌发孔。草酸钙方晶少见。（图75-5）

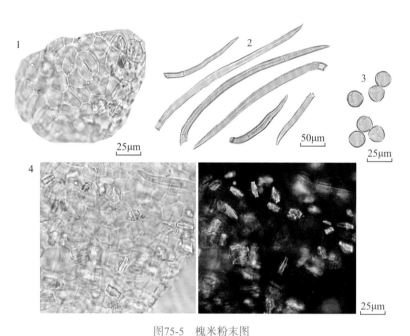

图75-5　槐米粉末图

1. 气孔　2. 非腺毛　3. 花粉粒　4. 草酸钙方晶

（三）理化鉴别

薄层色谱　取本品粉末0.2g，加甲醇5ml，密塞，振摇10分钟，滤过，取滤液作为供试品溶液。另取芦丁对照品，加甲醇制成每1ml含4mg的溶液，作为对照品溶液。照薄层色谱法试验，吸取上述两种溶液各10μl，分别点于同一硅胶G薄层板上，以乙酸乙酯-甲酸-水（8∶1∶1）为展开剂，展开，取出，晾干，喷以三氯化铝试液，待乙醇挥干后，置紫外光灯（365nm）下检视。供试品色谱中，在与对照品色谱相应的位置上，显相同颜色的荧光斑点。

【质量评价】槐花以身干、色黄白、整齐不碎、无枝梗杂质者为佳；槐米以身干、花蕾饱满、花萼色绿、无枝梗杂质者为佳。采用紫外-可见分光光度法测定，按干燥品计算，含总黄酮以芦丁（$C_{27}H_{30}O_{16}$）计，槐花不得少于8.0%，槐米不得少于20.0%；采用高效液相色谱法测定，按干燥品计算，槐花含芦丁（$C_{27}H_{30}O_{16}$）不得少于6.0%，槐米不得少于15.0%。

【化学成分】主要成分为三萜皂苷、黄酮、脂肪酸等。

1. 三萜皂苷类　赤豆皂苷（azukisaponin）Ⅰ、Ⅱ、Ⅴ，大豆皂苷（soyasaponin）Ⅰ、Ⅲ，槐花皂苷（kaikasaponin）Ⅰ、Ⅱ、Ⅲ等。

2. 黄酮类　槲皮素（quercetin）、芸香苷（芦丁，rutin）、异鼠李素（isorhamnetin）、异鼠李素-3-芸香糖苷（isorhamnetin-3-rutinoside）、山奈酚-3-芸香糖苷（kaempferol-3-rutinoside）等。

3. 脂肪酸类　月桂酸（lauric acid）、十二碳烯酸（dodecenoic acid）、十四碳二烯酸（tetradecadienoic acid）、棕榈酸（palmitic acid）、十六碳烯酸（hexadecenoic acid）、硬脂酸（stearic acid）、十八碳二烯酸（octadecadienoic acid）、十八碳三烯酸（octadecatrienoic acid）、花生酸（arachidic acid）等脂肪酸和β-谷甾醇（β-sitosterol）[3]。

【性味归经】苦，微寒。归肝、大肠经。

【功能主治】凉血止血，清肝泻火。用于便血，痔血，血痢，崩漏，吐血，衄血，肝热目赤，头痛眩晕。

【药理作用】

1. 对心血管系统的影响　槐花有降血压、扩张冠状动脉等作用。槐花煎液可显著降低家兔心肌收缩力，减慢心率，减少心肌耗氧量，有保护心脏功能的作用，对于心动过速、房性期前收缩和室性期前收缩、心绞痛等心脏病具有治疗作用。

2. 凉血、止血作用　槐花具有凉血、止血功效，专清大肠湿热，主治便血痔血等，其所含芦丁能增加毛细血管稳定性，降低其通透性和脆性，可预防糖尿病、高血压之出血。

3. 抗炎作用　槐花所含芦丁及槲皮素对大鼠因组织胺、蛋清、5-羟色胺、甲醛、多乙烯吡咯酮、透明质酸等引起的脚爪浮肿有抑制作用，芦丁能显著抑制大鼠创伤性浮肿，并能阻止结膜炎、耳廓炎及肺水肿的发展。

4. 抗菌、抗病毒作用　槐花水煎剂对堇色毛癣菌、许兰黄癣菌、奥杜盎小芽孢癣菌、羊毛状小芽孢癣菌、星形奴卡菌等皮肤真菌有不同程度的抑制作用。其主要成分芦丁对大肠埃希氏杆菌、金黄色葡萄球菌、水疱性口炎病毒的抑制效果显著[3-5]。

主要参考文献

[1] 韦华梅，王剑波. 中药槐角的研究进展[J]. 亚太传统医药，2010，6(3)：115-119.

[2] 卢赣鹏. 500味常用中药材的经验鉴别[M]. 北京：中国中医药出版社，1999：510.

[3] 王笑，王雨，张冰，等. 槐不同药用部位本草学、化学成分和药理作用研究进展[J]. 中草药，2018，49(18)：4461-4467.

[4] 周本杰. 中药槐花的研究概况[J]. 时珍国药研究，1996(5)：82-83.

[5] 贾佼佼，苗明三. 槐花的化学、药理及临床应用[J]. 中医学报，2014，29(5)：716-717，745.

（中国药科大学　苗蓝匀　李会军　李萍）

76. 槐角

Huaijiao

SOPHORAE FRUCTUS

【别名】槐实、槐子、槐豆、槐连灯、九连灯。

【来源】为豆科植物槐*Sophora japonica* L.的成熟果实。

【本草考证】本品始载于《神农本草经》，列为上品，果实称槐实，即今槐角。此后历代本草均有记载。《本草经集注》载："槐子以相连多者为好"；南北朝雷云："槐实，凡采得后，去单子并五子者，只取两只、三子者。……凡使，用铜锤槌之令破，用乌牛乳浸一宿，蒸过用"。《图经本草》载："槐实生河南平泽，今处处有之。其木有极高大者……"。《食疗本草》亦载："槐实主邪气，产难绝伤。春初嫩叶亦可食，主瘾疹，牙齿诸风疼。"《植物名实图考》也载槐一种，附图的圆锥花序与现今所用的槐一致。由此可见，历代本草所用的槐均系指槐树，一直沿用至今[1]。

【原植物】【主产地】【栽培要点】参见"槐花"。

【采收与加工】9～11月果实成熟近干燥时，打落或摘下。过早不成熟，过晚则多胶质，不易干。以晒干为好，防止冻干，切忌翻动，否则变色。晒干后，除去枝梗及杂质，即可[2]。

【商品规格】统货。

【药材鉴别】

（一）性状特征

果实连珠状，长1～6cm，直径0.6～1cm。表面黄绿色或黄褐色，皱缩而粗糙，背缝线一侧呈黄色。质柔润，干燥皱缩，易在收缩处折断，断面黄绿色，有黏性。种子1～6粒，肾形，长约8mm，表面光滑，棕黑色，一侧有灰白色圆形种脐；质坚硬，子叶2，黄绿色。果肉气微，味苦，种子嚼之有豆腥气。（图76-1）

（二）显微鉴别

粉末特征　粉末深灰棕色。果皮表皮细胞表面观呈多角形，可见环式气孔。种皮栅状细胞侧面观呈柱状，壁较厚，光辉带位于顶端边缘处；顶面观多角形，壁呈紧密连珠状增厚；底面观类圆形，内含灰棕色物。石细胞类长方形、类圆形、类三角形或贝壳形，孔沟明显。草酸钙方晶菱形或棱柱形。种皮支持细胞侧面观，哑铃状，有的胞腔内含灰棕色物。（图76-2）

（三）理化鉴别

对照图谱　照高效液相色谱法测定。

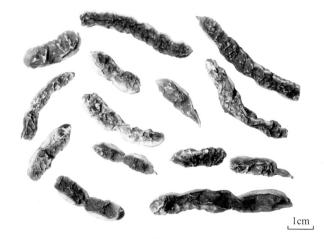

图76-1　槐角药材图

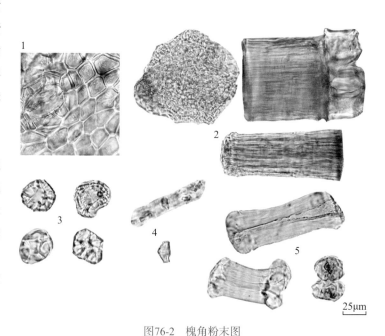

图76-2　槐角粉末图

1. 果皮表皮细胞　2. 种皮栅状细胞　3. 石细胞
4. 草酸钙方晶　5. 种皮支持细胞

（1）色谱条件与系统适用性试验　以十八烷基硅烷键合硅胶为填充剂；以甲醇–乙腈–0.07%磷酸溶液（12∶20∶68）为流动相；检测波长为260nm。理论板数按槐角苷峰计算应不低于3000。

（2）参照物溶液的制备　取槐角苷对照品适量，精密称定，加甲醇制成每1ml含40μg的溶液，即得。

（3）供试品溶液的制备　取本品粉末（过三号筛）约2g，精密称定，置具塞锥形瓶中，精密加入70%乙醇50ml，称定重量，超声处理（功率300W，频率25kHz）45分钟，放冷，再称定重量，用70%乙醇补足减失的重量，摇匀，滤过。精密量取续滤液0.5ml，置20ml量瓶中，加甲醇至刻度，摇匀，即得。

（4）测定法　分别精密吸取对照品溶液与供试品溶液各10μl，注入液相色谱仪，测定，即得。供试品色谱中应呈现与对照品色谱峰保留时间相一致的色谱峰。

【质量评价】以肥大、角长、黄绿色、充实饱满、整齐、身干、无杂者为佳。采用高效液相色谱法测定，本品按干燥品计算，含槐角苷（$C_{21}H_{20}O_{10}$）不得少于4.0%。

【化学成分】主要成分为黄酮，还含有三萜皂苷、生物碱、磷脂、氨基酸以及多糖等[3, 4]。

1. 黄酮类　异黄酮类染料木素（genistein）、染料木苷（genistin）、槐属苷（sophoricoside）、槐属双苷（sophorabioside）、染料木素-7-双葡萄糖苷（genistein-7-diglucoside）、染料木素-7,4-双葡萄糖苷、染料木素-7-双葡萄糖苷-鼠李糖苷和樱黄素-4′-葡萄糖苷。黄酮类山奈酚（kaempferol）、槐树黄酮苷（sophoraflavonoloside）、山奈酚-3,7-双葡萄糖苷、山奈酚-3-鼠李糖-双葡萄糖苷（kaempferol-3-rhamnodiglucoside）、槲皮素和芦丁（rutin）。

2. 三萜皂苷类　目前已分得5个苷元为大豆皂醇B（soyasapogenol B）的齐墩果烷型三萜皂苷。

3. 生物碱类　金雀花碱（cytisine）、N-甲基金雀花碱（N-methylcytisine）、槐根碱（sophocarnine）、苦参碱（matrine）、黎豆胺（stizolamine）和白金雀儿碱。

4. 磷脂类　溶血卵磷脂、磷脂酰肌醇、磷脂酰乙醇胺、N-酰基磷脂酰乙醇胺、溶血-N-酰基磷脂酰乙醇胺、磷脂酸、磷脂酰甘油、卵磷脂。

5. 氨基酸类　赖氨酸、天冬酰胺、精氨酸、丝氨酸、天冬氨酸、丙氨酸、脯氨酸、色氨酸、缬氨酸、苯丙氨酸、亮氨酸、异亮氨酸、谷氨酸和苏氨酸等游离氨基酸。

【性味归经】苦，寒。归肝、大肠经。

【功能主治】清热泻火，凉血止血。用于肠热便血，痔肿出血，肝热头痛，眩晕目赤。

【药理作用】

1. 对心血管系统的作用　槐角提取液对心脏具有正性肌力作用，使心肌收缩力增强。静脉注射可使麻醉家兔血压下降，且随剂量递增而增强，持续时间也随之延长[4]。

2. 对血栓形成和血小板聚集的影响　槐角对实验性血栓形成和血小板聚集具有较强的抑制作用。

3. 升血糖、降压、降低胆固醇作用　家兔注射槐角浸膏后1小时血糖升高，同时出现尿糖，但此反应仅为一时性，注射后一日即恢复；静脉注射槐角提取液可使麻醉家兔的血压下降，且药效呈剂量及时间依赖性。槐角提取液可降低小鼠血清胆固醇。

4. 其他作用　抗炎作用[5-6]、保肝作用、抗骨质疏松作用[7]、抗绝经及氧化作用[8]，也有相关研究报道槐角具有一定的毒性[9]。

【附注】

1. 临床应用　含有槐角的中成药多用于治疗出血性疾病、冠心病、高血压和脑栓塞等疾病，例如槐角丸和地榆槐角丸用于治疗肛肠疾病。在工业方面，槐角用途广泛，能生产染料、工业饴糖、龙胶，用于纺织、印染、造纸、矿冶。槐角种子可榨油，亦可作饲料。

2. 槐角的毒性　目前，关于槐角的毒性研究仅局限在动物实验水平，但初步可以确定槐角具有一定的毒性。《中国药典》（2020年版）建议临床使用槐角的剂量范围为6～9g，同时国家食品药品监督管理局曾发布孕妇或肾阳不足病人不宜使用的建议。已在中国上市的槐角丸药品说明书中有部分患者出现轻度腹泻的不良反应，但其他副作用尚未确定。因此，槐角的安全性研究仍需深入。

主要参考文献

[1] 刘晓华. 槐角的研究及《中国药典》2005年版槐角含量测定项标准修订[D]. 西安：西北大学，2004.

[2] 宋立人，洪恂，丁绪亮，等. 现代中医大辞典[M]. 北京：人民卫生出版社，2001：2212-2215.

[3] 韦华梅，王剑波. 中药槐角的研究进展[J]. 亚太传统医药，2010，6(3)：115-119.

[4] 王景华，唐于平，楼凤昌. 槐角化学成分与药理作用[J]. 国外医药·植物药分册，2002，17(2)：58-60.

[5] Yung Hyun Choi, Hye-Joo Kang. Fructus sophorae attenuates secretion of proinflammatory mediators and cytokines through the modulation of NF-κB and MAPK signaling pathways in LPS-stimulated RAW 264.7 macrophages[J]. General Physiology and Biophysics, 2016, 35(3): 323-31.

[6] Hyoung-Min Han, Su-Hyun Hong, Heung-Sik Park, et al. Protective effects of Fructus sophorae extract on collagen-induced arthritis in BALB/c mice[J]. Experimental and Therapeutic Medicine, 2017, 13(1): 146-154.

[7] Hyang-Jin Yoon, Cho-Rong Seo, MiAe Kim, et al. Dichloromethane extracts of *Sophora japonica* L. stimulate osteoblast differentiation in mesenchymal stem cells[J]. Nutrition Research, 2013, 33(12): 1053-1062.

[8] Jeongrai Lee, Kuk Whan Kim, Hyun-Kyu Kim, et al. The effect of rexflavone (Sophorae Fructus Extract) on menopausal symptoms in postmenopausal women: A randomized double-blind placebo controlled clinical trial[J]. Archives of Pharmacal Research, 2010, 33(4): 523-530.

[9] Xi-rui He, Ya-jun Bai, Ze-feng Zhao, et al. Local and traditional uses, phytochemistry, and pharmacology of *Sophora japonica* L.: A review[J]. Journal of Ethnopharmacology, 2016, 187(1): 160-182.

（中国药科大学　赵祯　李会军　李萍）

77. 路路通

Lulutong

LIQUIDAMBARISFRUCTUS

【别名】枫实、枫果、枫香果、九空子、枫木球。

【来源】为金缕梅科植物枫香树*Liquidambar formosana* Hance的干燥成熟果序。

【本草考证】本品始载于《本草纲目拾遗》，载："枫果，树似白杨，内圆如蜂窝，即路路通。其性大能通行十二经穴，故《救生苦海》治水肿胀用之，以其能搜逐伏水也。"《本草纲目拾遗》载："辟瘴却瘟，明目，除湿，舒筋络拘挛，周身痹痛，手脚及腰痛，焚之嗅其烟气皆愈。"本草记载与现今所用路路通基本一致。

【原植物】落叶乔木，高20～40m。树皮幼时灰白，平滑。老时褐色、粗糙。叶互生；叶柄长3～7cm；托叶线形，早落；叶片心形，常3裂，幼时及萌发枝上的叶多为掌状5裂，长6～12cm，宽8～15cm，裂片卵状三角形或卵形，先端长渐尖，基部心形或截形，边缘有细锯齿。花单性，雌雄同株，无花被；雄花淡黄绿色，成总状花序，有锈色细长毛，雄蕊多数，密生成球形；雌花成圆球形的头状花序，被毛，有少数退化雄蕊，子房半下位，多数愈合；四周有许多钻形小苞片围绕，2室，花柱2，柱头弯曲。复果圆球形，下垂，直径2.5～3cm，表面有刺，蒴果多数，密集复果之内，长椭圆形，成熟时顶孔开裂。种子多数，细小，扁平，棱上有时略有翅。花期3～4月，果期9～10月。（图77-1）

生于湿润及土壤肥沃的地方。分布于陕西、河南、湖北、安徽、江苏、浙江、福建、台湾、广西、广东、江西、湖南、四川、云南、贵州、青海、西藏等地。

【主产地】主产于江苏、浙江、安徽、福建、湖北、湖南、陕西。

【栽培要点】

1.生物学特性　枫香树喜温暖湿润气候，性喜光，幼树稍耐阴，耐干旱瘠薄土壤，不耐水涝。多生于平地，村落附近，及低山的次生林，在湿润肥沃而深厚的红黄壤土上生长良好。深根性，主根粗长，抗风力强，不耐移植及修剪。种子有隔年发芽的习性，不耐寒，黄河以北不能露地越冬，不耐盐碱及干旱。在海南岛常组成次生林的优势种，性耐火烧，萌生力极强。

2.栽培技术　种子繁殖，选择生长10年以上、无病虫害发生、长势健壮、树干通直的优势树作为采种母树，枫香树的育苗圃地选择温暖湿润、土壤深厚的山谷、山坡下部和中部，低山丘陵区以阴坡半阳坡，与水源距离近、土壤疏松、土质较肥沃、pH值为5.5～6.0的砂质壤土为佳。枫香种子籽粒小，播种前可不进行处理。播种既可在冬季进行，也可选择春季进行，但相比较而言，冬播的种子发芽早而整齐，播种可采取2种方式，分别为撒播、条播，撒播应用的一般较多。苗期注意适时揭草、间苗补苗、施肥与排灌、松土除草。用有机肥或复合肥进行条状沟施，成林施肥最好在冬季进行，造林后第2年开始修除树木基部1/3以下枝条及双叉枝和竞争枝，直至郁蔽成林。

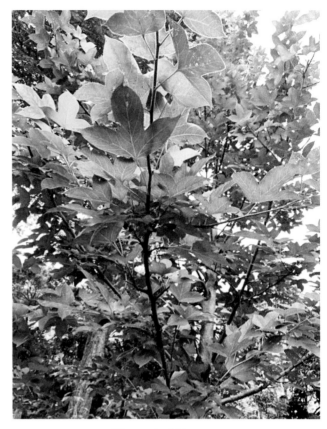

图77-1　枫香树

3.病虫害　枫香幼苗适应能力强，一般情况下不会发生病虫害。

【采收与加工】秋季果实成熟时采收。摘取或拾取落地果序（洗净），除去果柄及杂质，晒干。

【商品规格】路路通商品分为两个等级。一等：撞刺；聚花果，由多数小蒴果集合而成，呈球形，直径2～3cm。基部有总果梗。表面灰棕色或棕褐色，小蒴果顶部开裂，呈蜂窝状小孔。体轻，质硬，不易破开。气微，味淡。表面尖刺和喙状小钝刺已全部折断，未折断比例≤3%。二等：有多数尖刺和喙状小钝刺。

【药材鉴别】

（一）性状特征

果序圆球形，直径2～3cm。表面灰棕色至棕褐色，有多数尖刺状宿存萼齿及鸟嘴状花柱，常折断或弯曲，除去后则现多数蜂窝小孔；基部有圆柱形果柄，长3～4.5cm，常折断或仅具果柄痕。小蒴果顶部开裂形成空洞状，可见种子多数，发育不完全者细小，多角形，直径约1mm，黄棕色至棕褐色，发育完全者少数，扁平长圆形，具翅，褐色。体轻，质硬，不易破开。气微香，味淡。以个大、色黄、无泥、无果柄者为佳。（图77-2）

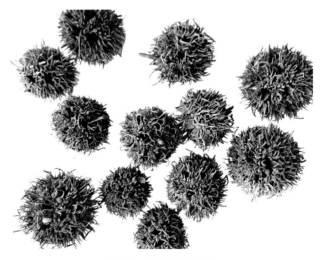

图77-2　路路通药材图

（二）显微鉴别

粉末特征　粉末棕褐色。纤维（果序轴）多断碎，长短不一，直径13～45μm，末端稍钝或钝圆，壁多波状弯曲，木化，孔沟有时明显，胞腔内常含棕黄色物。果皮石细胞类方形、棱形、不规则形或分枝状，直径53～398μm，壁极厚，孔沟分枝状。宿萼表皮细胞表面观多角形，壁厚，具孔沟，腔小，内含棕黄色物。单细胞毛（宿萼）常弯曲，长42～126μm，宽约14μm，亦含棕黄色物[1]。（图77-3）

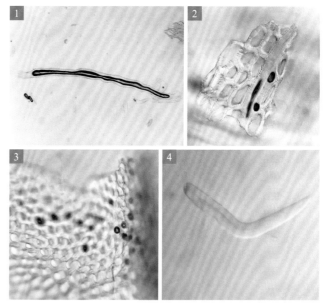

图77-3　路路通粉末图（余丽莹　摄）

1. 纤维　2. 果皮石细胞　3. 宿萼表皮细胞　4. 非腺毛

（三）理化鉴别

1. 薄层色谱

（1）取本品粉末2g，加乙酸乙酯50ml，超声处理30分钟，滤过，滤液置水浴上浓缩至约2ml，加于中性氧化铝柱（200～300，2g，内径为10mm）上，用乙酸乙酯25ml洗脱，弃去洗脱液，再以50%甲醇25ml洗脱，收集洗脱液，蒸干，残渣加乙酸乙酯1ml使溶解，作为供试品溶液。另取路路通酸对照品，加乙酸乙酯制成每1ml含1mg的溶液，作为对照品溶液。照薄层色谱法试验，吸取上述两种溶液各6μl，分别点于同一硅胶G薄层板上，使成条状，以甲苯–乙酸乙酯–甲酸（20:2:1）5～10℃放置12小时的上层溶液为展开剂，展开缸预平衡15分钟，展开，取出，晾干，喷以1%香草醛的10%硫酸乙醇溶液，80℃加热至斑点显色清晰。供试品色谱中，在与对照品色谱相应的位置上，显相同颜色的条斑。

（2）取药材粉末（过40目筛）0.5g，加乙酸乙酯20ml，加热回流45分钟，滤过，滤液浓缩至1ml作为供试品溶液。另取桦木酮酸对照品，加无水乙醇制成0.1mg/ml的溶液，作为对照品溶液。吸取上述两种溶液各6μl，分别点于同一以羧甲基纤维素钠为黏合剂的硅胶G薄层板上，以石油醚（60～90℃）–丙酮（17:3）为展开剂，展开，取出，晾干。喷以10%磷钼酸乙醇溶液，于105℃加热显色。供试品色谱中，在与对照品色谱相应位置上，显相同颜色斑点[2]。

2. 指纹图谱

（1）仪器与材料　BECKMANP/ACE MDQ型毛细管电泳仪（美国），DAD检测器；熔融石英毛细管：未涂层，内径75Lm（河北永年光纤厂）；SK5200H超声波清洗机（上海科导超声仪器有限公司）；AT-201电子分析天平（瑞士）；路路通酸对照品；甲醇为色谱纯；水为双蒸水；其他试剂均为分析纯。

（2）色谱条件与系统适用性　pH 9.90 12mmol/L硼砂20%甲醇溶液为电泳介质；未涂层熔融石英毛细管；压力进样，5kPa，5秒；分离电压：30kV；毛细管温度：30e；检测波长：200nm；冲洗：毛细管使用前用1mol/LNaOH、重蒸水和电泳介质分别冲洗5、3、5分钟，每次电泳后用电泳介质冲洗2分钟。在此色谱条件下，理论板数以路路通酸峰计算不低于8000。

（3）对照品溶液的制备　精密称取经五氧化二磷减压干燥器中干燥36小时的路路通酸对照品适量，置棕色量瓶中，加无水乙醇制成每1ml含0.58mg的溶液，即得。

（4）供试品溶液的制备　取本品粉末（过3号筛）约0.6g，精密称定，置具塞锥形瓶中，精密加入无水乙醇20ml，称定重量，超声处理（功率100W，频率50kHz）15分钟，放冷，再称定重量，用无水乙醇补足减失的重量，摇匀，滤过。精密量取续滤液10ml，蒸干，残渣用无水乙醇溶解并转移至2ml量瓶中，加无水乙醇至刻度，摇匀，即得。

（5）测定法　分别吸取供试品溶液和对照品溶液稀释3倍后进样，按上述条件分析，记录色谱图[3]。（图77-4）

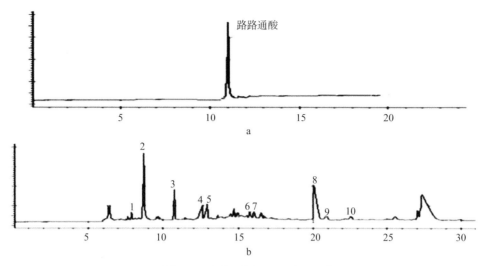

图77-4　路路通药材HPCE指纹图谱

a. 对照品　b. 供试品　3. 路路通酸

【质量评价】以果序圆球形，直径2～3cm，表面灰棕色至棕褐色，表面尖刺和喙状小钝刺已全部折断为佳。采用高效液相色谱法测定，本品按干燥品计算，含路路通酸（$C_{30}H_{46}O_3$）不得少于0.15%。

【化学成分】主要成分为萜类、挥发油、甾醇类、酚酸类及脂肪族化合物。

1. 萜类化合物　路路通内酯（3-oxo-11α，12α-epoxyoleanan-28, 13β-olide）、路路通内酯醇（3-oxo-12α-hydroxyoleanan-28, 13β-olide）、路路通酮、乙酰路路通醇酸（3α-acetoxyl-25-hydroxyolean-12-en-28-oic acid）、齐墩果酸（oleanolic acid）、熊果酸（ursolic acid）、桦木酮酸（betulonic acid）。

2. 挥发油　β-松油烯、β-蒎烯、柠檬烯、γ-松油烯、桃金娘醛、α-松油醇、反式-葛缕醇、百里香酚、香荆芥酚、胡椒烯、β-榄香烯、反式-β-金合欢烯、α-衣兰油烯、α-榄香烯、杜松烯和榄香醇、蒎烯、α-蒎烯、柠檬烯、（E）-2-己烯醛、β-石竹烯等[4]。

3. 甾醇类化合物　β-谷甾醇（β-sitosterol）、胡萝卜苷（daucosterol）。

4. 酚酸类化合物　没食子酸（gallicacid）。

5. 脂肪族化合物　正二十九烷（nonacosane）、正三十烷酸（n-triacontanoic acid）[5]。

【性味归经】苦，平。发肝、肾经。

【功能主治】祛风活络，利水，通经。用于关节痹痛，麻木拘挛，水肿胀满，乳少，经闭。

【药理作用】

1. 抗炎镇痛作用　路路通酸明显对抗角叉菜胶引起的小鼠足肿胀，能明显对抗醋酸所致小鼠腹腔毛细血管通透性亢进并降低小鼠的扭体次数，显示出一定的抗炎镇痛功效[6]。

2. 抑制关节炎肿胀的作用　路路通水煎剂不仅能明显促进大鼠甲醛性关节炎肿胀的消退（$P<0.05$），而且能显著抑制大鼠蛋清性关节炎肿胀的产生（$P<0.01$）。

3. 保肝作用　药理研究发现其甲醇提取物中分离得到的单体化合物，桦木酮酸（betulonic acid）具有明显的抗肝细胞毒性活性作用，在体外试验中，该化合物对由四氯化碳和氨基半乳糖胺诱导的初次培养的大鼠肝细胞的细胞毒性有明显的保护作用[5]。

【附注】

1. 路路通均为野生。路路通个子虽有大小之分，但直径相差不大，价格较低，故不按直径大小做较细划分。有隔年果刺已脱落不可药用，不属于撞刺规格。有的果上面有枫香脂属于自然现象，并非发霉。

2.路路通与其伪品悬铃木果序外形较相似，但剖开果序或取下坚果，可见悬铃木果序所生坚果其基部有长毛，显微特征、薄层色谱及UV光谱均有较大区别。

主要参考文献

[1] 王丹，马晓宁，李艳娟，等.养生中药路路通的研究进展[J].中国疗养医学，2017，26(3)：246-248.

[2] 张启伟，张永欣，孙玉茹，等.路路通药材中桦木酮酸定性定量方法的研究[J].中国中药杂志，2005，30(15)：1168-1170.

[3] 周雪红，李志浩，李鹏.路路通HPCE指纹图谱的建立及其质量研究[J].中华中医药学刊，2010，28(3)：644-645.

[4] 中华中医药学会.中药材商品规格等级[S].2018.

[5] 李春，孙有福.中药路路通化学成分的研究[D].北京：中国中医研究院，2001：2-20.

[6] 刘婷，孙玉茹，秦彩玲.路路通酸的抗炎镇痛作用[J].中国实验方剂学杂志，2016，1(12)：45-47.

（北京大学药学院　　陈世忠　　颜晨嘉）

78. 酸枣仁

Suanzaoren

ZIZIPHI SPINOSAE SEMEN

【别名】酸枣核、山枣仁、枣仁。

【来源】为鼠李科植物酸枣*Ziziphus jujuba* Mill. var. *spinosa*（Bunge）Hu ex H. F. Chou的干燥成熟种子。

【本草考证】本品始载于《神农本草经》，列为上品。《本草纲目》载："似枣木而皮细，其木心赤色，茎叶俱青，花似枣花。八月结实，紫红色，似枣而圆小，味酸。此物才及三尺，便开花结子，当月采实，取核中仁，阴干，四十日成。"唐、宋时期对酸枣来源的认识曾发生过混乱，但宋代马志对酸枣的描述是非常确切的，"酸枣即棘实，更非他物。若云是大枣味酸者，全非也。酸枣小而圆，其核中仁微扁，大枣仁大而长，不相类也。"本草记载与现今所用酸枣植物特征一致。

【原植物】落叶灌木，高1～3m。老枝褐色或灰褐色，幼枝绿色；于分枝基部处2个托叶刺，长刺粗直，短刺下弯，后期常脱落。叶纸质，单叶互生，叶柄极短；叶片卵形或卵状椭圆形，先端钝，边缘有细锯齿，两面光滑无毛；基部稍不对称，近圆形，边缘具圆齿状锯齿，基生三出脉。花小、两性，5基数，无毛，具短总花梗，单生或2～8个密集成腋生聚伞花序；花萼5裂，裂片卵状三角形；花瓣5，黄绿色，倒卵圆形，与萼片互生，基部有爪；雄蕊5，与花瓣对生，比花瓣等长或稍长；花盘厚，肉质，圆形，5裂；子房椭圆形，下部藏于花盘内，与花盘合生，2室，每室有1胚珠，花柱2半裂。核果肉质，小，近球形或短矩圆形，直径0.7～1.2cm，成熟时红褐色；具薄的中果皮，味酸；核两端钝。花期6～7月，果期8～9月。（图78-1）

常生于海拔1700m以下的向阳、干燥山坡、丘陵、岗地或平原。分布于辽宁、内蒙古、河北、山东、山西、河南、陕西、甘肃、宁夏、新疆、江苏、安徽等我国中部、北部地区[1]。

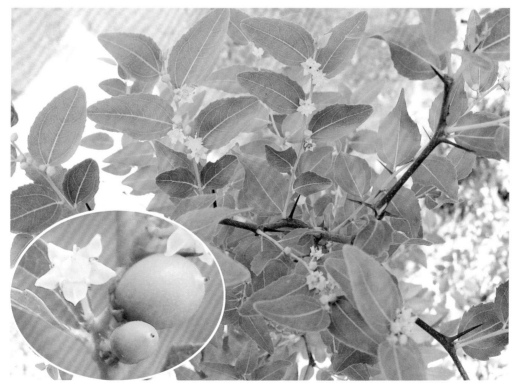

图78-1 酸枣（张英涛 摄）

【**主产地**】主产于河北、陕西、山东、辽宁、山西、河南、甘肃等地。以河北、山东以及陕西秦岭一带为道地产区。

【**栽培要点**】

1.生物学特性 酸枣喜温暖干旱气候，适应性强，耐寒、耐旱、耐酸碱，山坡、荒地、沟边、地边均可栽培，但不宜在低洼水涝地种植；土壤应以砂壤土或壤土为宜。

2.栽培技术 采用种子繁殖、分株繁殖或嫁接繁殖。酸枣容易成活，如栽后遇天旱，每隔5～10天浇水一次；生长期间一般不需要特殊管理。

3.病虫害 病害：枣锈病、枣疯病等。虫害：枣芽象甲、酸枣尺蠖、枣瘿蚊、黄刺蛾、桃小食心虫等[2]。

【**采收与加工**】秋末冬初采收成熟果实，除去果肉和核壳，收集种子，晒干。

【**商品规格**】酸枣仁商品分为两个等级。一等：饱满，表面紫红色或紫褐色，有光泽，核壳不超过2%，碎仁不超过5%。二等：较瘪瘦，表面深红色或棕黄色，核壳不超过5%，碎仁不超过10%[3]。

【**药材鉴别**】

（一）性状特征

种子扁圆形或扁椭圆形，长5～9mm，宽5～7mm，厚约3mm。表面紫红色或紫褐色，平滑有光泽，有的有裂纹。有的两面均呈圆隆状突起；有的一面较平坦，中间有一条隆起的纵线纹，另一面稍突起。一端凹陷，可见线形种脐；另端有细小突起的合点。种皮较脆，胚乳白色，子叶2，浅黄色，富油性。气微，味淡。（图78-2）

（二）显微鉴别

粉末特征 粉末棕红色。种皮栅状细胞棕红色，表面观多角形，直径约15μm，壁厚，木化，胞腔小；侧面观呈长条形，外壁增厚，侧壁上、中部甚厚，下部渐薄；底面观类多角形或圆多角形。种皮内表皮细胞棕黄色，表面观长方形或类方形，垂周壁连珠状增厚，木化。子叶表皮细胞含细小草酸钙簇晶和方晶。（图78-3）

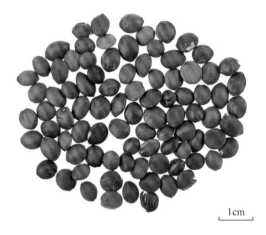

图78-2 酸枣仁药材图

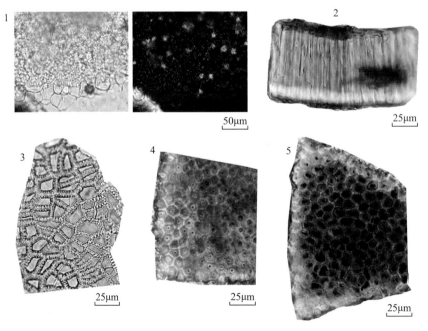

图78-3 酸枣仁粉末图

1.子叶表皮细胞 2.种皮栅状细胞侧面观 3.种皮内表皮细胞 4.种皮栅状细胞表面观 5.种皮栅状细胞底面观

（三）理化鉴别

1.**薄层色谱**　取本品粉末1g，加甲醇30ml，加热回流1小时，滤过，滤液蒸干，残渣加甲醇0.5ml使溶解，作为供试品溶液。另取酸枣仁对照药材1g，同法制成对照药材溶液。再取斯皮诺素对照品、酸枣仁皂苷A对照品和酸枣仁皂苷B对照品，加甲醇制成1ml含0.5mg、1mg和1mg的混合溶液，作为对照品溶液。照薄层色谱法试验，吸取上述三种溶液各5μl，分别点于同一硅胶G薄层板上，以乙酸乙酯–甲醇–水（4∶1∶0.5）为展开剂，展开，取出，晾干，喷以1%香草醛硫酸溶液，立即检视。供试品色谱中，在与对照药材色谱和酸枣仁皂苷A和酸枣仁皂苷B对照品色谱相应的位置上，显相同颜色的斑点。在紫外光灯（366nm）下检视，供试品色谱中，在与对照药材色谱和斯皮诺素对照品色谱相应的位置上，显相同的蓝色荧光斑点。（图78-4）

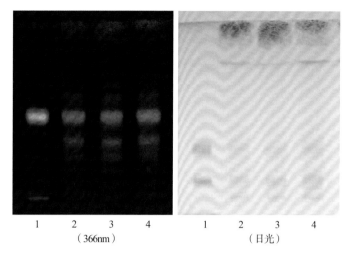

1　2　3　4
（366nm）

1　2　3　4
（日光）

图78-4　酸枣仁药材薄层色谱图

1.混合对照品（从上至下依次为斯皮诺素、酸枣仁皂苷B和酸枣仁皂苷A）
2.酸枣仁对照药材　3、4.酸枣仁药材（3.产地：河北，生产批号：20171201　4.产地：山西，生产批号：20171101）

2.**指纹图谱**

（1）**色谱条件与系统适用性试验**　以十八烷基硅烷键合硅胶为填充剂（柱长为25cm，内径为4.6mm，粒径为5μm）；以乙腈为流动相A，以0.1%磷酸溶液为流动相B，按表78-1中的规定进行梯度洗脱；流速为每分钟1.0ml；柱温为30℃；检测波长为204nm。理论板数按斯皮诺素峰计算应不低于5000。

表78-1　梯度洗脱的条件

时间（分钟）	流动相A（%）	流动相B（%）
0～6	15→16	85→84
6～20	16→23	84→77
20～40	23→40	77→60
40～60	40→100	60→0
60～80	100	0

（2）**参照物溶液的制备**　取酸枣仁对照药材1g，精密称定，置具塞锥形瓶中，精密加入70%乙醇5ml，浸泡15分钟，超声处理30分钟，滤过，取续滤液，作为对照药材参照物溶液。另取斯皮诺素对照、6‴-阿魏酰斯皮诺素对照品、白桦脂酸对照品适量，精密称定，加甲醇制成每1ml各含0.2mg的混合溶液，作为对照品参照物溶液。

（3）**供试品溶液的制备**　取酸枣仁粉末约1g，同"参照物溶液的制备"中对照药材的制备方法，制成供试品溶液。

（4）**测定法**　分别精密吸取参照物溶液与供试品溶液各10μl，注入液相色谱仪，测定，记录色谱图，即得。

供试品色谱中应呈现11个特征峰，并应与对照药材参照物色谱峰中的11个特征峰相对应，其中3个峰应分别与相应对照品参照物峰的保留时间一致。

按中药色谱指纹图谱相似度评价系统，供试品指纹图谱与对照指纹图谱经相似度计算，相似度不得低于0.90。（图78-5）

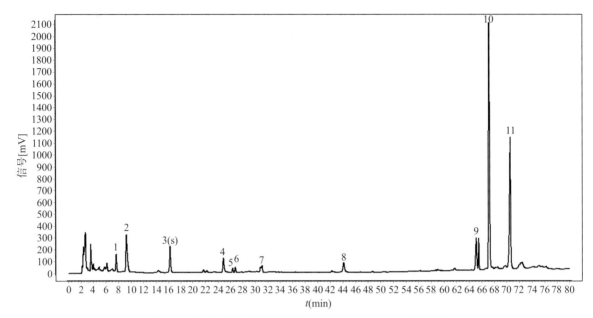

图78-5 酸枣仁药材对照指纹图谱（Kromasil 100-5 C18色谱柱）

3. 斯皮诺素 4. 6‴-阿魏酰斯皮诺素 9. 白桦酯酸

【质量评价】以粒大、饱满、油润、有光泽、外皮色紫红、种仁色黄白、无核壳者为佳。采用高效液相色谱法测定，本品按干燥品计算，含酸枣仁皂苷A（$C_{58}H_{94}O_{26}$）不得少于0.030%，含斯皮诺素（$C_{28}H_{32}O_{15}$）不得少于0.080%。

【化学成分】主要成分为脂肪酸、三萜及其苷、黄酮、生物碱等。其中，三萜及其苷和黄酮是其主要特征性成分和活性成分。

1. 脂肪酸类 酸枣仁含有大量（30%左右）的脂肪油，其主要成分为油酸、亚油酸、棕榈酸、硬脂酸、花生烯酸、花生酸、豆蔻酸、十五碳酸、十六烯酸、木焦油酸等。

2. 三萜及其苷类 酸枣仁皂苷A、B（jujubosides A, B）、白桦酯酸（betulinic acid）、白桦酯醇（betulin）等。

3. 黄酮类 斯皮诺素（spinosin）、异斯皮诺素（isospinosin）、6‴-阿魏酰斯皮诺素（6‴-feruloylspinosin）、6‴-芥子酰斯皮诺素（6‴-sinapoylspinosin）、6‴-对香豆酰斯皮诺素（6‴-p-coumaroylspinosin）、当归素（swertisin）等。

4. 生物碱类 酸枣仁碱A～F（frangufolines A-F）、荷叶碱（nuciferine）、原荷叶碱（nornuciferine）、右旋衡州乌药碱（coclsurine）、去甲异紫堇定（norrisocorydine）、酸李碱（zizyphusine）等[4]。

【性味归经】甘、酸，平。归肝、胆、心经。

【功能主治】养心补肝，宁心安神，敛汗，生津。用于虚烦不眠，惊悸多梦，体虚多汗，津伤口渴。

【药理作用】

1. 镇静催眠作用 酸枣仁提取物、三萜苷、黄酮和生物碱均能减少小鼠自主活动、延长戊巴妥钠阈剂量的小鼠睡眠时间以及增加戊巴妥钠阈下催眠剂量的入睡动物数，有明显的镇静催眠活性，其镇静催眠作用可能与5-HT系统有关[4]。

2. 抗焦虑作用 酸枣仁水煎液可以减轻尼古丁戒断焦虑模型小鼠的焦虑，其作用机制和提高中央杏仁核（CeA）的CRF/CRF1R（corticotropin releasing factor/CRF type 1 receptor）和去甲肾上腺素信号有关[5]。

3. 抗心律失常作用 酸枣仁水煎剂可拮抗氯化钡、乌头碱及三氯甲烷诱发的实验动物心律失常，醇提取物可拮抗氯化钡所致的大鼠心律失常。对家兔注射酸枣仁水煎剂可有效抑制家兔心率，且与β_1受体阻断作用、迷走神经兴奋无明显相关性[6]。

【分子生药】

1. 分子鉴定 基于DNA条形码序列进行分子鉴定，其中psbA-trnH序列可以准确鉴别酸枣仁与混伪品[7]。

2. **遗传育种**　酸枣遗传多样性丰富，变异程度较高，利用SSR引物对多个自然群体的多批酸枣样品进行了遗传多样性检查和群体结构分析，其亚群间的遗传分化程度很低，基因流较大，遗传关系与表现型特征关系密切，而与地理区域无明显关系[8]。

【附注】

1. 滇刺枣*Ziziphus mauritiana* Lam.的干燥成熟种子为滇枣仁，在市场上也经常以酸枣仁售卖，注意区别。滇枣仁外形呈扁圆形或近桃形，表面灰黄色或棕黄色，一面平坦，中间无明显隆起的纵线纹。种皮较薄。滇枣仁和酸枣仁化学成分的区别主要在于滇枣仁中酸枣仁皂苷A和B的含量极低，甚至检测不到，但滇枣仁中6‴-芥子酰斯皮诺素和酸枣仁碱A的含量高于酸枣仁。

2. 酸枣仁加工和贮存过程中易浸染黄曲霉菌和发生虫蛀，应置阴凉干燥处贮藏。

主要参考文献

[1] 罗章龙. 酸枣的繁殖及栽培技术[J]. 农村科技，2009(4): 86.

[2] 刘启明. 陕北酸枣主要病虫害及综合防治技术[C]. 第八届全国干果生产、科研进展学术研讨会，2013.

[3] 国家医药管理局，中华人民共和国卫生部制定. 七十六种药材商品规格标准[S]. 1984.

[4] 谭云龙，孙晖，孙文军. 酸枣仁化学成分及其药理作用研究进展[J]. 时珍国医国药，2014，25(1)：186-188.

[5] Changhong Gu, Zhenglin Zhao, Xiaodong Zhu, et al, Aqueous Extract of Semen Ziziphi Spinosae Exerts Anxiolytic Effects during Nicotine Withdrawal via Improvement of Amygdaloid CRF/CRF1R Signaling[J]. Evidence-Based Complementary and Alternative Medicine, 2018, Article ID 2419183.

[6] 胡明亚. 酸枣仁的药理作用及现代临床应用研究[J]. 中国临床研究，2012，4(19)：20，22.

[7] 张雅琴，冯红，马孝熙. 酸枣仁的DNA条形码鉴定研究[J]. 中药材，2017，40(1)：46-49.

[8] 张春梅，殷晓，李新岗，等. 黄河沿岸酸枣遗传多样性研究[J]. 西北农林科学大学学报，2013，41(12)：107-112.

（北京大学药学院　张庆英　杨红帅　解满江）

79. 稀莶草

Xixiancao

SIEGESBECKIAE HERBA

【别名】稀莶、绿莶草、火莶、猪膏莓。

【来源】为菊科植物稀莶*Siegesbeckia orientalis* L.、腺梗稀莶*Siegesbeckia pubescens* Makino或毛梗稀莶*Siegesbeckia glabrescens* Makino的干燥地上部分。

【本草考证】本品始载于《新修本草》，载："叶似酸浆而狭长，花黄白色。一名火莶，田野皆识之。"又另出"猪膏莓"条云："叶似苍耳，茎圆有毛，生下湿地，所在皆有。"《蜀本草》载："《图经》云：叶似苍耳，两枝相对，茎叶俱有毛，黄白色，五月、六月采苗，日干之。"《本草纲目》认为稀莶、猪膏莓为一物，将其并为一条，又云："猪膏草素茎有直棱，兼有斑点，叶似苍耳而微长，似地菘而稍薄，对节而生，茎叶皆有细毛。肥壤一株分枝数十。八九月开小花，深黄色，中有长子如同蒿子，外萼有细刺粘人。"本草记载上述形态特征及《图经本草》《本草纲目》附图，均与现今所用稀莶基本一致。

【原植物】

1. 豨莶　一年生草本。茎直立，分枝斜升，上部的分枝常成复二歧状；全部分枝，被灰白色短柔毛。中部叶三角状卵圆形或卵状披针形，长4～10cm，边缘有规则的浅裂或粗齿，纸质，背面具腺点，两面被毛，基出三脉。头状花序径15～20mm，排列成具叶的圆锥花序；花梗长1.5～4cm，密生短柔毛；总苞阔钟状，总苞片2层，背面被紫褐色头状具柄的腺毛；外层苞片5～6枚，线状匙形或匙形，开展，长8～11mm；内层苞片卵状长圆形或卵圆形，长约5mm。外层托片长圆形，内弯，内层托片倒卵状长圆形。花黄色；雌花花冠管部长0.7mm；两性管状花上部钟状，上端有4～5卵圆形裂片。瘦果倒卵圆形，有4棱，顶端有灰褐色环状突起。花期4～9月，果期6～11月。（图79-1）

生于海拔110～2700m的山野、荒草地、灌丛、林缘及林下，也常见于耕地中。分布于陕西、甘肃、江苏、浙江、安徽、江西、湖南、四川、贵州、福建、广东、海南、台湾、广西、云南等省区。

2. 腺梗豨莶　与豨莶的区别在于：分枝非二歧状；中部以上的叶卵圆形或卵形，边缘有尖头齿；花梗和分枝的上部被紫褐色头状具柄的密腺毛和长柔毛。（图79-2）

生于海拔160～3400m的山坡、山谷林缘、灌丛林下的草坪中。分布于吉林、辽宁、河北、山西、河南、甘肃、陕西、江苏、浙江、安徽、江西、湖北、四川、贵州、云南及西藏等地。

3. 毛梗豨莶　与豨莶的区别在于：茎上部分枝非二歧状；叶卵圆形，有时三角状卵形，边缘有规则的齿；花梗和枝上部疏生平伏的短柔毛。与腺梗豨莶的区别在于：中部以上的叶三角状卵形或卵状披针形；花梗和枝上部无紫

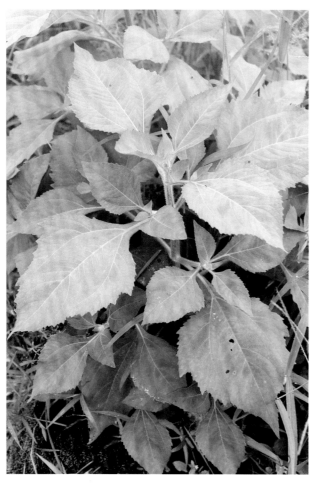

图79-1　豨莶

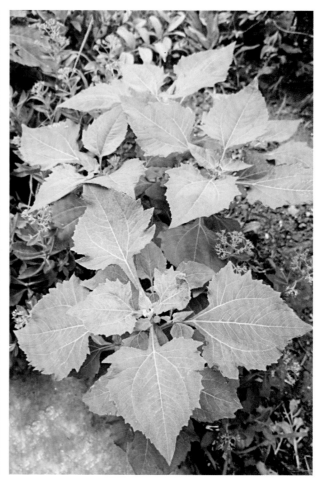

图79-2　腺梗豨莶

褐色头状具柄的腺毛和长柔毛。(图79-3)

生于海拔300～1000m的路边、旷野荒草地和山坡灌丛中。分布于浙江、福建、安徽、江西、湖北、湖南、四川、广东及云南等省。

【主产地】主产于湖南、福建、湖北、江苏等省。稀莶草道地产区古代记载有海州(今江苏连云港)、文州(今甘肃文具)、高邮军(今江苏高邮)等地，今以江苏高邮为道地产区[1]。

【栽培要点】

1.生物学特性　喜温暖、湿润环境，在富含腐殖质的肥沃黏土和砂质壤土中生长好，产量高。土壤水分不宜较多，否则易引起根部腐烂。低洼、积水地区不适栽培。

2.栽培技术　种子繁殖，可育苗和直播。育苗一般在谷雨前播种后，出苗后移栽一般在麦收后；直播一般在芒种前10天，当苗高6～10cm时，间苗。

【采收与加工】夏、秋二季花开前和花期均可采收。割取地上部分，除去杂质，晒至半干后再置通风处晾干。

【药材鉴别】

(一)性状特征

1.稀莶　茎圆柱形，表面灰绿色、黄棕色或紫棕色，有纵沟及细纵纹，枝对生，节略膨大，密被白色短柔毛；质轻而脆，易折断，断面有明显的白色髓部。叶对生，多脱落或破碎；完整的叶片三角状卵形或卵状披镇形，长4～10cm，宽1.8～6.5cm，先端钝尖，基部宽楔形下延成翅柄，边缘有不规则浅裂或粗齿；两面被毛，下表面有腺点。有时在茎顶或叶腋可见黄色头状花序。气微，味微苦。(图79-4)

2.腺梗稀莶　本品枝上部被长柔毛和紫褐色腺点；叶卵圆形或卵形，边缘有不规则小锯齿。(图79-5)

3.毛梗稀莶　本品枝上部疏生平伏短柔毛，叶片较小，边缘锯齿规则。(图79-6)

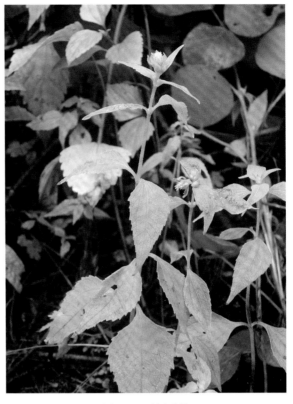

图79-3　毛梗稀莶

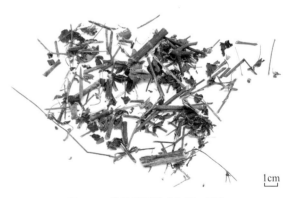

图79-4　稀莶药材图(余华　摄)

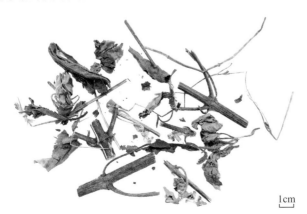

图79-5　腺梗稀莶药材图(余华　摄)

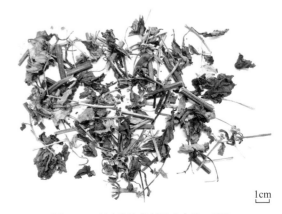

图79-6　毛梗稀莶药材图(余华　摄)

（二）显微鉴别

粉末特征　粉末黄绿色。头状大腺毛，头部类圆形或半圆形，由数十个至百余个细胞组成；柄部常断裂，细胞排成3～7列。叶下表皮可见双列细胞小腺毛，顶面观长圆形或类圆形，两两相对排列似气孔。下表皮细胞垂周壁呈波状弯曲，气孔不定式。叶上、下表皮多见非腺毛，常断裂，完整者1～8细胞，有的细胞缢缩。花粉粒类圆形，直径18～32μm，表面有刺状纹饰，具3孔沟。叶上表皮细胞垂周壁略平直，可见少数气孔。（图79-7）

（三）理化鉴别

薄层色谱　取本品粉末1g，加甲醇10ml，超声处理15分钟，滤过，取滤液作为供试品溶液。另取奇壬

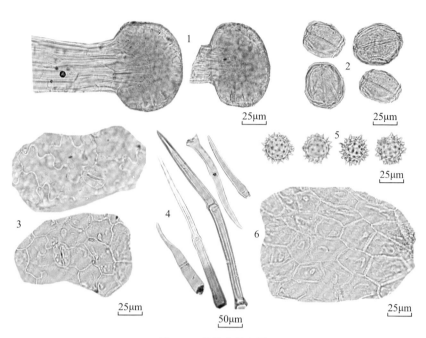

图79-7　豨莶草粉末图

1.头状大腺毛　2.小腺毛　3.叶下表皮细胞　4.非腺毛　5.花粉粒　6.叶上表皮细胞

醇对照品，加甲醇制成每1ml含0.1mg的溶液，作为对照品溶液。照薄层色谱法试验，吸取上述两种溶液各6μl，分别点于同一硅胶G薄层板上，以三氯甲烷–甲醇（4:1）为展开剂，展开，取出，晾干，喷以5%香草醛硫酸溶液，加热至斑点显色清晰。供试品色谱中，在与对照品色谱相应的位置上，显相同颜色的斑点。

【质量评价】以枝嫩、叶多、色深绿者为佳。采用高效液相色谱法测定，本品按干燥品计算，含奇壬醇（$C_{20}H_{34}O_4$）不得少于0.050%。

【化学成分】

1.豨莶　主要成分为二萜、倍半萜、黄酮等，其中二萜为其主要活性成分，目前已报道的二萜包括苦味三醇（darutigenol）、豨莶苷（darutoside）、豨莶甲素（orienta-lin A）、豨莶乙素（orientalin B）、奇壬醇（kirenol）、19-乙酰基-12-酮基-10,11-二氢牻牛儿基橙花醇（19-acetoxy-12-oxo-10,11-dihydrogeranylnero-l）、19-乙酰基-15-过氧氢-12-酮基-13,14E-去氢-10,11,14,15-四氢牻牛儿基橙花醇（19-acetoxy-15-hydroperoxy-12-oxo-13,14E-dehydro-10,11,14,15-tetrahydrogeranylnerol）、19-乙酰基-15-羟基-12-酮基-13,14E-去氢-10,11,14,15-四氢牻牛儿基橙花醇（19-acetoxy-15-hydroxy-12-oxo-13,14E-dehydro-10,11,14,15-tetrahydrogeranylnerol）、7β-羟基豨莶精醇（7β-hydroxydarutigenol）、9β-羟基豨莶精醇（9β-hydroxy-darutigenol）等[2]。

2.腺梗豨莶　主要成分为二萜，目前已报道的二萜包括腺梗豨莶甲苷（pubeside A）、腺梗豨莶乙苷（pubeside B）、腺梗豨莶丙苷（pubeside C）、腺梗豨莶丁苷（pubeside D）、大花酸（grandifloric acid）、豨莶醇（siegesbeckiol）、豨莶酸（siegesbeckic acid）、奇壬醇（kirenol）、对映-2β,15,16-三羟基海松烷-8（14）-烯-19-羧酸［ent-2β,15,16-trihydroxy-pimar-8（14）-en-19-oic acid］、对映-16-乙酰基-3α,15-二羟基-14α-过氧氢海松烷-7-烯-3α-O-β-吡喃葡萄糖苷（ent-16-ace-toxy-3α,15-dihydroxy-14α-hydroperoxypimar-7- en-3α-O-β-glucopyranoside）等[2]。

3.毛梗豨莶　主要成分为二萜、黄酮等，其中二萜为其主要活性成分，目前已报道的二萜包括苦味三醇（darutigenol）、豨莶苷（darutoside）、豨莶新苷（neodarutoside）、奇壬醇（kirenol）、对映-18-羟基-贝壳杉烷-16-烯-19-羧酸（ent-18-hydroxy-kauran-16-en-19-oic acid）、对映贝壳杉烷-16β,17,18- 三醇（ent-kauran-16β,17,18-triol）、对映贝壳杉烷-16β,17-二羟基-19-羧酸（ent-16β,17-dihydroxykauran-19-oic acid）等[2]。

【性味归经】辛、苦，寒。归肝、肾经。

【功能主治】祛风湿，利关节，解毒。用于风湿痹痛，筋骨无力，腰膝酸软，四肢麻痹，半身不遂，风疹湿疮。

【药理作用】

1.抗炎镇痛作用　豨莶草甲醇提取物局部外用具有明显的抗炎、镇痛作用[3]。含85%奇任醇的豨莶草醇提部位可减轻佐剂性关节炎大鼠踝关节炎症等病理反应，且有较好的镇痛作用[2]。

2.抗过敏作用　豨莶草水提取物可明显减弱被动型皮肤过敏反应，而且对免疫反应导致的组胺释放有抑制作用。毛梗豨莶水提取物通过抑制B细胞中Ig E的产生而具有抗过敏活性[2]。

3.对心血管系统的作用　豨莶草水提取醇沉淀部分对多柔比星致大鼠急性心肌损伤的作用，发现其可能通过抗氧化损伤作用而对多柔比星所致的急性心肌损伤产生保护[2]。腺梗豨莶乙酸乙酯部位中二萜类成分具有明显的抗血栓抗凝血作用[2]。

4.抗肿瘤作用　豨莶草乙醇提取物进行抗肿瘤细胞研究，发现豨莶草乙醇提取物乙酸乙酯和正丁醇萃取部位对HeLa细胞有较强的体外增殖抑制作用[4]。毛梗豨莶的水提取物具有诱导乳腺癌细胞凋亡的作用，其凋亡机制主要是通过裂解MCF-7和MDA-MB-231细胞中的酶原、ATP酶以及聚合酶[2]。

5.其他作用　豨莶草甲醇提取物外涂对实验性大鼠皮肤损伤具有显著修复功能[4]；毛梗豨莶甲醇提取物对金黄色葡萄球菌有一定的抗菌作用[2]。

【用药警戒或禁忌】《新修本草》《本经逢原》和《本草纲目》等历代医书对其毒性考证认为"有小毒"。有研究显示，豨莶草水提物小鼠大剂量口服会出现中毒症状[5]；豨莶草水煎粉剂对小鼠肺脏有一定的毒性[6]。

主要参考文献

[1] 居明秋，金玲，居明乔.豨莶草品种的考证[J].中药材，2000，23(9)：572-573.

[2] 滕天立，徐世芳，陈峰阳，等.中药豨莶草的化学成分及其药理作用研究进展[J].中药现代应用药学，2015，32(2)：250-260.

[3] 王发辉，冯起校，黄超文.豨莶草药理研究进展[J].辽宁中医药大学学报，2011，13(10)：102-104.

[4] 汪建平，罗琼，阮金兰，等.豨莶草对人宫颈癌HeLa细胞的体外抑制效应[J].医药导报，2009，28(1)：45-46.

[5] 高南南，杨润梅，潘瑞乐，等.不同物种豨莶草急性毒性的比较[J].毒理学杂志，2008，22(5)：405-406.

[6] 关建红，薛征，刘炳辰，等.豨莶草水煎粉剂对小鼠肺毒性研究[J].中国中药杂志，2008，33(23)：2820-2822.

（中国医学科学院药用植物研究所　邹忠梅　张涛）

80. 漏芦

Loulu

RHAPONTICI RADIX

【别名】祁州漏芦、狼头花、独花山牛蒡。

【来源】为菊科植物祁州漏芦*Rhaponticum uniflorum*（L.）DC.的干燥根。

【本草考证】本品始载于《神农本草经》，列为上品。古代漏芦之原植物复杂，各家所述差异较大。《新修本草》载："此药俗名荚蒿，花黄，生苗长似细麻，如筋许，有四五瓣，七月八月后皆黑，异于众草，蒿之类也。"祁州漏芦*Rhaponticum uniflorum*（L.）DC.的特征与之相似。从《本草原始》及《本草汇言》中所附漏芦的药材图看，根呈倒圆锥形，表面黑色，有纵皱纹，根头膨大，有白毛茸，与祁州漏芦的根非常吻合。《救荒本草》与《植物名实图考》所载漏芦附图与祁州漏芦相符。经考证，今以祁州漏芦为正品[1]。本草记载与现今所用漏芦基本一致。

【原植物】多年生草本，高（6）30～100cm。根状茎粗厚。根直伸，直径1～3cm。茎直立，高30～80cm，不分枝，簇生或单生，灰白色，被绵毛。基生叶及下部茎叶全形椭圆形，长椭圆形，倒披针形，长10～24cm，宽4～9cm，羽状深裂或几全裂，叶柄长6～20cm。全部叶质地柔软，两面灰白色，被稠密的或稀疏的蛛丝毛及多细胞糙毛和黄色小腺点。叶柄灰白色，被稠密的蛛丝状绵毛。总苞宽钟状，基部凹；总苞片多层，具干膜质的附片，外层短，卵形，中层附片宽，成掌状分裂，内层披针形，顶端尖锐。全部苞片顶端有膜质附属物，附属物宽卵形或几圆形，长达1cm，宽达1.5cm，浅褐色。全部小花两性，管状，花冠紫红色，长3.1cm，细管部长1.5cm，花冠裂片长8mm。瘦果3～4棱，楔状，长4mm，宽2.5mm，顶端有果缘，果缘边缘细尖齿，侧生着生面。冠毛褐色，多层，不等长，向内层渐长，长达1.8cm，基部连合成环，整体脱落；冠毛刚毛糙毛状。花、果期4～9月。（图80-1）。

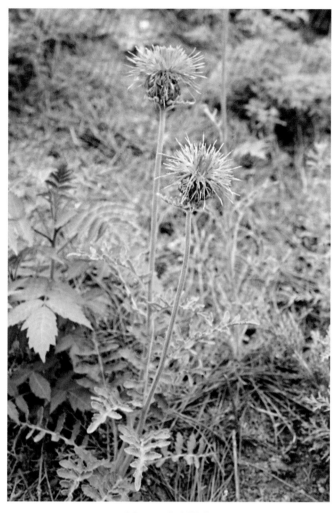

图80-1　祁州漏芦

生于海拔390～2700m的山坡丘陵地、松林下或桦木林下。分布于黑龙江、吉林、辽宁、河北、内蒙古、陕西、甘肃、青海、山西、河南、四川、山东等地[2]。

【主产地】主产于河北、辽宁、山西等。以河北产量最多。

【栽培要点】

1. 生物学特性　漏芦多生长于草原、林下、山地，喜温暖低湿气候，怕热雨，忌涝，地温12℃左右开始返青出苗，适宜生长温度18～22℃。种子无休眠现象，成熟的种子采收后即可播种，7～10天出苗，出苗率95%以上[3]。

2. 栽培技术　选取向阳坡地，或者砂质土壤地。选好地后进行深翻25～30cm，施入腐熟农家肥，做成宽1～1.2m，高20～25cm的床，耕平床面。6月下旬收集成熟饱满的种子，采收后立即育苗。先将苗床浇透水，再将种子均匀地撒播于床面，每4cm²播1粒种子，覆土1～1.5cm，搭遮荫棚或盖遮荫物1～10天出苗。小苗出土后10～20天长两片真叶，即可移栽。选择傍晚或阴天进行穴栽，每穴1株，株距12～15cm，行距15cm，两行之间相对交错栽植[3]。

3. 病虫害　病害：根腐病。虫害：蛴螬、蝼蛄[3]。

【采收与加工】春、秋二季采挖，除去须根和泥沙，晒干。栽培品种播后第3年10月中下旬，地上部分枯萎时即可采收，除去残留叶柄，晒至6～7成干时，捆扎成1kg左右的小把，再晒干。或者趁鲜切成2～3mm的片，再晒干或烘干[3]。

【药材鉴别】

（一）性状特征

根圆锥形或扁片块状，多扭曲，长短不一，直径1～2.5cm。表面暗棕色、灰褐色或黑褐色，粗糙，具纵沟及菱

形的网状裂隙。外层易剥落，根头部膨大，有残茎和
鳞片状叶基，顶端有灰白色绒毛。体轻，质脆，易折
断，断面不整齐，灰黄色，有裂隙，中心有的呈星状
裂隙，灰黑色或棕黑色。气特异，味微苦。（图80-2）

（二）显微鉴别

横切面　表皮常已脱落，后生皮层为数层至20余
层棕色细胞，壁稍厚，木化及木栓化。韧皮部较宽广，
射线宽。形成层成环。木质部导管较多，大型导管群
常与小型导管群相间排列；木射线常有径向裂隙，中
央有时呈星状裂隙，其周围的细胞壁木栓化。薄壁组
织中有分泌管分布，内含红棕色分泌物。（图80-3）

（三）理化鉴别

薄层色谱　取本品粉末1g，加甲醇20ml，超声处
理20分钟，滤过，滤液蒸干，残渣加乙酸乙酯1ml使溶
解，作为供试品溶液。另取漏芦对照药材1g，同法制
成对照药材溶液。照薄层色谱法试验，吸取上述两种
溶液各5μl，分别点于同一硅胶G薄层板上，以环己烷–
丙酮（4∶1）为展开剂，展开，取出，晾干，置紫外
光灯（365nm）下检视。供试品色谱中，在与对照药
材色谱相应的位置上，显相同颜色的荧光斑点。

【质量评价】以条粗壮、质坚不裂、色棕黑者为
佳。采用高效液相色谱法测定，本品按干燥品计算，
含β-蜕皮甾酮（$C_{27}H_{44}O_7$）不得少于0.040%。

【化学成分】主要成分为植物蜕皮激素、三萜类和
噻吩，还有黄酮和挥发油等成分。其中，植物蜕皮激
素是其特征性成分和有效成分[4]。

1. 植物蜕皮激素和甾醇类　β-蜕皮甾酮（ecdyster-
one/β-ecdysone）、漏芦甾酮（rhapontis terone）、土克甾
酮（turkesterone）、蜕皮甾酮-3-O-β-D-葡萄糖苷（ecdys-
terone-3-O-β-D-glucopyranoside）、蜕皮甾酮-25-O-β-D-葡
萄糖苷（ecdysterone-25-O-β-D-glucopyranoside）、筋骨草
甾酮C（ajugasterone C）、α-蜕皮激素（α-ecdysone）、异漏
芦酮（uniflorsterone）、漏芦甾酮R₁（rhapontisterone R₁）、
2,3,20,22-diacetonide ajugasterone、ajugasterone
C-2,3,20,22-diacetonide、5-deoxykaladasterone-20,22-mon-
oacetonide、漏芦素甲（rhaponticum）、β-甾醇（β-sitoster-
ol）、胡萝卜苷（daucosterol）等。

2. 萜类　ziyu glycoside Ⅰ、ziyu glycoside Ⅱ、28-O-β-D-glucopyranosyl-pomolic acid ester、rosmutin、sauvissi-
moside R₁、乌索酸（ursolic acid）、坡模堤酸（pomolic acid）、2α,3α,19,25-四羟基乌苏-12-烯-23,28-二酸（2α,3α,
19α,25-tetrahydroxyurs-12-en-23,28-dioic acid）、齐墩果酸（oleanolic acid）、diosbulbin-B等。

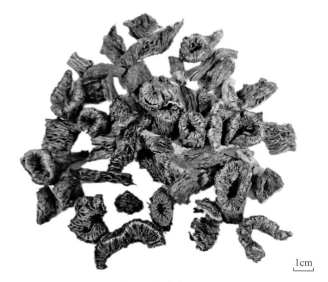

图80-2　漏芦药材图

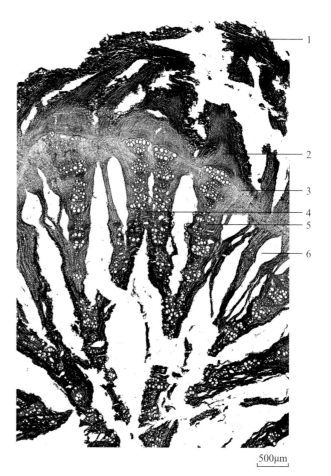

图80-3　漏芦横切面显微图

1. 后生皮层　2. 韧皮部　3. 形成层　4. 分泌管　5. 木质部　6. 裂隙

3. 噻吩类　牛蒡子酸（arctic acid）、牛蒡子醛（arctinal）、牛蒡子醇-b（arctinol-b）、牛蒡子酮（arctione-b）、2-（pentadiynyl-1,3）-5-（3,4-dihydroxy-butynyl-1）thiophene、7-chloroarctinone b、5-methoxyl-5′-（1-propinyl）-2,2′-dithiophene、5-methoxyl-2,2′-dithiophene等。

4. 其他类　黄酮类的甘草苷（liquiritin）、儿茶素（catechin），以及其他类型的化合物，如正二十四烷酸（lignoceric acid）、十六烷酸（palmitic acid）、棕榈酸（palmitic acid）等。

【性味归经】苦，寒。归胃经。

【功能主治】清热解毒，消痈，下乳，舒经通脉。用于乳痈肿痛，痈疽发背，瘰疬疮毒，乳汁不通，湿痹拘挛。

【药理作用】

1. 抗氧化和抗衰老作用　漏芦不同溶剂提取物均具有较强的总抗氧化能力和清除羟基自由基能力。漏芦水提物和乙醇提取物对D-半乳糖致衰老小鼠具有抗衰老作用。祁州漏芦提取液对人红细胞具有明显的保护作用，可明显降低病毒性心肌炎细胞内MDA水平，升高SOD活性[4]。

2. 降血脂和抗动脉粥样硬化作用　祁州漏芦具有显著的降脂作用，可以改善肾病综合征病人的脂质代谢紊乱。祁州漏芦可降低血浆胆固醇水平，抑制红细胞膜的脂质过氧化，使动脉粥样硬化病变减轻，还可减少血浆、血管的TXA2产量，提高PGI2/TXA2比值，减少白细胞在动脉壁的浸润，抑制平滑肌细胞增生，具有抗动脉粥样硬化作用[4]。

3. 改善记忆障碍和益智作用　漏芦乙醇提取物具有促进学习记忆功能的作用，能显著促进正常大鼠主动回避式条件反射的形成；明显改善戊巴比妥钠致小鼠记忆获得障碍；增强氧化震颤素所致小鼠震颤的强度；剂量依赖性地延长急性脑缺血小鼠存活时间、降低急性脑缺血大鼠脑含水量[4]。

4. 保护肝肾作用　漏芦水提物对CCl$_4$诱发的小鼠急性肝损伤有保护作用，能显著降低小鼠血清ALT和AST的活性，减少肝细胞DNA损伤程度。漏芦对梗阻性黄疸大鼠肝损伤的形态学有一定的改善作用。漏芦可降低慢性肾功能不全大鼠24小时尿蛋白、血尿素氮、肌酐水平，减轻肾组织硬化，抑制肾组织TGF-β$_1$和CTGF表达。漏芦对IgA肾病有一定的治疗作用[4]。

5. 抗肿瘤和增强免疫作用　漏芦抽提剂具有一定的抑瘤作用，与化疗药合用，可协同发挥增效、增敏及减毒作用，可保护荷瘤鼠的重要脏器和免疫器官，显著提高荷瘤鼠免疫功能，延长生存时间；体外实验显示，漏芦抽提剂具有诱导细胞凋亡作用。漏芦抽提剂可逆转肿瘤耐药，对乳腺癌耐药细胞株（MCF-7/ADRR）具有很强的细胞毒作用[4]。

【药物警戒或禁忌】　临床有报道，过量服用漏芦发生中毒1例。有研究显示，漏芦黄酮对体外培养成骨细胞有一定细胞毒性[5]。

【分子生药】

遗传标记　基于DNA条形码序列的分子鉴定：ITS2序列可以快速鉴定祁州漏芦（漏芦药材）、禹州漏芦及其各自混伪品[6]。

主要参考文献

[1] 果德安，楼之岑. 中药漏芦的本草考证[J]. 中国中药杂志，1992，17(10)：579-580.

[2] 中国科学院植物研究所. 中国高等植物图鉴[M]. 北京：科学出版社，1975.

[3] 孙伟. 漏芦栽培技术[J]. 特种经济动植物，2000(2)：20.

[4] 杨美珍，王晓琴，刘勇，等. 祁州漏芦化学成分与药理活性[J]. 中成药，2015，37(3)：611-618.

[5] 吕文科，沈骅睿，胡晓梅. 漏芦黄酮对成骨细胞的体外毒性实验研究[J]. 中国中医骨伤科杂志，2006，14(1)：42-44.

[6] 陈江平，侯典云，严绪华，等. 基于ITS2序列的禹州漏芦和漏芦药材基因识别[J]. 中成药，2016，18(2)：202-208.

（中国医学科学院药用植物研究所　邹忠梅　黄林芳）

81. 槲寄生

Hujisheng

VISCI HERBA

【别名】寄生、北寄生、柳寄生。

【来源】为桑寄生科植物槲寄生*Viscum coloratum*（Komar.）Nakai的干燥带叶茎枝。

【本草考证】本品始载于《新修本草》，"此多生槲、榉、柳、水杨、枫等树上，子黄，大如小枣子，惟州有桑上者，子汁甚粘，核大似小豆，叶无阴阳，如细柳叶而厚软，茎粗短，实九月始，熟而黄。"《蜀本草》注："诸树多有寄生，茎叶并相似，云是乌鸟食一物，子、粪落树上，感气而生。叶如橘而厚软，茎如槐而肥脆。今处处有，方家惟须桑上者。然非自采，即难以制。可断而视之，以色深黄为验。"《日华子本草》、《本草图经》、《本草蒙筌》、《得配本草》等著作中所载"桑上寄生"，都以"折断面深黄色"为其鉴别要点。本草记载与现今所用槲寄生的基本一致。

【原植物】灌木。茎、枝均圆柱状，二歧或三歧分枝。叶对生，厚革质或革质，长椭圆形或椭圆状披针形，长3～7cm，宽0.7～2cm；基出脉3～5条。雌雄异株；花序顶生或腋生于茎叉状分枝处；雄花序聚伞状，总苞舟形，长5～7mm，通常具花3朵；雄花：花蕾时卵球形，萼片4枚，卵形。雌花序聚伞式穗状，具花3～5朵，交叉对生的花各具1枚苞片；苞片阔三角形，初具细缘毛，稍后变全缘；雌花：花蕾时长卵球形；花托卵球形，萼片4枚，三角形；柱头乳头状。果球形，直径6～8mm，具宿存花柱，成熟时淡黄色或橙红色。花期4～5月，果期9～11月。（图81-1）

生于海拔500～2000m阔叶林中，寄生于榆树、杨树、柳树、桦树、栎树、梨树、李树、苹果树、枫杨、赤杨、椴属植物上。除新疆、西藏、云南、广东外，我国大部分省区均有分布。

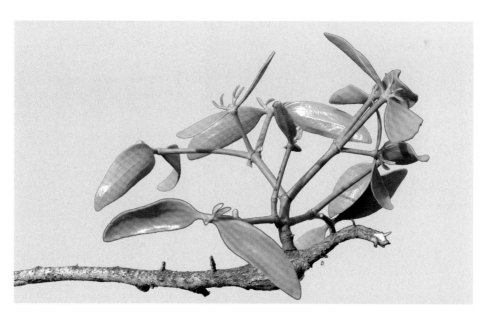

图81-1 槲寄生（于俊林 摄）

【主产地】主产于河北、辽宁、吉林、安徽、河南。

【采收与加工】冬季至次春采收。把槲寄生从树上割下，除去最下部粗大的枝梗，切断，晒干，或蒸后干燥。

【药材鉴别】

（一）性状特征

本品茎枝呈圆柱形，2～5叉状分枝，长约30cm，直径0.3～1cm；表面黄绿色、金黄色或黄棕色，有纵皱纹；节膨大，节上有分枝或枝痕；体轻，质脆，易折断，断面不平坦，皮部黄色，木部色较浅，射线放射状，髓部常偏向一边。叶对生于枝梢，易脱落，无柄；叶片呈长椭圆状披针形，长2～7cm，宽0.5～1.5cm；先端钝圆，基部楔形，全缘；表面黄绿色，有细皱纹，主脉5出，中间3条明显；革质。气微，味微苦，嚼之有黏性。（图81-2）

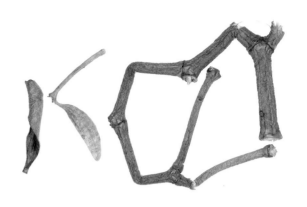

（二）显微鉴别

横切面　表皮细胞长方形，外被黄绿色角质层，厚19～80μm。皮层较宽广，纤维数十个成束，微木化；老茎石细胞甚多，单个散在或数个成群，韧皮部较窄，老茎散有石细胞。形成层不明显。木质部散有纤维束；导管周围纤维甚多，并有少数异形细胞。髓明显。薄壁细胞含草酸钙簇晶和少数方晶。（图81-3）

图81-2　槲寄生药材图

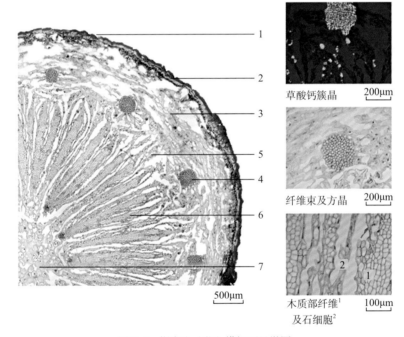

图81-3　槲寄生（茎）横切面显微图
1. 角质层　2. 表皮细胞　3. 皮层　4. 纤维束　5. 韧皮部　6. 木质部　7. 髓部

（三）理化鉴别

薄层色谱　取本品粉末1.5g，加乙醇30ml，加热回流30分钟，放冷，滤过，滤液蒸干，残渣加无水乙醇1ml使溶解，作为供试品溶液。另取槲寄生对照药材1.5g，同法制成对照药材溶液。再取齐墩果酸对照品，加无水乙醇制成每1ml含1mg的溶液，作为对照品溶液。照薄层色谱法试验，吸取上述供试品溶液和对照药材溶液各4μl、对照品溶液2μl，分别点于同一硅胶G薄层板上，以环己烷-乙酸乙酯-冰醋酸（20∶6∶1）为展开剂，展开，取出，晾干，喷以10%硫酸乙醇溶液，在80℃加热至斑点显色清晰。供试品色谱中，在与对照药材色谱和对照品色谱相应的位置上，显相同颜色的斑点；再置紫外光灯（365nm）下检视，显相同颜色的荧光斑点。

【质量评价】本品以枝嫩、色黄绿、叶多、嚼之发黏者为佳。采用高效液相色谱法测定，本品按干燥品计算，含紫丁香苷（$C_{17}H_{24}O_9$）不得少于0.040%。

【**化学成分**】主要成分为黄酮类、生物碱类、三萜、挥发油及大分子化合物。其中，黄酮类化合物为其特征性成分之一。

1. 黄酮类　鼠李秦素、高圣草素、鼠李秦素-3-*O*-β-D-葡萄糖苷、异鼠李秦素-3-*O*-β-D-葡萄糖苷、高圣草素-7-*O*-β-D-葡萄糖苷、榭寄生新苷Ⅰ～Ⅶ等。榭寄生总黄酮具有抗氧化、治疗慢性肝炎、抗心律失常等药理活性。

2. 生物碱类　榭寄生生物碱包括酚性弱碱性生物碱、非酚性弱碱性生物碱、酚性叔胺生物碱、非酚性叔胺生物碱、水溶性生物碱五种生物碱组分。五种榭寄生生物碱组分，对大肠杆菌有抑菌作用，其中非酚性叔胺生物碱最强。

3. 三萜及甾醇类成分　齐墩果酸、β-香树脂醇、β-乙酰香树脂醇、羽扇豆醇、白桦脂酸等。甾醇类化合物有β-谷甾醇、胡萝卜甾醇、二氢-β-谷甾醇等。

4. 挥发性成分　柠檬烯、芳樟醇、苯甲醛、1-薄荷醇等。挥发油组成及含量与其寄主种类、产地有关。

5. 大分子化合物　榭寄生凝集素Ⅰ、Ⅱ、Ⅲ，榭寄生毒肽A_2、A_3及壳多糖结合蛋白等。凝集素等植物毒蛋白是其发挥抗肿瘤活性的成分之一[1, 2]。

【**性味归经**】苦，平。归肝、肾经。

【**功能主治**】祛风湿，补肝肾，强筋骨，安胎元。用于风湿痹痛，腰膝酸软，筋骨无力，崩漏经多，妊娠漏血，胎动不安，头晕目眩。

【**药理作用**】

1. 抗肿瘤作用　抗肿瘤活性成分主要为植物凝集素、榭寄生毒肽和生物碱。榭寄生碱是多种生物碱的混合，可抑制多种癌细胞增殖。榭寄生对乳腺癌、皮肤鳞状细胞癌、胃癌等均有显著疗效。

2. 免疫调节作用　免疫调节活性主要体现在促细胞因子分泌、影响T细胞亚群、调节特异免疫系统、调节神经内分泌系统等。黄酮类化合物具有免疫调节活性。

3. 对心血管系统的作用　榭寄生起到短时降压效果的成分为胆碱、乙酰胆碱、丙酰胆碱，起到持久性降压效果的成分则是榭寄生毒肽。榭寄生可抑制交感系统活性和心脏β-受体功能，减弱心肌细胞钠离子内流，从而产生抗心律失常的作用。黄酮类化合物对心血管系统具有保护作用。

4. 其他作用　榭寄生碱可通过干扰TGF-β/Smad抑制肝星状细胞活性从而缓解四氯化碳致肝纤维化的作用。榭寄生还具有降血糖、降血脂、抗骨质疏松等作用[3]。

主要参考文献

[1] 徐明远，刘鑫，林博涛.榭寄生化学成分及药理作用的研究[J].黑龙江中医药，2010，39(05)：51.

[2] 张水仙，刘越，孙洪波，等.榭寄生化学成分及药理作用研究进展[J].中药材，2011，34(12)：1962-1967.

[3] 关玥，孙长波，李慧萍，等.榭寄生的化学成分及药理作用研究进展[J].上海中医药杂志，2016，50(05)：102-105.

（天津药物研究院　张铁军　刘建庭　许浚）

82. 翻白草

Fanbaicao

POTENTILLAE DISCOLORIS HERBA

【别名】鸡腿根、鸡腿子、白头翁、叶下白、郁苏参。

【来源】为蔷薇科植物翻白草*Potentilla discolor* Bge.的干燥全草。

【本草考证】本品始载于《救荒本草》，载："鸡腿儿，一名翻白草。出钧州山野。苗高七、八寸，细长锯齿，叶硬厚，背白，其叶似地榆叶而细长，并黄花，根如指大，长三寸许，皮赤肉白，两头尖䫂。"《本草纲目》又载："鸡腿儿生近泽天地，高不盈尺。春生弱茎，一茎三叶，尖长而厚，有皱纹锯齿，面青背白，四月开小黄花。结子如胡荽子，中有细子。其根如小白术头，剥去赤皮，其内白色如鸡肉，食之有粉。"李时珍就其名作了解释，"翻白以叶之形名，鸡腿、天藕以根之味名也。楚人谓之湖鸡腿，淮人谓之天藕。"今据本草描述，考证为蔷薇科委陵菜属植物翻白草 *Potentilla discolor* Bge.的干燥全草[1, 2]。

【原植物】多年生草本，高15～30cm。根多分枝，下端肥厚成纺锤状。茎上升向外倾斜，多分枝，表面具白色卷绒毛。基生叶丛生，单数羽状复叶，小叶5～9片；茎生叶小，为三出复叶，顶端叶近无柄，小叶长椭圆形或狭长椭圆形，长2～6cm，宽0.7～2cm，先端锐尖，基部楔形，边缘具锯齿，上面稍有柔毛，下面密被白色绵毛；托叶披针形或卵形，亦被白绵毛。花黄色，聚伞状排列；萼绿色，宿存，5裂，裂片卵状三

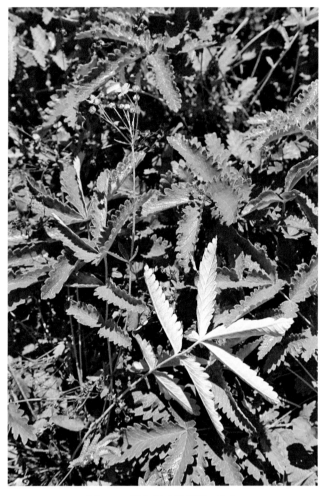

图82-1　翻白草（张英涛　摄）

角形，副萼线形，内面光滑，外而均被白色绵毛；花瓣5，倒心形，凹头；雄蕊和雌蕊多数，子房卵形而扁，花柱侧生，乳白色，柱头小，淡紫色。瘦果卵形，淡黄色，光滑，脐部稍有薄翅突起。花期5～8月，果期8～10月。（图82-1）

生长于丘陵山地、路旁和畦埂上。全国各地均有分布。

【主产地】主产于山东、辽宁、河北、安徽等地。

【栽培要点】

1. 生物学特性　翻白草喜微酸性至中性、排水良好的砂质壤土，适宜湿润的土壤，也耐干旱瘠薄。适宜温和干燥的气候。其生长快，生命力强。

2. 栽培技术　用种子繁殖，直播或育苗移栽法。直播法：春季3、4月间，翻耕土地，耙细整平，于畦面上开浅沟，将种子均匀播于沟内，覆土。育苗移栽法：可于春季或秋季，采用条播和撒播法播种，4月下旬移植，每穴植苗1株。田间管理幼苗期应结合松土间苗1～2次，经常除草，第1次追肥在幼苗生长出2～3枚真叶时，第2次在5月开花期，肥料以人粪尿及过磷酸钙为主。

3. 虫害　蚜虫。

【采收与加工】 夏、秋采收。未开花前连根挖取，除净泥土，晒干。

【药材鉴别】

（一）性状特征

本品块根呈纺锤形或圆柱形，长4～8cm，直径0.4～1cm；表面黄棕色或暗褐色，有不规则扭曲沟纹；质硬而脆，折断面平坦，呈灰白色或黄白色。基生叶丛生，单数羽状复叶，多皱缩弯曲，展平后长4～13cm；小叶5～9片，柄短或无，长圆形或长椭圆形，顶端小叶片较大，上表面暗绿色或灰绿色，下表面密被白色绒毛，边缘有粗锯齿。气微，味甘、微涩。（图82-2）

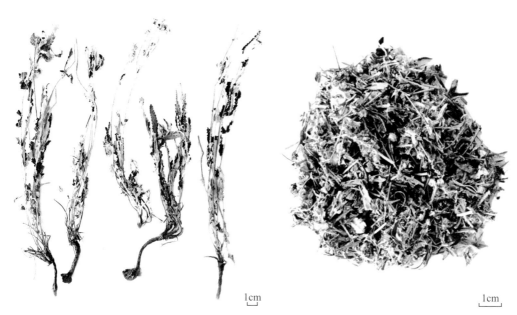

图82-2　翻白草药材图

（二）显微鉴别

粉末特征　粉末黄棕色。叶上表皮细胞表面观类多角形，垂周壁近平直，可见少数单细胞非腺毛。叶下表皮细胞，垂周壁弯曲，气孔不定式，密被非腺毛。非腺毛有两种：一种极细长，卷曲，或缠绕成团；另一种平直或稍弯曲。草酸钙簇晶较多，直径8～25μm，棱角较钝。（图82-3）

（三）理化鉴别

薄层色谱　取本品粉末1g，加甲醇20ml，超声处理30分钟，滤过，滤液浓缩至约1ml，作为供试品溶液。另取翻白草对照药材1g，同法制成对照药材溶液。照薄层色谱法试验，吸取上述两种溶液各4μl，分别点于同一硅胶G薄层板上，以甲

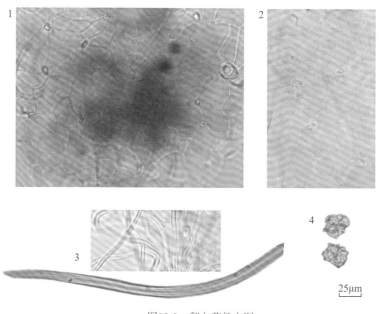

图82-3　翻白草粉末图

1. 叶上表皮细胞　2. 叶下表皮细胞　3. 非腺毛　4. 草酸钙簇晶

苯-甲酸乙酯-甲酸（5：4：1）为展开剂，展开，取出，晾干，喷以2%三氯化铝乙醇溶液，置紫外光灯（365nm）下检视。供试品色谱中，在与对照药材色谱相应的位置上，显相同颜色的荧光斑点。

【质量评价】 以根肥大、叶灰绿色者为佳。水分不得过10.0%，总灰分不得过10.0%，酸不溶性灰分不得过3.0%。采用醇溶性浸出物测定法项下的热浸法测定，用乙醇作溶剂，浸出物不得少于4.0%。

【化学成分】 主要含有黄酮类、三萜类、多酚类以及其他化学成分[3、4]。

1. 黄酮类 主要有异鼠李素、槲皮素、山柰酚及其糖苷类成分。

2. 三萜类 三萜类成分主要有坡模酸、山楂酸、白桦脂酸、齐墩果酸和熊果酸等。

3. 多酚类 主要为鞣花酸及其糖苷，以及可水解鞣质agrimoniin、gemin A、pedunculagin、casuarictin和tellima-grandin Ⅱ等。

4. 其他类 含有甾醇、多糖类成分。

【性味归经】 甘、微苦，平。归肝、胃、大肠经。

【功能主治】 清热解毒，止痢，止血。用于湿热泻痢，痈肿疮毒，血热吐衄，便血，崩漏。

【药理作用】

1. 降血糖 翻白草的醇提物能显著降低糖尿病小鼠的血糖，可减轻糖毒性和脂毒性，所含的黄酮成分可能是有效成分。翻白草提取物对高脂及链脲霉素所致糖尿病大鼠的降血糖和抗氧化作用显著[5-8]。

2. 其他作用 翻白草提取物体外对6种致病菌具有抑制作用[9]；翻白草油可抑制人肝癌细胞HepG2的增殖[10]。

【附注】 该属植物药用品种较多，包括翻白草、委陵菜、白头翁等，常常出现混用现象，应特别注意。

主要参考文献

[1] 王晓飞. 中药翻白草的本草学研究[J]. 四川中医，2010，28：(3)，43-45.

[2] 陆钰婷，高常柏，付滨. 翻白草的本草考证[J]. 湖南中医杂志，2019，35(3)：126-128.

[3] 王健，焦强、王海波，等. 翻白草化学成分、质量评价及药理活性的研究进展[J]. 中成药，2016，38(7)：1590-1593.

[4] 徐杏，刘莲、黄江荣. 翻白草的化学成分药理作用研究进展及展望[J]. 中药药理与临床，2016，32(5)：125-129.

[5] 孙海峰，杨婷，郭冷秋，等. 翻白草降糖作用有效部位的研究[J]. 植物研究，2010，30(3)：360-364.

[6] 张俭，伍贤进，李胜华，等. 翻白草乙酸乙酯提取液抗糖尿病功能性研究[J]. 安徽农业科学，2010，38(24)：13103-13104.

[7] 严哲琳，孙文、杨美娟，等. 翻白草水提取物对自发2型糖尿病db/db小鼠降糖作用的研究[J]. 环球中医药，2011，4(5)：348-350.

[8] Li Zhang，Jie Yang，Xiao-qing Chen，et al. Antidiabetic and antioxidant effects of extracts from Potentilla discolor Bunge on diabetic rats induced by high fat diet and streptozotocin[J]. J Ethnopharmacol，2010，132(2): 518-524.

[9] 伍贤进，毛倩，刘胜贵，等. 翻白草提取物的抑菌作用研究[J]. 辽宁中医杂志，2007, 34(9)：1295-1296.

[10] JIN Quan，NAN Ji-Xing，LIAN Li-Hua. Antitumor Activity of Leaves from Potentilla discolor on Human Hepatocellular Carcinoma Cell Line HepG-2[J]. Chinese Journal of Natural Medicines, 2011, 9(1): 61-64.

（北京市药品检验所 郭洪祝 赵一懿 陈有根）

主要参考书目

（一）本草文献

神农本草经. 北京：人民卫生出版社，1984年

唐·苏敬. 新修本草. 上海：上海古籍出版社，1985年

唐·陈藏器. 本草拾遗. 合肥：安徽科学技术出版社，2004年

宋·苏颂. 图经本草. 福州：福建科学技术出版社，1988年

宋·唐慎微. 大观本草. 北京：中国书店出版社，2015年

宋·卢多逊等. 开宝本草. 合肥：安徽科学技术出版社，1998年

宋·唐慎微. 证类本草. 北京：华夏出版社，1993年

明·李时珍. 本草纲目. 北京：人民卫生出版社，1975年

明·倪朱谟. 本草汇言. 北京：中医古籍出版社，2005年

明·陈嘉谟. 本草蒙筌. 北京：中医古籍出版社，2009年

明·刘文泰. 本草品汇精要. 北京：中国中医药出版社，2013年

明·兰茂. 滇南本草. 昆明：云南科学技术出版社，2004年

清·吴其濬. 植物名实图考. 上海：中华书局，1963年

清·赵学敏. 本草纲目拾遗. 北京：中国中医药出版社，1998年

清·赵其光. 本草求原. 北京：中国中医药出版社，2016年

清·吴仪洛. 本草从新. 北京：中国中医药出版社，2013年

清·何谏. 生草药性备要. 北京：中国中医药出版社，2015年

清·汪昂. 本草备要. 北京：人民卫生出版社，1963年

（二）现代著作及标准

国家药典委员会. 中华人民共和国药典（2020年版一部）. 北京：中国医药科技出版社，2020年

王国强. 全国中草药汇编. 第3版. 北京：人民卫生出版社，2014年

国家中医药管理局《中华本草》编委会. 中华本草. 上海：上海科学技术出版社，1999年

徐国钧. 中国药材学. 北京：中国医药科技出版社，2003年

南京中医药大学. 中药大辞典. 上海：上海科学技术出版社，2006年

肖培根. 新编中药志：第三卷. 北京：化学工业出版社，2002年

裴鉴，周太炎. 中国药用植物志. 北京：科学出版社，1985年

中国科学院中国植物志编辑委员会. 中国植物志. 北京：科学出版社，2004年

卢赣鹏. 500味常用中药材的经验鉴别. 北京：中国中医药出版社，1999年

楼之芩，秦波. 常用中药材品种整理和质量研究（北方篇，第一册）. 北京：北京大学医学出版社，1995年

本卷中文名索引

本卷拉丁学名索引

中文名总索引

拉丁学名总索引

B

Bambusa textilis McClure 青皮竹·················6-27

Bambusa tuldoides Munro 青秆竹················4-32

Baphicacanthus cusia（Nees）Bremek.

　　马蓝·······································1-31, 6-93

Beauveria bassiana（Bals.）Vuillant 白僵菌······8（动）-76

Belamcanda chinensis（L.）DC. 射干·······4-73

Benincasa hispida（Thunb.）Cogn. 冬瓜······1-15, 1-16

Berberis poiretii Schneid. 细叶小檗·············3-1

Berberis soulieana Schneid. 拟猪刺··········3-1

Berberis vernae Schneid. 匙叶小檗·········3-1

Berberis virgetorum Schneid. 庐山小檗········3-43

Berberis wilsonae Hemsl. 小黄连刺··········3-1

Bergenia purpurascens（Hook. f. et Thoms.）Engl.

　　岩白菜····································7-80

Bletilla striata（Thunb.）Reichb. f. 白及······2-31

Blumea balsamifera（L.）DC 艾纳香··········6-43

Boehmeria clidemioides Miq. var. *diffusa*（Wedd.）Hand-

　　Mazz. 序叶苎麻··························7-65

Boehmeria longispic Steud. 大叶苎麻·········7-65

Boehmeria nivea（L.）Gaud. 苎麻··········4-37

Bolbostemma paniculatum（Maxim.）Franquet

　　土贝母·····································2-2

Bombyx mori Linnaeus

　　家蚕·····················8（动）-40, 8（动）-76

Bos taurus domesticus Gmelin

　　牛·············8（动）-10, 8（动）-11, 8（动）-22

Boswellia bhaw-dajiana Birdw. 鲍达乳香树·······3-47

Boswellia carterii Birdw. 乳香树···········3-47

Botrychium ternatum（Thunb.）Sw. 阴地蕨······4-35

Brassica juncea（L.）Czern. et Coss 芥 3-21, 3-37

Broussonetia papyrifera（L.）Vent. 构树·····5-113

Brucea javanica（L.）Merr. 鸦胆子·········6-96

Bryophyllum pinnatum（Lam.）Oken

　　落地生根·································6-113

Bubalus bubalis Linnaeus

　　水牛·····················8（动）-7, 8（动）-8

Buddleja lindleyana Fort. 醉鱼草··········7-140

Buddleja officinalis Maxim. 密蒙花·········4-90

Bufo bufo gargarizans Cantor

　　中华蟾蜍·········8（动）-2, 8（动）-78, 8（动）-79

Bufo melanostictus Schneider

　　黑眶蟾蜍·········8（动）-2, 8（动）-78, 8（动）-79

Bungarus multicinctus Blyth

　　银环蛇·····················8（动）-28, 8（动）-47

Bupleurum chinense DC. 柴胡··············3-63

Bupleurum malconense Shan et Y. Li.

　　马尔康柴胡······························7-57

Bupleurum marginatum Wall. ex DC. 竹叶柴胡········7-57

Bupleurum microcephalum Diels. 马尾柴胡······7-57

Bupleurum scorzonerifolium Willd. 狭叶柴胡·······3-63

Buthus martensii Karsch 东亚钳蝎··········8（动）-20

Buxus sinica（Rehd. et Wils.）Cheng 黄杨······4-81

C

Caesalpinia sappan L. 苏木··············6-68

Callicarpa formosana Rolfe 杜虹花·········6-116

Callicarpa kwangtungensis Chun 广东紫珠······6-18

Callicarpa macrophylla Vahl. 大叶紫珠·······6-10

Caloglossa leprieurii（Mont.）J. Ag. 鹧鸪菜······1-66

Calvatia gigantea（Batsch ex Pers.）Lloyd

　　大马勃·····································3-7

Calvatia lilacina（Mont. et Berk.）Lloyd

　　紫色马勃···································3-7

Campanumoea lancifolia（Roxb.）Merr.

　　长叶轮钟草·····························7-137

Campsis grandiflora（Thunb.）K. Schum. 凌霄······5-93

Campsis radicans（L.）Seem. 美洲凌霄·······5-93

Camptotheca acuminata Decne. 喜树·······7-124

Canarium album Raeusch. 橄榄·······6-84，6-124

Canavalia gladiata（Jacq.）DC. 刀豆·········6-6

Canis familiaris Linnaeus 狗·······8（动）-29, 8（动）-30

Cannabis sativa L. 大麻·················2-20

Capra hircus Linnaeus 山羊·············8（动）-4

Capsella bursa-pastoris（L.）Medic. 荠······5-75

Capsicum annuum L. 辣椒··············2-108

Caragana sinica（Buc'hoz）Rehd. 锦鸡儿······2-106

Carica papayl L. 番木瓜·················6-118

Carpesium abrotanoides L. 天名精··········2-110

E